OPIE'S CARDIOVASCULAR DRUGS:
A COMPANION TO BRAUNWALD'S HEART DISEASE

OPIE心血管药物应用精要

第9版

主　编　Deepak L. Bhatt

主　译　李广平　刘　彤

河南科学技术出版社

·郑州·

内容提要

本书是驰名世界的心血管病药物治疗专著，深受欧美国家心血管病医师的欢迎。本书共 11 章，分别介绍了缺血性心脏病、高血压、糖尿病、肥胖、调脂、血管疾病及肺动脉高压的治疗用药，以及抗炎药、抗血栓药、抗心律失常药等。本书对心血管疾病各类药物在临床各种情况时的应用，包括适应证、用药注意事项、用药经验和体会等都做了重点阐述。编写注重临床实际需要，并针对临床常见问题给出相应的解答，同时配有 100 多幅图片，用以说明药物的作用和药理机制，内容更加生动，更便于读者理解和掌握。本书适合药物研究者和心血管内科医师阅读参考。

图书在版编目（CIP）数据

OPIE 心血管药物应用精要／（美）迪帕克·L. 巴特（Deepak L. Bhatt）主编；李广平，刘彤主译. —9 版. —郑州：河南科学技术出版社，2024.3

ISBN 978 - 7 - 5725 - 1366 - 4

Ⅰ.①O…　Ⅱ.①迪…　②李…　③刘…　Ⅲ.①心脏血管疾病-用药法　Ⅳ.①R540.5

中国国家版本馆 CIP 数据核字（2023）第 232236 号

出版发行： 河南科学技术出版社
　　　　　北京名医世纪文化传媒有限公司
　　　　　地址：北京市丰台区万丰路 316 号万开基地 B 座 115 室　邮编：100161
　　　　　电话：010-63863186　010-63863168
策划编辑： 刘英杰
责任编辑： 杨磊石　杨永岐
责任审读： 周晓洲
责任校对： 龚利霞
封面设计： 中通世奥
版式设计： 崔刚工作室
责任印制： 程晋荣
印　　刷： 河南瑞之光印刷股份有限公司
经　　销： 全国新华书店、医学书店、网店
开　　本： 850 mm×1168 mm　1/32　**印张：** 21　**字数：** 546 千字
版　　次： 2024 年 3 月第 1 版　　2024 年 3 月第 1 次印刷
定　　价： 228.00 元

如发现印、装质量问题，影响阅读，请与出版社联系并调换

Elsevier（Singapore）Pte Ltd.

3Killiney Road，#08-01 Winsland House I，Singapore 239519

Tel：(65) 6349-0200；Fax：(65) 6733-1817

注　意

本译本由河南科学技术出版社完成。相关从业及研究人员必须凭借其自身经验和知识对文中描述的信息数据、方法策略、搭药组合、实验操作进行评估和使用。由于医学科学发展迅速，临床诊断和给药剂量尤其需要经过独立验证。在法律允许的最大范围内，爱思唯尔、译文的原文作者、原文编辑及原文内容提供者均不对译文或因产品责任、疏忽或其他操作造成的人身及（或）财产伤害及（或）损失承担责任，亦不对由于使用文中提到的方法、产品、说明或思想而导致的人身及/或财产伤害及/或损失承担责任。

著作权合同登记号：豫著许可备字-2021-A-0226

Dupont Company's Pte Ltd.
2 Kallang Avenue, #08-01 Wisteria Mount Singapore 339407
Tel: (65) 6586 0211 Fax: (65) 6586 0212

《……》（……）Carbonation in Resources由中国……学会……出版。
本书中文简体字翻译版由中国……学会……出版。中国版权经授予中文出版。
中文翻译……由中国……出版社有限公司……出版与发行。

本书封面贴有中国……防伪标签，无标签者不得销售。

图字：01-2021-……号

编者名单

Deepak L. Bhatt, MD, MPH
Executive Director of Interventional Cardiovascular Programs
Brigham and Women's Hospital
Professor of Medicine
Harvard Medical School
Boston, Massachusetts

George L. Bakris, MD
Professor and Director
AHA Comprehensive Hypertension Center
Department of Medicine
The University of Chicago Medicine
Chicago, Illinois
Chapter 2. Antihypertensive Therapies

Christie M. Ballantyne, MD
Professor of Medicine and Genetics
Chief, Section of Cardiovascular Research
Chief, Section of Cardiology
Department of Medicine
Director, Center for Cardiometabolic Disease Prevention
Baylor College of Medicine
Houston, Texas
Chapter 6. Lipid-Modifying Drugs

Richard C. Becker, MD, FAHA
Professor of Medicine
Director, Heart, Lung, and Vascular Institute
University of Cincinnati College of Medicine
Cincinnati, Ohio
Chapter 8. Antithrombotic Drugs

Michael J. Blaha, MD, MPH
Director of Clinical Research
Department of Cardiology
Johns Hopkins Ciccarone Center for the Prevention of Heart Disease
Baltimore, Maryland
Chapter 4. Drugs for Diabetes

William E. Boden, MD
Scientific Director, Clinical Trials Network
Department of Medicine
VA Boston Healthcare System;
Physician Research Lead
VISN 1—VA New England Healthcare System

VA New England Healthcare System;
Professor of Medicine
Boston University School of Medicine;
Lecturer in Medicine
Harvard Medical School
Boston, Massachusetts
Chapter 1. Drugs for Ischemic Heart Disease

Marc P. Bonaca, MD, MPH
Professor of Medicine
Cardiology and Vascular Medicine
Director of Vascular Research
University of Colorado School of Medicine
Aurora, Colorado
Chapter 10. Vascular Medicine Drugs

Stephen Y. Chan, MD, PhD
Professor of Medicine
Director, Vascular Medicine Institute
Director, Center for Pulmonary Vascular Biology and Medicine
Division of Cardiology, Department of Medicine
University of Pittsburgh School of Medicine and UPMC
Pittsburgh, Pennsylvania
Chapter 11. Drugs for Pulmonary Hypertension

Vlad Cotarlan, MD
Division of Cardiovascular Health and Disease
Heart, Lung, and Vascular Institute
University of Cincinnati College of Medicine
Cincinnati, Ohio
Chapter 8. Antithrombotic Drugs

Omar Dzaye, MD, PhD
Research Fellow
Cicarrone Center for the Prevention of Cardiovascular Disease
Johns Hopkins University
Baltimore, Maryland
Chapter 4. Drugs for Diabetes

Robert H. Eckel, MD
Professor of Medicine
Department of Medicine
University of Colorado Anschutz Medical Campus
Aurora, Colorado
Chapter 4. Drugs for Diabetes

Mohammed A. Effat, MD
Division of Cardiovascular Health and Disease
Heart, Lung, and Vascular Institute
University of Cincinnati College of Medicine
Cincinnati, Ohio
Chapter 8. Antithrombotic Drugs

Michael V. Genuardi, MD, MS
Assistant Professor of Clinical Medicine
Division of Cardiology
Perelman School of Medicine
University of Pennsylvania
Pittsburgh, Pennsylvania
Chapter 11. Drugs for Pulmonary Hypertension

Ahmed A. K. Hasan, MD, PhD, FACC, FAHA
Program Director and Medical Officer
National Heart, Lung, and Blood Institute
National Institutes of Health
Bethesda, Maryland;
Professor of Medicine and Cardiology (adjunct)
University of Maryland School of Medicine
Baltimore, Maryland
Chapter 7. Drugs Targeting Inflammation

Aliza Hussain, MD
Fellow Physician
Department of Medicine
Baylor College of Medicine
Houston, Texas
Chapter 6. Lipid-Modifying Drugs

Luke J. Laffin, MD
Staff Physician
Medical Director of Cardiac Rehabilitation
Department of Cardiovascular Medicine
Cleveland Clinic Foundation
Cleveland, Ohio
Chapter 2. Antihypertensive Therapies

Peter Libby, MD
Division of Cardiovascular Medicine
Department of Medicine
Brigham and Women's Hospital
Harvard Medical School
Boston, Massachusetts
Chapter 7. Drugs Targeting Inflammation

Mandeep R. Mehra, MD
Medical Director
Heart and Vascular Center
Brigham and Women's Hospital
Boston, Massachusetts
Chapter 3. Heart Failure

Anju Nohria, MD
Assistant Professor in Internal Medicine
Division of Cardiovascular Medicine
Department of Medicine

Brigham and Women's Hospital
Harvard Medical School
Boston, Massachusetts
Chapter 7. Drugs Targeting Inflammation

Cara Reiter-Brennan
Ciccarone Center for the Prevention of Heart Disease
    Johns Hopkins School of Medicine
Baltimore, Maryland;
Department of Radiology and Neuroradiology
Charité
Berlin, Germany
Chapter 4. Drugs for Diabetes

Benjamin M. Scirica, MD, MPH
Senior Investigator
TIMI Study Group;
Director, Innovation
Cardiovascular Division
Brigham and Women's Hospital
Boston, Massachusetts;
Associate Professor of Medicine
Harvard Medical School
Cambridge, Massachusetts
Chapter 5. Drugs for Obesity

Sreekanth Vemulapalli, MD
Division of Cardiology
Duke University Medical Center
Durham, North Carolina
Chapter 8. Antithrombotic Drugs

Atul Verma, MD, FRCPC, FHRS
Associate Professor
University of Toronto
Southlake Regional Health Centre
Ontario, Canada
Chapter 9. Antiarrhythmic Drugs

Jefferson L. Vieira, MD, PhD
Post-Doctoral Research Fellow
Heart and Vascular Center
Brigham and Women's Hospital
Boston, Massachusetts
Chapter 3. Heart Failure

译者名单

主　译　李广平　刘　彤

副主译　赵志强　张晓伟　赵　珺

　　　　王媛媛

译　者　(以姓氏笔画为序)

上官文锋　天津医科大学第二医院

马向红　天津医科大学第二医院

王卫定　天津医科大学第二医院

王学文　天津医科大学第二医院

王媛媛　天津医科大学第二医院

车京津　天津医科大学第二医院

叶　岚　天津医科大学第二医院

刘　彤　天津医科大学第二医院

刘相丽　天津医科大学第二医院

刘恩照　天津医科大学第二医院

许　纲　天津医科大学第二医院

李广平　天津医科大学第二医院

李飞雪　天津医科大学第二医院

邱久纯　天津医科大学第二医院

张　昊　天津医科大学第二医院

张云鹏　天津医科大学第二医院

张志伟　　天津医科大学第二医院

张晓伟　　天津医科大学第二医院

陈　强　　天津医科大学第二医院

林　涛　　天津医科大学第二医院

周　虹　　天津医科大学第二医院

赵　珺　　天津医科大学第二医院

赵志强　　天津医科大学第二医院

袁如玉　　天津医科大学第二医院

徐延敏　　天津医科大学第二医院

徐晓娜　　天津医科大学第二医院

缪　帅　　天津医科大学第二医院

原著前言

当我还是名医学生的时候，我曾随身携带经典著作第 2 版《OPIE 心脏药物》以备不时之需。当 Braunwald 博士邀请我担任第 9 版主编时，我感到非常荣幸，因此成了《Braunwald 心脏病学》系列丛书的一员。

在这一版本中，书名《心脏药物》改为《OPIE 心血管药物应用精要》，感激 Opie 博士留下丰富遗产的同时，也标志着本书从只关注心脏到整个心血管系统的演变。当然，关于治疗心绞痛、心力衰竭、高血压、心律失常、血栓形成和血脂异常药物的章节仍然有增无减。然而，向肥胖、血管医学、肺高压、炎症和心脏代谢疾病的延伸反映了心脏病学在临床领域扩展和开展研究性试验方面的转变。

高度专业的作者跨越学科，不仅包括心脏病学及其亚科，还包括血管医学、肾病学、内分泌学和血液学。这种多学科协作表明了医学的相互关联性。事实上，正是这种思路导致了大规模的糖尿病心血管结局试验，使该领域超越了对单纯降糖的观念，转而研究心血管终点——不仅仅是缺血性终点，还有心力衰竭。我们已经了解到，在糖尿病患者中，心力衰竭至少是一个与心肌梗死一样令人困扰的问题。只有通过这种知识的交叉融合，一个领域才能真正取得进步，本书试图效仿这一理念。

除了介绍和解释数据外，这些杰出的作者还应用了丰富的图表，形成"OPIE 风格"，使以前的版本不仅受到受训者的欢迎，也受到有经验的从业医师的青睐。这些图片对印刷版来说是非常有价值的，在《Braunwald 心脏病学》日益增加的在线内容中也发挥着重要作用。对读者来说，我希望你们觉得这本书很有教育意义，阅读起来很有趣，在临床上很实用，伴随你们畅游日益复杂、快速变化的心血管药物世界。

Deepak L. Bhatt，MD，MPH

原著序言

　　Lionel Opie 是一位真正的文艺复兴者。他是一位才华横溢、富有创造力的科学家,他在心脏代谢、交感神经系统在心力衰竭和心肌缺血中的作用等方面的研究受到生理学家的尊重和心脏病学家的钦佩。Opie 博士是一位领导者,他所在的南非开普敦心血管研究所誉满全球。与他的研究能力一样强大的是,他传递信息的能力——在病床旁或在讲台上——甚至更为精湛。他的文字尤为重要。在他的31 部书中,没有一部比《心脏药物》第 8 版更具世界性影响力。Opie 用相对简单的术语佐以精美的图表解释了心血管药物的作用机制,使临床医师对心脏病学这一不断发展且越来越重要的学科形成更深入的理解。

　　当他的许多朋友和成千上万的学生哀悼 Opie 的去世时,《Braunwald 心脏病学》的编辑们希望延续他非常成功的方法来教育心脏病专家和他们的学员。幸运的是,这两部书都有同样的出版商爱思唯尔(Elsevier)和同样优秀的出版总监多洛雷斯·梅洛尼(Dolores Meloni)。为了促成这次"联姻",《Braunwald 心脏病学》的编辑们选择了他们自己的一员,迪帕克·L.巴特(Deepak L. Bhatt)博士,担任《心脏药物》——现在称作《OPIE 心血管药物应用精要》第 9 版的主编。Bhatt 博士和 Opie 博士一样,为理解和使用各种当代心血管病治疗药物做出了巨大贡献。以本书上一版本作为基础,由一群才华横溢的专家重新编写,不仅在心脏病学方面,在内分泌学、血液学、肾病学和血管医学等方面均有涉猎,这些专家由 Bhatt 博士精心挑选,Bhatt 博士强有力的指导贯穿全书。他保留了上一版本的解释性图表,并得到了伯纳德·布尔沃(Bernard Bulwer)博士——一位出色的医学插画师的帮助,这有助于使最复杂的概念变得更容易理解。

我们热烈欢迎《OPIE 心血管药物应用精要》成为《Braunwald 心脏病学》的新"伴侣"。

Eugene Braunwald,MD

Peter Libby,MD

Robert O. Bonow,MD

Douglas L. Mann,MD

Gordon F. Tomaselli,MD

Scott Solomon,MD

译者前言

近 30 年来,心血管疾病的治疗学已经有了很大的发展,诸如冠状动脉疾病、心脏瓣膜病、先天性心脏病、心肌病、高血压,以及心律失常等,不论是药物治疗,还是介入治疗或外科治疗都有了非常有效的治疗手段,心力衰竭和心房颤动的治疗也有了很多新的治疗方法。心室同步化起搏及希氏束、左束支区域起搏等为心力衰竭有效的器械治疗,心室机械辅助装置也为难治性和终末期心衰患者的治疗提供了长、短期治疗和(或)心脏移植的过渡治疗策略。心脏起搏器和消融治疗为大多数心律失常患者提供了根治性治疗或最佳治疗的选择。但是,心血管疾病的预防、治疗和管理等诸多问题并没有完全得到解决,心血管疾病的药物治疗仍然是目前最重要,也是最基本的治疗。

心血管疾病的药物治疗随着对疾病认识和机制的研究进展,新的治疗药物发展迅速。由于血栓性疾病风险的升高,抗血小板、抗凝和溶栓等抗血栓药物的出现为更有效、更安全、更方便的抗血栓治疗提供了可能。针对调脂治疗控制动脉粥样硬化性心血管疾病有效性的认识,以及控制低密度脂蛋白胆固醇(LDL-C)的需要,继他汀类药物以后,出现了胆固醇吸收抑制药、降低 LDL-C 的单克隆抗体和干扰 RNA 类的小分子药物,以全新的机制控制血脂异常达到了很好的甚至是难以置信的治疗效果。而心力衰竭治疗药物也以沙库巴曲/缬沙坦(ARNI)和 SGLT-2i,包括 GLP-1RA 的临床证据及应用效果成为近年心力衰竭药物治疗最大的亮点。

Opie 教授的《心血管药物应用精要》是我所了解的最重要的心血管病药物治疗学专著之一,该书的特点是重点突出、描述简洁明了和紧跟治疗学的前沿及最新进展,书的写作特点也是图文并茂,对治疗中的具体问题有可操作性的建议或答案,特别适合临床医师和参加培训的实习医师使用。

天津医科大学第二医院心脏科组织了有一定临床经验的年富力强的中青年骨干医师翻译出版的这部《OPIE 心血管药物应用精要》是心血管病临床治疗学的重要参考书。参加翻译的医师均为医学博士,既有丰富的理论知识和临床工作经验,又是所译部分比较有造诣的专家,因此我相信这本药物治疗学精要译著一定是一部临床治疗学佳作。

希望本书能够有益于临床实践,也有助于临床医师的培养和学习。同时,我们也恳请同道对本书翻译中存在的瑕疵和不够精准的地方提出指正,不吝赐教。

谨以此书译本致敬本书的原著主编者 Opie 教授,感谢他为心血管疾病治疗学所做出的贡献,激励青年医师成长!

李广平

于天津心脏病学研究所

2023 年 4 月 农历癸卯年闰二月

致 谢

首先，我必须感谢 Lionel H. Opie 博士，他创作了一本经久不衰的书，对医学界的许多人都很有价值。同时，也要感谢伯纳德·格什（Bernard Gersh）博士作为前一版本的共同编辑所做的贡献。我想对尤金·布朗沃尔德（Eugene Braunwald）博士表示深深的感谢，是他把我带进了《Braunwald 心脏病学》家族，以及多年来对我的指导和友谊。我还要感谢彼得·利比（Peter Libby）博士的指导和友谊，并感谢《Braunwald 心脏病学》的其他编辑，如罗伯特·O. 博诺（Robert O. Bonow）博士、道格拉斯·L. 曼恩（Douglas L. Mann）博士、戈登·F. 托马塞利（Gordon F. Tomaselli）博士和斯科特·所罗门（Scott Solomon）博士。出版商爱思唯尔（Elsevier）的高质量印刷和在线制作值得称赞。出版总监多洛雷斯·梅洛尼（Dolores Meloni）是将这本书引入《Braunwald 心脏病学》系列丛书的关键。爱思唯尔公司的罗宾·卡特（Robin Carter）、萨拉·沃特金斯（Sara Watkins）和比乌拉·克里斯托弗（Beula Christopher）也为这一版本的出版做出了巨大贡献。本书出版还得到了一位非常有才华的医学插画师伯纳德·布尔沃（Bernard Bulwer）博士的帮助，这对延续 Opie 博士书中的卓越遗产至关重要。最后，我必须感谢我的家人，他们允许我追求各种临床和学术兴趣，包括编辑这本经典书所需的时间。

献给我的妻子，

Shanthala，

和我们的四个儿子：

Vinayak，Arjun，Ram 和 Raj。

目　录

第 1 章

治疗缺血性心脏病的药物

WILLIAM E. BODEN

一、引言

缺血性心脏病患者的当代管理需要对心绞痛和心肌缺血的病理生理因素有一个全面的理解,使药物治疗原则能适用并专门针对潜在心肌氧供需失衡的具体原因。本章详细介绍了几大类药物治疗方法,旨在缓解症状和改善冠状动脉血流减少和心肌供需失衡导致的后果。对此所采取的具体治疗方法,包括传统药物(β受体阻滞药、硝酸酯类、钙通道阻滞药)和最新、非传统的抗心绞痛药物,如雷诺嗪,以及在美国不能使用但在国际上使用的药物(伊伐布雷定、尼可地尔和曲美他嗪)。本章全面讨论这些药物对急性和慢性冠状动脉综合征的作用,特别注意药物选择、剂量考虑、药物相互作用和可能影响治疗疗效的常见不良反应。

二、β受体阻滞药

(一)概述

β肾上腺素能受体拮抗药仍然是治疗缺血性心脏病的主要药物,除外由冠状动脉痉挛引起的变异性心绞痛或心肌缺血。心脏病专业学会指南中,β受体阻滞药仍被广泛认为是适用于劳力型心绞痛、不稳定型心绞痛和可变阈值心绞痛(或混合型心绞痛)的标准治疗方法,特别是当心率和(或)血压(BP)上升(包括在运动或压力中发生的速率-压力乘积的上升)导致心肌氧耗的增加。β 受体阻滞药作为急性心肌梗死(MI)后的二级预防药物,在降低病死率方面具有重要作用,尽管预后数据无法支持 β 受体阻滞药在既往无心肌梗死的缺血性心脏病患者中的有益作用。β 受体阻滞药对心衰患者预后具有显著的疗效,特别是对 EF 值降低的患者,并且在抗心律失常、控制慢性心房颤动的心室率及辅助治疗高血压方面都具有非常重要的作用,β 受体阻滞药在其他疾病中的治疗应用将不在本章讨论。表 1.1 显示美国已建立和批准的 β 受体阻滞药适应证。

表 1.1 β 受体阻滞药适应证和美国 FDA 批准药物

β 受体阻滞药适应证	FDA 批准药物
1. 缺血性心脏病	
心绞痛	阿替洛尔、美托洛尔、纳多洛尔、普萘洛尔
隐匿性心肌缺血	无
AMI,早期阶段	阿替洛尔、美托洛尔
AMI,随访阶段	普萘洛尔、噻吗洛尔、美托洛尔、卡维地洛
围术期心肌缺血	比索洛尔[a]、阿替洛尔[a]
2. 高血压	
系统性高血压	乙酰布洛尔、阿替洛尔、比索洛尔、拉贝洛尔、美托洛尔、纳多洛尔、奈必洛尔、平多洛尔、普萘洛尔、噻吗洛尔
高血压危象	拉贝洛尔
高血压伴 LVH	首选 ARB 类药物
单纯收缩期高血压	无结果研究、首选利尿药、CCB
嗜铬细胞瘤(已经接受 α 受体阻滞药)	普萘洛尔
围术期高血压危象	艾司洛尔

（续　表）

β 受体阻滞药适应证	FDA 批准药物
3. 心律失常	
超急性窦性心动过速	艾司洛尔
心动过速（窦性、SVT 和 VT）	普萘洛尔
室上性，围术期	艾司洛尔
Afib,Afl 复发	索他洛尔
Afib,Afl 心室率的控制	普萘洛尔
洋地黄诱发快速性心律失常	普萘洛尔
麻醉性心律失常	普萘洛尔
控制 PVC	醋丁洛尔、普萘洛尔
严重的室性心动过速	索他洛尔
4. 充血性心力衰竭	卡维地洛、美托洛尔、比索洛尔[a]
5. 心肌病	
梗阻性肥厚型心肌病	普萘洛尔
6. 其他心血管疾病适应证	
POTS	普萘洛尔低剂量[a]
主动脉夹层，马方综合征，二尖瓣脱垂，先天性 QT 延长，法洛四联症，胎儿心动过速	全部?[a] 只有部分经过试验[a]
7. 中枢适应证	
焦虑	普萘洛尔[a]
特发性震颤	普萘洛尔
偏头痛预防	普萘洛尔、纳多洛尔、噻吗洛尔
乙醇戒断	普萘洛尔[a]、阿替洛尔[a]
8. 内分泌	
甲状腺功能亢进（心律失常）	普萘洛尔

（续　表）

β受体阻滞药适应证	FDA 批准药物
9. 胃肠道	
食管静脉曲张？（数据欠佳）	普萘洛尔？[a] 噻吗洛尔阴性研究[a]
10. 青光眼（局部使用）	噻吗洛尔、倍他洛尔、卡替洛尔、左布诺洛尔、美替普洛尔

[a] 经过了良好的测试，但没有得到 FDA 的批准。

Afib，心房颤动；Afl，心房扑动；AMI，急性心肌梗死；ARB，血管紧张素受体阻滞药；CCB，钙通道阻滞药，FDA，美国食品和药物管理局；LVH，左心室肥大；POTS，直立性心动过速综合征；PVC，室性期前收缩；SVT，室上性心动过速；VT，室性心动过速。

β肾上腺素能信号系统的异常复杂性可能是由数百万年前进化而来，当狩猎和防御时系统需要快速激活，而在休息和恢复期则需要快速失活。现在对这些机制进行分析[1]。

（二）作用机制

1. $β_1$ 肾上腺素受体与信号转导　$β_1$ 受体位于心肌细胞膜上，是腺苷酸环化酶系统的一部分（图 1.1），也是一种 G 蛋白偶联受体。当 G 蛋白处于激活结构（Gs，也称为 Gαs）时，G 蛋白系统将受体与腺苷酸环化酶（AC）连接。G 蛋白处于失活状态（Gi 或 Gαi）时将抑制这种连接，这种状态的形成是迷走神经激活后毒蕈碱刺激的结果。当 AC 被激活时，促使三磷腺苷（ATP）生成环磷腺苷（cAMP）。$β_1$ 受体细胞内第二信使是 cAMP，它的作用是"打开"钙通道，以增加心肌收缩的速度和力量（正性肌力效应）和增加胞质钙再摄取入肌浆网内（SR；舒张作用；图 1.1），窦房结内起搏电流增加（正性变时作用），传导速率加快（正性传导作用）。特定 β受体阻滞药的效果取决于其被吸收的方式、与血浆蛋白质的结合、代谢物的产生，以及其抑制 β受体的程度（锁和钥匙的匹配）。

2. $β_2$ 受体　β受体通常分为心肌中 $β_1$ 受体与支气管和血管平滑肌中 $β_2$ 受体。如果选择性 β受体阻滞药和 $β_1$ 受体相互作用比和

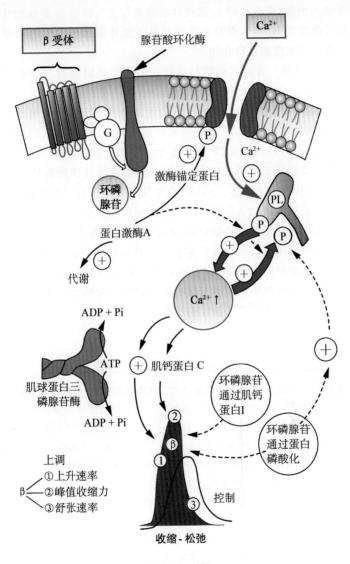

图 1.1　（续）

β_2 受体药更强,那么这种 β_1 选择性阻滞药与支气管中 β_2 受体相互作用的可能性就更小,从而对由非选择性 β 受体阻滞药引起肺部并发症提供一定程度的预防作用。

3. β_3 受体 在具有血管舒张效应的 β 受体阻滞药奈必洛尔的作用下,内皮 β_3 受体介导一氧化氮诱导血管舒张(图 1.2)[2,3]。

4. β 受体阻滞药的不良反应 在生理性 β 肾上腺素能刺激过程中,胞质钙的快速上升(图 1.3)导致收缩活性增加,同时肌凝蛋白三磷腺苷酶(ATPase)使 ATP 分解增加。舒张速度的增加与肌浆/内质网钙摄取泵活动的增加有关。因此,钙摄取增强伴随胞质钙下降速度加快,从而加速舒张。cAMP 也增加了肌钙蛋白-I 的磷酸化,从而加速终止肌凝蛋白头端和肌动蛋白之间的相互作用。因此,β 受体阻断药不仅通过抑制窦房结(SA)去极化电流使搏动更慢,而且使收缩力和舒张速率也降低。在代谢上,β 受体阻滞药使心肌从有氧酵解转换为无氧酵解[4]。无氧酵解在缺血性心脏病的治疗中具有非常重要的意义。脂肪组织中脂肪分解的抑制解释了为什么体重增加可能是长期使用 β 受体阻滞药治疗的不良反应。

图 1.1 β 肾上腺素能信号系统参与正性肌力和变舒(加强舒张)效应

这些可以用心脏钙循环的变化来解释。当 β 肾上腺素能激动药与 β 受体相互作用时,一系列 G 蛋白介导的变化导致腺苷酸环化酶的激活和肾上腺素能第二信使环磷腺苷(cAMP)的形成。后者通过蛋白激酶 A(PKA)刺激代谢并使钙通道蛋白磷酸化(P),从而增加该通道的开放概率。更多的钙离子通过肌膜通道进入,并从肌浆网(SR)释放更多的钙离子。因此,胞质 Ca^{2+} 也加快三磷腺苷(ATP)向二磷腺苷(ADP)和无机磷酸盐(Pi)的分解速率。肌球蛋白腺苷三磷酸酶(ATPase)活性的增强解释了收缩速率的加快,肌钙蛋白 C 激活的增加解释了峰值力发展的增加。位于 SR 膜上的受磷蛋白(PL)磷酸化导致了松弛速率的增加(变舒效应),该蛋白控制 SR 细胞膜上钙摄取速率(Figure © L. H. Opie,2012.)

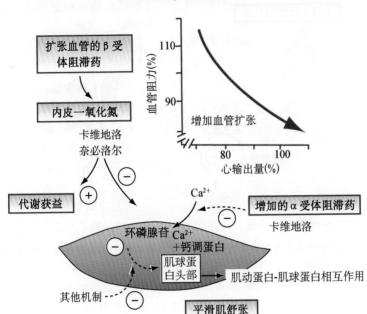

图 1.2　血管扩张机制和作用

随着全身血管阻力下降,血管扩张性 β 受体阻滞药往往减少心输出量。血管扩张机制包括 α 受体阻滞药(卡维地洛),生成 NO(奈必洛尔和卡维地洛)和固有的拟交感神经活性(ISA)。与吲哚洛尔一样,ISA 在夜间活性较低时增加交感神经张力,并增加夜间心率,这可能对夜间心绞痛或不稳定心绞痛不利(Figure © L. H. Opie,2012.)

(三)β 受体阻滞药对心血管的影响

β 受体阻滞药最初是由诺贝尔奖得主 James Black 研发,用于抵消肾上腺素能刺激引起的不良心脏反应。他认为,后者增加了心肌的耗氧量,加重了心绞痛。他的研究促成了 β 受体阻滞药原型普萘洛尔的研发。他证明了通过阻断心脏 β 受体,药物可以引起窦房结、房室结和心肌收缩的抑制作用。抑制作用分别包括负性变时、负性

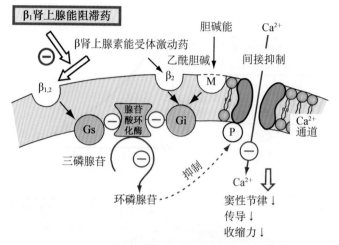

β 受体阻滞药

图 1.3 β 肾上腺素能受体通过刺激活化 G 蛋白(Gs)与腺苷酸环化酶(AC)偶联

随后形成的第二信使,环磷腺苷(cAMP)激活蛋白激酶 A（PKA）使钙通道磷酸化(P),增加钙离子(Ca^{2+})的进入。乙酰胆碱(ACh)相关抑制性 G 蛋白(Gi)的抑制亚基可降低 AC 的活性。cAMP 被磷酸二酯酶(PDE)分解,因此 PDE 抑制药物具有拟交感神经作用。PDE 为 3 型,与众所周知的西地那非抑制的 PDE 5 型相反(图 2.6)。目前有一种假设是,$β_2$ 受体刺激信号通过抑制性 G 蛋白,Gi,从而调节过量肾上腺素能活化的危害(Figure © L. H. Opie,2012.)

传导和负性肌力效应(图 1.4)。其中,特别是心动过缓和负性肌力作用与心绞痛和缺血性心脏病患者的治疗效果相关,因为这些变化降低了心肌的氧需求(图 1.5)。β 受体阻滞药对房室结的抑制作用在室上性心动过速的治疗中具有特殊意义(SVTs;见第 9 章),其在被用于控制心房颤动的心室率中也具有重要意义。

冠状动脉血流和心肌灌注的影响 β 肾上腺素能刺激的增强,如运动,引起 β 受体介导的冠状动脉扩张。血管平滑肌信号系统再次涉及 cAMP 的形成,但后者增加了心脏的胞质内钙,却相反地降低了

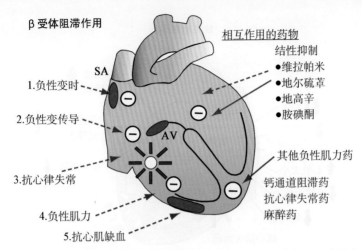

图 1.4　β 肾上腺素能阻滞药物在窦房结、房室结、传导系统和心肌水平上的心脏效应

主要药效学药物相互作用显示在右边(Figure © L. H. Opie,2012.)

血管平滑肌细胞中的钙水平(图 1.6)。因此,在运动过程中,心脏搏动更快、更有力,同时冠状动脉血流增加,以满足外部工作量增加带来的需求增加。相反,虽然 β 受体阻滞药应具有冠状动脉收缩作用,增加冠状动脉阻力,但运动时心率降低导致舒张期充盈时间延长,可使冠状动脉血流增多,舒张期心肌灌注更好。

(四)β 受体阻滞药药代动力学特性

1. **血浆半衰期**　静脉注射艾司洛尔的半衰期最短,只有 9min。因此,艾司洛尔在不稳定心绞痛和先兆梗死中可能更可取,因为血流动力学改变可能需要停用 β 受体阻滞药。普萘洛尔的半衰期(表1.2)仅为 3h,但持续给药会使肝代谢过程饱和,该过程将普萘洛尔从循环中去除;形成活性代谢 4-羟普萘洛尔,其有效半衰期延长。普萘洛尔和美托洛尔(以及所有其他 β 受体阻滞药)的生物半衰期大大超过血浆半衰期,因此,即使在心绞痛患者中,每日 2 次剂量的标准普萘洛尔也是有效的。显然,任何 β 受体阻滞药的剂量越高,其生物效应就越长。长效化合物如纳多洛尔、索他洛尔、阿替洛尔和缓释普

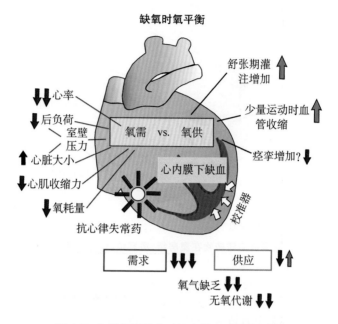

缺氧时氧平衡

图 1.5　β 受体阻滞药对缺血性心脏病的影响

β 受体阻滞药对缺血心肌具有有利作用,但在某些患者中可能会促进痉挛,除外血管痉挛型心绞痛。注意 β 受体阻滞药可减少运动诱导的血管收缩(Figure © L. H. Opie,2012.)

萘洛尔(Inderal-LA)或缓释美托洛尔(metoprolol,Toprol-XL)对高血压和心绞痛更有效。

2. 蛋白结合　普萘洛尔与吲哚洛尔、拉贝洛尔、比索洛尔一样具有高蛋白结合性。低蛋白血症只需要低剂量的这类化合物。

3. 肝的首过效应　肝对 β 受体阻滞药首过效应明显,尤其是高脂溶性化合物,如普萘洛尔,拉贝洛尔和氧烯洛尔。醋丁洛尔、奈必洛尔、美托洛尔和噻吗洛尔也具有较高的肝清除率。不同患者的首过效应差异很大,因此要对所需剂量进行调整。在肝疾病或低心输出量状态下,应减少剂量。以普萘洛尔为例,通过首次代

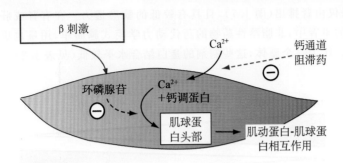

平滑肌
β受体阻滞药促进收缩

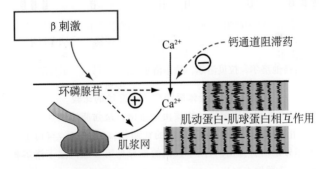

心肌
β受体阻滞药抑制收缩

图 1.6　比较β受体阻滞药和钙通道阻滞药(CCBs)对平滑肌和心肌的影响
　　对血管平滑肌的反向作用是至关重要的治疗（Figure L. H. Opie,2012.）

谢形成的活性代谢物,其性质不同于初始化合物。美托洛尔的代谢主要通过细胞色素（CY）P450 2D6 介导的羟基化作用发生,并受显著的遗传变异影响。醋丁洛尔可产生大量的二醋洛尔,具有心脏选择性和拟交感神经活性（ISA）,但半衰期较长,主要由肾排泄（图 1.7）。非脂溶性亲水化合物（阿替洛尔、索他洛尔、纳多洛尔)仅由肾排出(图1.7),且具有较低的脑渗透力。在有肾或肝疾病的患者中,非脂溶性药物的药代动力学模式越简单,用量也更简化。作为一个整体,这些制剂的蛋白结合水平较低(见表1.2)。

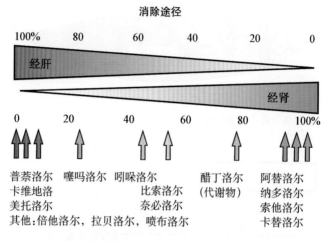

图 1.7 β受体阻滞药清除途径的比较

最强亲水性和非脂溶性的物质由肾排出。最强脂溶性和非亲水性的物质主要由肝代谢。注意,醋丁洛尔的代谢物,二乙酰醇,与初始化合物相反,大部分是由肾排出的(图中数据的推导见第3版。醋丁洛尔和新添加药物的估计数据点)(Figure © L. H. Opie,2012.)

4. 药代动力学相互作用 药物由肝代谢,因而易于在肝中发生相互作用,如美托洛尔、卡维地洛、拉贝洛尔和普萘洛尔,其中美托洛尔和卡维地洛使用频率较高。帕罗西汀是一种广泛使用的抗抑郁药物,这种药物是一种选择性5-羟色胺再摄取抑制药,两者都是由肝CYP2D6系统代谢。为了避免这种肝相互作用,使用那些不被肝代谢的β受体阻滞药更为简便(图1.7)。反过来,β受体阻滞药会抑制肝血流,从而使利多卡因血药浓度增加,中毒风险增大。

表1.2 各种β肾上腺素受体拮抗药的性质，非选择性与心脏选择性与心脏舒张药

通用名称（商品名）	其他机制	血浆半衰期（h）	脂溶性	首过效应	肝或肾清除	血浆蛋白结合（%）	心绞痛常用剂量（其他适应证）	治疗轻度或中度高血压的常用剂量	静脉注射剂量（美国许可）
非心脏选择性									
普萘洛尔[a,b]（心得安）	—	1~6	+++	++	肝	90	80 mg 2×每日常规足量（可给予160 mg 2×每日）	起始每日10~40 mg。平均160~320 mg/日,1~2次	1~6 mg
（心得安-LA）	—	8~11	+++	++	肝	90	80~320 mg 1×每日	80~320 mg 1×每日	—
卡替洛尔[a]（卡替洛尔）	ISA+	5~6	0/+	0	肾	20~30	未估计	2.5~10 mg 单次剂量	—
纳多洛尔[a,b]（纳多洛尔）	—	20~24	0	0	肾	30	40~80 mg 1×每日;最多240 mg	40~80 mg/日;1×每日;最多320 mg	—

（续 表）

通用名称（商品名）	其他机制	血浆半衰期(h)	脂溶性	首过效应	肝或肾清除	血浆蛋白结合(%)	心绞痛常用剂量(其他适应证)	治疗轻度或中度高血压的常用剂量	静脉注射剂量(美国许可)
喷布洛尔c（喷布洛尔）	ISA+	20~25	+++	++	肝	98	未研究	10~20 mg 每日	—
索他洛尔c（盐酸索他洛尔；盐酸索他洛尔 AF）	—	7~18(平均12)	0	0	肾	5	严重室性心律失常 80~240 mg 2×每日,分2次服用；心房颤动、扑动最多160 mg 2×每日	80~320 mg/日；平均190 mg	—
噻吗洛尔a（马来酸噻吗洛尔）	—	4~5	+	+	肝,肾	60	AMI后10 mg 2×每日	10~20 mg 2×每日	—

（续　表）

通用名称（商品名）	其他机制	血浆半衰期(h)	脂溶性	首过效应	肝或肾清除	血浆蛋白结合(%)	心绞痛常用剂量（其他适应证）	治疗轻度或中度高血压的常用剂量	静脉注射剂量（美国许可）
心脏选择性									
醋丁洛尔[a]（醋丁酰心安）	ISA++	8~13(二醋洛尔)	0(二醋洛尔)	++	肝,肾	15	PVC 400~1200 mg/d, 分2次服用	400~1200mg/d; 可单次服用	—
阿替洛尔[a,b]（天诺敏）	—	6~7	0	0	肾	10	50~200 mg 1×每日	50~100 mg/d 1×每日	5 mg> 5min; 5 min后重复
倍他洛尔[a]（卡尔仑）	—	14~22	++	++	肝,其次肾	50	—	10~20 mg 1×每日	—
比索洛尔[a]马酸比索洛尔（富马酸比索洛尔）	—	9~12	+	0	肝,肾	30	10 mg 1×每日(非美国)(HF,见表1.2)	2.5~40 mg 1×每日(参见 Ziac)	—

（续　表）

通用名称（商品名）	其他机制	血浆半衰期(h)	脂溶性	首过效应	肝或肾清除	血浆蛋白结合(%)	心绞痛常用剂量(其他适应证)	治疗轻度或中度高血压的常用剂量	静脉注射剂量(美国许可)
美托洛尔[a,b]（酒石酸美托洛尔）	—	3～7	+	++	肝	12	50～200 mg 2×每日(HF,见表1.2)	50～400mg/d,分1～2次服用	5 mg 3×间隔2 min
血管舒张药β受体阻滞药,非选择性									
拉贝洛尔[a]（拉贝洛尔）	—	6～8	+++	++	肝,部分肾	90	针对高血压	300～600mg/d 每日分3次服用；最高剂量2400mg/d	最多2 mg/min,严重HT最多300mg
心得乐[a]（心得静）	ISA +++	4	+	+	肝,肾	55	2.5～7.5 mg 3×每日(英国国内,不在美国)	5～30mg/d 2×每日	—

（续 表）

通用名称（商品名）	其他机制	血浆半衰期(h)	脂溶性	首过效应	肝或肾清除	血浆蛋白结合(%)	心绞痛常用剂量（其他适应证）	治疗轻度或中度高血压的常用剂量	静脉注射剂量（美国许可）
卡维地洛（络德）	β_1、β_2、α 阻滞；代谢	6	+	++	肝	95	（美国和英国心脏衰竭）英国心绞痛：最多25 mg 2×每日	12.5～25 mg 2×每日	—
血管舒张药β受体阻滞药，选择性									
奈必洛尔（美国奈必洛尔；英国奈必洛尔）	NO-血管舒张；代谢	10(24 h，代谢物)	+++	+++（遗传变异）	肝，肾	98	不在英国或美国（英国、心力衰竭、老年人辅助治疗）	5 mg 每日1次；患肾脏疾病或老年人2.5 mg	—

a FDA批准用于高血压。

b 批准用于心绞痛。

c 批准用于心室颤动。

辛醇-水分配系数(pH 7.4,37℃)，0=<0.5；±=0.5～2；++=2～10；+++=>10(代谢，胰岛素敏感度增加)。HF，心力衰竭；HT，高血压；ISA，拟交感活性；NO，一氧化氮；PVC，室性期前收缩。

（五）使用资料：β 受体阻滞药的临床指征

1. 心绞痛　症状性可逆性心肌缺血常表现为典型心绞痛。这里最根本的问题是在心肌氧需求增加的情况下，冠状动脉扩张不足，通常是由运动引起的心动过速造成的（图 1.8）。然而，在许多患者中，也存在相关的冠状动脉（可能是全身）血管收缩的可变因素，这可能是"混合型"心绞痛患者因受寒冷和运动而出现症状的原因。预防性抗心绞痛药物应根据缺血发作的可能机制进行选择。

β 受体阻滞药通过降低双乘积（心率×血压）和限制运动引起的收缩力增加来降低心脏氧需求（见图 1.5）。其中，最重要、最容易测量的是心率的下降。此外，经常被忽视的一点是左心室（LV）扩大导致氧需求增加，因此任何伴随心室衰竭都需要积极治疗。

所有 β 受体阻滞药对心绞痛的疗效都是一样的（见表 1.1），对于

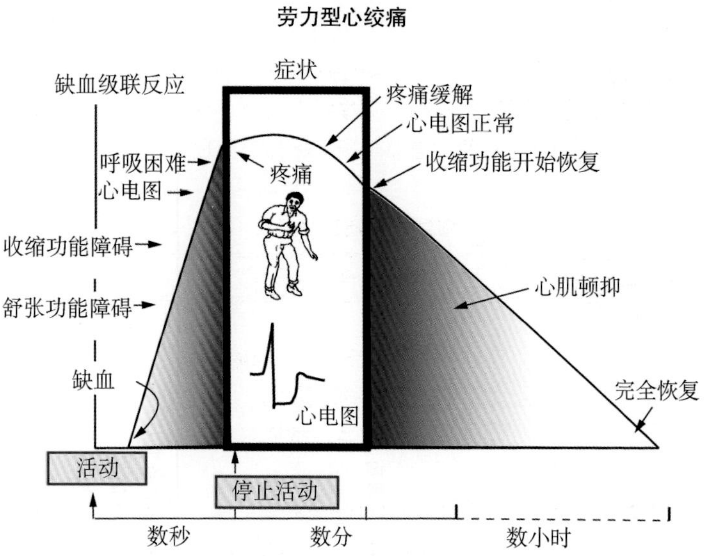

劳力型心绞痛

图 1.8　缺血级联反应导致劳力型心绞痛者引发胸痛，随后进入机械顿抑期，缓慢恢复全部功能（Figure © L. H. Opie，2012.）

没有并发症的患者,药物的选择无关紧要。但有少数患者对任何 β 受体阻滞药均无反应,原因有以下两点。①潜在的严重阻塞性冠状动脉疾病,即使在低强度运动和心率在 100/min 或更低的情况下也会导致心绞痛;②由过度负性肌力作用引起的左室舒张末期压力异常升高,从而导致心内膜下血流减少。虽然常规调整 β 受体阻滞药的剂量以确保静息心率为 55～60/min,但在个别患者中,如果无心脏传导阻滞且无症状出现,低于 50/min 的心率也可以接受。静息时心率的降低反映了随着肾上腺素能刺激的减少迷走神经张力的相对增加。一个主要好处是在运动过程中限制心率增加,理想情况下心绞痛患者的心率不应超过 100/min。以 β 受体阻滞药为主要成分的稳定型心绞痛药物治疗的有效性与经皮冠状动脉介入支架治疗的有效性相似[6]。

(1)心绞痛联合抗缺血治疗:β 受体阻滞药常与硝酸类血管扩张药和钙通道阻滞药(CCBs)联合使用治疗心绞痛(表 1.3)。然而,通常应避免 β 受体阻滞药与非二氢吡啶钙拮抗药(如维拉帕米、地尔硫䓬)的联合使用,因存在过度心动过缓和心力衰竭发生的风险,而与长效二氢吡啶(DHPs)的联合使用已得到充分证实[7]。

表 1.3　限制有机硝酸酯类反应的因素

异常	主要机制	影响
NO 耐受	"清除"NO 可溶性鸟苷酸环化酶功能障碍	原位血管低反应性
"真"硝酸酯类耐受	①硝酸酯类生物激活受损 ②O_2 对 NO 的清除增加	硝酸酯类效应逐渐衰减内皮功能障碍恶化
硝酸酯类假耐受	血管收缩药(血管紧张素Ⅱ、儿茶酚胺、内皮素)释放增加	无硝酸酯类期"复发"

NO,一氧化氮;O_2,氧气。

(2)心绞痛的综合治疗:心绞痛本质上是一种血管疾病,需要特殊治疗以提供长期的血管保护。每个心绞痛患者都应考虑以下药物。①阿司匹林和(或)氯吡格雷用于抗血小板保护;②他汀类药物和低脂饮食以减少脂质诱导的血管损伤;③血管紧张素转换酶(ACE)抑制药已被证实对心肌梗死具有保护作用,并对剂量进行测试。对于某些患者,联合使用预防性抗心绞痛药物来抑制症状是必要的,但对预后的影响不太明确。

(3)血管痉挛性心绞痛:β受体阻滞药通常被认为是无效的,甚至是有害的,因为缺乏疗效。另一方面,有很好证据表明 CCB 治疗的益处,此治疗为标准治疗。对于变异性心绞痛患者运动诱发心绞痛发作来说,一项对 20 例患者进行的小型前瞻性随机研究表明,硝苯地平比普萘洛尔更有效[8]。

(4)寒冷耐受不良与心绞痛:暴露于严寒中更容易发生劳力型心绞痛(混合型心绞痛现象)。常规 β 受体阻滞药如普萘洛尔不如 CCB[9] 血管扩张治疗好,可能反映了普萘洛尔对防止此类患者局部冠状动脉收缩无效[10]。

(5)无症状心肌缺血:如通过连续心电图记录检测到心肌缺血发作,可能因心率轻微加快而发作,这可能解释了为什么 β 受体阻滞药在减少无症状缺血发作的频率和次数方面非常有效。对于无症状缺血且轻度或无心绞痛的患者,服用 1 年阿替洛尔可减少新发事件(心绞痛加重、血运重建)发生和降低联合终点[11]。

2. 急性冠脉综合征　急性冠脉综合征(ACS)是一个通用术语,包括不稳定心绞痛和急性心肌梗死(AMI),因此治疗要基于危险分层(图 1.9)。冠状动脉壁斑块破裂、局部冠状动脉血栓形成或血小板聚集在内皮损伤区域是急性冠脉综合征的基本病理情况。肝素(普通肝素或低分子肝素)或其他抗血栓药物加阿司匹林的紧急抗血栓治疗是基本治疗方法(见第 8 章)。目前,在高危患者中早期多种抗血小板药物仍是标准治疗。

β受体阻滞药是常规住院四联疗法的一部分,其他三种药物是他汀类药物、抗血小板药物和 ACE 抑制药,与不使用这些药物相比,这

急性冠脉综合征（ACS）：分诊

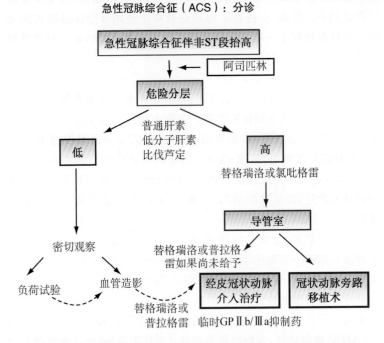

图 1.9 急性冠脉综合征(ACS)伴非 ST 段抬高(non-STE)的分诊原则

所有患者接受阿司匹林。根据风险对患者进行分层,给予普通肝素(UFH)或低分子肝素(LMWH)和比伐芦定[无糖蛋白(GP) Ⅱ b/Ⅲ a,如下]。高危患者给予替格瑞洛或氯吡格雷,并送往导管实验室。然后接受冠状动脉旁路移植术(CABG)或经皮冠状动脉介入治疗(PCI)。正在进行 PCI 治疗的患者给予替格瑞洛(或普拉格雷),如果尚未给予,部分患者选择给予 GP Ⅱ b/Ⅲ a 抑制药。对低危患者进行密切观察,如果需要血管造影(angiox),给予替格瑞洛或普拉格雷后进行 PCI。那些较低危和稳定病情患者要接受运动试验(Figure © B. J. Gersh,2012.)

种联合疗法可降低 90％的 6 个月死亡率[12]。β受体阻滞药通常较早开始使用,特别是在血压和心率升高的患者中,以降低心肌氧需求,减轻缺血(见图 1.5)。早期使用β受体阻滞药的主要论点是,可以避免不稳定心绞痛发生心肌梗死[13]。逻辑上讲,心率越低,再发缺血的风险就越小。然而,支持在不稳定心绞痛中使用 β 受体阻滞药的实际客观证据仅限于一项安慰剂对照试验的临界有效结果[14],以及来自两项观察性研究的间接证据[12,15]。

3. 急性 ST 抬高型心肌梗死

(1)早期 ST 抬高型心肌梗死:目前还没有关于再灌注期及早使用 β 受体阻滞药的良好试验数据。逻辑上讲,β 受体阻滞药在持续疼痛[16]、不适当心动过速、高血压或室性心律失常的情况下最有用[17]。在 COMMIT 试验中,超过 45 000 名亚洲患者接受早期静脉注射美托洛尔,其中约一半患者接受溶栓药物治疗,而未进行初次经皮冠状动脉介入治疗,随后口服给药,结果每 1000 名患者中减少 5 例再梗死和 5 例心室颤动。其代价是心源性休克、心力衰竭、持续性低血压和心动过缓增加(总共有 88 个严重不良事件)。在美国,美托洛尔和阿替洛尔是唯一获准用于 AMI 静脉注射的 β 受体阻滞药。然而,总体来说,对常规早期静注 β 受体阻滞药还未出现令人信服的数据[19]。选定并认真监测例外情况,更简单的做法是当血流动力学情况稳定后加入口服 β 受体阻滞药。目前美国心脏病学会(ACC)-美国心脏协会(AHA)指南建议,开始口服半剂量 β 受体阻滞药(假设血流动力学稳定),然后在第 2 天增加剂量至完全或最大耐受剂量,之后进行长期梗死后 β 受体阻滞药治疗[20]。

(2)梗死后二级预防:①对所有射血分数(EF)为 40% 或以下的梗死后患者服用 β 受体阻滞药,这可降低死亡率,除非有禁忌证,限制使用卡维地洛、琥珀酸美托洛尔或比索洛尔(Ⅰ类,证据 A 级);②对 AMI 或 ACS 后左室功能正常的患者给予 3 年 β 受体阻滞药治疗(Ⅰ类,B 级)。使用 3 年以上 β 受体阻滞药也是合理的(Ⅱa 类,B级)[21]。

(3)梗死后 β 受体阻滞药的益处:梗死后阶段,根据试验数据,β受体阻滞药降低了 23% 死亡率[22],一项包括糖尿病在内的一系列患者的观察研究中降低了 35%~40% 死亡率[23]。噻吗洛尔、普萘洛尔、美托洛尔和阿替洛尔都是有效的,并经许可用于此目的。美托洛尔有良好长期观察资料[24]。在溶栓时代,卡维地洛是唯一进行了研究的β受体阻滞药[25]。这些患者同样接受 ACE 抑制药的治疗。以左室功能障碍为切入点,卡维地洛剂量逐渐增加,且全因死亡率降低。其机制是多方面的,包括减少室性心律失常[26]和减少再梗死[27]。具有部分激动活性的β受体阻滞药相对无效,可能是因为心率较高。

　　突出的问题是:①低危患者是否真的受益于β受体阻滞药(不使用β受体阻滞药的趋势越来越高,特别是在血糖处于高血糖临界值的患者中);②何时开始(这是灵活的,因关于早期β受体阻滞药的数据不足,可在患者情况允许开始口服β受体阻滞药,例如从 3 天开始[25],甚至在 1 至 3 周后)[22];③β受体阻滞药应使用多久。考虑到心绞痛患者停用β受体阻滞药的风险,许多临床医师在获得了看似成功的结果后,继续长期使用β受体阻滞药。在高危人群中,如老年人或低 EFs 患者,其获益在 24 个月内逐渐增加[23]。

　　高危患者获益最多的应该是那些经常被认为有β受体阻滞药禁忌证的患者[23]。虽然以前认为 CHF 是β受体阻滞药的禁忌证,但梗死后心衰患者比其他患者受益更多[23]。现在,这类患者在接受体液潴留治疗后,应谨慎使用β受体阻滞药,并逐渐增加卡维地洛、美托洛尔或比索洛尔的剂量。SAVE 试验显示 ACE 抑制药和β受体阻滞药可显著降低梗死后死亡率,至少在 EFs 降低的患者中是这样[27]。当β受体阻滞药与 ACE 抑制药联合治疗时,死亡率降低 23%～40%[23,25]。CCB或阿司匹林同步治疗不会减少梗死后β受体阻滞药的益处。

　　尽管存在很多争议和大量建议下,β受体阻滞药在梗死后患者中仍未充分使用,许多患者因此失去生命。从长期来看,42 例患者必须接受 2 年治疗,才能避免 1 人死亡,这是其他治疗方法所不能比拟的[22]。

(六)心绞痛缺乏预后研究

　　有确凿证据表明,通过β受体阻滞药可降低梗死后随访死亡率,这引发一种假设,认为这种治疗方式也一定改善劳力型心绞痛或不稳定型心绞痛的预后。遗憾的是,没有令人信服的研究结果来支持这一观点[14]。在不稳定型心绞痛中,美托洛尔的短期疗效尚不明确。

对于劳力型心绞痛,一项对 90 项研究的 Meta 分析显示,β 受体阻滞药和 CCB 具有相同的疗效和安全性,但 β 受体阻滞药的耐受性更好[28],可能是因为当时经常随后使用短效硝苯地平胶囊。对于心绞痛合并高血压的直接比较中,CCB 维拉帕米更胜一筹(见下一节)。

(七)β 受体阻滞药其他心脏适应证

虽然本章只讨论了 β 受体阻滞药在缺血性心脏病患者中的具体作用,但 β 受体阻滞药治疗还有其他已确定的用途,包括肥厚梗阻型心肌病,用大剂量 β 受体阻滞药治疗儿茶酚胺敏感性多形性室性心动过速(VT),以防止运动诱发室速;在窦性心律伴二尖瓣狭窄患者中,β 受体阻滞药通过降低静息和运动心率使患者受益;对于二尖瓣脱垂和主动脉夹层动脉瘤患者,β 受体阻滞药是控制相关心律失常的标准治疗;在马方综合征伴主动脉根部受累患者中,β 受体阻滞药在降低左心室内压力升高速率(dp/dt)和主动脉壁近端剪切力方面起着重要作用。这些情况将在本书其他章节中引用和讨论。

(八)β 受体阻滞药非心脏适应证

1. 卒中 在一项早期试验中,非选择性阻滞药普萘洛尔在减少卒中方面只有少许益处[尽管在减少冠状动脉疾病(CAD)方面无效][29]。β_1 选择性药物对减少脑卒中更有效[30]。

2. 血管外科和非心脏外科 β 受体阻滞药在选定患者中发挥重要保护作用。比索洛尔可减少高危血管手术患者围术期心源性死亡和心肌梗死死亡[31]。一项针对 782 969 例患者的大型观察性研究对非心脏手术方法提出了一种基于风险的评估方法。在没有或心脏风险极低患者中,β 受体阻滞药没有益处,且实际上与更多的不良事件有关,包括死亡率。在心脏风险非常高人群中,死亡率降低了 42%,在治疗的 33 例中仅有 1 例需要挽救生命[32]。因此,危险因素评估是至关重要的(参见修订心脏危险指数的原始文章)。在接受血管手术但风险不是很高患者中,围术期美托洛尔未带来任何益处,且增加了术中心动过缓和低血压的发生[33]。

3. POISE 研究的影响 在对共 8351 例患者进行的主要前瞻性围术期缺血评估(POISE)研究中,围术期缓释美托洛尔将非致死性心肌梗死的发生率从 5.1% 降低到 3.6%（$P < 0.001$），但将围术期总死亡率从 2.3% 提高到 3.1%（$P < 0.05$）。卒中率增加,低血压和心动过缓也明显增加。因此,常规围术期开始美托洛尔治疗是不合理的。根据代谢基因型（包括 CYP450 2D6 亚型）美托洛尔对心血管产生显著的异质性影响[5],在 POISE 和另一项研究中,遗传差异可能是造成心血管不良结果的部分原因[33]。

在 ACC-AHA[34] 提供的一份重要的重点指南更新中,主要建议如下：① Ⅰ 类适应证适用于已在服用该药物的患者围术期使用 β 受体阻滞药；② Ⅱa 类建议适用于可诱发的缺血、冠状动脉疾病或有多种临床危险因素正在进行血管（即高风险）手术的患者,以及 CAD 或有多种临床危险因素正在进行中危手术的患者；③ 在治疗起始时,特别是在低风险组,需要仔细考虑风险/收益比；④ 如果选择了起始治疗,应在计划手术前很早就开始,并在围术期仔细滴定,以达到充分的心率控制,同时避免明显的心动过缓或低血压。根据 POISE 结果,不提倡围术期常规使用 β 受体阻滞药,特别是在手术当天开始的较高固定剂量方案中。

4. 甲状腺功能亢进　β 受体阻滞药通常与抗甲状腺药物或放射性碘一起使用,或作为术前唯一药物,用于甲状腺功能亢进以控制症状,尽管高代谢状态没有降低。β 受体阻滞药可控制心动过速、心悸、震颤和紧张,减少甲状腺素在血管内的释放,进而促进手术开展。甲状腺危象时,可每 10～15 分钟反复缓慢静脉注射普萘洛尔 1～2 mg,直到达到预期效果。也可采用艾司洛尔,500mg/kg 静脉滴注,随后 50～200mg/(kg·min) 维持；为避免循环衰竭的风险,因此,只有在常规无创检查显示左室功能正常的甲状腺危象中,才应该使用 β 受体阻滞药。

5. 焦虑状态　尽管普萘洛尔被广泛应用于焦虑症（包括美国在内的几个国家也有此许可）,可能所有 β 受体阻滞药都是有效的,其作用不是在中枢,而是通过减少焦虑的外周表现,如震颤和心动过速。

6. 青光眼　现已建立局部使用 β 受体阻滞药眼液治疗开角型青光眼；对于偶尔出现的全身不良反应,如性功能障碍、支气管痉挛和心脏抑制,需要加以注意。在美国批准用于青光眼治疗的药物中,非选择性药物有噻吗洛尔(Timoptic)、卡替洛尔、左布诺洛尔和甲萘洛尔。心脏选择性醋丁洛尔可能具备避免支气管痉挛患者出现药物不良反应的优点。

7. 偏头痛 普萘洛尔(每天 80～240 mg,在美国获得许可)具有预防作用,可减少 60% 患者偏头痛发作。其机制可能是有益的血管收缩。抗偏头痛的作用是预防性的,而不是针对一旦发作的症状。如果在 4～6 周没有效果,就应该停药。

8. 食管静脉曲张 β受体阻滞药被认为是可以通过降低门静脉压力来预防出血。在一项随机研究中没有发现任何益处[35]。

(九)不同 β 受体阻滞药药理特性

1. β 受体阻滞药的"代" 第一代非选择性药物,如普萘洛尔,阻断所有 β 受体(包括 β_1 和 β_2)。第二代心脏选择性药物,如阿替洛尔、美托洛尔、醋丁洛尔、比索洛尔等,在低剂量给药时对 β_1(主要是心脏)受体具有相对选择性(图 1.10)。第三代血管扩张药增加了部分特性(图 1.2),主要通过两种机制发挥作用:第一,直接舒张血管,可能是通过释放一氧化氮介导的,卡维地洛(图 1.2)和奈必洛尔[3];其次,添加 α 肾上腺素能阻滞药,如拉贝他洛尔和卡维地洛。第三种血管扩张机制,如吲哚洛尔和醋丁洛尔,通过 β_2-ISA 作用,刺激小动脉舒张。醋丁洛尔是一种心脏选择性药物,ISA 比吲哚洛尔低,在 4 年抗高血压研究中耐受性很好[36]。

2. 非选择性药物(联合 β_1-β_2 阻滞药) β 受体阻滞药原型为普萘洛尔,它仍然在全世界广泛使用,是世界卫生组织的一种基本药物。通过阻断 β_1 受体,其影响心率、传导和收缩性,但通过阻断 β_2 受体,其倾向于引起平滑肌收缩,易感者有支气管痉挛的危险。然而,当血管收缩可以抑制偏头痛发作时,这一特性可能解释了这种药物在偏头痛中的好处。在非选择性阻滞药中,纳多洛尔和索他洛尔作用较长,非脂溶性。

3. 联合 β_1、β_2、α 受体阻滞药 证实表明卡维地洛优先用于心力衰竭,理论上来说这种受体阻滞药的联合应该是理想的,在 COMET

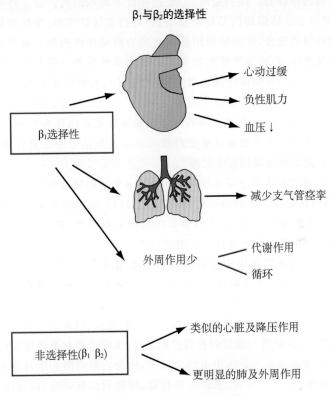

图 1.10　β_1 和 β_2 心脏选择性

一般来说,心脏选择性 β 受体阻滞药具有部分优点(心力衰竭除外)。给予低剂量药物时,心脏选择性最强(Figure © L. H. Opie,2012.)

研究中其结果比美托洛尔更好[37]。

4. 心脏选择性药物(β_1 选择性)　心脏选择性药物(醋丁洛尔、阿替洛尔、倍他洛尔、比索洛尔、塞利洛尔和美托洛尔)的抗高血压作用与非选择性药物相同(图 1.10)。选择性药物在慢性肺病或慢性吸烟、需要胰岛素的糖尿病患者和卒中预防中更可取[30]。不同药物的心脏选择性不同,但在低剂量时总是有更好的选择性。比索洛尔是其中最具选择性的。高剂量时,心脏选择性下降或消失。对于哮喘患者,没有 β 受体阻滞药是绝对安全的;对有支气管痉挛、慢性肺病或长期吸烟的患者,可谨慎使用低剂量的心脏选择性药物。对于心绞痛和高血压,心脏选择性药物与非心脏选择性药物一样有效。在急性心肌梗死合并应激性低血钾时,理论上非选择性阻滞药应该比 $β_1$ 选择性阻滞药能更好抗心律失常。

5. 血管舒张 β 受体阻滞药　卡维地洛和奈必洛尔为原型(见图 1.2)。这些药物可能通过血管舒张而在高血压治疗中更具价值,奈必洛尔能更好地减轻左室肥厚[38]。

6. 抗心律失常 β 受体阻滞药　所有 β 受体阻滞药都具有 Ⅱ 类活性,具有抗心律失常的潜在作用(见图 1.11)。索他洛尔是一种独特的 β 受体阻滞药,具有显著的 Ⅲ 类抗心律失常活性(见图 1.11;第 9 章),并将在其他地方进行更详细的讨论。

(十)临床实践中应用特异性 β 受体阻滞药

在大量的 β 受体阻滞药中,治疗高血压或心绞痛的理想药物可能具备以下条件。①有利的药代动力学(简单,药物在肝中不代谢);②高心脏选择性(比索洛尔);③作用持续时间长(数种);④良好的代谢状况,特别是当与血管舒张特性相关时(卡维地洛和奈必洛尔)。

1. 普萘洛尔　是历史上的金标准,因为它被批准用于许多不同的适应证,包括心绞痛、急性心肌梗死、梗死后二级预防、高血压、心律失常、偏头痛预防、焦虑状态和特发性震颤。然而,心得安不具有 $β_1$ 选择性。它是脂溶性的,具有高脑渗透性和很高的肝首过消除。中枢不良反应可能是其在生活质量研究中表现不佳的原因。普萘洛尔半衰期短,除非使用长效制剂,否则必须每日服用两次。其他 β 受体阻滞药按字母顺序进行叙述。

2. 醋丁洛尔　是具有 ISA 的心脏选择性药物,在 4 年 TOMH 研究中为轻度高血压患者提供了良好的生活质量。特别是阳痿的发生率没有增加[39]。

3. 阿替洛尔　是最早使用心脏选择性药物之一,是目前最广泛应用于心绞痛、梗死后二级预防和高血压药物之一[40]。然而,在

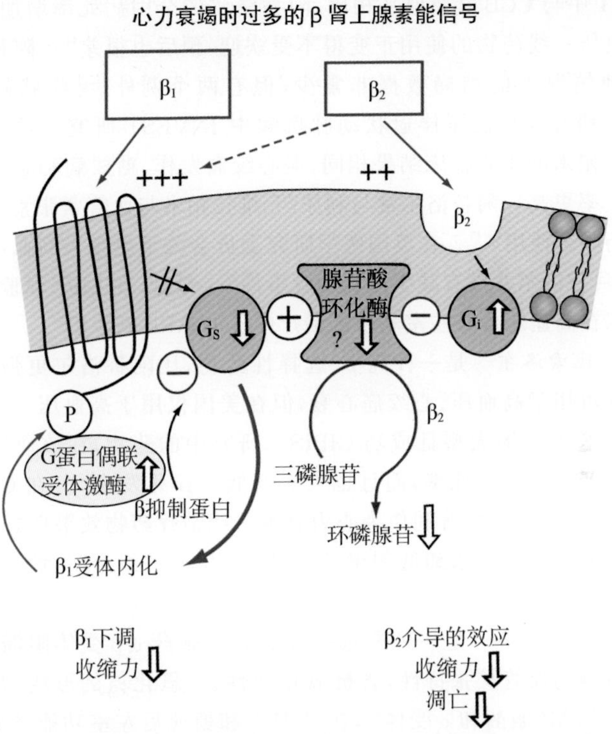

图 1.11　晚期心力衰竭 β 肾上腺素能受体

β 肾上腺素能受体信号系统的下调和解耦联导致环磷腺苷（cAMP）水平降低和收缩性降低,这可能认为是对 cAMP 不良反应的一种自我保护。注:①β 受体下调是 G 蛋白偶联受体激酶[GRK2;β₁ 肾上腺素能受体激酶（β₁ARK）],GRK2 的增加是对过量的 β 肾上腺素能刺激的反应;②β 受体与 G 蛋白解耦联,G 蛋白是 β 抑制素活性的结果;③β 受体下调是内化的结果;④抑制性 G 蛋白(Gi)升高是信使核糖核酸活性升高的结果;⑤β₂ 受体相对上调,可能通过增强 Gi 对收缩产生抑制作用(Figure © L. H. Opie, 2012. For details, see Opie LH, Heart Physiology from Cell to Circulation. Philadelphia:Lippincott Williams and Wilkins; 2004:508.)

ASCOT 中与 CCB 氨氯地平相比,阿替洛尔的全因病死率增加,其作为高血压一线药物的使用正变得不受欢迎,预后也很差[41]。阿替洛尔在其他情况下的结局数据非常少,但有两个例外,无症状缺血中 ASIST 研究和高血压伴冠状动脉疾病中 INVEST 研究。阿替洛尔与维拉帕米的主要临床结果相同,但心绞痛发作、糖尿病和心理抑郁的发生率更高。阿替洛尔常与利尿药、维拉帕米与血管紧张素转换酶抑制药联合使用[42,43]。在英国医学研究委员会关于老年人高血压的试验中,阿替洛尔并没有减少冠状动脉事件[29]。最近,在 LIFE 试验中,阿替洛尔在高血压合并左室肥厚的治疗中不如 ARB 氯沙坦[44]。

4. 比索洛尔 是一种高 β_1 选择性药物,比阿替洛尔更强,在英国被许可用于高血压、心绞痛心衰,但在美国仅用于高血压。这是用于关于心力衰竭大型且成功 CIBIS-2 研究中的药物,在该研究中不仅大大降低了总病死率,而且也大大降低了猝死发生[45]。在 CIBIS-3 中,比索洛尔与依那普利作为心力衰竭一线治疗药物效果良好[46]。美国有低剂量比索洛尔和低剂量氢氯噻嗪(Ziac)的组合(见联合疗法,第 13 页)。

5. 卡维地洛 是一种非选择性血管扩张药 α-β 受体阻滞药,具有多机制的血管扩张特性,含抗氧化活性、一氧化氮的形成、刺激 β-arretin-MAP-激酶和 α 受体[47],在 CHF[48] 和梗死后左室功能障碍[25] 中已被广泛研究。在代谢方面,卡维地洛可增加胰岛素敏感度。在美国,高血压、CHF(轻度至重度)和心梗后左室功能障碍(EF≤40%)均可使用,但心绞痛不适用。

6. 拉贝洛尔 是一种联合阻断 α 和 β 受体的降压药,除了在高血压危象中紧急静脉注射外,目前已基本被卡维地洛所取代(表 1.4)。

7. 美托洛尔 具有心脏选择性,特别是在 AMI 和梗死后保护方面得到了很好的研究。美托洛尔在美国被批准用于症状稳定的 2 或 3 级心力衰竭[50]。高血压和心绞痛也有记录。酒石酸美托洛尔,短效,被批准用于心绞痛和心肌梗死。

表 1.4　用于高血压急症和急诊的药物

临床需要	抗高血压作用机制	药物选择	剂量
紧急降低严重急性高血压	一氧化氮供体	硝普钠输注（注意：氧化物中毒）	0.3～2 μg/(kg·min)（仔细监测）据 BP 进行滴定
高血压合并缺血（±左心室功能差）	一氧化氮供体	输注硝酸甘油 20～200 μg/min 或硝酸异山梨酯 1～10 mg/h	
高血压合并缺血合并心动过速	β 受体阻滞药（特别是左心室功能良好时）	艾司洛尔丸剂或输液	50～250 μg/(kg·min)
高血压合并缺血合并心动过速	α,β 受体阻滞药	拉贝洛尔丸剂或输液	2～10 mg
高血压合并心力衰竭	ACE 抑制药（避免负性肌力）	依那普利（Ⅳ） 卡托普利（sl）	2.5～30 μg/(kg·min) 0.5～5 mg 丸剂
高血压且无心脏并发症	血管扩张药，包括可提高心率药物	肼苯达嗪 硝苯地平（请参阅文本）[a] 尼卡地平（注意） 尼卡地平：丸剂，输液	12.5～25 mg 舌下 5～10 mg 胶囊剂 1～4 mg 胶囊剂 5～10 mg 舌下（注意） 5～10 μg/(kg·min) 1～3 μg/(kg·min)

（续　表）

临床需要	抗高血压作用机制	药物选择	剂量
严重或恶性高血压,伴肾功能较差	多巴胺(DA-1)受体激动药;避免与β受体阻滞药	非诺多泮[b]	0.2~0.5 μg/(kg·min)
高血压伴嗜铬细胞瘤	α,β或联合α,β阻滞药(避免仅β受体阻滞药)	酚妥拉明	1~4 mg 胶囊剂
		拉贝洛尔;丸:输液	2~10 mg
			2.5~30 μg/(kg·min)

[a] 在美国未获许可;口服硝苯地平胶囊禁忌。[b] 在美国注册为 Corlopam,用于严重或恶性高血压;详细的注射速率,请参阅包装说明书。注意,不良反应心动过速不能用β受体阻滞药(包装说明书)治疗。ACE,血管紧张素转换酶;BP,血压;Ⅳ,静脉注射;sl,舌下。Modified from Foex, et al. Cardiovascular Drugs in the Perioperative Period. New York: Authors' Publishing House; 1999, with permission. Nitrate doses from Table 6, Niemenen MS, et al. Eur Heart J. 2005;266:384.

8. 纳多洛尔 为非常长效的和水溶性的药物,尽管它是非选择性的。当需要延长抗心绞痛活性时,其非常有效。

9. 奈必洛尔 是一种高选择性的心脏药物,由一氧化氮介导,具有外周血管扩张特性[38]。其肝代谢产物可能是血管舒张[51]和较长生物半衰期的原因[52]。奈必洛尔可逆转高血压患者内皮功能障碍[53],这可能解释其应用于高血压患者勃起功能障碍。对新陈代谢也有好处。在一项为期 6 个月的研究中,与阿替洛尔相比,在相同血压水平下,奈必洛尔可提高高血压患者胰岛素敏感度和脂联素水平[54]。在 SENIORS 试验中,奈必洛尔降低了有心脏衰竭史或 EF≤35% 老年患者的全因病死率和心血管住院治疗的主要复合终点,也增加了 EF 值并减小了心脏体积[55]。

10. 喷布洛尔 具有轻度 ISA,类似于醋丁洛尔,但是为非选择性的。它是高脂溶性的,由肝代谢。

11. 索他洛尔 是一种独特的非选择性β受体阻滞药,具有 3 类抗心律失常活性。其盐酸索他洛尔被批准用于危及生命的室性心律失常,索他洛尔片用于维持症状性心房颤动或心房扑动患者的窦性心律。索他洛尔是一种水溶性药物,该药仅由肾排出,因此在肌酐清除率<40 ml/min 的患者禁用索他洛尔片。

12. 噻吗洛尔 是第一个被证明具有梗死后保护作用的β受体阻滞药,也是美国为数不多的获批用于该目的的药物之一。其他被批准用于高血压和偏头痛的预防。

(十一)超短效作用静脉注射β受体阻滞药

艾司洛尔 是一种超短效 β_1 受体阻滞药,半衰期为 9min,可通过血脂酶迅速转化为非活性代谢物。在心血管系统正常的患者中,β受体阻滞药可在 30min 内完全恢复。适应证是需要根据β受体双向调节的情况来看,如围术期室上性心动过速,或窦性心动过速(非代偿性),或围术期紧急高血压(所有在美国注册的应用)。其他合理指征包括紧急高血压(嗜铬细胞瘤除外)或不稳定心绞痛[56]。剂量如下:对于 SVT,在 1min 内以 500 $\mu g/(kg \cdot min)$ 负荷,然后 4min 输注 50 $\mu g/(kg \cdot min)$(美国包装说明书)。如果失败,重复负荷剂量,增

加注射至 $100~\mu g/(kg \cdot min)$（超过 4min）。如果失败，重复负荷剂量，然后以高达 $300~\mu g/(kg \cdot min)$ 的速率注入。之后，为了维持疗效，调整速度输注长达 24h。对于紧急围术期高血压患者，在 30s 内注射 80mg（约 1mg/kg），必要时以 $150\sim300~\mu g/(kg \cdot min)$ 输注。为了更能循序渐进地控制血压，遵循 SVT 常规治疗。控制血压通常比控制心律失常需要更高的剂量。紧急情况后改用常规抗心律失常或抗高血压药物。对于有心力衰竭症状但仍需要急性 β 受体阻滞药的非 ST 段抬高型心肌梗死的老年患者，可以尝试谨慎输注 $50\sim200~\mu g/(kg \cdot min)$[57]。注意事项包括酸溶液外溢有皮肤坏死的风险。

（十二）伴随疾病和 β 受体阻滞药的选择

1. **呼吸疾病** 低剂量心脏选择性 β_1 受体阻滞药对可逆性支气管痉挛患者是最好的。在有哮喘病史的患者中，没有 β 受体阻滞药是安全的。

2. **相关心血管疾病** 对于高血压合并心绞痛，请参阅本章前面"针对高血压的 β 受体阻滞药"。在病态窦房结综合征患者中，仅用 β 受体阻滞药可能是危险的。伴 ISA 的 β 受体阻滞药可能最好。对于有雷诺现象的患者，最好避免对周围血管具有收缩作用的普萘洛尔。对于活动性外周血管疾病，β 受体阻滞药通常为禁忌证，尽管证据并不确凿。

3. **肾疾病** 合理选择应是 β 受体阻滞药由肝排出而不是肾（见图 1.7）。其中，扩张血管的 β 受体阻滞药奈必洛尔比美托洛尔更能维持心力衰竭患者的肾小球滤过率[58]。

4. **糖尿病** 在糖尿病中，需要胰岛素的糖尿病患者使用 β 受体阻滞药发生的风险是低血糖的前兆症状可能被掩盖。心脏选择性药物的风险较小。在伴有高血压的 2 型糖尿病患者中，初始 β 受体阻滞药阿替洛尔治疗与 ACE 抑制药卡托普利在降低大血管终点方面同样有效，但代价是体重增加和需要更多抗糖尿病药物[59]。糖尿病肾病是否能从 β 受体阻滞药治疗中获益尚不清楚。ARB 和 ACE 抑制药已经成为糖尿病肾病的首选药物。卡维地洛联合肾素血管紧张素系统(RAS)阻滞药治疗糖尿病合并高血压患者,其血糖控制效果优于包括美托洛尔在内的联合治疗[60]。虽然从理论上讲,更好的血糖控制应该导致更少的心血管事件和其他不良结果,但本研究的短期性质不允许对结果得出结论。

5. 有罹患新糖尿病风险的人群　使用 β 受体阻滞药和利尿药会增加罹患新发糖尿病的风险[61],应该通过真正低剂量的利尿药或使用其他组合药物来降低风险,并应定期进行血糖检查。

(十三)β 受体阻滞药的不良反应

β 受体阻滞药不良反应的 4 种主要机制。①平滑肌痉挛(支气管痉挛和四肢冷);②过度的心脏治疗作用(心动过缓、心脏传导阻滞、过度负性肌力作用);③中枢神经系统不良反应(失眠、抑郁);④不良代谢作用。疲劳的机制尚不清楚。然而,与普萘洛尔相比,使用心脏选择性 β 受体阻滞药或血管扩张药均可降低其发生,因此可能涉及中枢和外周血流动力学影响。当适当地选择患者时,双盲研究显示心脏选择性药物如阿替洛尔和安慰剂之间没有差异。这可能是因为阿替洛尔不是脂溶性的,对支气管和血管平滑肌的影响应该比普萘洛尔小。当使用普萘洛尔治疗高血压时,严重不良反应(支气管痉挛、四肢冷、跛行恶化)导致停止治疗的比例约 10%[62]。阿替洛尔的停药率要低得多(约 2%),但当涉及剂量限制的不良反应时,这两种药物都能导致四肢冷、疲劳、做梦、跛行恶化和支气管痉挛。在易感患者中,如果突然以正常剂量开始 β 受体阻滞药治疗,而不是个体化,心力衰竭的增加仍然是一个潜在的危险。

1. 中枢不良反应　一个有吸引力的假说是,脂溶性 β 受体阻滞药(以普萘洛尔为代表),其高脑渗透性更有可能引起中枢不良反应。一项对普萘洛尔和阿替洛尔非常详细的比较表明,后者不是脂溶性的,引起的中枢不良反应远不如普萘洛尔。[63]然而,阿替洛尔仍然有引起抑郁的风险。[64]脂溶性假说也不能解释为什么中度脂溶性美托洛尔似乎比阿替洛尔对某些复杂心理功能的干扰更少,甚至可能增强心理表现的某些方面。[65]

2. 生活质量和性欲　在第一项针对高血压患者的生活质量研

究中,普萘洛尔比 ACE 抑制药卡托普利引起了更多的中枢作用[66]。更多新型 β 受体阻滞药,尽管具有不同的基本特性,但都可实现高血压患者的生活质量基本保持不变。然而,也同时存在着一些不良反应。首先,体重增加,这与预防心血管疾病所需的生活方式模式相反,是不可取的,包括代谢综合征和高血压;其次,β 受体阻断可能会导致糖尿病[67],从而使生活质量受到严重限制。第三,在运动期间,β 受体阻滞作用可减少总运动量约 15%,并会增加疲劳感。血管舒张性 β 受体阻滞药可能是例外,但缺乏对高血压患者的结局研究。勃起功能障碍是 β 受体阻滞的一种年龄依赖性并发症。在平均年龄为 48 岁的一组大样本研究中,应用 β 受体阻滞药后 11% 出现勃起问题,而利尿药为 26%,安慰剂为 3%[68]。β 受体阻滞药比 ACE 抑制药或 ARB 更持久地损害性生活,而后者可以改善性功能[69]。改用奈必洛尔可以改善勃起功能[53]。西地那非(伟哥)或类似的药物也应该有帮助,但如果 β 受体阻滞药用于心绞痛则相对禁忌(由于与硝酸酯类的不良相互作用,而硝酸酯类几乎总是用于心绞痛患者)。

3. 代谢不良反应和新发糖尿病　β 受体阻滞药有增加新发糖尿病的作用,无论是用于治疗高血压还是心肌梗死后[61],糖尿病越来越被认为是主要的心血管危险因素(见第 4 章)。一个明智的预防措施是在慢性 β 受体阻断治疗开始前和治疗期间获得空腹血糖水平,如果有需要,每年获得糖耐量曲线。值得注意的是,血管舒张性 β 受体阻滞药卡维地洛和奈必洛尔都促进一氧化氮的形成,并且都比相对心脏选择性药物有更好的代谢特征,但缺乏高血压人群的长期结果数据(见本章后面的"特异性 β 受体阻滞药",也见图 1.2)。

4. β 受体阻断的撤药　慢性 β 受体阻断增加了 β 受体的密度。当 β 受体阻滞药突然停用时,心绞痛可能会加重,有时会导致心肌梗死。撤药综合征的治疗是通过重新引入 β 受体阻断治疗。最好的治疗方法是逐渐减量以避免这种情况发生。

(十四)β 受体阻滞药的禁忌证

β 受体阻滞药的绝对禁忌证可以从药物作用和不良反应的概述中推断出来(表 1.5)。心脏绝对禁忌证包括严重的心动过缓、已存在的高度传导阻滞、病窦综合征和明显的左心室衰竭,除非已经过常规治疗并且心功能稳定(图1.12)。肺禁忌证是明显的哮喘或严重的支气管痉挛;根据疾病的严重程度和所使用的β受体阻滞药的心脏选择性,这些可能是绝对禁忌证或相对禁忌证。中枢神经系统禁忌证是严重的抑郁症(尤其是普萘洛尔)。活动性周围血管疾病伴静息性血管缺血是另一个禁忌证。代谢综合征建议谨慎使用。

表1.5 β受体阻滞药:禁忌证和注意事项
(注:注意事项可能被治疗的必要性所取代,如梗死后患者)

心脏

绝对禁忌:严重心动过缓、高度传导阻滞、心源性休克、显著的未经治疗的左心室衰竭(而主要用于早期或稳定的心力衰竭)。

相对禁忌:变异性心绞痛(不除外α痉挛),高剂量其他抑制窦房结或房室结的药物(维拉帕米、地尔硫䓬、地高辛、抗心律失常药物);在治疗心绞痛时,避免突然停用。

肺

绝对禁忌:严重的哮喘或支气管痉挛。必须询问过去或现在的哮喘史。有造成死亡的风险。

相对禁忌:轻度哮喘或支气管痉挛或慢性呼吸道疾病。使用具有心脏选择性药物联用β_2受体激动性药物(吸入)。

中枢神经系统

绝对禁忌:严重抑郁(尤其是避免服用普萘洛尔)。

相对禁忌:①多梦,避免高脂溶性药物(图1.7)和吲哚洛尔,避免夜间服用。②幻视,更换普萘洛尔。疲劳现象(所有药剂)。如果低心输出量是导致疲劳的原因,尝试血管舒张性β受体阻滞药。可能会发生勃起功能障碍[检查是否使用利尿药;考虑改变为奈必洛尔和(或)ACE抑制药/ARB]。精神药物(有肾上腺素能增强作用)可能会产生不利的相互作用。

（续　表）

周围血管,雷诺现象

绝对禁忌:活动性疾病:坏疽、皮肤坏死,严重或恶化的跛行,静息性疼痛。

相对禁忌:手足发凉,无脉,雷诺现象。避免使用非选择性药物(普萘洛尔、索他洛尔、纳多洛尔);首选血管舒张药。

糖尿病

相对禁忌:需胰岛素治疗的糖尿病,非选择性药物可降低对低血糖的反应;应使用选择性药物。值得注意的是,在英国一项长期试验中,阿替洛尔成功用于 2 型糖尿病患者,代价是体重增加和使用更多的降糖药物。

代谢综合征或糖尿病前期

β 受体阻滞药可增加血糖 1～1.5mmol/L,并损害胰岛素敏感度,特别是与利尿药合用;可考虑使用卡维地洛或奈必洛尔。

肾衰竭

相对禁忌:随着肾血流量下降,药物从肾排泄减少(图 1.7)。

肝病

相对禁忌:避免使用主要通过肝代谢的药物(普萘洛尔、卡维地洛、噻吗洛尔、醋丁洛尔、美托洛尔)。可使用经肝代谢率低的药物(阿替洛尔、纳多洛尔、索他洛尔)。详见图 1.7。如果血浆蛋白含量较低,则减少高蛋白结合药物(普萘洛尔、吲哚洛尔、比索洛尔)的用量。

妊娠期高血压

β 受体阻断药应用越来越多,但可能抑制新生儿的生命体征,导致子宫血管收缩。拉贝洛尔和阿替洛尔测试结果最好。首选药物为甲基多巴。

外科手术操作

如果指征明确,β 受体阻断药可以始终保持使用,否则应在 48h 前停用。可预防麻醉性心律失常和围术期心肌缺血。首选静脉药物为艾司洛尔。可使用阿托品治疗心动过缓,β 受体激动药治疗严重低血压。

年龄

β 受体阻断药通常有助于降低血压,但缺乏正面结果数据。应观察所有老年患者的药代动力学和药物不良反应。

（续 表）

吸烟

在高血压患者中，β受体阻断对减少吸烟男性冠状动脉事件的效果较差。

高脂血症

β受体阻滞药可能对血脂谱有不利的影响，特别是非选择性药物。三酰甘油含量增加，高密度脂蛋白胆固醇含量下降。其临床意义未知，但可能会加重代谢综合征。血管舒张药具有内在的拟交感活性或α受体阻断活性，可能有轻微的有利作用。

ACE，血管紧张素转换酶；ARB，血管紧张素受体阻滞药。

Adapted from Kjeldssen，LIFE elderly substudy. JAMA. 2002；288：1491.

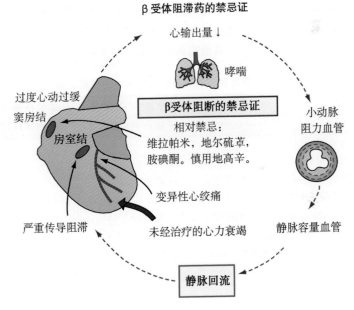

图 1.12 β受体阻滞药的禁忌证

代谢综合征（未显示）是高血压β受体阻滞药的相对禁忌证

（Figure © L. H. Opie，2012.）

(十五)β 受体阻滞药的过量

心动过缓可通过静脉注射阿托品 1～2mg 来抵消;如果严重,可能需要临时经静脉起搏。当需要输液时,应用胰高血糖素(2.5～7.5mg/h)是合理的,因为它绕过被占用的 β 受体来刺激 cAMP 的形成。然而,尚缺乏证据支持[70]。从逻辑上讲,输注磷酸二酯酶抑制药,如氨力农或米力农,应该有助于 cAMP 的积累。或者多巴酚丁胺的使用剂量足够高,足以克服竞争性的 β 受体阻断[15μg/(kg·min)]。对于无缺血性心脏病的患者,可输注异丙肾上腺素[0.10μg/(kg·min)以上]。

(十六)总结

1. **β 受体阻滞药可以获益的临床情形** β 受体阻滞药仍然最接近提供通用心血管治疗的药物,但对血脂问题明显没有任何好处。经批准的适应证包括心绞痛、高血压、急性心肌梗死、心肌梗死后、心律失常和目前的心力衰竭。关于心梗后保护和降低 CHF 病死率的数据尤其令人印象深刻。其他数据则不那么令人信服(表 1.6)。

表 1.6 β 受体阻滞药在心血管疾病中的使用总结

疾病	必须使用[a] (A 级)	可使用 (B 级)	不可使用 (数据不良)
心力衰竭	✓✓		
心肌梗死后	✓✓		
心律失常(心室性、心肌梗死后)	✓✓		
心律失常(其他)		✓	
ACS,不稳定型心绞痛(NSTE)		✓	
ACS,急性期心肌梗死		✓	
稳定型心绞痛无心梗死		✓	
高血压(初始选择)			选择应用
高血压(选择)		✓	
代谢综合征			慎用

[a] 除非有禁忌证。注:"必须使用"可以覆盖"不可使用"。✓✓=强烈表示,✓=表示。ACS,急性冠状动脉综合征;NSTE,非 ST 段抬高。有关概念请参见参考文献 40。

2. 在心力衰竭中　可靠的数据支持 β 受体阻滞药在稳定的收缩性心衰中应用的必要性和早期使用，以对抗过度激活的肾上腺素能作用。只有三种药物被详细研究过，即卡维地洛、美托洛尔和比索洛尔，其中只有前两种在美国被批准用于心力衰竭。在老年人中，奈必洛尔改善了收缩性心力衰竭的 EF 值，但没有改善舒张性心力衰竭。按照推荐的方案，所选择的药物的缓慢增加剂量是必要的。

3. 冠心病　在冠心病的治疗中，70%～80% 的典型劳力性心绞痛患者，单独或联合其他药物的 β 受体阻断是非常有效的症状性治疗。然而，以阿替洛尔为基础的治疗在减轻主要结果方面并不比以维拉帕米为基础的治疗更好，而在一些次要结果方面更差。β 受体阻滞药是心肌梗死后必要的保护措施的一部分。对于急性冠脉综合征，间接证据建议阿司匹林、他汀类药物、ACE 抑制药和 β 受体阻断药的四联治疗方案，但没有令人信服的结果试验。总的来说，没有临床证据表明 β 受体阻滞药可以延缓冠状动脉疾病的进展。

4. 高血压　在高血压的治疗中，β 受体阻滞药已经失去了它们的主要位置，尽管它们有效地降低了 50%～70% 轻中度高血压患者的血压。关键研究表明，在臂压相同的情况下，阿替洛尔的主动脉压降低<CCB 氨氯地平，这可以解释为什么 β 受体阻滞药减少卒中的效果<其他几种药物。患有高血压的老年人，特别是黑种人患者，对 β 受体阻滞药单药治疗的反应较差。先前推荐的 β 受体阻滞药和利尿药的联合使用可能会引起新发糖尿病，如果减少利尿药的剂量，则这种风险减低。

5. 心律失常　β 受体阻滞药是更有效的室性抗心律失常药物之一。

6. 代谢方面的不良反应　包括新发糖尿病，可能监测很重要。β受体阻滞药也可以促进糖尿病的发生，即使没有合用利尿药。血管舒张性 β 受体阻滞药卡维地洛和奈必洛尔似乎是例外，仅在心力衰竭中有结果研究。

7. 普萘洛尔仍然发挥作用吗　这种过去的"金标准"药物没有特别的优势，会引起生活质量下降，除非某些情况下合并有高血压或心绞痛,使用普萘洛尔比其他β受体阻滞药有更多用药经验(如体位性心动过速综合征、肥厚型心肌病、偏头痛预防、焦虑或原发性震颤)。

8. 其他β受体阻滞药 其他β受体阻滞药由于具备某些吸引力的特征,正被越来越多地使用:心脏选择性(醋丁洛尔、阿替洛尔、比索洛尔、美托洛尔)、血管舒张能力和可能的代谢优势(卡维地洛和奈必洛尔)、心力衰竭的阳性数据(卡维地洛、美托洛尔、比索洛尔、奈必洛尔)或梗死后保护(美托洛尔、卡维地洛、替莫洛尔)、非脂溶性和不经肝代谢(阿替洛尔、纳多洛尔、索他洛尔)、长效(纳多洛尔)或长效制剂,内在拟交感活性在所选患者有助于避免心动过缓(吲哚洛尔、醋丁洛尔)和得到充分研究的抗心律失常特性(索他洛尔)。艾司洛尔因其半衰期极短,是围术期静脉使用的最佳药物。

9. 循证使用 循证使用支持使用那些在大型随机试验中确定的药物,因为已知的剂量和有明确预期的临床益处。例如,对于梗死后保护,普萘洛尔、美托洛尔、卡维地洛和替莫洛尔是研究最好的,其中只有卡维地洛在再灌注时代被研究。对于稳定型心力衰竭,卡维地洛、美托洛尔和比索洛尔有令人印象深刻的大型试验数据。卡维地洛尤其值得注意,临床许可范围广泛,从高血压到左心室功能障碍,再到严重的心力衰竭,并有心力衰竭的最佳试验数据。对于心律失常,索他洛尔的3类抗心律失常特性脱颖而出。

三、硝酸酯类和新型(或非传统的)抗心绞痛药物

(一)概述

本节主要介绍硝酸酯类的抗心绞痛作用,硝酸酯类是传统的三大类抗心绞痛药物之一,包括β受体阻滞药和钙拮抗药(图 1.13),以及不断扩大的第四类新型抗血管绞痛药物,主要通过降低晚期内向钠电流(雷诺嗪),通过无主要血流动力学效应的代谢调节(曲美他嗪)或抑制窦房结(伊伐布雷定)发挥作用。从机制上讲,硝酸酯类和钙拮抗药是冠状动脉扩张药,硝酸酯类也可以降低前负荷,钙拮抗药降低后负荷,而β受体阻滞药通过减慢心率和负性肌力作用来减少需氧量。

本节回顾了有机硝酸酯类,包括它的抗心绞痛和其他血流动

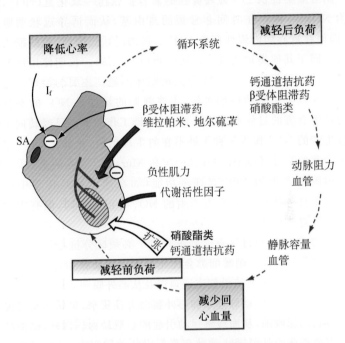

抗心绞痛作用

图 1.13 主要有 4 类:硝酸酯类、β 受体阻滞药、钙通道拮抗药、其他(代谢细节参考图 2.7),SA,窦房结(Figure © L.H.Opie,2012.)

力学两种作用,以及更多具有多种抗心绞痛特性的新药物,包括雷诺嗪、伊伐布雷定和曲美他嗪。值得强调的是,心绞痛的治疗和预防以及改善症状只是一个更全面的总体管理策略的一个组成部分,包括已证实的"疾病改善"治疗,如阿司匹林,P2Y12 抑制药、他汀类药物、肾素-血管紧张素系统抑制药(ACEIs 和 ARBs)和其他血脂异常药物(依折麦布、二十五碳五烯酸乙酯),以及治疗症状性心肌缺血。

（二）硝酸酯类在心绞痛和心力衰竭中的作用机制

硝酸酯类提供了一种外源性的血管扩张药一氧化氮（NO·，通常为 NO），一种存在时间非常短的自由基，从而诱导冠状动脉舒张，即使在冠心病内源性产生 NO·受损的时候。因此，硝酸酯类的作用不同于其他类别的抗心绞痛药物（图 1.13）。长期使用硝酸酯类可能产生耐药性，这是一个重要的临床问题。主要的治疗策略是尽量减少或防止耐药性的进展，主要强调的是过量 NO·的不良作用会产生有害的过氧亚硝酸酯类[71]。基础工作的要点已经转向了内源性生产的 NO·作为一种无处不在的生理信使，正如 1998 年诺贝尔医学奖的得主 Ignarro、Furchgott 和 Murad 所描述的那样[72]。虽然是内源性产生的 NO·有许多功能（如在迷走神经传递中的作用），与来自外源性硝酸酯类产生的 NO·有很大不同，但有重要的共同血管舒张作用。

1. **冠状动脉和周围血管舒张作用**　必须区分抗心绞痛和冠状动脉扩张药的特性。硝酸酯类会优先扩张冠状动脉和直径＞100μm 小动脉[73]，从而一是血流沿侧支通道以及从心外膜到心内膜区域重新分布，二是缓解冠状动脉痉挛和心外膜动力性狭窄，包括运动可能引起的冠状动脉收缩，从而缓解运动引起的心肌缺血。因此，硝酸酯类可以有效扩张心外膜冠状动脉和降低冠状动脉阻力，进而促进冠状动脉血流流向缺血心肌，相反更有效的动脉扩张药如双嘧达莫和其他血管扩张药（如硝苯地平），它们作用在动脉树的更远端，有将营养性的冠状动脉血流从缺血心肌转向非缺血心肌的风险，可能诱发"冠状动脉窃血"现象。

硝酸酯类另外的外周血流动力学作用，最初由 Lauder Brunton 观察到[74]，也不能被忽视，因为硝酸酯类确实减少了心脏的后负荷和前负荷（图 1.14）。

2. **降低心肌需氧量**　硝酸酯类增加静脉血容量，导致血液汇集在周围静脉，从而减少静脉回流和心室容量。心肌的机械应力减小，从而左心室壁张力降低，心肌需氧量下降。此外，主动脉收缩压的适度下降也会降低需氧量。

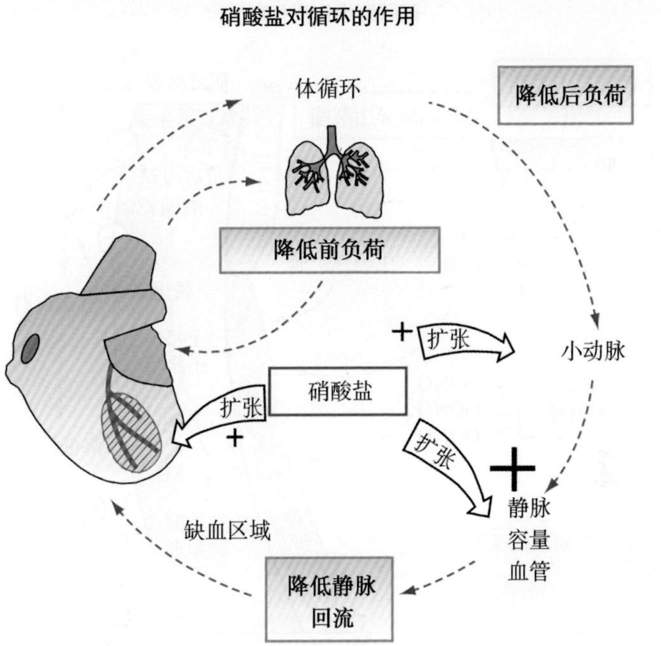

硝酸盐对循环的作用

图 1.14 硝酸酯类对血液循环的影响示意图

主要的影响是对静脉容量血管及冠状动脉和周围小动脉血管舒张的有益作用(Figure © L. H. Opie,2012.)

3. 对内皮细胞和血管的作用机制 硝酸酯类生物学效应的基本机制是酶介导的硝酸酯类分子释放高度不稳定的 NO·(图 1.15)[75]。一些血管活性药物的血管舒张作用需要一个完整的血管内皮(因乙酰胆碱生理上扩张血管,但当内皮受损时收缩血管)。硝酸酯类舒张血管,无论内皮是否生理或功能上完整。然而,长时间的硝酸酯类治疗会生成过量的过氧亚硝酸酯类,从而会抑制内皮型一氧化氮合酶(NOS),这是硝酸酯类耐药的几个推测机制之一。

同样,长期使用长效硝酸酯类可能会导致自由基介导的内皮功能障碍(图 1.16)[71,76]。这个问题是否会延伸到使先前存在的内皮功

硝酸酯类作用机制

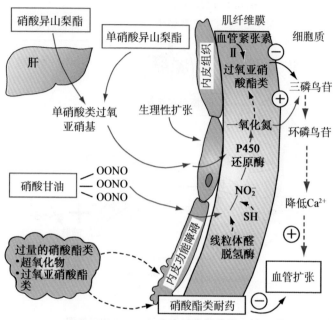

图 1.15 硝酸酯类在产生一氧化氮中的作用并刺激鸟苷酸环化酶引起血管舒张

硝酸酯类耐药性是多因素的,包括过氧亚硝酸酯类和超氧化物的内皮作用,最终抑制三磷鸟苷(GTP)向环磷鸟苷(GMP)的转化。值得注意的是,单硝酸酯类绕过了肝代谢和硝酸甘油生物活化所需的线粒体醛脱氢酶-2(mitoALDH)步骤。因此,ALDH-2 的减少或遗传缺失也可能是硝酸酯类耐药性的一个原因。OONO,过氧亚硝酸酯类;SH,巯基(Figure © L. H. Opie,2008.)

能障碍进一步加重尚不确定。因此,硝酸酯类耐药性和内皮功能障碍有部分共同的发病机制。

硝酸酯类进入血管壁后,被生物转化后释放 NO·,刺激鸟苷酸环化酶产生环磷鸟苷(GMP;图 1.15)。此外,NO·可能通过许多蛋白质的直接 S-亚硝基化发挥作用,通过翻译后修饰步骤来改变它们的生理特性。NO˙也可以被超氧化物自由基(O_2^-)"清除",产生过氧亚硝酸酯类($ONOO^-$),高浓度 $ONOO^-$ 有助于增强硝酸酯类毒性(图 1.16)和诱导硝酸酯类的耐药性。相反,低浓度 $ONOO^-$ 则增强了 NO 的血管扩张药作用。

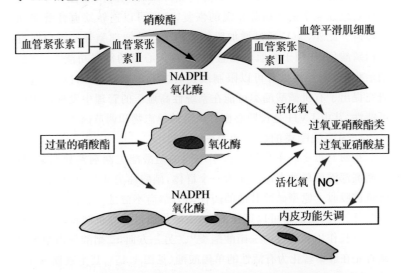

图 1.16　**过氧亚硝酸酯类的形成和氧化酶在此过程中的作用**

过量的硝酸酯类用药会刺激氧化酶系统,最终的结果是内皮功能障碍增加。血管紧张素Ⅱ(A-Ⅱ)刺激血管平滑肌(VSM)细胞形成过氧亚硝酸酯类。一些减少导致内皮功能障碍过程的措施,包括给药卡维地洛(强数据)、高剂量阿托伐他汀(人类志愿者数据)和血管紧张素受体阻滞药替米沙坦(实验数据)。NADPH,烟酰胺腺嘌呤二核苷酸磷酸;NO,一氧化氮(Figure © L. H. Opie,2012.)

　　总的来说,与临床实践相关的最显著的机制是血管平滑肌细胞中的钙含量下降导致血管舒张(图 1.15)。这种 NO˙形成及鸟苷酸环化酶的刺激需要巯基(SH)的参与。当硝酸甘油注射到动脉时会强烈扩张,这种效应可能受到人类反射性肾上腺素能介导的血管收缩的限制。因此,①硝酸酯类是比动脉扩张药更好的静脉扩张药,②相关的肾上腺素能反射性心动过速[77]可以通过同时进行的 β 受体阻断来减弱。

4. NO˙对心肌舒张和收缩蛋白的作用 NO˙在心肌舒张过程中发挥基础性调节作用,至少部分由循环 GMP 介导(见图 1.15)[78]。这种效应独立于冠状动脉血流的恢复,进而可以逆转缺血性舒张功能障碍。此外,NO˙通过增加肌钙蛋白 I 弹簧样细胞骨架蛋白肌凝蛋白磷酸化,作用于心肌收缩蛋白,改善人心肌的舒张功能[79]。在长期治疗中,NO˙提供者可以限制或逆转左心室肥厚(LVH)[80]。这些研究提出了有机硝酸酯类可能在系统性高血压的管理中发挥作用的可能性,其中 LVH 是长期心血管风险的标志物和调节因子。

(三)硝酸酯类的药代动力学

生物利用度和半衰期 由于不同的硝酸酯类制剂差异明显,每种制剂都需要单独考虑。作为一个群体,硝酸酯类从黏膜、皮肤和胃肠道被吸收。原型硝酸甘油的药代动力学尚不清楚。它的半衰期只有几分钟,从血液中可以迅速消失,主要是通过肝外机制将母分子转化为更长作用和活性的二硝酸酯类[81]。另一方面,二硝酸异山梨酯必须首先在肝中转化为有活性的单硝酸酯(见图 1.15),其半衰期为 4～6h,最终通过肾排泄。单硝酸酯类是完全生物可利用的,不经肝代谢,半衰期为 4～6h。在许多硝酸酯类制剂中(表 1.7),舌下含服硝酸甘油仍然是治疗急性心绞痛发作的金标准[82]。在实践中,患者也经常被给予长效硝酸酯类,除了为避免或减少硝酸酯类耐药的可能性,医师应该每天开一个 6～10h 的无硝酸酯类间隔,尽管这种方法确实可能在无硝酸酯类间隔期间诱发心绞痛,通常是在夜间[82]。

(四)使用数据:硝酸甘油制剂的临床适应证

1. 急性劳力型心绞痛的短效硝酸酯类治疗 舌下含服硝酸甘油在劳力型心绞痛的初始治疗中是明确的,但可能无效,往往是因为患者没有得到适当的指导或严重的头痛。当心绞痛开始时,患者应该取坐位休息(站立可能促进晕厥,而卧位增强静脉回流和增加心脏做工),每 5 分钟服用舌下硝酸甘油(0.3～0.6mg),直到不适减轻。

一般来说,不建议患者在15min内服用超过3片舌下硝酸甘油片;对多片硝酸甘油无反应的持续性静息型心绞痛可能预示ACS或AMI,应视为医疗紧急情况。硝酸甘油喷雾剂是另一种口服给药方式,一些患者更容易接受。它比片剂有更早的血管扩张作用,这可能对那些口腔干燥者特别重要[83]。

二硝酸异山梨酯可给予舌下含服(5mg),以终止心绞痛发作,抗心绞痛作用持续约1h。由于二硝酸酯类需要肝转化为单硝酸酯类,其抗心绞痛作用的开始时间(平均3.4min)慢于硝酸甘油(平均1.9min),因此二硝酸化合物的制造商建议仅在患者对舌下硝酸甘油无反应或不耐受时,才在舌下给该药物。口服后,血流动力学和抗心绞痛作用持续数小时。单剂量二硝酸异山梨酯比单剂量舌下硝酸甘油的抗心绞痛时间更长(表1.7)。

2. 短效硝酸酯类预防心绞痛 虽然大多数医师和患者认为舌下硝酸甘油是中止心绞痛发作的急性治疗性干预措施,但需要强调的是,对于规律的、可预测的劳力性心绞痛,如快走或爬山、寒冷、饱餐等时,舌下硝酸甘油或硝酸甘油喷雾剂也可以预防性抑制心绞痛发作。可以鼓励患者在预期疾病发作开始前几分钟服用短效硝酸酯类制剂,以获得潜在的治疗性冠状动脉舒张效果。

3. 长效硝酸酯类预防心绞痛 如上所述,如果长时间规律服用长效硝酸酯类,除非考虑到无硝酸酯类或低硝酸酯类的间隔,就不会持续有效(表1.8)[84-87]。内皮功能障碍恶化是长效硝酸酯类的潜在并发症,应该避免[88],所以常规使用长效硝酸酯类治疗劳力性心绞痛[7]的常见做法可能需要重新评估。

二硝酸异山梨酯(口服制剂)常用于预防心绞痛。一个重要的问题是,常规的二硝酸异山梨酯治疗是否有长时间缓解心绞痛作用(3~5h)。在一项关键的安慰剂对照研究中,单次口服15~120mg二硝酸异山梨酯后运动时间显著改善6~8h,但当相同剂量每天重复4次时,运动时间仅改善了2h[89]。在持续治疗期间,尽管血浆二硝酸异山梨酯浓度比急性治疗期间高得多,但耐药性显著增加[89]。虽然在一项大型多中心研究中,每天两次的偏心治疗,即在早上和

表 1.7　硝酸酯类:剂量、制剂和效果持续时间

化合物	工艺路线	制备和剂量	效果的持续时间和评论
亚硝酸戊酯	吸入	2～5mg	10s 至 10min;用于肥厚型心肌病左心室流出道梗阻的诊断。
硝酸甘油(三硝酸甘油酯,GTN)	①舌下给药	0.3～0.6mg,至 1.5mg	2min 血药浓度达峰值;半衰期约 7min;用于急性劳力性或静息型心绞痛的治疗。保持瓶盖拧紧。
	②喷雾剂	0.4mg/计量剂量	类似于相同剂量的片剂。
	③软膏	2%;6in×6in 或 15×15cm 或 7.5～40mg	每天使用 2 次,间隔 6h,首次使用后作用长达 7h
	④皮肤贴片	0.2～0.8mg/h 贴片,持续 12h,贴片 12h 失效	在几分钟内开始起效,持续 3～5h。慢性治疗期间无第二或第三剂量的疗效数据。
	⑤口服;持续释放	2.5～13mg 1～2 片,每日 3 次	首次给药后 4～8h 用药,慢性治疗无疗效性数据。
	⑥口腔黏膜给药	1～3mg 药片,每日 3 次	疗效在几分钟内开始,持续 3～5h。在慢性治疗期间,第二次或第三次给药无有效性数据。
	⑦静脉输注(在美国停用)	5～200μg/min(警惕 PVC);Tridil 0.5mg/ml 或 5mg/ml;硝基 BID 5 mg/ml	对于不稳定型心绞痛,通常需要增加剂量以克服耐受性。高浓度溶液含有丙二醇;与肝素发生交叉反应。

（续　表）

化合物	工艺路线	制备和剂量	效果的持续时间和评论
二硝酸异山梨酯（硝酸山梨酯）	①舌下含服	2.5~15mg	5~10min起效，效果可达60min或更长时间。
	②口服药片	每天2~3次 5~80mg	长达8h（首次剂量；后出现耐药性），每日3或4次给药；每日2次；间隔7h可能有效，但数据是不足的。
	③喷雾剂	1.25mg，舌上 单剂量 5mg	2~3min快速起效。
	④可咀嚼的		运动时间增加了2min至2.5min。
	⑤口服、缓释剂	40mg一次或每日2次	长达8h（首次剂量；每日2次并不优于安慰剂）。
	⑥静脉注射	1.25~5mg/h（聚氯乙烯输液器）	静息性不稳定型心绞痛可能需要增加剂量。
	⑦软膏	100mg/24h	在持续治疗期间无效。
异山梨酯5单硝盐（在美国可用）	口服药片	20mg 每天2次（间隔7h）	慢性给药2周后疗效持续12~14h。6周后的疗效持续12h。
硝酸戊四醇酯（在美国无此药）	舌下含服	需要时10mg	无有效性数据。

长效为②、⑤和⑦，在美国可用：硝酸甘油缓释片，硝酸甘油经皮贴片。①、③和④为短作用，⑥为静脉注射。

在美国可用：二硝酸异山梨酯缓释片，单硝酸异山梨酯。

表 1.8　通过偏心性间歇性使用硝酸酯类，治疗劳力性心绞痛，以避免耐药

制剂	剂量	参考资料
二硝酸异山梨酯	30mg，早上 7 点，下午 1 点[a]	Thadani 和 Lipicky，1994[84]
单硝酸异山梨酯（勃林格罗宾斯、施瓦茨制药公司）	20mg，早上 8 点，下午 3 点	Parker，1993[85]
单硝酸异山梨酯，缓释剂型（阿斯利康）	每天 120～240mg	Chrysant，1993[86]
经皮硝酸酯类贴片	7.5～10mg/12h，12h 后移除	DeMots，1989[87]
阶段性释放硝酸甘油贴片	15mg，大多数在 12h 释放[b]	Parker，1989[c]

[a] 第二次剂量的疗效尚未确定；[b] 没有其他剂量的数据；[c] Eur Heart J. 1989；10（Suppl. A）：43-49.

7h 后服用二硝酸异山梨酯缓释剂（Tembids）40mg，并不优于安慰剂[84]，但这种二硝酸异山梨酯的给药方案仍经常使用，以努力避免耐药性。

单硝酸酯类的剂量和作用与二硝酸异山梨酯的剂量和效果相似。当快速释放制剂（Monoket，Ismo）每天以偏心模式两次给药，间隔 7h，硝酸酯类耐药性这个潜在的问题可以被抑制或减少[85]。使用缓释制剂（Imdur），剂量范围为 30～240mg 每日一次，其抗心绞痛活性被测试。只有高剂量 120 和 240mg 才能改善给药后 4 和 12h 的运动时间，甚至在每日一次使用 42d 之后[86]。这些高剂量是通过滴定超过 7d 达到的。每天一次服用 60mg，仍然经常使用，但无效。

经皮硝酸甘油贴剂的是设计用于超过 24h 定时释放硝酸甘油的。尽管最初声称 24h 疗效，但主要研究未能显示长期改善，其问题是持续给药所带来的硝酸酯类耐药性。

4. 急性冠状动脉综合征的硝酸酯类治疗　大型试验未能显示不稳定型心绞痛和非 ST 段抬高型心肌梗死或 ST 段抬高型心肌梗

死的病死率持续降低。因此,硝酸酯类治疗的目的是缓解疼痛或处理相关的急性心力衰竭[90]或严重的高血压。

尽管没有适当的对照试验,静脉注射硝酸甘油被广泛认为对ACS患者的疼痛处理是有效的。硝酸甘油应以初始速率 $5\mu g/min$ 输注(边缘性低血压患者甚至 $2.5\mu g/min$),使用非吸附输注系统。虽然早期的研究使用了输注率的逐步提高来缓解疼痛(一些患者的最终输注速率 $>1000\mu g/min$),但由于诱导耐药性和随后的"反弹"的风险,这种策略一般应该受到限制。鉴于即使是 $10\mu g/min$ 的硝酸甘油也能在24h内诱导一定程度的耐药性,[91] 在大多数情况下,建议输注速率为 $10\sim50\mu g/min$[92]。不应使用硝酸酯类贴片和硝酸甘油软膏。静脉治疗可以根据需要向上滴定,更有利于控制疼痛,由于静脉注射硝酸甘油的半衰期短,如果血压下降,快速降低滴定通常有效。

经皮冠状动脉介入治疗。冠状动脉内硝酸甘油通常被用于减少心肌缺血,例如,由冠状动脉痉挛引起的缺血,无论是否口服CCB。

5. 急性心力衰竭和急性肺水肿　关于急性失代偿性心力衰竭的管理,目前还没有明确的指南。在一项对6.5万多例患者进行的观察性研究中,静脉注射硝酸甘油的结果与之前静脉注射奈西立肽相似,优于多巴酚丁胺,尽管在很大程度上缺乏随机试验数据[93]。

在包括急性心肌梗死在内的各种原因引起的急性肺水肿中,硝酸甘油非常有效,同时有血压急剧下降、心动过速或心动过缓的风险。舌下硝酸甘油每 $5\sim10$ 分钟重复剂量 $0.8\sim2.4mg$,可在 $15\sim20min$ 内缓解呼吸困难,左心室充盈压下降,心排血量升高[94]。然而,静脉注射硝酸甘油通常是一种更好的给药方法,因为剂量可以根据临床和血流动力学反应快速向上或向下调整。所需的输注速率可能高于急性心肌梗死的最大使用量(即 $200\mu g/min$ 以上),但前提是出现肺水肿而无全身低血压时,只需要短暂地输注。一种类似的方法也已通过静脉注射二硝酸异山梨酯得到验证[95]。

6. 射血分数减低的心力衰竭　短效和长效硝酸酯类均作为减轻心脏负荷药物缓解急性和慢性心衰的症状。它们的扩张作用对静脉比对小动脉更明显,因此最适用于肺动脉楔压升高和具有肺充血临床特征的患者。硝酸酯类和肼屈嗪之间有一种有益的协同作用，后者有助于降低对硝酸酯类的耐药性[96]，这可能是通过抑制自由基的形成来发挥作用的。这似乎可以解释为什么硝酸酯类和肼屈嗪联合使用对心力衰竭有效[97]。高剂量二硝酸异山梨酯（60mg 每日 4 次）加肼屈嗪在降低病死率方面优于安慰剂，但在严重心力衰竭时 ACE 抑制药更优[98]。然而，与依那普利相比，接受肼屈嗪联合二硝酸异山梨酯治疗的心力衰竭患者的 EF 值和 NYHA 心功能分级均有更显著的改善。因此，在心力衰竭患者中添加或联合血管扩张药治疗有坚实的治疗原理[98]。

与治疗劳力性心绞痛一样，硝酸酯类的耐药性仍然是可能出现的问题。间歇给药是旨在对抗可预期的呼吸困难（夜间或预期运动期间）的一种方法[99]。硝酸酯类的递增剂量只提供了一个短期的解决方案，一般情况下应该避免。

7. 二硝酸异山梨酯与肼屈嗪联合治疗非裔美国心力衰竭患者的疗效观察　肼屈嗪和二硝酸异山梨酯的联合使用在美国被批准为BiDil（Nitromed，Inc）用于黑种人心力衰竭患者。该批准是部分基于非裔美国人心衰试验（A-HeFT）的结果，表明 BiDil 的使用与死亡减少 43% 和住院人数减少 39% 相关[100]。联合使用的药物为二硝酸异山梨酯 20mg 和肼嗪 37.5mg，均为每日 3 次。

尽管这种添加血管扩张药的组合在非裔美国人中已被证明有效，但目前尚不清楚这种联合治疗在其他种族的严重心力衰竭患者或其他形式的药物治疗相对禁忌证时，如肾功能不全，是否存在潜在的增量作用。

(五)不良反应、禁忌证和药物相互作用

1. 硝酸酯类不良反应　低血压是最严重的不良反应，而头痛是最常见的不良反应（表 1.9）。头痛的特点是发生在舌下硝酸甘油后，以及在长效硝酸酯类治疗开始时[82]。通常头痛症状可消失，而抗血管疗效保持；然而，头痛可能导致治疗依从性的丧失。同时服用阿司匹林可减少头痛的发生。在慢性肺部疾病中，动脉低氧血症可能由血管舒张和混合静脉血增加引起。

表 1.9 硝酸酯类的注意事项和不良反应

注意事项
需要密封的容器
硝酸酯类喷雾剂为易燃物
常见的不良反应
头痛最初经常会限制剂量的使用；通常对阿司匹林有反应
可能会发生面部潮红
舌下硝酸酯类可能会引起口臭
严重的不良反应
可能会发生晕厥和低血压
低血压有导致脑缺血的风险
乙醇或其他血管扩张药可能会增加低血压
心动过速频繁
高铁血红蛋白血症：长时间大剂量使用。静脉注射亚甲蓝（1～2mg/kg）
禁忌证
在肥厚梗阻型心肌病中，硝酸酯类可能加重流出道梗阻
西地那非（或类似药物）：有发生低血压甚至急性心肌梗死的风险
相对禁忌证
肺心病：动脉血氧降低
有减少缩窄性心包炎、二尖瓣狭窄时静脉回流的风险
耐药性
持续的高剂量会导致耐药性，偏心剂量可能避免
剂型之间存在交叉耐药性
停药的症状
逐渐停用长期的硝酸酯类

2. 硝酸酯类禁忌证 急性心肌梗死累及右心室，硝酸酯类诱导的左室充盈压下降可能加重低血压。收缩压＜90mmHg 是一个禁忌证。最近摄入西地那非或同类药物意味着必须延迟或避免硝酸酯类治疗（见"硝酸酯类与其他药物的相互作用"）。

3. 硝酸酯类与其他药物的相互作用 许多硝酸酯类的相互作

用是药效学的,包括增强血管舒张作用,如 CCB。然而,血管扩张药相互作用的主要例子是与选择性磷酸二酯酶-5(PDE-5)抑制药,如西地那非和用于勃起功能障碍的类似药物。此外,PDE-5 抑制药越来越多地用于肺动脉高压的治疗(见第 11 章),它们在心力衰竭中的潜在益处也在探索中。作为一类药物,在与硝酸酯类联合使用时,会引起严重的低血压(见图 1.16)。因此,每种药物的包装说明书均禁止与硝酸酯类共同服用,不管是规律还是间歇性服用硝酸。

例如,西地那非使血压降低了约 8.4/5.5mmHg,而服用硝酸酯类患者的血压则降低得更多。性交的过程也进一步加重了心血管系统的负担。作为一类药物,这些药物也不应该与 α 肾上腺素能阻滞药合用。如果无意中使用 PDE-5 和硝酸酯类组合,可能需要使用 α-肾上腺素能激动药,甚至去甲肾上腺素。

此外,当男性患者出现心绞痛发作或 ACS,无论是由什么原因引起,都必须考虑或探讨的一个基本问题是,患者最近是否服用了西地那非(伟哥)、伐地那非(艾力达)或他达拉非(西力士)(图 1.17),如果是的话,一个重要的推论问题是,硝酸酯类之后多久才能安全地使用。在临床实践中,硝酸酯类可以在服用西地那非后 24h 开始使用,对于伐地那非和更长效的他达拉非,相应的时间间隔为 48h[101]。

(六)硝酸酯类耐药性和一氧化氮抵抗

1. 硝酸酯类耐药性　硝酸酯类的耐药性往往限制了其疗效。因此,长效的硝酸酯类,虽然提供更高和更持久的血液硝酸酯类水平,可矛盾的是,似乎往往随着时间的推移而失去疗效。这就是硝酸酯类耐药性现象(见图 1.15)。

2. 防止或减少硝酸酯类耐药性的策略　在劳力性心绞痛,许多研究表明,间隔给药可以减少症状性耐药。每日 2 次给予单硝酸异山梨酯(Monoket,Ismo)或每日 1 次给予 120 或 240mg 单硝酸异山梨酯缓释片(Imdur)可以保持临床活性,但仍可能导致内皮功能障碍[76]。有相当多的证据表明,硝酸酯类对血管和血小板的影响是巯基依赖的[102-104]。合用可提供巯基的药物,如 N-乙酰半胱氨酸(NAC),

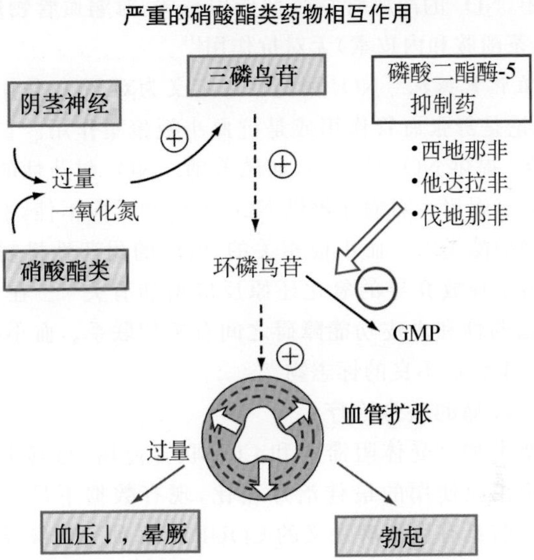

严重的硝酸酯类药物相互作用

图 1.17 一种严重的硝酸酯类-药物相互作用

正常勃起的机制包括三磷鸟苷（GTP）和环磷鸟苷（cGMP）介导的阴茎血管舒张。磷酸二酯酶-5 抑制药（PDE_5）如西地那非（伟哥）通过抑制阴茎 cGMP 到 GMP 的转化，引起血管舒张而发挥作用。这并不局限于阴茎，加上硝酸酯类引起的外周血管舒张会导致血压（BP）过度下降以及可能引起晕厥。因此，对任何口服硝酸酯类的患者使用 PDE_5 抑制药都是禁忌的（Figure © L. H. Opie，2012.）

可增强硝酸甘油效应，两者都有加强血流动力学[105] 及对血小板聚集的作用[106]。硝酸甘油-NAC 的联合治疗也可能限制临床上耐药性的诱导[107]，同时改善不稳定型心绞痛的预后[108]。其他可尝试的简单方法是补充叶酸、L-精氨酸[109] 和维生素 C[76]。

3. 硝酸酯类的反跳和假耐受性 反跳是指意外停用硝酸酯类（如静脉输注）或无硝酸酯类期间心绞痛频率的突然增加[110,111]。硝酸酯类假耐受性可能是由于"零点现象"，即接受长效硝酸酯类治疗的患者在常规给药前经历心绞痛恶化[87]。所谓的潜在机制是硝酸酯类停用过程中,NO˙的净血管舒张剂作用减弱,对缩血管物质(血管紧张素Ⅱ、儿茶酚胺和内皮素)无对抗作用[112]。

4. 一氧化氮抵抗 NO˙耐药性可定义为对 NO˙作用的新生低反应性,无论是舒张血管作用或是抗血小板聚集作用。它也发生在其他"直接"提供 NO˙的药物,如硝普钠。NO˙耐药性的发生解释了一些心力衰竭患者对输注提供 NO˙的药物反应不佳,不管之前是否接触过硝酸酯类[113]。血小板相关的 NO˙的耐药性机制主要与超氧化物阴离子释放介导的氧化还原反应增加有关[114]。在 ACS 患者中[115] NO˙耐药性和内皮功能障碍之间有密切联系。血小板对 NO˙的抵抗是一个预后不良的标志物[116]。

(七)心绞痛的联合治疗

硝酸酯类加 β 受体阻滞药和 CCB 联合使用,与其中两者或任何一种药物单独使用的最佳治疗相比,现有数据不足以评估其总体疗效。之前具有里程碑意义的 COURAGE 研究继续反映了美国目前的实践,这些发现在 2020 年 4 月发表的大型国际 ISCHEMIA 研究中得到了很大程度上的验证和加强[117a-c]。几乎所有患者都接受了他汀类药物和阿司匹林,86%～89%接受了 β 受体阻滞药,65%～78%接受了 ACE 抑制药或 ARB。硝酸酯类的使用量从一开始时的 72%下降到 5 年时的 57%。然而,只有 43%～49%的人被给予了 CCB[117d]。

1. β 受体阻滞药和长效硝酸酯类经常联合治疗心绞痛(表 1.10)

β 受体阻滞药和硝酸酯类均能减少需氧量,硝酸酯类可增加供氧;β 受体阻滞药可阻断硝酸酯类引起的心动过速。β 受体阻滞药倾向于增加心脏容积,而硝酸酯类则倾向于减少它。

2. CCBs 和短效硝酸甘油经常联合使用 在一项对 47 例劳力性心绞痛患者进行的双盲试验中,维拉帕米 80mg,每日 3 次,使硝酸甘油片的使用量减少了 25%,并将运动时间延长了 20%[118],但结果数据尚未报告。然而,CCBs 和长效硝酸酯类也经常一起给予,同样没有试验结果数据的支持。

表 1.10　劳力性心绞痛的分级处理

1. 一般情况,通过病史和体格检查,排除瓣膜病、贫血、高血压、血栓栓塞性疾病、甲状腺毒症和心力衰竭。检查冠状动脉疾病的危险因素(吸烟、高血压、高血脂、糖尿病、肥胖)。必须戒烟。检查饮食状况

2. 预防性药物,给予阿司匹林、他汀类药物和 ACE 抑制药。控制血压

3. 起始(一线治疗),短效硝酸酯类被认为是治疗的基础,可加入 β 受体阻滞药或 CCB(降低心率或二氢吡啶类),如果既往有心肌梗死或心力衰竭则加用 β 受体阻滞药。否则,证据水平只有 C。[a] 可以使用 CCB(最好是维拉帕米就像在 INVEST 研究[42],或地尔硫革,或长效二氢吡啶)。

4. 二线治疗,是将短效硝酸酯类与一种 β 受体阻滞药加上一个 CCB(二氢吡啶类)联用

5. 三线治疗,附加选项是在长效硝酸酯类、伊伐布雷定、尼可地尔、雷诺嗪、哌克昔林(澳大利亚和新西兰)或曲美他嗪(欧洲)之间选择

6. 支架植入术,在选定患者的任何阶段都可以尝试,特别是对于症状明显的单支血管病变

7. 旁路手术,在药物治疗无反应、左主干病变或三支血管病变时考虑,特别是如果出现左心室功能下降。即使是对药物治疗有反应,也不能取消对检查的需要

8. 硝酸酯类治疗失败,可能发生在任何这些阶段。应考虑硝酸酯类耐药或疾病恶化或依从性差

---

[a] Gibbons RJ, et al. ACC/AHA 2002 guideline update for the management of patients with chronic stable angina—summary article: a report of the American College of Cardiology/American Heart Association Task Force on practice guidelines (Committee on the Management of Patients with Chronic Stable Angina). J Am Coll Cardiol. 2003;41:159-168.

ACE,血管紧张素转换酶;CCB,钙通道阻滞药。

3. 硝酸酯类、β 受体阻滞药和 CCB 也可作为三联治疗相结合　ACTION 研究是一项大型研究,将长效硝苯地平胃肠道治疗系统(GITS;AdalatCC)添加到已有的抗心绞痛治疗中,主要是 β 受体阻滞药(80%)和硝酸酯类(57% 需要时硝酸酯类,38% 每日硝酸酯类)。[7]CCB 减少了对冠状动脉造影或旁路移植手术的需要,并减少了

新发的心力衰竭。在高血压患者中,加用硝苯地平有类似但更显著的获益,并减少卒中。[119] 有两个经验教训:第一,β受体阻滞药和硝酸酯类的双联药物治疗不如三联疗法(加用二氢吡啶类 CCBs);第二,在稳定型心绞痛患者的高血压需要强效的降压治疗,如三联疗法。然而,我们认为"最佳药物治疗"应该考虑一种具有代谢活性的药物。

四、钙通道阻滞药

(一)概述

钙拮抗药(CCBs)主要通过血管舒张和降低周围血管阻力发挥作用。它们仍然是治疗高血压和心绞痛最常用的药物之一。根据一系列大型试验的结果,它们在这些条件下的主要作用现在已经确立。CCBs 是一组异质性药物,在化学上可分为二氢吡啶类(DHPs)和非二氢吡啶类(non-DHPs)(表 1.11),它们共同的药理特性是选择性抑制血管平滑肌和心肌中的 L-型通道开放(图 1.18)。DHPs 和 non-DHPs 之间的差异,主要是在钙通道孔上的结合位点不同,以及 DHP 制剂的血管选择性更强[120]。此外,non-DHPs 通过对窦房结及房室结的抑制,降低心率[降低心率类(HRL)药物]。因此,维拉帕米和地尔硫䓬在治疗谱上更接近 β 受体阻滞药,但有一个主要区别,在心力衰竭时 CCBs 应谨慎使用,特别是在最近 Q 波心肌梗死或 ST 段抬高型心肌梗死(STEMI)的情况下[121]。

(二)作用机制和药理特性

1. 钙通道:L 型和 T 型　所有 CCBs 最重要的特性是,当钙通道可通透或"开放"时,选择性地抑制带电荷的钙离子向内流动。以前使用慢通道这个术语,但现在人们意识到钙电流的传播速度比最初认为的要快得多,而且至少有两种类型的钙通道,L 和 T。传统的长期开放钙通道称为 L 型通道,它被 CCBs 阻断,儿茶酚胺使其活性增加。L 型的功能是通过从内质网中释放存储的钙离子,允许开始收缩时所需的钙离子流入(图 1.18)。T 型(T 用于瞬时电流)通道比 L 型通道在更负的电位下开放。它在窦房和房室结组织的初始去极化

表 1.11　CCB 的结合位点、组织特异性、临床用途和安全问题

位点	组织的特异性	临床用途	禁忌证	安全问题
DHP 结合				
原型：硝苯地平 位点 1	血管＞心肌＞SA 和 AV 结 对血管的选择性 10×N,A 100×Nic,I,F 1000×Nis	劳力性心绞痛(N,ᵃA) 高血压(N,ᵃA,Nic,I,F,Nis) 血管痉挛性心绞痛(N,A) 雷诺现象	不稳定型心绞痛,早期急性心肌梗死,收缩期心力衰竭(氨氯地平可能除外)	硝苯地平胶囊：过量血压下降,尤其是老年人；ACS 中肾上腺素能激活；长效形式：对高血压是安全的,尚无关于 ACS 的研究
Non-DHP 结合				
"心率降低" 位点 1B,D 位点 1C,V	SA 和 AV 结 ＞心肌 ＝血管	心绞痛：劳力性(V,D),不稳定型(V),血管痉挛性(V,D) 高血压病(D,ᵃV) 心律失常：室上性(D,ᵇV) 维拉帕米：心梗后患者(无美国许可)	收缩期心力衰竭,窦性心动过缓,SSS,房室结阻滞,WPW 综合征,急性心肌梗死(早期)	收缩期心力衰竭,特别是地尔硫䓬 维拉帕米在老年高血压患者中的安全性记录可能与 β 受体阻滞药相同

ᵃ 仅有长效制剂。

ᵇ 仅有静脉制剂。

括号中为 FDA 批准的列出适应证的药物。A，氨氯地平；ACS，急性冠状动脉综合征；AV，房室；D，地尔硫䓬；DHP，二氢吡啶；F，氟洛地平；I，异拉地平；N，硝苯地平；Nic，尼卡地平；Nis，尼索地平；SA，窦房；SSS，病窦综合征；V，维拉帕米；WPW，预激综合征。

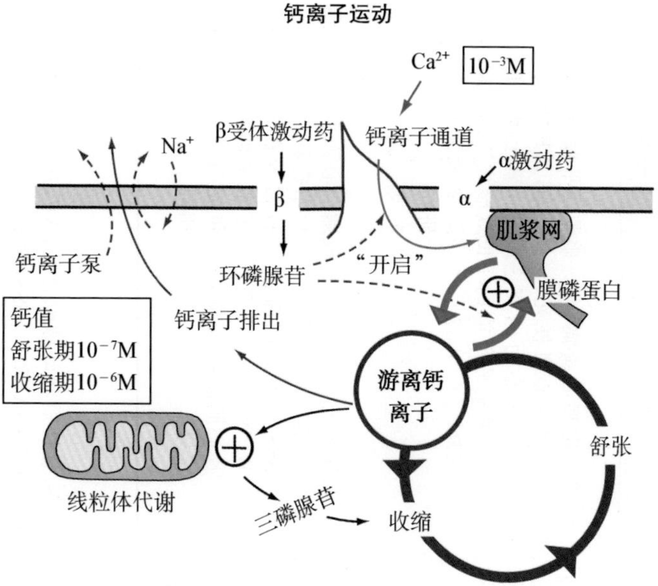

钙离子运动

图 1.18　钙通道在调节心肌胞质钙离子运动中的作用

α,α 肾上腺素能受体;β,β 肾上腺素能受体(Figure © L. H. Opie,2012.)

中起着重要作用,并在衰竭心肌中相对上调。目前临床上尚无特异性的 T 型阻滞药在平滑肌中(见图 1.6),钙离子调节收缩的机制独立于肌钙蛋白 C。钙与钙调蛋白的相互作用形成钙-钙调蛋白,然后刺激肌凝蛋白轻链激酶(MLCK)磷酸化肌凝蛋白轻链,使肌动蛋白-肌凝蛋白相互作用,从而产生收缩。cAMP 可抑制 MLCK。相比之下,β 受体阻断通过减少 cAMP 的形成,消除对 MLCK 活性的抑制,从而促进平滑肌收缩,这解释了为什么开始使用 β 受体阻滞药治疗时哮喘可能被诱发,以及为什么周围血管阻力经常升高(图 1.19)。

　　2. 细胞机制:β 受体阻断药与 CCBs　这两类药物主要用于心绞痛和高血压,但它们的亚细胞作用模式仍有重要差异。两者都有负性肌力作用,而只有 CCBs 有舒张血管和其他平滑肌(作用轻微)(见

图1.6）。CCBs"阻断"钙离子通过平滑肌和心肌中钙通道进入细胞内,因此收缩时可获得的钙离子更少。其结果是血管舒张和负性肌力作用,在DHP的情况下,因为对外周动脉血管舒张的卸载作用,这种作用通常是温和的。

3. CCBs与β受体阻滞药相比　CCBs和β受体阻滞药有血流动力学和神经体液方面的差异。血流动力学差异的定义很明确(图1.19)。β受体阻滞药降低肾素的释放以抑制肾素血管紧张素系统,并对抗心衰患者中高肾上腺素能状态,而CCBs这一类药没有这种抑制作用。这种差异可以解释为什么β受体阻滞药是治疗心力衰竭的重要组成部分,而CCBs不是。

血流动力学：β受体阻滞药与CCBs

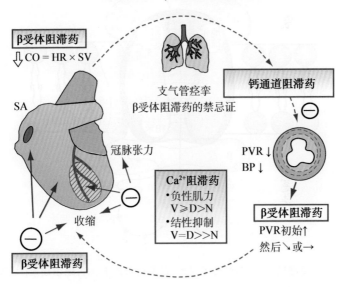

图1.19　比较了β受体阻滞药和钙通道阻滞药(CCBs)的血流动力学作用,显示了联合治疗的可能性

BP,血压；CO,心输出量；D,地尔硫䓬；HR,心率；N,二氢吡啶类代表药物硝苯地平；PVR,周围血管阻力；SA,窦房结；SV,每搏量；V,维拉帕米
(Figure © L. H. Opie,2012.)

（三）CCB 的分类及不同药物的分类差异

1. 二氢吡啶（DHPs）类　DHPs 都结合在 α1-亚基（N 位点）的相同位点上，从而形成其对钙通道产生拮抗作用的共同特性（图 1.20）。在不同程度上，它们对血管平滑肌的抑制作用大于对心肌，赋予了血管选择性（见表 1.11，图 1.21）。尽管如此，仍然有潜在的心肌抑制作用，特别是在选择性较低的药物和既往存在心肌疾病（特别是广泛的心肌梗死）[123] 或是 β 受体阻断的情况下。在实践中，可以忽略 DHPs 对窦房结和房室结的影响。

钙通道模型

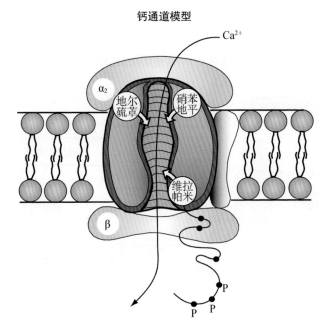

图 1.20　**钙通道 α1 亚基的分子模型，以及硝苯地平（N）、地尔硫草（D）和维拉帕米（V）的结合位点**

所有的二氢吡啶类药物被认为都与硝苯地平结合在同一位点上。氨氯地平与 V 和 D 位点有额外的附属结合。P 表示环磷腺苷的磷酸化位点（见图 1.18），从而增加钙通道的打开概率（Figure © L. H. Opie，2012.）

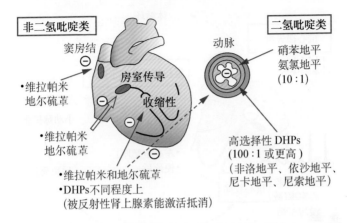

图 1.21　二氢吡啶(DHPs)具有更强的血管选择性,而非 DHPs 维拉帕米和地尔硫草对心脏和小动脉的作用相等(Figure © L. H. Opie,2012.)

2. 非二氢吡啶(non-DHP)或心率降低(HRL)类　维拉帕米和地尔硫草都结合在钙通道 α_1 亚基两个不同的位点上(见图 1.20),但彼此之间却有许多相同的特性。与 DHPs 的一个明显区别是维拉帕米和地尔硫草都作用于结性组织,对室上性心动过速治疗有效。两者都倾向于减少来自窦房结的脉冲形成和减慢心率。两者都比 DHPs 更能抑制心肌收缩,或者换句话说,血管选择性都较低(图 1.21)。这些特性,加上外周血管舒张的作用,导致心肌需氧量的显著减少。这种"氧保护"作用使减慢心率药物比 DHPs 更接近 β 受体阻滞药,它们有一些相似的治疗作用。

(四)具体的 CCB 类药物

1. 维拉帕米　维拉帕米(异搏定,Calan,Verelan),非 DHP 代表药物,是适应证最多的 CCB。维拉帕米和地尔硫草均有多种心血管作用(图 1.22)。

(1)电生理学:维拉帕米抑制房室结的上中区域的动作电位,这

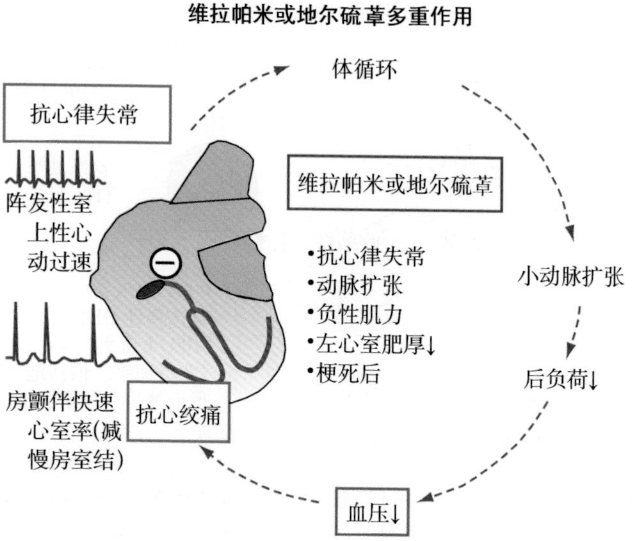

维拉帕米或地尔硫䓬多重作用

图 1.22　维拉帕米和地尔硫䓬具有广泛的治疗效果(Figure © L. H. Opie, 2012.)

一区域的去极化是钙介导的。因此,维拉帕米抑制了折返环的一条径路,这被认为是大多数阵发性室上性心动过速的基础(图 1.23)。房室传导阻滞和房室结有效不应期的增加解释了心房扑动和心房颤动患者心室率降低的原因。血流动力学上,维拉帕米同时具有小动脉扩张和直接的负性肌力作用(表 1.12)。

　　(2)药代动力学:口服维拉帕米需要 2h 起作用,3h 达到峰值。治疗性血药浓度(80~400ng/ml)很少被监测。消除半衰期通常为 3~7h,但在慢性给药和肝或晚期肾功能不全患者中显著增加。尽管口服剂量几乎完全吸收,但生物利用度仅为 10%~20%。在包括 CYP3A4 在内的 P-450 系统的多个成分作用下,有一个高的首过肝代谢,后者解释了为什么维拉帕米增加几种他汀类药物的血药浓度,如阿托伐他汀、辛伐他汀、洛伐他汀,以及酮康唑。由于肝CYP3A4 的相互作用,美国食品和药物管理局(FDA)警告称,服用

窦房结的动作电位与 β 肾上腺素能刺激和抑制电流I$_f$的作用

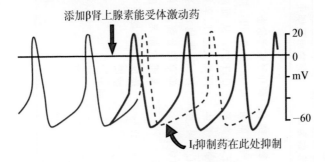

图 1.23　窦房结的动作电位与 β 肾上腺素能刺激和抑制电流 I$_f$ 的作用，以及与之相关的最近开发的一个 I$_f$ 阻断药（Figure © L. H. Opie, 2012.）

维拉帕米的患者不应超过 10mg 的辛伐他汀的剂量。最终母体化合物以及活性肝代谢物去甲维拉帕米的排泄量 75% 由肾排出，25% 由胃肠道排出。维拉帕米的蛋白结合率为 87%～93%，但没有与华法林相互作用的报道。当维拉帕米和地高辛同时服用时，它们的相互作用可能引起地高辛的肾清除率降低，引起地高辛水平升高。

　　（3）维拉帕米剂量：常规总口服剂量为每日 180～360mg，但应给予标准短效制剂每日 1 次或 2 次（长效制剂）或每日 3 次不超过480mg（表 1.12）。个体间药代动力学的巨大差异表明需要仔细剂量滴定，因此对于肝功能不全患者或老年人，每日 120 mg 可能就足够了。在口服药物调整期间，由于去甲维拉帕米代谢途径和肝代谢率的改变，可以应用缓释片或较小剂量的维拉帕米[124]。例如，如果维拉帕米的剂量为 80mg，每日 3 次，那么 120 mg，每日 2 次也可以达到同样的疗效且耐受性良好。老年患者、晚期肾病或肝病患者或同时应用 β 受体阻滞药时需低剂量。自从腺苷和超短效 β 受体阻滞药艾司洛尔问世以来，静脉应用维拉帕米治疗室上性心律失常明显减少。

表 1.12　口服降心率 CCBs：心血管应用的显著特征

名称	剂量	药代动力学	不良反应和禁忌证	药物相互作用
维拉帕米 片剂（静脉制剂）	每日 180~480mg，分 2~3 次服用（滴定）	血浆峰值水平为 1~2h。低生物利用度（10%~20%），首次代谢为长效去甲维拉帕米 排泄：75% 肾；25% 胃肠道 半衰期：3~7h	便秘；抑制窦房结和房室结；病态窦房结综合征、地高辛毒性、过量 β 受体阻滞、左心衰竭、便阻滞型心肌病	肝和肾疾病状态；肝相互作用：抑制 CYP3A4，从而减少阿托伐他汀、辛伐他汀、洛伐他汀/圣约翰草的分解；降低血浆维拉帕米的高浓度，增加地高辛的浓度
缓释剂（SR） Verelan（Ver） Covera-HS(timed)	同上，每日 1 次或 2 次 就寝剂量	达峰时间：SR 1~2h，Ver 7~9h，$t_{1/2}$ 5~12h 延迟 4 或 6h 释放	同上	同上

（续　表）

名称	剂量	药代动力学	不良反应和禁忌证	药物相互作用
地尔硫草				
口服制剂（静脉制剂）	每日 120～360mg，分 3～4 次服用	起效：15～30min。达峰时间：1～2 h；$t_{1/2}$ 5h，活性代谢产物，生物利用度为45%（肝）。65% 由胃肠道排泄	没有便秘，其他的同维拉帕米	对地高辛的水平没有或影响很小，和西咪替丁的肝脏相互作用不明显，肝脏疾病可以使普萘洛尔的血药水平升高
Prolonged SR、CD、XR、Tiazac	同上 1 (XR、CD、Tiazac) 或 2 次服用	起效时间慢，半衰期时间长，其余同上	同上	同上

SR，缓慢释放；$t_{1/2}$，血浆半衰期；Ver，Verelan.

（4）缓释制剂：Calan SR 或异搏定缓释片的释放受食物性质影响较大，而 Verelan 的释放不受食物影响。常规给药剂量为每天 240～480mg。缓释制剂每天给药 1～2 次，Verelan 可以每天给药 1 次。缓释片可以每天睡前服用 1 次（Covera HS；COER-24；180 或 240 mg 片剂）。

2. 临床使用数据：维拉帕米适应证

（1）心绞痛和心肌缺血：在慢性稳定劳力性心绞痛中，维拉帕米是通过减轻后负荷和轻度负性肌力作用，以及减慢运动诱发的心动过速和减少冠状动脉收缩而发挥作用。心率通常保持不变或略有下降。在冠心病合并高血压患者的主要结果研究中，INVEST 将基于维拉帕米的治疗与基于阿替洛尔的治疗进行比较，前者联合 ACE 抑制药曲多普利，后者联合噻嗪（如需要），以实现血压目标[42]。主要结果非常相似，但维拉帕米组可以减少心绞痛的发作和新发的糖尿病。维拉帕米每天 240～360mg 的剂量相当于阿替洛尔每天 50～100mg。针对 Prinzmetal 变异型心绞痛患者，CCBs 是基本的治疗方案，其中在应用维拉帕米时，也许需要应用较大剂量才可发挥作用[125]。维拉帕米突然停药有可能导致心绞痛再次发作。

（2）高血压：维拉帕米在美国被批准用于轻至中度高血压。除了高血压 CAD 的结果研究（前一节）外，在另一项长期的双盲对照试验中，给予每天 240 mg 维拉帕米治疗轻至中度高血压患者中 45% 血压达标[126]，而给予每天 25mg 氢氯噻嗪组中达标率为 25%，两药联合应用组中达标率为 60%。维拉帕米可以和利尿药、β 受体阻滞药、ACE 抑制药、血管紧张素受体阻滞药（ARBs）或中枢降压药联合应用。但是在与 α 受体阻滞药联合应用期间，因为肝的相互作用可能会导致低血压。

（3）室上性心律失常：维拉帕米被用于预防反复发作的室上性心动过速和控制慢性心房颤动的节律。对于急性发作的室上性心动过速，如果没有心肌抑制，在 2min 内给予 5～10mg（0.1～0.15mg/kg）的推注剂量，在 60% 的病例中可以使患者在 10min 内恢复窦性心律。

然而,现在很多情况下在很大程度上被静脉内应用腺苷所取代(图
1.24)。对于无法控制的心房颤动(但如果出现左心衰,请小心),可
以安全地给予维拉帕米 [0.005 mg/(kg·min),增加]或静脉推注 5
mg(0.075 mg/kg),根据需要可以加倍给药。静脉注射维拉帕米的
最大总剂量为 20~30mg,可重复推注。在心房扑动应用中,可以使
房室传导阻滞风险增加。对于经房室旁道传导的所有 SVT 中,包括
心房扑动和颤动(预激综合征),禁用维拉帕米。

腺苷抑制房室结

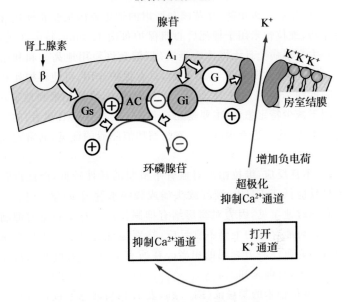

图 1.24　腺苷通过影响离子通道抑制房室结(AV)

作用于腺苷 1(A_1)表面受体的腺苷打开腺苷敏感性钾通道以
超极化并抑制 AV 结,且间接抑制钙通道开放。AC,腺苷酸环化
酶;β,β 肾上腺素能受体;G,G 蛋白,非特异性;Gi,抑制性 G 蛋
白;Gs,刺激性 G 蛋白(Figure © L. H. Opie,2012.)

（4）肥厚型心肌病：维拉帕米一直以来是 CCB 中用于治疗肥厚型心肌病的最佳选择。这在加拿大获得了许可。当急性给药时，它减轻症状，减少流出道梗阻，改善舒张功能，并将运动表现提高 20%～25%。维拉帕米不能应用于静息时流出道梗阻患者。在一项无维拉帕米的长期安慰剂对照研究中与普萘洛尔的回顾性比较，维拉帕米有可能减少猝死的发生率并提高 10 年生存率[127]。通过间膈肌切除术和维拉帕米相结合的治疗方案可以获得最佳的治疗效果。大量长期应用维拉帕米患者会出现严重的不良反应，包括窦房和房室结功能障碍，偶尔也会出现明显的心力衰竭。

（5）梗死后二级预防：在英国和斯堪的纳维亚国家禁止使用 β 受体阻滞药，维拉帕米用于梗死后心肌保护每次 120 mg，每天 3 次，在没有心力衰竭病史且无慢性心衰表现（但允许使用地高辛和利尿药治疗）的患者急性期后 7～15d 开始，具有保护作用，可使再梗死和病死率降低约 25% 且超过 18 个月[128]。如上所述，维拉帕米和地尔硫草均可用于减少特定患者（主要是无 Q 波 MI 或 NSTEMI 患者）的复发性心脏事件，这些患者没有左心室收缩功能障碍的证据，通常定义为 EF＜40%[129-131]。

（6）不良反应：维拉帕米对血管平滑肌的活性较低，因此血管舒张不良反应低于 DHPs，潮红或头痛或脚踝水肿较少（表 1.13）。反射性心动过速罕见，因为对窦房结有抑制作用。对左心室的抑制作用仍然是可能存在的主要不良反应，特别是有过由于大面积心肌梗死导致的充血性心力衰竭的患者。在所有 CCB 中为何便秘只发生在维拉帕米，目前未知。

（7）维拉帕米的禁忌证（图 1.25，表 1.14）：禁忌证包括病态窦房结综合征，尤其是在室上性心动过速的静脉治疗中；之前潜在的房室结疾病；以及 β 受体阻滞药、洋地黄、奎尼丁或丙吡胺的过度治疗。在心房颤动合并 WPW 综合征时，禁忌静脉注射维拉帕米，因为有通过旁路传导的顺行传导风险（图 1.26）。维拉帕米在 VT（宽 QRS 波群）中也是禁忌的，因为过度的心肌抑制可能是致命的。如果继发于 SVT，心肌抑制不是禁忌证，而之前存在的左心衰竭需要慎用。

表 1.13　三种典型 CCBs 和长效二氢吡啶的不良反应报告

	维拉帕米 covera-HS (%)	短效地尔硫䓬 (%)	地尔硫䓬 XR 或 CD (%)	硝苯地平 胶囊[a] (%)	硝苯地平 XL,CC,GITS (%)	氨氯地平 10 mg (%)	非洛地平 ER 10 mg (%)
面部潮红	<1	0~3	0~1	6~25	0~4	3	5
头痛	<安慰剂	4~9	<安慰剂	3~34	6	<安慰剂	4
心悸	0	0	0	低至 25	0	4	1
眩晕,头晕	5	6~7	0	12	2~4	2	4
便秘	12	4	1~2	0	1	0	0
踝关节水肿,肿胀	0	6~10	2~3	6	10~30	10	14
心绞痛发作	0	0	0	低至 14	0	0	0

[a] 不再在美国使用。

不良反应和剂量有关;CCB 之间没有严格的直接比较。百分比是安慰剂纠正。CCB,钙通道阻滞药。Data from Opie L.H. Clinical Use of Calcium Antagonist Drugs. Boston: Kluwer; 1990, p. 197, and from package inserts.

非二氢吡啶禁忌证

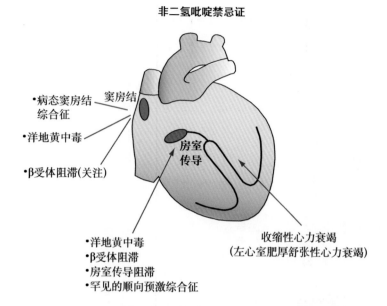

- 病态窦房结综合征
- 洋地黄中毒
- β受体阻滞(关注)

窦房结

房室传导

- 洋地黄中毒
- β受体阻滞
- 房室传导阻滞
- 罕见的顺向预激综合征

收缩性心力衰竭
(左心室肥厚舒张性心力衰竭)

图 1.25　维拉帕米或地尔硫䓬的禁忌证

对于已经接受 β 受体阻滞药的患者使用维拉帕米和地尔硫䓬,请参阅文本(Figure © L. H. Opie,2012.)

3. 药物与维拉帕米的相互作用

(1)β 受体阻滞药:根据窦房结和心肌的数量和状态,口服维拉帕米与 β 受体阻滞药的联合应用可以很好地耐受或不耐受。在实践中,在心绞痛或高血压的治疗中,临床医生,只要适当小心(监测心率和心脏传导阻滞)通常可以安全地将维拉帕米与 β 受体阻滞药联合使用。在老年人应用时,必须排除潜在的窦房结和房室结疾病。虽然心率,房室传导和左室功能有可能受到不利影响,但对于高血压,β受体阻滞药和维拉帕米的联合应用在治疗上是有效的。为了避免任何肝脏药代动力学相互作用,维拉帕米最好与亲水性 β 受体阻滞药如阿替洛尔或纳多洛尔联合应用,而不与在肝中代谢的 β 受体阻滞药,如美托洛尔,普萘洛尔或卡维地洛合用。

表 1.14 维拉帕米,地尔硫䓬,二氢吡啶和 β 肾上腺素阻断药禁忌证的比较

禁忌证	维拉帕米	地尔硫䓬	二氢吡啶	β 受体阻滞药
绝对禁忌证				
严重窦性心动过缓	0/+	0/+	0	++
病态窦房结综合征	++	++	0	++
房室传导缺血	++	++	0	++
WPW 综合征	++	++	0	++
地高辛毒性,房室传导阻滞[a]	++	++	0	++
哮喘	0	0	0	+++
支气管痉挛	0	0	0	0/++
心脏衰竭	+++	+++	++	Indicated
低血压	+	+	++	+
冠状动脉痉挛	0	0	0	+
活动性雷诺病	0	0	0	+
周围性血管疾病				
严重的精神抑郁症	0	0	0	+
严重的主动脉瓣狭窄	+	+	++	+
梗阻性心肌病	0/+	0/+	++	Indicated
相对禁忌证				
胰岛素抵抗	0	0	0	Care
不良血脂谱	0	0	0	Care
地高辛结性效应	Care	Care	0	Care
β 受体阻滞药	Care	Care	0	0
丙吡胺治疗	Care	Care	0	Care
不稳定型心绞痛	Care	Care	++	0
梗死后保护	May	0(+ if no)	++	Indicated

[a] 快速静脉给药的禁忌证。+++,绝对禁忌证;++,强禁忌证;+,相对禁忌证;0 为无禁忌证;"Indicated" 表明被作者推荐(L. H. Opie),不一定被 FDA 批准。

房室结折返和预激综合征

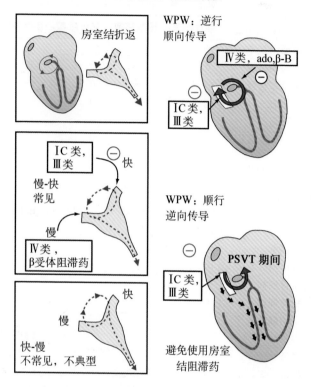

图 1.26　**房室结折返和 Wolff-Parkinson-White(WPW)或预激综合征**
　　左上侧显示了无 WPW 的房室结折返。常见的模式是慢-快(中间部分),而快-慢传导(左下侧)并不常见。房室结的慢径路和快径路被单独分离出来以便于图解。右侧显示 WPW,旁路束为白色带。在阵发性室上性心动过速(PSVT)期间,当正向传导发生在房室结上,逆向传导最常见于通过旁路时,QRS 波形正常[正向传导的室上性心动过速(SVT),右上图]。不太常见的是,旁道作为正向传导,房室结(或第二旁道)被用作逆向传导(逆向 SVT,右上侧图)。QRS 图显示完全预激的模式。在这种预激性房性心动过速中,阻断房室结的药物可能会增强通向心室的旁路的传导(红色向下箭头),从而导致快速心室率,从而诱发心室颤动。各类抗心律失常药物的作用部位(Figure © L. H. Opie,2012.)

(2)地高辛:维拉帕米抑制地高辛转运蛋白,P-糖蛋白,可以增加血液地高辛浓度,在两者长期联合应用于抑制房室结传导时,这要特别注意。在洋地黄毒性中,快速静脉注射维拉帕米是绝对禁止的,因为它可以致命地导致房室传导阻滞。在没有洋地黄毒性或房室传导阻滞的情况下,应非常谨慎地使用口服维拉帕米和地高辛,需要检测地高辛水平。虽然地高辛可用于心房颤动的心力衰竭,但维拉帕米具有负性肌力作用,应避免使用。

(3)抗心律失常药:维拉帕米和丙吡胺的联合应用具有相当大的潜在的负性肌力作用。与氟卡尼联合治疗也可能产生额外的负性肌力和影响传导的作用。

(4)他汀类药物和其他药物:维拉帕米抑制肝 CYP3A 同工酶,因此可能会增加由此同工酶代谢的阿托伐他汀、辛伐他汀和洛伐他汀的血药浓度[132]。它还增加环孢素、卡马西平(Tegretol)和茶碱的血药浓度,维拉帕米对 CYP3A 抑制也会增加酮康唑和西地那非的血药浓度。相反,苯巴比妥、苯妥英钠和利福平是 CYP3A4 诱导剂,可以促进维拉帕米的代谢,使其血药浓度下降。

(5)维拉帕米毒性的治疗:关于纠正维拉帕米毒性的临床报道很少。在 5min 内给予静脉注射葡萄糖酸钙(1~2g)或一半剂量的氯化钙,有助于改善心力衰竭或过度低血压。如果反应不足,则给予正性肌力药或血管收缩性儿茶酚胺,或者给予胰高血糖素或血糖正常高胰岛素治疗[133]。静脉注射阿托品(0.5~1mg)或异丙肾上腺素可缩短房室传导。必要时可能需要起搏器。

4. 地尔硫䓬　虽然分子研究显示地尔硫䓬和维拉帕米的通道结合位点不同(见图 1.20),但在临床应用中,它们具有相似的治疗谱和禁忌证,因此它们通常被归类为非 DHPs 或 HRL 药物(见图 1.21)。临床上,地尔硫䓬与维拉帕米用于相同的疾病谱:心绞痛,高血压,室上性心律失常和心房颤动或扑动的心率控制(见图 1.22)。地尔硫䓬的不良反应较少,与维拉帕米相似或优于维拉帕米;具体地说,地尔硫䓬便秘的发生率更低(见表 1.13)。但是,维拉帕米的适应证更多一些。

(1)药代动力学:口服地尔硫䓬后,90%以上被吸收,但生物利用度约为45%(肝首过代谢)。短效地尔硫䓬在15~30min起效(口服),1~2h达到峰值。消除半衰期为4~7h;因此,短效制剂需要每6~8小时服用一次才能获得持续的治疗效果。地尔硫䓬治疗的血浆浓度范围为50~300 ng/ml。蛋白质结合率为80%~86%。地尔硫䓬在肝中被乙酰化为去酰基地尔硫䓬(母体化合物活性的40%),随着长期应用而累积。不同于维拉帕米和硝苯地平,只有35%的地尔硫䓬由肾排泄(65%由胃肠道排出)。由于肝CYP3A4的相互作用,FDA警示辛伐他汀与地尔硫䓬一起使用时剂量不应超过10 mg。

(2)剂量:地尔硫䓬的剂量为120~360 mg,短效制剂每天分4次服用,或每天服用1次或2次缓释制剂。Cardizem SR可以每天2次服用。目前Dilacor XR可以每天1次用于高血压的治疗,Cardizem CD和盐酸地尔硫䓬缓释胶囊用于高血压和心绞痛(在美国被批准使用)。

5. 应用数据:地尔硫䓬的临床适应证

(1)劳力性心绞痛和心肌缺血:地尔硫䓬在慢性稳定型心绞痛中的疗效至少与普萘洛尔或其他β受体阻滞药一样,剂量从每天120~360 mg滴定(见表1.12)。在血管痉挛性心绞痛中,地尔硫䓬每天240~360mg可以减少缺血性胸部不适的发作次数。

(2)地尔硫䓬治疗室上性心律失常:静脉注射地尔硫䓬(Cardizem injectable)被用于心律失常,但不适用于高血压急症。主要的电生理效应是房室结的负性变时性和传导性效应;地尔硫䓬延长了功能性和有效不应期,因此地尔硫䓬被用于终止室上性快速性心律失常的发作并快速降低心房扑动或颤动的心室率。对于阵发性SVT的急性转复,不包括WPW综合征(图1.26)或减慢心房颤动或扑动时的心室率,在2min内给予0.25 mg/kg,同时需要监测心电图和血压。如果效果不理想,则在2min内以0.35mg/kg重复给药。急性治疗通常随后输注5~15 mg/h,持续24h。地尔硫䓬过量的治疗方法同维拉帕米。口服地尔硫䓬可用于大多数室上性快速性心律失常的防治(每天 3 次,每次 90 mg)。

(3)地尔硫䓬在高血压中的应用:在一项主要的长期结果研究中,北欧地尔硫䓬(NORDIL)试验包括 10 000 多例患者,为使血压达标,地尔硫䓬联合应用 ACE 抑制药在预防主要心血管终点事件方面的疗效与基于利尿药、β 受体阻滞药,或两者联用的疗效相同[134]. 在抗高血压单药治疗的多中心 VA 研究中,地尔硫䓬在 5 种药物(阿替洛尔、噻嗪类、多沙唑嗪和卡托普利)中降低血压最有效,尤其适用于老年白种人和黑种人患者[135]。尽管如此,在 1 年的随访中,地尔硫䓬对于抑制左心室肥大疗效有限或不确定,这可能是由于使用了短效地尔硫䓬制剂[136]。

(4)梗死后二级预防:虽然十几年来 β 受体阻滞药已被广泛用作 MI 后患者的二级预防,但是在早期 MI 患者中,缺乏 β 受体阻滞药的数据支持。HRL CCB 在历史上被视为 MI 后二级预防的禁忌证。这种对 HRL CCB 假定的"负性肌力作用"的担忧主要是由 30 多年前多中心对地尔硫䓬梗死后试验(MDPIT)的阴性结果引起的。尽管 20% 的临床或 X 线下肺充血的 MDPIT 患者和 EF< 40% 的患者的病死率或 MI 明显增加,但是这些不利结果主要发生 30% 的临床表现为具有广泛的前壁 Q 波的 MI 同时左心室收缩功能障碍的受试者中。在没有肺充血或左心室收缩功能障碍的 MI 患者中,没有证据表明病死率和(或)MI 的发生率相比之下会更高。重要的是,在非 Q 波 MI(NSTEMI)的 MDPIT 入选受试者中,在平均 2 年中 27% 的首次复发性心脏事件发生率(死亡或 MI),安慰剂组由 15% 降至地尔硫䓬组的 9%(HR 0.66,96% CI 0.44~0.98),减少了约 40%。然而,值得一提的是,这些发现仅在整个研究人群的一部分中观察到,尽管这些是预先指定的分析。在这组患者中发现了地尔硫䓬的益处,但这种治疗效果在梗死后二级预防中几乎被遗忘。

(5)不良反应:通常标准制剂的不良反应很少,仅限于 6%~10% 的患者出现头痛、头晕和踝关节水肿(见表 1.13)。大剂量地尔硫䓬(每天 360mg)也可能发生便秘。所有地尔硫䓬制剂都可能出现心动过缓和一度房室传导阻滞。在静脉注射地尔硫䓬的情况下,不良反应类似于静脉注射维拉帕米,包括低血压和先前存在窦房结或房室结疾病,也可能出现心脏停搏和高度房室传导阻滞的风险。在之前存在左心功能较差的梗死后患者中,最显著的是近期广泛的前 Q 波 MI 或 STEMI 后患者亚组中,地尔硫䓬显示病死率增加,而不是减少。有时会发现严重的皮疹,如剥脱性皮炎。

(6)禁忌证:禁忌证类似于维拉帕米(见图 1.25,表 1.14):潜在的窦房结或房室结功能障碍、低血压、心力衰竭和 WPW 综合征。如上所述,EF<40%的梗死后左心功能衰竭是地尔硫䓬给药的禁忌证(基于较早的 MDPIT 试验的结果)[137]。

(7)药物相互作用和联合应用:与维拉帕米不同,地尔硫䓬对血液地高辛血药浓度的影响通常很小或可忽略不计[138]。事实上,在一项精心设计的研究中尽管正常受试者口服地尔硫䓬剂量逐渐增加,但未能显示血清地高辛水平有任何增加[138]。与维拉帕米一样,与 β 受体阻滞药有血流动力学的相互作用。尽管如此,地尔硫䓬加 β 受体阻滞药在用于心绞痛治疗时可能是一种有效的组合,但是需要避免心动过缓或房室传导阻滞或低血压。偶尔地尔硫䓬加 DHP CCB 用于难治性冠状动脉痉挛,其基本原理是钙通道上涉及两个不同的结合位点(见图 1.20)。地尔硫䓬加长效硝酸酯类可能导致过度低血压。就像维拉帕米一样,但可能更少,地尔硫䓬可抑制 CYP3A 细胞色素,这有可能增加环孢素、酮康唑、卡马西平(Tegretol)和西地那非的血液水平[132]。相反,西咪替丁抑制肝细胞色素系统分解地尔硫䓬以增加循环水平。

(五)硝苯地平:原型和第一个二氢吡啶类 CCB

DHP 的主要作用可以简化为一个,即小动脉扩张(见图 1.21)。除心力衰竭患者外,小动脉扩张作用和反射性肾上腺素能刺激(图 1.27)通常超过直接负性肌力作用。硝苯地平是第一个 DHP。在最初可用的短效胶囊制剂中,它迅速舒张血管以缓解严重的高血压并终止冠状动脉痉挛的发作。外周血管舒张和血压迅速下降导致反射性肾上腺素能激活引起心动过速(图 1.27)。这种缺血效应解释了为

心肌缺血：钙离子拮抗剂作用

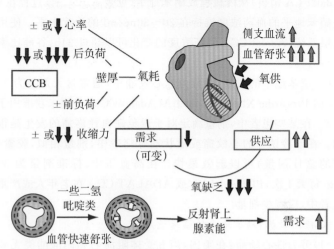

图 1.27 钙通道阻滞药的抗缺血作用机制

请注意,由一些短效二氢吡啶(DHPs)作用引起的快速小动脉血管舒张可能通过反射肾上腺素能刺激增加心肌需氧量。CCB,钙通道阻滞药(Figure © L.H.Opie,2012.)

什么高剂量短效 DHPs 在不稳定型心绞痛中可能引起严重不良事件[123,139]。对于CCBs这一类药物的很多不良作用可能是和短效硝苯地平的不当使用有关[140],因而现在已改为长效 DHPs,以避免这些不良反应[141]。随后采用真正的长效化合物,如氨氯地平或硝苯地平缓释制剂(GITS,XL,CC),以及其他如非洛地平和伊拉地平,才使得DHPs 得到广泛应用。

1. 长效硝苯地平制剂 长效硝苯地平制剂(美国的 Procardia XL,其他地方的 Adalat LA;Adalat CC)现在广泛用于治疗高血压、劳力性心绞痛和血管痉挛性心绞痛。

(1)药代动力学:几乎所有血液循环中硝苯地平都被细胞色素 P-450 系统通过肝分解代谢分解为无活性物质(高首过代谢),并主要经尿液排泄。长效渗透敏感片剂(硝苯地平 GITS,以 Procardia XL 或 Adalat LA 销售)从内核释放硝苯地平(见表 1.12)。该过程在 24h 内使硝苯地平的血药浓度维持在 20～30ng/ml 的治疗水平。使用核心涂层系统(Adalat CC),血药浓度的变化可以超过 24h,谷峰比率为 41%～91%。

(2)硝苯地平的剂量:在劳力性心绞痛中,通常每天剂量为 30～90mg 的 Procardia XL 或 Adalat LA(Adalat CC 在美国未获准用于心绞痛)。在某些患者中,剂量滴定对于避免缺血性疼痛的发生是很重要的。在寒冷诱导的心绞痛或冠状动脉痉挛中,剂量相似,胶囊(以相似的总日剂量)可以起效最快。在高血压中,标准剂量为 30～90mg,每天 1 次,PURA-DI XL 或 ADALAT CC。在老年人或严重肝病患者中,应减少剂量。

2. 使用数据:硝苯地平的临床适应证

(1)劳力性心绞痛:在美国,当 β 受体阻滞药和硝酸酯类无效或不能耐受时,只有 Procardia XL 而不是 Adalat CC 被用于劳力性心绞痛。尽管硝苯地平胶囊可以适度增加心率(这也可能加重心绞痛),但缓释制剂可以使心率保持不变[142]。它们的抗心绞痛活性和安全性相似接近 β 受体阻滞药,虽然这主要体现在主观症状[143]。针对稳定性冠状动脉疾病患者的 ACTION 研究,是大量针对劳力型心绞痛研究之一(约 7800 例),80% 已经接受 β 受体阻滞药,添加长效硝苯地平的主要益处是减少新发心力衰竭,减少冠状动脉造影,减少旁路手术[144]。在高血压的回顾性亚组研究中(平均初始 151/85 mmHg 降至 136/78 mmHg),新发心力衰竭减少 38%,大卒中减少 32%,而心血管病死亡率没有改变[145]。

(2)血管痉挛性心绞痛:长效硝苯地平尽管其作为 DHP CCB 的用途已在很大程度上被氨氯地平取代,但是它被广泛用于大动脉血管扩张药的治疗,且几乎没有严重的不良反应,现在已成为血管痉挛性心绞痛公认疗法的一部分。然而,在休息时不稳定型心绞痛和 ACS 中感觉不到血管痉挛,任何制剂中的硝苯地平都不应用作单一疗法,因为它可能与低血压、反射性心动过速、冠状动脉盗血现象和使心肌缺血恶化有关[123,139]。

(3)原发性高血压:长效硝苯地平和其他 DHP 由于其优异的功效和良好的耐受性被广泛应用。INSIGHT 研究硝苯地平 GITS 的主要结果研究显示,和利尿药相比,病死率和其他主要结果相当,糖尿病或痛风或外周血管疾病较少,心力衰竭发生率较多[146]。由于会引起间歇性血管扩张和反射性肾上腺素能激活,以及持续时间短,胶囊形式在美国未获准用于高血压。然而,Procardia XL 和 Adalat CC 已获得批准,剂量最初为每次 30mg,每天 1 次,最高每天 90mg。

(4)禁忌证及注意事项:见图 1.28,表 1.15。血流动力学表明具有明显的严重瓣膜主动脉瓣狭窄或阻塞性肥厚型心肌病(压力梯度较大),临床上明显的心力衰竭或左心室功能不全(增加负性肌力作用),具有梗死风险的不稳定心绞痛(没有应用 β 受体阻滞药),和之前有过低血压。

(5)轻微的不良反应:值得注意的两个不良反应是头痛和踝关节水肿,和所有小动脉扩张药一样,均由于毛细血管扩张引起。硝苯地平引起的双侧踝关节水肿,虽然让患者感到痛苦,但不是由于心力衰竭引起的;必要时,可以通过减少剂量,常规利尿药或 ACE 抑制药进行治疗。硝苯地平本身具有轻微的利尿作用。血管急性舒张的不良反应(如潮红和心动过速)的发生率比较低,这是因为血液 DHP 水平升高缓慢。

(6)药物相互作用:西咪替丁和葡萄糖溶液(例如,量>1~2 夸脱)抑制肝 CYP3A4 P-450 酶系统分解硝苯地平,从而显著增加硝苯地平的血液水平。苯巴比妥、苯妥英和利福平促使肝系统硝苯地平的代谢,使硝苯地平血药浓度下降(包装说明书中未提及)。在一些报道中,可以使血液中地高辛水平升高。挥发性麻醉药干扰心肌钙调节,并具有额外的抑制硝苯地平的作用。

(7)停止硝苯地平治疗后出现反跳性心绞痛/缺血:对于患有血管痉挛性心绞痛的患者,建议逐渐减少剂量直至停药,而不是突然停药。

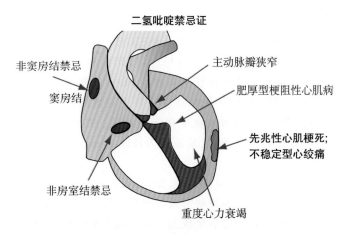

二氢吡啶禁忌证

非窦房结禁忌

窦房结

主动脉瓣狭窄

肥厚型梗阻性心肌病

先兆性心肌梗死；
不稳定型心绞痛

非房室结禁忌

重度心力衰竭

图 1.28　二氢吡啶(DHPs)的禁忌证

　　主要是梗阻性病变，如主动脉狭窄或梗阻性肥厚型心肌病和心力衰竭。不稳定型心绞痛(先兆梗死)是一种禁忌证，除非联合使用硝苯地平和 β 受体阻滞药治疗，或者(很少)怀疑有冠状动脉痉挛(Figure ©
L. H. Opie,2012.)

　　(8)与 β 受体阻滞药和其他药物联合使用：在左心室功能基本保持正常(EF≥40%)的患者中，硝苯地平与 β 受体阻滞药可自由组合(图1.29)，但要避免低血压。严重的左心室收缩功能障碍(如 EF<40%)，额外的负性肌力效应有可能导致心力衰竭。在劳力型或血管痉挛性心绞痛的治疗中，硝苯地平常与硝酸酯类合用。在高血压的治疗中，硝苯地平可能与利尿药、β 受体阻滞药甲基多巴，ACE 抑制药或 ARB 联合应用。与哌唑嗪或(通过外推)其他 α 受体阻滞药联合使用可能引起低血压的不良反应。

　　(六)氨氯地平：首个二代 DHPs

　　氨氯地平(Norvasc;英国 Istin)的主要具体优势是：①起效缓慢且作用持续时间长(见表 1.15)；②在高血压中的广泛应用。这是首个最长效的"第二代"CCB。它与其他 DHP 结合在同一位点(图1.20

表 1.15　长效二氢吡啶的口服应用

名称	剂量和主要的研究	药代动力学和代谢	不良反应和禁忌证	防治措施
氨氯地平（Norvasc,Istin）	5~10 mg 每天 1 次（ALLHAT,VALUE,ASCOT）	t_{max} 6~12h。大部分经肝缓慢代谢,90%代谢为无活性产物;60%经肾排泄;$t_{1/2}$ 35~50h。7~8d可达到稳态	水肿、头晕、潮红、心悸。CI:严重的主动脉狭窄,梗阻型心肌病,左心室衰竭,不稳定心绞痛 AMI。在 CHF 心功能2或3级可以使用氨氯地平,但尽量避免应用	肝衰竭患者的 $t_{1/2}$ 延长至56h。减少剂量,也适用于老年人和心力衰竭患者。通过 CYP3A4 进行肝脏代谢,与辛伐他汀（FDA 建议辛伐他汀不超过 20mg）、阿托伐他汀和洛伐他汀相互作用。西柚汁:慎重。目前相互作用未发现
硝苯地平 prolonged release XL,LA,GITS,Adalat CC; Procardia XL	30~90 mg 每天 1 次（INSIGHT,ACTION）	稳定的 24h 血液水平。起效缓慢,约 6h	S/E:头痛、脚踝水肿。CI:重度主动脉狭窄,梗阻性心肌病、LVF,无 β 受体阻滞药的稳定型心绞痛	加用 β 受体阻滞药抑制左心室。无 β 受体阻滞药的不稳定型心绞痛患者应避免服用。硝苯地平通过 CYP3A4 与辛伐他汀（将辛伐他汀限制在 20mg）,以及阿托伐他汀和洛伐他汀相互作用。西咪替丁和肝病会增加血液水平

（续　表）

名称	剂量和主要的研究	药代动力学和代谢	不良反应和禁忌证	防治措施
非洛地平 ER（Plendil）	$5 \sim 10$ mg 每天 1 次（HOT）	t_{max} $3 \sim 5$h。完全肝代谢（P450）转化为非活性代谢产物。75% 经肾排泄，$t_{1/2}$ $22 \sim 27$h	水肿，头痛，脸红。除 CHF 2 级和 3 级（病死率不确定）外，CI 如上所述	西咪替丁的剂量应根据年龄。抗惊厥药肝病，减少剂量。可以增强肝代谢；西柚汁可以降低 CYP3A4，显著增加非洛地平血药浓度

AMI. 急性心肌梗死；CHF. 充血性心力衰竭；CI. 置信区间；LV. 左心室；LVF. 左心室衰竭；$t_{1/2}$. 血浆半衰期；t_{max}. 血药浓度达峰时间。

钙通道阻滞药与 β 受体阻滞药血流动力学效应

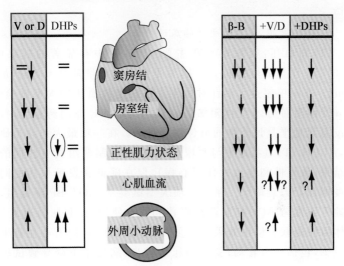

图 1.29 钙通道阻滞药单独或与 β 受体阻滞药(β-B)联合应用的血流动力学效应

请注意,其中一些作用是基于动物实验数据,推广到临床需要谨慎。D,地尔硫䓬;DHP,二氢吡啶;V,维拉帕米(Figure © L. H. Opie,2012.)

中标记为 N)。分子的电生理特性表明它的结合特点并不典型,特点是非常缓慢地结合和分离,因此通道阻滞起始和恢复缓慢。此外,它也与维拉帕米和地尔硫䓬结合位点相同,尽管程度较轻,因此根据其结合特性认为其作用具有独特性[147]。

其药代动力学为 6～12h 达到血浆峰值水平,随后在肝代谢为无活性代谢物。血浆血药水平上升缓慢可能是因为半衰期很长。消除半衰期需要 35～48h,随慢性剂量略有增加。在老年人中,清除率降低,剂量可能需要减少。关于药物相互作用,未发现对地高辛水平的影响,也未与西咪替丁发生任何相互作用(与维拉帕米和硝苯地平相反）。由于肝 CYP3A4 的相互作用,FDA 警告服用氨氯地平的患者不应超过 20mg 剂量的辛伐他汀。葡萄糖溶液摄入没有已知的不良反应。

1. 使用数据:氨氯地平的临床适应证

（1）高血压:氨氯地平在主要 BP 试验中有显著的效果（表 1.16)[148]。作为最初的单一疗法,常见的起始剂量是每天 5mg,最多 10mg。在一项超过 4 年针对中年人群轻度高血压的大型试验中,与 α 受体阻滞药、β 受体阻滞药、利尿药和 ACE 抑制药相比,每天 5mg 氨氯地平是该药物的最佳耐受性[149]。在一项最大的结果研究中,ALLHAT,氨氯地平与利尿药和 ACE 抑制药组具有相同的主要结果（致死性和非致死性冠心病）,但在降低新发糖尿病的同时适度增加心力衰竭[150]。在另一项大型试验 ASCOT-BP 降低组,氨氯地平通常与 ACE 抑制药培哚普利联合使用,比利尿药通常与 β 受体阻滞药联合使用效果好得多[151]。具体而言,所有心血管事件均减少,包括心力衰竭;新发糖尿病较少;病死率下降导致试验提前终止。

在已完成的重要试验,比较贝那普利加氨氯地平与贝那普利加氢氯噻嗪的初始降压治疗,由于 CCB-ACEI 组合明显优于 ACEI 利尿药组合,因此早期终止[152]。主要和次要终点均减少约 20%。对于心血管死亡、非致死性心肌梗死和非致死性卒中,风险比为 0.79（95% CI 0.67~0.92,$P=0.002$)[152]。血压降低的获益相当[153]。是这种组合在更大程度上延缓了肾病的进展[154]。

在高血压 2 型糖尿病患者中,ALLHAT 显示氨氯地平在心血管疾病的相对风险中与利尿药疗效相同[155]。在晚期糖尿病肾病中,氨氯地平与厄贝沙坦相比可预防 MI,而厄贝沙坦可降低心力衰竭的发生率和延缓肾病的进展[156]。

（2）劳力型心绞痛和冠状动脉疾病:氨氯地平在劳力型心绞痛中得到很好的测试,具有 24h 的抗心绞痛作用,并且通常比 β 受体阻滞药具有更好的耐受性。在 CAMELOT 中,对 663 例行血管造影的冠心病患者给予氨氯地平 2 年;尽管血压降低相似,但氨氯地平与依那

表 1.16　氨氯地平:高血压的主要结果试验

缩略语	数量和持续时间	比较	终点
ALLHAT[150]	氨氯地平组 9048 例	氨氯地平与其他药物(利尿药,ACE 抑制药,α 受体阻滞药)	在相同降压目标下,冠心病、卒中、全因病死率相等;心衰发病率更高,新发糖尿病病减少
ASCOT[151]	18 000 例病人,5 年,BP>160/100 或服药时 140/90;年龄 40−80 岁;3+CHD 危险因素	氨氯地平与阿替洛尔的两种比较:A+培哚普利与阿替洛尔+噻嗪	病死率降低,所有心血管事件发生率大幅下降
VALUE,Amlodipine[148]	15 245 例,年龄 50＋,初始 BP 155/87 mm Hg	氨氯地平与缬沙坦氢氯噻嗪	同等的心脏和死亡率结果
ACCOMPLISH[152,153]	11 506 例,高危	贝那普利+氨氯地平与贝那普利+氢氯噻嗪的比较	心血管死亡,非致命性心肌梗死和非致命性卒中的危险比为 0.79 (CI.0.67~0.92;P＝0.002)

ACCOMPLISH,通过对收缩期高血压患者进行联合治疗,避免心血管事件的发生;ACE,血管紧张素转换酶;ALLHAT,抗高血压和降脂治疗预防心脏病发作试验;ASCOT,盎格鲁-斯堪的纳维亚心脏结局试验;BP,血压;CHD,冠心病;CI,置信区间;VALUE,缬沙坦抗高血压长期使用评价试验。

普利相比心血管事件减少了 31%[157,158]。尽管该试验中动脉粥样硬化程度下降,但动脉管腔尺寸没有变化。在 PREVENT 中,给予冠状动脉造影显示,冠心病患者服用氨氯地平 3 年后的结果指标降低[159]。氨氯地平比 β 受体阻滞药阿替洛尔更有效地减少运动诱发的缺血,而阿替洛尔更好地减少动态缺血,对于这两种情况,组合都是最好的[160]。然而,CCB-β 受体阻滞药组合经常使用不足,这在很大程度上主要由于临床医师对于同时使用两种具有负变时性和负性肌力作用的药物的担忧。虽然之前针对稳定型缺血性心脏病患者的 COURAGE 试验发现阿司匹林,他汀类药物和肾素-血管紧张素系统抑制药的使用率很高,这是作者称之为"最佳药物治疗"的一部分,但在抗心绞痛药物的总体使用率较低,特别是硝酸酯类和 CCB[161]。运动诱发的缺血是劳力型心绞痛的主要诱因。硝酸酯类缓解心绞痛后,EF 需要约 30min 才能恢复,这是缺血性痉挛的表现。如果是由于细胞钙超载导致的痉挛,氨氯地平显著减弱了这种痉挛[162]。在 Prinzmetal 的血管痉挛性心绞痛中,另一个适应证是每天服用氨氯地平 5mg 可以改善症状和 ST 段的改变。对于高血压患者的心血管保护,在 ASCOT 研究中氨氯地平是减少卒中、重大事件和病死率的主要药物[151]。

2. 禁忌证、注意事项和不良反应　　氨氯地平与其他 DHP 具有相同的禁忌证(见图 1.28)。它在不稳定型心绞痛,AMI 和缺血性心脏病患者的长期随访中未经测试。有一种观点认为,在没有 β 受体阻滞药的情况下不应使用它。在心力衰竭中,最好避免应用 CCB,但氨氯地平可以应用,以便更好地控制心绞痛。在肝疾病中,应减少剂量。在不良反应中,外周水肿最麻烦,若患者每天 10mg 发生率约 10%(见表 1.13),女性水肿(15%)多于男性(6%)。其次是头晕(3%~4%)和潮红(2%~3%)。与维拉帕米相比,水肿更常见,而头痛和便秘较少见。与安慰剂相比,头痛没有增加。与 TOMH 研究中的其他药物相比,氨氯地平极大地提高了患者的生活质量[149]。

(七)非洛地平

非洛地平(Plendil ER)具有其他长效 DHP 的许多标准性质。在美国,它仅被批准用于高血压,起始剂量为 5mg,每天 1 次,然后根据需要增加到 10 mg 或减少到 2.5 mg。作为单一疗法,它约等于硝苯地平的疗效。最初的非洛地平单药治疗是斯堪的纳维亚非常大的结果研究[高血压高度(HOT)]的基础,其目的是将舒张压降至不同水平(90,85 或 80 mmHg)进行比较[163]。通常需要与 ACE 抑制药和 β 受体阻滞药等其他药物联合使用才能达到血压治疗目标。在糖尿病患者中血压降得越低,心血管病死率越低。与其他 DHPs 一样,非洛地平与 β 受体阻滞药合用效果最好[164]。有两种药物相互作用值得注意,即西咪替丁增加血液非洛地平水平,抗惊厥药可显著降低水平,两者均可能作用于肝酶水平。葡萄糖溶液显著抑制新陈代谢。非洛地平的高血管选择性使其广泛应用于心力衰竭实验中,但在大型 Ve-HeFT Ⅲ 试验中将非洛地平加入常规血管扩张药治疗中并没有得持续的临床获益[165]。

(八)第三代二氢吡啶

第三代 DHP CCB 抑制血管肌细胞上的 T 型钙通道,例如位于肾小球后动脉上的 T 型钙通道。由于肝脏不良反应,这些药物中的第一种,mibefradil,在一系列研究后撤回。现在更加关注一种新药 manidipine 使用[166]。在对 380 名受试者平均 3.8 年的 DEMAND 研究中,联合使用 manidipine 和 ACE 抑制药治疗可减少 2 型糖尿病高血压患者的大血管事件和蛋白尿,而 ACE 抑制药则没有,机制是降低肾小球后阻力和降低肾小球内压。心脏保护作用超出了改善血压和代谢控制。在联合治疗的患者中几乎完全预防了胰岛素抵抗的恶化,这表明可能存在 manidipine 介导的脂肪细胞过氧化物酶体增殖物激活受体-γ 活化的其他作用。作者估计约 16 名受试者必须接受联合治疗,以预防一项主要心血管事件。需要更大规模的试验才能将第三代 CCB 牢固地放在治疗图上。

(九)总结

1. 使用范围　CCBs 广泛用于治疗高血压和血管痉挛性心绞痛,但在运动性心绞痛中,尤其是与 β 受体阻滞药联合使用时,CCBs 的使用往往不足。CCBs 主要作用机制是阻断小动脉,外周血管或冠状动脉中的钙通道,从而发挥降压和治疗心绞痛的作用。HRL CCB 具有显著的负性肌力作用,抑制窦房结和房室结,同时也具有负性变时作用。这些心脏抑制作用在 DHP 中缺失或减弱,最初这类药物主要是硝苯地平,现在包括氨氯地平、非洛地平和其他药物。在这些药物中,氨氯地平被广泛用于治疗高血压,并被证明具有良好的疗效。作为一类药物,DHPs 比 HRL 药物(也称为非 DHPs)更具血管选择性,更常用于高血压治疗。只有非 DHPs 维拉帕米和地尔硫䓬,通过抑制房室结具有抗心律失常特性。DHPs 和非 DHPs 虽然它们作用机制不同,但是在劳力型心绞痛和心肌缺血的治疗中都是有效的,但在美国,常未得到充分应用。

2. 安全性和有效性 以往对 CCBs 这一类药物的长期安全性的严重担忧已被七项高血压大研究所消除,其中一项是心绞痛。尽管如此,与所有药物一样,需要考虑前面章节中提到的注意事项和禁忌证。

3. 缺血性心脏病 所有 CCB 在改善静息性和劳力型心绞痛方面均有效,尤其是在病因为血管痉挛的情况下,这些药物在缓解心肌缺血方面也有效,其疗效和安全性与 β 受体阻滞药相当。最大的心绞痛研究 ACTION 显示,在先前的 β 受体阻滞药基础上添加长效 DHP 的可以获益。在不稳定型心绞痛患者中,由于 DHPs 具有血管舒张诱导的反射性肾上腺素能激活的倾向,因此在没有 β 受体阻滞药的情况下,DHPs 是特别禁忌的。尽管在不稳定型心绞痛中使用 HRL 非 DHP 的数据得到了较好的支持,但实际上已被 β 受体阻滞药所取代,尽管如前所述,血管痉挛的病因强烈支持使用 HRL CCB,如地尔硫䓬或维拉帕米。在心肌梗死后患者中,如果 β 受体阻滞药不能耐受或禁用,则可以使用维拉帕米或地尔硫䓬,但前提是不存在心力衰竭,尽管美国未批准用于此目的。地尔硫䓬已被证明能减少某些梗死后患者的首次复发性心脏事件,尤其是那些非 Q 波心肌梗死或 NSTEMI 患者。没有足够的试验数据支持在心肌梗死后患者中使用 DHP CCB。

4. 高血压 一系列大型结果研究的有力总体证据支持长期服用 DHPs 在硬终点(包括冠心病)的安全性和有效性。一项针对冠心病患者的大型结果研究表明,非 DHP 维拉帕米的总体疗效与阿替洛尔相当,新发糖尿病病例较少。

5. 糖尿病高血压　ALLHAT 表明,在心血管疾病的相对风险方面,氨氯地平与利尿药或 ACE 抑制药一样有效。其他数据表明,糖尿病患者的初始降压治疗应基于 ACE 抑制药或 ARB,尤其是肾病患者。为了在糖尿病患者中实现目前的血压达标,几乎总是有必要使用联合治疗,这通常包括 ACE 抑制药或 ARB,以及利尿药或 β 受体阻滞药,以及 CCB。

6. 心力衰竭　心力衰竭仍然是使用所有 CCB 的一般禁忌证,但有两个例外,即基于左心室肥厚的舒张功能障碍,以及在需要时谨慎添加氨氯地平治疗的收缩性心力衰竭,例如,用于心绞痛的额外症状控制。严重左心室收缩功能障碍(近期广泛 Q 波心肌梗死或 ST 段抬高型心肌梗死时 EF<40%)或临床或影像学肺充血时,应避免使用地尔硫䓬和维拉帕米。

五、新型(非传统)抗心绞痛药物(或代谢和其他非传统抗心绞痛药物)

除了包括 β 受体阻滞药、钙通道阻滞药和硝酸酯类在内的标准药物治疗药物类别外,目前还有几种较新的抗心绞痛药物可用于心绞痛和心肌缺血的症状治疗。这些药物包括雷诺嗪、曲美他嗪、伊伐布雷定和尼可地尔。

(一)雷诺嗪

雷诺嗪是复极过程中晚期钠通道内流(晚期 I_{Na})的抑制药(图 1.30)。它会降低细胞内钠浓度,进而降低细胞内钙浓度,从而降低心室舒张壁张力,减少耗氧量,改善心绞痛症状。此外,雷诺嗪被认为是一种脂肪酸部分氧化抑制药,可减轻氧化应激[108]。雷诺嗪可减轻心绞痛,但在运动期间心率、血压或心率-压力乘积无明显降低,且血流动力学无明显变化,因此,对于有低血压或心动过缓风险的患者,在使用传统的抗心绞痛药物时,雷诺嗪是一种有用的治疗选择。雷诺嗪还通过剂量依赖性抑制快速延迟整流钾电流(I_{Kr})延长心室动作电

新型抗心绞痛药物

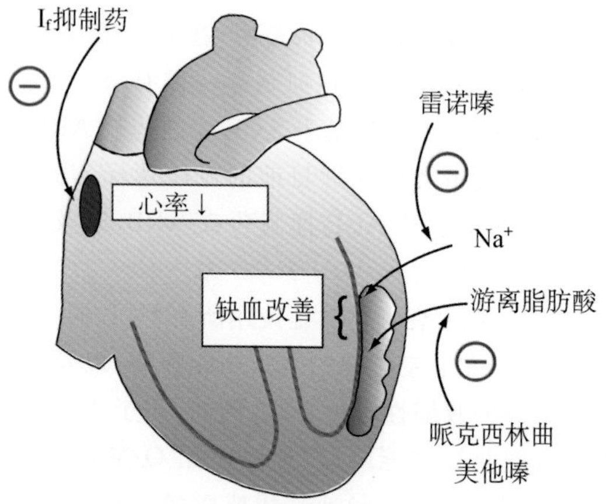

图 1.30　新型抗心绞痛药物以不同方式发挥作用

伊伐布雷定抑制 I_f 可通过降低心率增加心肌氧供。雷诺嗪通过在缺血期间缓慢的钠电流减少钠的流入,从而减少细胞内钠和钙的负荷。Perhexiline 在 CPT-1 酶水平上抑制游离脂肪酸(FFA)氧化。曲美他嗪在线粒体长链氧化水平上抑制脂肪酸氧化,此外,提高全身胰岛素的敏感度(Figure © L. H. Opie,2012.)

位和 QTc 间期。雷诺嗪单独或与 β 受体阻滞药或 CCB 联合治疗,可显著降低心绞痛和 NTG 的使用频率,改善运动持续时间,并延迟运动期间 ST 段压低的发生(MARISA、CARISA 和 ERICA)。

一项随机、双盲试验中,6566 例非 ST 段抬高心肌梗死患者在接受基础治疗的同时随机分为接受雷诺嗪或安慰剂治疗[167],两组的主要复合终点心血管死亡、心肌梗死的显著降低与雷诺嗪无关(21.8% 雷诺嗪组与 23.5% 安慰剂组比较,$P = 0.11$)[168]。然而,雷诺嗪组的复发性缺血显著减少(13.9% 与 16.1% 安慰剂组,$P = 0.03$)[168]。此外,尽管 QTc 略有增加,但记录的心律失常没有显著增加(3.0% 与 3.1%,$P = 0.84$),证实了它的安全性[168]。在一项预先指定的分析中,MERLIN-TIMI 36 试验的作者评估了雷诺嗪对 5500 多例 ACS 慢性心绞痛患者的抗心绞痛疗效,并表明雷诺嗪与安慰剂相比,可以显著降低心血管死亡、MI 或复发性缺血的主要复合终点事件[169]。MER-LIN-TIMI 36 试验表明雷诺嗪是一种有效的抗心绞痛药物,但不会降低病死率[169]。在糖尿病患者中,雷诺嗪已证明可以使 HbA1c 显著降低,因此在这类患者中选择雷诺嗪治疗心绞痛是一个很不错的选择[110,111]。在 CARISA 试验的事后分析中,治疗 12 周后,与安慰剂相比,每天 2 次给药 750 mg,HbA1c 降低 $0.48\% \pm 0.18\%$($P=0.008$),每天两次服用 1000 mg,HbA1c 降低 $0.70\% \pm 0.18\%$($P=0.0002$)[110]。此外,作为 MERLIN-TIMI36 试验的一部分,雷诺嗪治疗的糖尿病患者 HbA1c 显著降低,4 个月时 HbA1c<7% 的可能性更大,1 年时 HbA1c 升高 1% 的可能性更小。最近的一项随机对照试验,评估雷诺嗪对 2 型糖尿病慢性稳定型心绞痛(TERISA)受试者的作用,纳入 949 例糖尿病、冠心病和稳定型心绞痛患者,在使用一到两种抗心绞痛药物治疗的基础上加用雷诺嗪或安慰剂治疗相比[170],发现雷诺嗪可以显著降低每周心绞痛发生的频率和每周舌下含服硝酸甘油的频率[170]。

(二)曲美他嗪

在欧洲广泛用作抗心绞痛药物,但在美国或英国未得到广泛应用。它是脂肪酸氧化的部分抑制药,不影响血流动力学。短期临床研究已经证明了显著的益处,包括减少每周心绞痛发作和改善运动时间,但还需要进行大型长期试验[171]。在患有冠心病的糖尿病患者中,曲美他嗪降低血糖、增加葡萄糖摄取,并且改善内皮功能[172]。一个有趣的建议是,由于它的作用不影响血压,因此它可以代替硝酸酯类作为勃起功能障碍患者的抗心绞痛药物,直到可以自由使用西地那非和类似药物。

越来越多的证据表明,曲美他嗪可能也有助于治疗慢性收缩性心力衰竭[173],这是由于心肌能量学的改善所致。在心力衰竭患者中,添加曲美他嗪有利于常规治疗,包括 β 受体阻断药和 RAS 抑制药[174]。在一小部分神经科患者中,曲美他嗪治疗加重了先前诊断为帕金森病的病情[175],这应成为其使用的禁忌证。

（三）伊伐布雷定

伊伐布雷定是起搏器电流 I_f 的阻滞药，因此不直接作用于代谢，而是通过降低心率从而降低心脏的代谢需求间接作用。其抗心绞痛效力与 β 受体阻滞药[176] 和氨氯地平相似[177]。与 β 受体阻滞药相比，没有负性肌力作用或血压降低，停止治疗后也没有反弹[178]。在英国和其他欧洲国家，当 β 受体阻滞药不耐受或禁忌时，伊伐布雷定被应用于心绞痛。在实践中，它可能与 β 受体阻滞药联合使用，具有临床益处[179]，但在本研究中，β 受体阻滞药没有滴定到最大剂量以使心率降低。理论上，与 β 受体阻断相比，严重窦房结抑制的风险更小，因为只有一个起搏器电流被阻断，而 β 受体阻断影响所有起搏器电流。缺点是，视网膜中也存在电流 I_f，因此可能会出现夜间视觉障碍，闪烁的灯光（磷光）[180] 可能会影响夜间驾驶，并且通常是短暂的。在心力衰竭患者中，SHIFT 研究确定了伊伐布雷定对一组中度收缩性心力衰竭患者的临床益处，这些患者的心率在 β 受体阻滞药的作用下仍较高[181]，尽管在试验期间是否使用了足够剂量的 β 受体阻滞药存在争议[182]。只有 23% 的患者达到了试验确定的目标剂量，只有一半的患者接受了 50% 或更多的目标 β 受体阻滞药剂量。

（四）尼可地尔

尼可地尔（在美国未经批准使用）具有双细胞作用机制，既作为钾通道激活药，又具有硝酸酯类样作用，这可以解释为什么在实验上它的耐受性不如硝酸酯类。它是一种硝酸烟酰胺，主要通过扩张大冠状动脉及减少前负荷和后负荷发挥作用。在日本，它被广泛用作抗心绞痛。在 IONA 研究中，5126 例稳定型心绞痛患者平均随访 1.6 年，尼可地尔可以使包括 ACS 在内的主要冠状动脉事件减少[183]。

（五）硝酸酯类药物的总结

1. 作用机制　硝酸酯类通过扩张冠脉和缓解冠状动脉血管收缩（包括运动引起的）来改善心绞痛发作。它们也是动脉扩张药，可降低主动脉收缩压。它们的扩张作用也有利于 LV 充盈压高的心力衰竭患者。

2. **间歇性硝酸酯类治疗劳力性心绞痛** 舌下硝酸甘油仍然是基本疗法,通常与β受体阻滞药、CCB 或两者结合使用,并仔细评估生活方式、血压和血脂状况。作用数分钟后,再次发作,再次使用时效果较差。由于需要肝转化为活性代谢物,硝酸异山梨酯起效延迟,因而作用持续时间比硝酸甘油更长。

3. **用于心绞痛预防** 短效和长效硝酸酯类均可在劳力型心绞痛发作间期使用,并可在心绞痛预防中发挥重要作用。在心绞痛发作前几分钟短效舌下含服硝酸甘油或硝酸甘油喷雾剂可以预防劳力型心绞痛的发作。

4. **对于静息或早期急性心肌梗死的不稳定型心绞痛** 需要持续应用硝酸甘油,静脉注射硝酸甘油短期治疗 24～48h 经常有效;然而,经常需要递增剂量来克服耐受性。急性心肌梗死静脉注射硝酸甘油可能有助于增强冠状动脉的整体血流,在心力衰竭或 LV 充盈压升高(或肺毛细血管楔压)的情况下,静脉注射硝酸甘油可能会增加静脉容量并减少前负荷。

5. **治疗心力衰竭** 硝酸酯类可以有效降低预负荷并减少肺充血,尽管长期使用也可能导致耐受性。硝酸异山梨酯联合肼苯达嗪可能对心力衰竭有益(没有应用 ACE 抑制药治疗)。一种专有联合用药(BiDil)被批准用于治疗自称非裔美国人的心力衰竭患者。

6. **硝酸酯类耐受性** 目前对耐受性机制的理解主要集中在自由基形成(超氧化物和过氧亚硝酸酯类),硝酸酯类生物转化为活性 NO 受损。在用硝酸异山梨酯或单硝酸酯类治疗心绞痛期间,大量证据表明,较大剂量持续应用硝酸酯类在很大程度上避免了临床耐受,但内皮功能障碍仍然是长期危险。除了加入肼苯达嗪(见前面的讨论)之外,其他不太好测试的措施包括给予抗氧化剂,他汀类药物、ACE 抑制药和叶酸。越来越多的数据表明,其中认为乙醛形成引起内皮功能障碍,导致硝酸酯类耐受。与卡维地洛或作为β受体阻滞药的比索洛尔共同使用可能有助于预防或延迟耐受性,但缺乏前瞻性临床试验。

7. **与 PDE-5 抑制药的相互作用** 硝酸酯类可能与这些药物发

生非常不利的相互作用,这些药物现在经常用于缓解勃起功能障碍。后者在心血管疾病患者中很常见,是内皮功能障碍的表现。因此,这些 PDE-5 抑制药与硝酸酯类的共同给药是禁忌的。如果必须应用这些药物时,硝酸酯类必须有 24～48h 的间隔(他达拉非的间隔时间更长),才能合理、安全地进行治疗,但仍然非常小心。

参考文献

完整的参考文献可在 www.expertconsult.com 上查阅。

第2章

治疗高血压的药物

LUKE J. LAFFIN · GEORGE L. BAKRIS

一、引言

基于现有的证据,定义一个人是否患有高血压,其分类及血压阈值仍在不断变化。专业学协会对这类证据的评估导致了世界各地指南中采取了不同的血压阈值[1,2]。鉴于我们定义高血压的阈值可能而且必将继续发展,从二元的角度考虑高血压是不太有用的,但将高血压视为与冠状动脉疾病、卒中、心力衰竭(HF)、心血管(CV)死亡率具有连续线性对数关系的危险因素更有帮助。最后,大多数临床医师考虑将高血压定义为血压水平,高于此水平的检查和治疗利大于弊[3]。

虽然生活方式干预是所有指南治疗的基石,但大多数人也将需要降压药物。有10种不同的药物类别可以降低血压。每一类都涉及一个或多个与高血压的发生和维持相关的病理生理过程(图2.1),以及随后的心血管和肾并发症(图2.2)。虽然指南倾向于在特定患者群体中使用某些特定的药物类别,但重要的是要记住,现有的证据表明,比使用特定类别的药物更重要的是达到的降压幅度[4]。

根据临床表现进行个体化用药选择[5],记住其他并发症的存在,避免可能导致服药依从性不佳的不良反应,这些都是至关重要的。此外,必须强调的是,在治疗高血压时,对患者进行改变生活方式的教育[4],比个性化的药物选择更为重要。

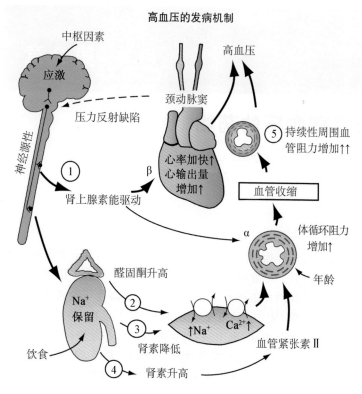

高血压的发病机制

图 2.1　高血压发展和维持的主要机制

①增加了肾上腺素能驱动，特别是在年轻的高血压患者中。②和③肾素-血管紧张素-醛固酮介导的机制，包括低肾素高血压，如那些固有的高醛固酮水平或肾水钠潴留（钠上皮通道）。④高肾素高血压，见肾功能不全。⑤全身血管阻力（SVR）增加（Figure © L. H. Opie，2012.）

本章主要讨论主要药物类别和当代高血压指南。接下来，我们讨论可用于治疗高血压的每个药物类别，以及相关的作用机制、应用剂量、不良反应和每个药物类别的药物相互作用。

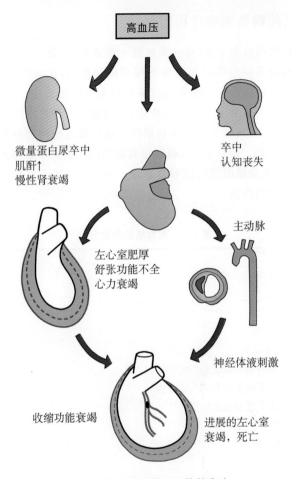

高血压

微量蛋白尿卒中
肌酐↑
慢性肾衰竭

卒中
认知丧失

主动脉

左心室肥厚
舒张功能不全
心力衰竭

神经体液刺激

收缩功能衰竭

进展的左心室
衰竭，死亡

图 2.2　高血压及其心血管并发症

心血管并发症是最常见的死亡原因。控制不良的高血压也会导致肾衰竭(RF)和脑血管并发症，如卒中。两种主要的心血管事件是心力衰竭和主动脉、冠状动脉疾病的发展。左心室肥厚(LVH)可作为高血压心脏病的第一个表现，并导致随后的舒张功能不全或左心室收缩功能障碍。这些并发症最终会导致射血分数保留或射血分数降低的心力衰竭(Figure © L. H. Opie，2012.)

二、药物类别概述和指南

降压药可分为十类,每一类包括一些亚类,见表2.1。这些类别的药物通过不同的机制和身体不同部位起作用,从而控制血压(图2.3)。某些降压药物可能会通过多种机制来降低血压。例如,卡维地洛同时具有β和α受体阻滞作用,螺内酯是一种盐皮质激素受体拮抗药,但在高剂量下也作为利尿药。我们将这些药物分类为其最常应用的一类。表2.2广泛概述了高血压门诊管理中常用的药物类别,包括令人信服的适应证和禁忌证。表2.3概述了在高血压急诊治疗中使用的药物[6]。

表2.1 高血压的药物分类

利尿药
  -噻嗪类利尿药
  -襻利尿药
钙通道阻滞药"CCB类"
  -二氢吡啶类
  -非二氢吡啶类
血管紧张素转换酶抑制药"ACE抑制药"
血管紧张素Ⅱ受体拮抗药"ARB类"
盐皮质激素受体拮抗药
β受体阻断药
  -非选择性的
  -心脏选择性的
  -血管舒张药
  -内在拟交感神经活性的
中枢交感神经拮抗药
α_1-肾上腺受体拮抗药
直接血管扩张药
直接肾素抑制药:阿利吉仑

降压药物的作用位点

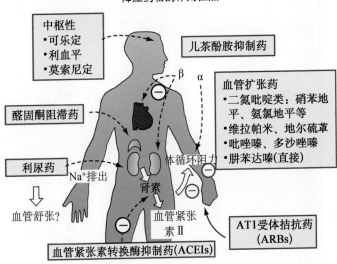

图 2.3　降压药物的作用位点

由于高血压通常是多因素引起的,可能很难找到特定患者的单一理想药物,药物组合通常使用低至中剂量,通常比单一药物最大剂量下产生更好的降压效果(Figure © L. H. Opie,2012.)

美国最新的高血压治疗指南于 2017 年发布,并得到了美国心脏病学会和美国心脏学会的认可。

其他专业学协会[4]2018 年秋季发布美国顽固性高血压治疗指南[7]。欧洲高血压学会/欧洲心脏病学会(ESH/ESC)的高血压防治指南也于 2018 年秋季发布[2]。比较这些指南,显示了更多的相似性而不是差异性[8]。两者都强调的是大力推动使用联合治疗(即单一片剂联合或复方制剂)。ESH/ESC 指南建议将这种策略作为所有高血压患者的初始治疗,而美国指南建议对高于收缩压和(或)舒张压目标值 20/10mmHg 的患者采用这种策略。多项研究表明,联合治疗更有效,不良反应更少。

表 2.2 高血压治疗药物选择

药物的分类	绝对适应证	相对适应证	绝对禁忌证	相对禁忌证
利尿药（噻嗪类）	心力衰竭 老年人高血压 收缩期高血压 黑种人	肥胖	痛风	妊娠 脂代谢异常 代谢综合征
利尿药（襻类）	心力衰竭 肾衰竭		低钾血症	
盐皮质激素受体拮抗药	心力衰竭 心肌梗死后 原发性醛固酮增多症	难治性高血压	高钾血症 肾衰竭	糖尿病肾病
钙通道阻滞药	心绞痛 老年人高血压 收缩期高血压	周围血管疾病 糖尿病 非洲裔	心脏传导阻滞 [a] 症状性心力衰竭（除氨 氯地平）	既往出现过下肢水肿
ACEI 类	左心室收缩功能障碍 左心衰竭 蛋白尿	2 型肾病	妊娠 高钾血症 双侧肾动脉狭窄	严重咳嗽

（续　表）

药物的分类	绝对适应证	相对适应证	绝对禁忌证	相对禁忌证
ARB 类	服用 ACEI 咳嗽 左心室肥厚 心力衰竭	心肌梗死后	妊娠 双侧肾动脉狭窄 高钾血症 主动脉严重狭窄	
β 受体阻滞药	心绞痛 心动过速 心肌梗死后 心力衰竭	妊娠 糖尿病	哮喘 严重 COPD 心脏传导阻滞 [b]	肥胖 代谢综合征 运动员和经常锻炼的患者 勃起功能障碍

[a] 维拉帕米或地尔硫䓬可引起二度或三度房室传导阻滞。

[b] 二度或三度房室传导阻滞。

ACEI, 血管紧张素转换酶抑制药；ARB, 血管紧张素受体阻滞药；COPD, 慢性阻塞性肺疾病。

表 2.3 高血压急症的药物管理

药物	剂量	起效/作用持续时间(停药后)	注意事项/禁忌证
注射用血管扩张药			
硝普钠	$0.25\sim10.0\ \mu g/(kg\cdot min)$ 静脉注射 10min	输注后 $1\sim2min$	恶心,呕吐,肌肉抽搐;长期使用可引起硫氰酸盐中毒,高铁血红蛋白血症或氰酸中毒,氰化物中毒
非诺多泮	静脉注射 $0.1\sim0.3\mu g/(kg\cdot min)$,每15分钟增加1次,直至达到血压目标	$5\sim15min/30\sim60min$	头痛,心动过速,脸红,局部静脉炎
硝酸甘油	静脉注射 $5\sim200\mu g/min$,每5分钟递增 $5\mu g/min$	$1\sim5min/3\sim5min$	头痛,反射性心动过速,恶心,呕吐,脸红,高铁血红蛋白血症
尼卡地平	静脉注射 $5\sim15mg/h$	$1\sim5min/30\sim40min$,但可能超过12h后延长输注	反射性心动过速,恶心,呕吐,头痛,颅内压增高;长期输注可导致低血压
氯维地平	$2mg/h$ 静脉注射,每2分钟增加 $2mg/h$ 一次,重复或 $15\sim30mg/min$ 静脉注射	$2\sim3min/5\sim15min$	头痛,反射性心动过速
肼屈嗪	$10\sim20mg$ 静脉推注或 $10\sim40mg$ 肌内注射,每 $4\sim6$ 小时重复一次	10min 静脉注射/>1h 静脉注射 $20\sim30min/4\sim6h$	心动过速,头痛,呕吐

（续 表）

药物	剂量	起效/作用持续时间(停药后)	注意事项/禁忌证
依那普利	0.625～1.250mg 每 6 小时静脉注射一次	15min/4～6h	双侧肾动脉狭窄、低血压、血管性水肿史患者的肾衰竭
注射用肾上腺素抑制药			
拉贝洛尔	0.25～0.5mg/kg 静脉注射；2～4mg/min 至血压达标。随后 5～20 mg/h	5～10min/3～6h	二度或三度房室传导阻滞、HFrEF、哮喘、心动过速
美托洛尔	2.5～5mg 静脉注射 2min；每 5 分钟重复一次，最多重复 15mg	1～2min/5～8h	二度或三度房室传导阻滞、HFrEF、哮喘、心动过速
艾司洛尔	0.5～1mg/kg 静脉注射或 50～300μg/(kg·min)	1～2min/10～30min	大于一度心脏传导阻滞、心动过缓、HFrEF、哮喘
酚妥拉明	0.5～1mg/kg 静脉注射或 50～300μg/(kg·min)	1～2min/10～30min	快速性心律失常、直立性低血压
可乐定	150～300μg 静脉注射，5～10min	30min/4～6h	镇静作用和血压反弹

HFrEF，射血分数减低的心力衰竭。Adapted from Van den Born BH, Lip GYH, Brguljan-Hitij J et al. ESC Council on hypertension position document on the management of hypertensive emergencies. Eur Heart J Cardiovasc Pharmacother. 2019;5(1):37-46.

三、利尿药

(一)作用机制

利尿药改变肾生理机制,增加尿量,增加钠水排出,对血压的影响较大。此外,噻嗪类利尿药也会导致轻度血管舒张,因此,为降低血压提供了另一种额外机制。[9]

噻嗪类利尿药可抑制肾单位远端钠和氯的再吸收。该远端共转运体对襻利尿药不敏感。增加的钠到达远曲小管以刺激与钾的交换,特别是在激活的肾素-血管紧张素-醛固酮系统的存在下。噻嗪类药物也可能增加远端肾小管中钾的主动排泄。口服制剂在胃肠道迅速吸收,在 $1\sim2h$ 产生利尿作用,尽管美国最常用的噻嗪类利尿药氢氯噻嗪(HCTZ)和氯噻酮之间的总体效果存在显著差异。

襻利尿药,包括最常用的呋塞米和托拉塞米,抑制 $Na^+/K^+/2Cl^-$ 共转运体与氯离子通过 Henle 环升升壁细胞的转运有关。在药物被近端小管排出后,在腔内达到这个作用部位。共转运抑制的作用是氯离子、钠离子、钾离子和氢离子都保持在腔内,并在尿液中丢失,可能伴有低钠血症、低氯血症、低钾血症和碱中毒的不良反应。与噻嗪类利尿药相比,尿量相对较大,钠的损失相对较少。

噻嗪类利尿药与襻利尿药的不同之处在于,它们的持续时间更长,作用部位不同。此外,噻嗪类药物是所谓的低上限利尿药,因为在相对较低剂量时达到最大反应,并且在肾衰竭时作用下降[10]。噻嗪类药物和襻利尿药在不同的肾小管部位起作用的事实解释了它们的附加效应,称为序贯肾单位阻滞。

保钾利尿药如阿米洛利和氨苯蝶啶有时与噻嗪类利尿药联合使用,以降低低钾血症,降低高血压患者严重室性心律失常的发生率[11]。阿米洛利作用于肾上皮钠通道[12],氨苯蝶啶抑制钠离子交换,从而减少了钠在远曲小管和集合管的重吸收。就其本身而言,它们是相对较弱的利尿药。

(二)类内差异

在噻嗪类利尿药中,氢氯噻嗪应用最广泛。它的生物利用度为

60%～80%。心力衰竭和(或)慢性肾疾病(CKD)可降低其吸收。氯噻酮和吲达帕胺与氢氯噻嗪不同,因此被称为噻嗪样(导致噻嗪类利尿药的术语包括噻嗪型和噻嗪样利尿药)。氯噻酮和吲达帕胺均优先推荐用于顽固性高血压的治疗[7]。吲达帕胺在欧洲广泛使用,在美国也可以买到,但使用频率要低得多。当使用等效剂量时,噻嗪类利尿药之间的头对头比较,血压降低没有显著差异。然而,噻嗪类药物和噻嗪样利尿药在降压幅度和持续时间上有明显的差异[9,13]。此外,氯噻酮 25mg 较氢氯噻嗪 50mg 相对有效,特别是在治疗夜间高血压方面[13]。

噻嗪类和噻嗪样利尿药在药代动力学上有很大的不同[14]。与氢氯噻嗪相比氯噻酮的半衰期要长得多,为 40～60h,且分布更广。美托拉宗是一种强效噻嗪样利尿药,具有喹唑啉结构。美托拉宗的一个重要优势是,即使肾功能下降的情况下它仍然有效,通常与襻利尿药联合用于水肿管理。作用时间可长达 24h。美托拉酮与呋塞米联合使用,可能会引起利尿效果过强,有容量锐减及低钾的风险。表2.4 和表 2.5 突出显示了襻利尿药和噻嗪类利尿药之间的重要药代动力学差异。

表 2.4　常见襻利尿药:剂量和药代动力学

药物	使用	药代动力学
呋塞米	10～40mg 每日口服 2 次 250～2000mg 口服或静脉注射	10～20min 达利尿峰值 1.5h;利尿总作用时间 4～5h,肾排泄可变吸收 10%～100%
布美他尼	0.5～2mg,每日口服 1～2 次(未获批准进行血压控制治疗)	利尿峰值 75～90min;总作用持续时间 4～5h;肾脏排泄吸收 80%～100%
托拉塞米	5～20mg 每日口服 1 次治疗血压	60min 口服峰值效应 1～2h;口服利尿时间 6～8h;吸收率 80%～100%

表 2.5　常见的噻嗪类利尿药:剂量和作用持续时间

药物	使用剂量	药物持续作用时间(h)
氢氯噻嗪	12.5~25mg,12.5mg 首选	16~24
氯噻酮	12.5~50mg,12.5~15mg 首选(BP)	≈40~60
美托拉宗	2.5~5mg(BP) 5~20mg(HF)	24
氯噻嗪	250^a~1000mg	6~12
吲达帕胺	1.25~2.5mg,首选 1.25mg(BP) 2.5~5mg(HF)	24

[a] 最低有效的降压剂量未知;可能更喜欢使用其他药物来控制血压。BP,血压;HF,心力衰竭。

在襻利尿药中,呋塞米是应用最广泛的利尿药。然而,它的使用可能因吸收不稳定而变得复杂化,它生物利用度广,半衰期<6h[15]。使呋塞米的使用更为复杂的是,不同仿制药的吸收变异系数是不同的。因此,用一种呋塞米制剂替代另一种制剂,患者的吸收不能标准化继而产生反应也有所差别。布美他尼和托拉塞米口服吸收更容易预测。襻利尿药的作用时间短意味着当高血压患者需要持续利尿作用时,需要频繁的剂量。每天两次剂量的呋塞米应该是在清晨和下午 3 点服用,以避免夜尿。呋塞米引起的钠绝对丢失比氢氯噻嗪更早(0~6h)。然而,由于其作用时间短,24h 钠的总损失可能不足以维持持续降压作用[16]。在少尿症中(不是由容量耗竭引起的),如肾小球滤过率(eGFR)下降到低于 20ml/min,由于腔内排泄减少,可能需要非常高剂量的呋塞米。在高血压患者中,每日两次低剂量呋塞米即使作为单药治疗或与其他药物联合使用都是有效的,但是随着肾功能恶化,需求越来越多[17];然而,托拉塞米由于其半衰期较长,是那些需要襻利尿药治疗高血压的首选。

布美他尼和托拉塞米的临床疗效和不良反应与呋塞米非常相似。与呋塞米的情况一样,加用噻嗪样利尿药可以获得联合利尿效果。与呋塞米相比,这两种药物的口服吸收均为 80％或更多[10]。在美国,布美他尼用于高血压属超适应证,但如果使用,应该每日 3 次,因为其半衰期短[4]。在低白蛋白状态下,静脉利尿更有效。托拉塞米的作用时间比呋塞米和布美他尼的作用时间更长。托拉塞米吸收的一致性及其较长的作用时间是襻利尿药药理特征最优的。

(三)临床应用

噻嗪类利尿药仍然是高血压一线治疗药物[4]。噻嗪类利尿药显示出广泛的心血管益处。20 世纪 60 年代,美国退伍军人管理局(VA)合作研究小组开始使用一种添加剂方案,利尿药是其中关键组成部分,这项研究令人信服地证明了血压控制的好处。重度(舒张压 115～129mmHg)和轻中度(舒张压 90～104mmHg)亚组均显示,随着血压的降低,心血管病发病率和病死率均有所降低[18,19]。两组均只有 2.7 例患者需要接受治疗,以预防发生重大心血管事件。然而,应用 100mg 和 200mg 氢氯噻嗪的试验结果有非常高的不良事件记录[18]。

氯噻酮有效降低血压和改善心血管结果。氯噻酮是治疗高血压的首选,主要原因是氢氯噻嗪没有常用剂量的高血压结果研究,即每日 12.5 和 25mg[20]。低剂量利尿药通常是老年人等低肾素组和黑种人患者的首选药物[21]。相比之下,在年轻的白种人患者(平均年龄 51 岁)中,只有 1/3 的人对逐年增加剂量的氢氯噻嗪有反应[22]。因此,高血压患者对噻嗪类单药治疗的血压反应率是可变的,可能并不令人满意,这部分取决于患者的年龄和种族,以及患者的口服钠摄入量。氯噻酮是三项重要试验中唯一使用的药物:老年收缩期高血压计划(SHEP)[23],降压降脂治疗预防心脏病发作试验(ALLHAT)[24] 以及收缩压干预试验(SPRINT)[25]。

SHEP 研究了以氯噻酮为基础的一线降压治疗与安慰剂相比,对 4736 例 60 岁以上单纯收缩期高血压患者卒中和其他心血管事件发生率的影响,平均 4.5 年。氯噻酮组卒中发生率降低 36％,心肌梗死(MI)降低 27％,HF 降低 54％,总心血管疾病发病率降低 32％[26]。

ALLHAT 随机选取 42 000 例患有高血压和已知心血管疾病或至少一种其他冠状动脉疾病风险因素的参与者,接受氯噻酮、多沙唑嗪、赖诺普利或氨氯地平进行初始降压治疗。这四种药物之间的主要结果和病死率没有差异。然而,除了氨氯地平组心力衰竭发生高出 38%,次要终点相似。合并心血管事件发生高出 10%,卒中发生率高出 15%,赖诺普利合并心衰组高出 19%;合并心血管疾病发生率高出 20%,卒中发生率高出 20%,与氯噻酮相比,多沙唑嗪组心衰发生率高出 80%[24]。对于卒中、种族与治疗之间的相互作用具有统计学意义。氯噻酮仅在预防黑种人卒中事件方面优于赖诺普利。

在 SPRINT 中使用的主要利尿药是氯噻酮[25]。该研究发表于 2015 年,是更积极降压的指南建议的主要推动力。入组人群是心血管风险升高的非糖尿病患者。由于强化降压组主要不良心血管事件的主要复合终点显著减少,该试验提前停止。有趣的是,在 2010 年发表的"控制糖尿病心血管风险的行动"(ACCORD)血压试验中,研究了相同的血压靶点,但并未显示主要不良心血管事件的显著减少[27]。关于为什么在 SPRINT 中看到不良事件的显著差异而与 ACCORD 中不一致,有许多理论解释。常被引用的原因包括在 SPRINT 中添加了急性失代偿性心衰作为复合主要终点的组成部分,并可能受到在 ACCORD-BP 中使用氯噻酮而不是氢氯噻嗪的影响[28]。在一项对 108 项试验的荟萃分析中,氯噻酮在降低收缩压方面更好,但代价是更多的低钾血症[29]。

吲达帕胺的主要结局试验是老老年高血压试验(HYVET)研究[30]。入选 80 岁及以上,收缩压 160mmHg 及以上的患者接受吲达帕胺 1.5mg,必要时联合血管紧张素转换酶(ACE)抑制药培哚普利(2mg 或 4mg),达到 150/80mmHg 的目标血压。益处是全因死亡率显著减少 21%,卒中死亡减少 39%,心衰减少 64%。

一项试验表明,ACE 抑制药和氢氯噻嗪联合治疗可能不如 ACE 抑制药和钙通道拮抗药联合治疗是通过联合治疗收缩期高血压患者避免心血管事件的试验(ACCOMPLISH)。通过比较 ACE 抑制药和利尿药或 ACE 抑制药和钙通道阻滞药(CCB)联合治疗,研究了理想的初始联合治疗。该试验将 11 506 例患者随机分为贝那普利/氨氯地平或贝那普利/氢氯噻嗪两组。在平均 2.5 年的随访中,贝那普利/氨氯地平与心血管事件减少相关(9.6% vs. 11.8%)[31]。对该试验最重要的批评是使用了短效氢氯噻嗪,而不是长效氯噻酮。然而,完成作者在 2010 年的一项随访 24h 动态血压监测研究了 573 例氢氯噻嗪配方患者,发现 BP 在 24h 内没有显著差异[32]。

襻利尿药不应作为高血压的一线治疗,因为它们没有数据支持。应保留于临床容量负荷过重(即心衰和血管舒张药物显著液体潴留,如米诺地尔)或存在晚期肾衰竭的情况。

(四)不良反应

噻嗪类药物的许多不良反应与襻利尿药相似,且具有剂量依赖性。这些不良反应包括那些已经确定的机制(电解质和代谢紊乱)和其他机制欠清的不良反应(如勃起功能障碍)。噻嗪类药物相关的生化不良反应在增加剂量的长效制剂中更为常见。低剂量的噻嗪类利尿药可产生较少的生化改变,并提供全面的抗高血压。在 Shep 的研究中,氯噻酮最初使用 12.5mg,5 年后 30% 的受试者仍在用较低剂量[23]。

1. 容量消耗 存在过度利尿的可能性,从而导致血管内体积减小和心室充盈减少,心输出血量下降和组织灌注不足。肾素-血管紧张素系统(RAS)和交感神经系统在容量耗竭的状态下被进一步激活。患者可以根据自身情况灵活应用的方法使用利尿药,这也包括可以每隔一天给予作用时间很长的氯噻酮。

2. 低钾血症和低镁血症 低钾血症可能是一种过度担心的并发症,特别是当使用低剂量的噻嗪类药物时[33]。然而,噻嗪类利尿药与保钾药物 ACE 抑制药、血管紧张素 II 受体阻滞药(ARBs)或盐皮质激素受体拮抗药等联合使用是合适的,具有互补作用,但高钾血症风险还是存在,特别是在肾损害的情况下。

增加膳食钾是为低钾血症患者提供的最简单的建议。高钾和低钠的摄入可以通过新鲜食品和盐的替代品来实现。如果不能通过饮食实现保钾的效果,与 ACE 抑制药、ARB 或矿物皮质激素受体拮抗药联合使用比口服钾补充更可取,特别是因为补钾不能纠正低镁血症。

常规剂量的利尿药很少导致镁缺乏[34],但低镁血症与低钾血症一样,被认为是利尿药治疗期间 QT 延长心律失常的原因。

3. 低钠血症 噻嗪类和噻嗪样利尿药均可导致低钠血症,尤其是在老年患者(女性患者更多),他们游离水排泄受到损害。在 SHEP 中,接受氯噻酮治疗的患者 4% 出现低钠血症,而安慰剂组为 1%。噻嗪类药物引起的轻度低钠血症发生迅速(2 周内),可引起包括疲劳和恶心在内的一系列淡漠症状。当发生严重的低钠血症时,可能会导致精神错乱、癫痫发作、昏迷和死亡。噻嗪类利尿药比襻利尿药发生低钠血症更严重,因为噻嗪类利尿药不会干扰肾最大限度地浓缩尿液的能力。

4. 糖尿病 与安慰剂相比,利尿药治疗高血压使新发糖尿病的风险增加约 1/3[14]。噻嗪类药物如果与 β 受体阻滞药联合使用,更有可能引起糖尿病[35-39]。这种风险取决于噻嗪类药物的剂量,也可能取决于 β 受体阻滞药的类型,因为卡维地洛或奈必洛尔是例外。有家族性糖尿病倾向的患者或那些有代谢综合征的患者可能更容易出现致糖尿病的不良反应。虽然目前还没有关于襻利尿药对高血压患者胰岛素不敏感或糖耐量影响的大型前瞻性研究,但仍应谨慎避免低钾血症,监测血钾和血糖值。

5. 高尿酸血症和痛风 噻嗪类药物诱导的高尿酸血症可能是因为容量减少和噻嗪类药物与尿酸竞争肾小管分泌的结果。大多数利尿药有减少尿酸肾排泄与增加血尿酸的风险,导致一部分患者发生痛风。在 5789 例高血压患者中,37% 接受了利尿药治疗。使用任何利尿药(HR 1.48;CI 1.11~1.98),噻嗪类利尿药(HR 1.44;CI 1.00~2.10)或襻利尿药(HR 2.31;CI 1.36~3.91)会增加痛风的风险[40]。氯沙坦联合治疗可减少尿酸的升高[41]。使用襻利尿药可使患痛风的风险增加 1 倍多。

6. 血脂的变化 噻嗪类药物可能以剂量相关的方式增加血总胆固醇[42]。使用氢氯噻嗪(平均 40mg/d)4 个月后,低密度脂蛋白胆固醇(LDL)和三酰甘油增高[43]。在 TOMH 研究中,低剂量氯噻酮(15mg/d)在 1 年时就增加了胆固醇水平,而不是在 4 年时[44]。噻嗪类药物引起的动脉粥样硬化血脂改变,应用襻利尿药也可出现。

7. 高钙血症 噻嗪类利尿药可通过增加近曲肾小管的再吸收

(连同钠一道)来保留钙。其好处是降低了老年人髋部骨折的风险[45]。但反之,特别是在甲状旁腺功能亢进时,可能会诱发高钙血症。

8. 勃起功能障碍　在 TOMH 的研究中,低剂量氯噻酮(15mg/d,4 年以上)是少有的使阳痿倍增的降压药物之一[46]。

9. 磺胺类药物的敏感度　除了以前使用高剂量时所见的代谢不良反应外,噻嗪类利尿药很少引起磺胺类免疫不良反应,包括肝内黄疸、胰腺炎、恶血质、肺炎、间质性肾炎和光敏性皮炎。乙酰乙酸是唯一的非磺酰胺利尿药,通常只用于对其他利尿药过敏的患者。它与呋塞米在剂量(25mg 和 50mg 片)上、利尿持续时间和不良反应非常相似。如果乙酰乙酸对于磺胺敏感的患者无效,呋塞米或托拉塞米逐步尝试可能会克服敏感度[47]。

(五)药物的相互作用

不良的相互作用包括与非甾体抗炎药(NSAIDs)和皮质类固醇共同给药,可减弱噻嗪类药物的效果,因这些药物引起水钠潴留破坏噻嗪类利尿药的作用。在接受锂治疗的患者中,应密切监测锂的水平,因为噻嗪类利尿药可以减少锂的排泄和蓄积锂的毒性[48]。延长QT 间期的抗心律失常药物,如 IA 类或包括索他洛尔在内的 III 类药物,在利尿药诱导的低钾血症存在下可能诱发尖端扭转性室速。与某些氨基糖苷类药物联合治疗可诱发耳毒性。非甾体抗炎药物可减轻肾对襻利尿药的反应,可能是通过干扰血管舒张性前列腺素的形成[49]。大剂量的呋塞米可能会竞争性抑制水杨酸盐的排泄,易导致水杨酸盐中毒伴耳鸣。类固醇或促肾上腺皮质激素(ACTH)治疗可能易导致低钾血症。

四、钙通道阻滞药

(一)作用机制

钙通道阻滞药(CCBs)阻碍细胞外钙通过细胞壁内离子特异性通道的运动(图 2.4)。这最终减少了钙内流,从而通过平滑肌松弛导致动脉扩张,继而血压降低。它们还可导致心脏收缩力的下降和房室传导速度减慢[50]。钙通道阻滞药的主要作用是降低外周血管阻力。

在肾血管系统内,通过增加肾血流量、扩张传入小动脉和增加肾小球滤过压力来产生尿钠排泄。非二氢吡啶 CCBs 通过改善肾小球的通透性和降低肾灌注压来显著降低蛋白尿(图 2.5)[51,52]。

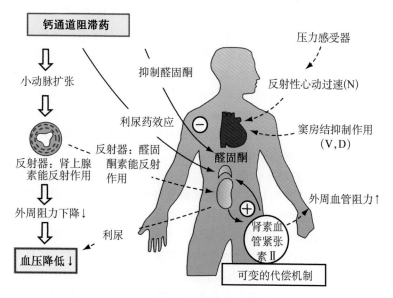

图 2.4　钙通道阻滞药的作用机制

　　钙通道阻滞药(CCBs)主要通过扩张外周动脉发挥作用。它们还激发反调节机制,依赖于肾素的刺激和血管紧张素的形成,以及去甲肾上腺素的反射性释放。目前只有长效 CCBs 用于治疗高血压,因为这种效果在长效制剂中并不明显。抑制醛固酮的释放消除了整体的液体潴留(Figure © L. H. Opie,2012.)

(二)药物的差异

　　CCBs 之间的一个主要区别点是分为二氢吡啶类和非二氢吡啶类。常用的产品二氢吡啶类 CCB 包括氨氯地平和硝苯地平。常见的非二氢吡啶 CCB 包括维拉帕米和地尔硫草,消除半衰期短的二氢吡啶通常会导致反射性心动过速和交感神经激活[53]。随着长效和缓释制剂的出现,这种效应得到了缓解。非二氢吡啶类 CCB 比二氢吡啶类产生更多的负性变时性和变力性效应,这对于有心律失常或需

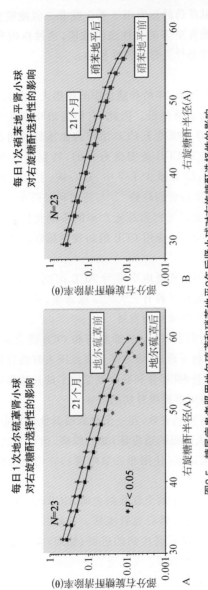

图 2.5 糖尿病患者服用地尔硫䓬和硝苯地平 2 年后肾小球对右旋糖酐选择性的影响

本研究患者为>50 岁，超过 5 年 2 型糖尿病和超过 10 年高血压，尿蛋白>300mg/d。数据显示地尔硫䓬显著降低肾小球通透性，而硝苯地平则恶化肾小球通透性。

要同时给予 β 受体阻滞药的患者很重要。在非二氢吡啶类 CCB 中，维拉帕米比地尔硫䓬有更多的负性变时效应,这种作用有助于急性静脉给药治疗和房性心律失常的慢性预防。

(三)临床应用

无论性别、种族、民族、年龄和膳食中的钠摄入量如何,CCB 在所有患者组中的血压均显著降低。因此,它们是治疗原发性高血压的一线治疗的药物[4]。有几项关于 CCB 治疗高血压的长期心血管结果研究,压倒性的结果是 CCB 是安全有效的,特别是在预防卒中方面[54]。与安慰剂相比,CCB 减少了卒中、冠心病、主要心血管事件和心血管死亡,但有增加心衰的趋势[55]。与使用利尿药或 β 受体阻滞药降压相比,CCB 对心血管死亡和总死亡率的影响相同,心衰增加,并有降低卒中的趋势。此外,应用 CCB 组新发糖尿病病例比使用 β 受体阻滞药或利尿药更少[24,56]。

在 ASCOT 试验中,氨氯地平常与 ACE 抑制药联合使用,与阿替洛尔治疗相比,氨氯地平具有更大的降压效果,并更好地预防心血管事件、死亡率和新发糖尿病的发展[57]。

ACCOMPLIS 研究表明,ACE 抑制药和 CCB 联合使用,而不是 ACE 抑制药-噻嗪类利尿药,应该是高危高血压人群的首选初始治疗方法[31]。值得注意的是,贝那普利联合氨氯地平的初始降压治疗比贝那普利联合氢氯噻嗪更能延缓肾病的进展[58]。

CCB 对老年患者特别有效,在一个种族或其他种族中没有差别。如果 CCB 有其他令人信服的适应证,如心绞痛、微血管功能障碍、雷诺现象或室上性心动过速(使用非二氢吡啶),它们是治疗高血压的理想选择。

使用 CCB 治疗高血压的全部数据表明,CCB 治疗的初始策略可以预防除心衰外的所有主要心血管疾病。初始二氢吡啶 CCB 并不能像 RAS 抑制药那样降低肾疾病的进展;然而,非二氢吡啶 CCBs,如地尔硫䓬,可以减少蛋白尿。

(四)不良反应

与许多其他类型的降压药物不同,CCB 不会导致血钾、血糖、尿酸或脂质代谢紊乱。然而,它们并不是没有不良反应。高剂量的二氢吡啶类 CCB 通常会导致一定程度的水肿,还会导致潮红、头痛和心动过速。下肢水肿是这些不良反应中最常见的一种,尤其在高盐饮食的患者中。有趣的是,联合 ACE 抑制药或 ARB 是减少二氢吡啶 CCB 相关水肿的最佳方法[59]。

非二氢吡啶 CCB 禁用于心动过缓、病窦综合征或三度房室传导阻滞(无起搏器)的患者。此外,对于房性心动过速性心律失常和预激综合征患者必须谨慎使用。非二氢吡啶 CCB 通常禁用于左心室收缩功能障碍、急性心肌梗死和射血分数降低的心衰高危患者。例如,最初使用利尿药治疗高血压在预防心衰方面明显优于任何其他药物类别,包括 CCB[60,61]。氨氯地平在 HFrEF 中的作用进行了两项重要的临床试验,PRAISE1 和 PRAISE2,显示它没有负性肌力作用。PRAISE1 表明,氨氯地平在非缺血性心肌病患者中有心血管获益的趋势,但与安慰剂相比,PRAISE2 显示对心血管结果没有显著影响[62]。因此,氨氯地平在 HFrEF 中并不存在禁忌证,所以,常用于HFrEF 合并高血压患者。

在 CKD 患者中,使用 CCB 单药治疗高血压是不常见的。非洲裔美国人肾病研究(AASK)的研究结果[63] 证明,氨氯地平在预防非糖尿病患者肾功能降低方面不如 ACE 抑制药。氨氯地平在高血压、肾病和 2 型糖尿病患者中的作用也低于厄贝沙坦[64]。

（五）药物相互作用

CCB 有许多重要的药物相互作用。其中最主要的是地尔硫䓬和维拉帕米与地高辛和环孢素等相互作用。它们增加地高辛水平,增加血浆环孢素水平,从而降低环孢素的给药需求。维拉帕米和地尔硫䓬通过 CYP3A4 途径代谢;因此,诱导药和抑制药可能分别导致这两种 CCB 的血浆水平降低和升高。由于 β 受体阻滞药和维拉帕米对心率和心肌收缩力有共同的负性作用,因此不能同时使用。药代动力学数据显示,氨氯地平和洛伐他汀或辛伐他汀联合使用时,他汀类药物暴露量略有增加。当氨氯地平与阿托伐他汀、匹他伐他汀、瑞舒伐他汀、氟伐他汀和普伐他汀一起使用时,没有显著的相互作用[65]。

五、血管紧张素转换酶抑制药

(一)作用机制

RAS 在心血管病理条件中的作用经常被提及。血管紧张素 II 和醛固酮的过度激活会引起不良的血管调节过程。肾素-血管紧张素阻滞的主要作用是降低循环和局部组织血管紧张素 II 浓度,继而对全身小动脉、肾血管血流动力学、肾小球球状带和交感神经系统的影响。

ACE 抑制药作用于 ACE 酶,该酶催化血管紧张素 I 生成血管紧张素 II,并使缓激肽分解失活。血管紧张素 I 是在肾素的影响下由血管紧张素原在肝产生的,肾素是一种在肾小球球旁细胞中产生的蛋白酶。肾素释放可由缺血或低血压、缺盐、排钠利尿和 β 肾上腺素能刺激肾血流受损引起。

可以理解的是,ACE 抑制药应该通过减少血管紧张素 II 的复杂和广泛的作用发挥作用。血管紧张素 II 具有重要的结构和功能作用。ACE 抑制药的降压作用一定程度上可能归因于血管紧张素 II 对血管平滑肌的作用减少,血管紧张素 II 增加动脉壁厚度,维持全身血管阻力。此外,血管紧张素 II 通过促进胶原蛋白和其他结构蛋白的合成和沉积来影响心脏和血管中的基质蛋白组成(表 2.6)。血管紧张素 II 也会刺激肾上腺皮质释放醛固酮。因此,ACE 抑制药也与醛固酮的降低有关,具有潜在间接的利钠和保钾作用。然而,在长期的 ACE 抑制药治疗期间,醛固酮的形成不会完全阻断[3]。ACE 抑制药也显示出间接的抗肾上腺素作用,因为血管紧张素 II 促进去甲肾上腺素的释放,增强肾上腺素能张力。此外,血管紧张素 II 增强 α_1 受体的刺激实现的血管收缩。

ACE 活性在肺的血管内皮细胞中很突出,在所有的血管床中也会发生,包括冠状动脉。最终,ACE 抑制药会产生血管舒张作用。ACE 抑制药导致缓激肽局部形成增加的原因是缓激肽被两种激酶(激酶 I 和 II)灭活。ACE 是一种激肽酶 II。缓激肽作用于其在血管内皮中的受体,促进一氧化氮和血管舒张性前列腺素的释放。高的缓激肽水平可能与 ACE 抑制药相关,尽管高缓激肽水平也可能提供额外的血管舒张和其他好处,这在 ARB 类药物中并未看到。

表 2.6 血管紧张素 Ⅱ 的潜在致病特性

心脏
心肌肥大
间质纤维化

冠状动脉
内皮功能障碍,一氧化氮释放减少
通过释放去甲肾上腺素收缩冠状动脉
增加氧化应激,通过 NADH 氧化酶形成自由基
促进炎症反应和动脉粥样硬化
促进低密度脂蛋白胆固醇的摄取

肾
肾小球囊内压增加
蛋白质漏出增加
肾小球增生和纤维化
增加钠的重吸收

肾上腺
醛固酮增加

凝血系统
纤维蛋白原含量增加
与组织纤溶酶原相关的 PAI-1 增加

NADH,尼古丁腺嘌呤二核苷酸降低;PAI,纤溶酶原激活物抑制药。

(二)药物的差异

ACE 抑制药治疗整体疗效是患者肾素-血管紧张素-醛固酮(RAAS)活性的广泛异质性。RAS 的激活与交感神经系统有关,并参与复杂的应激反应和高血压的早期发展[66]。同样,在肥胖和 CKD 患者中也可见 RAS 和交感神经系统的激活[67]。膳食钠负载可抑制 ACE 抑制药的降压作用,同时可通过限盐和伴随的利尿药治疗来增

强。ACE 抑制药的剂量-反应曲线特别平坦,但其峰值效应各不相同。总的来说,不同的 ACE 抑制药之间几乎没有什么优势和差异。表 2.7 概述了这类降压药物中药物之间的一些主要差异。

表 2.7　常用 ACE 抑制药的药理性质和剂量

药物	半衰期(h)	高血压(常规每日剂量)
卡托普利	4～6(总卡托普利)	20～50mg 每日 2 次或 3 次
贝那普利	11	10～80mg 1～2 个疗程
依那普利	6;11(累积)	5～20mg 1～2 个疗程
福辛普利	12	10～40mg 每日 1 次或 2 次
培哚普利	3～10	4～8mg 每日 1 次
喹那普利	1.8	10～40mg 1～2 个疗程
雷米普利	13～17	2.5～10mg 1～2 个疗程
群多普利	10	0.5～4mg 每日 1 次然后 4mg 每日 2 次
赖诺普利	7;12(累积)	10～40mg 每日 1 次

(三)临床应用

ACE 抑制药是 ACC/AHA 推荐的治疗原发性高血压的 4 种一线药物之一[4]。除了高血压外,ACE 抑制药还可用于治疗射血分数降低的心衰和有蛋白尿的 CKD 患者。除了降低血压外,还有证据表明 ACE 抑制药和 ARB 对血管也能提供一些额外的保护,特别是在糖尿病和 CKD 患者。

ACE 抑制药和 ARB 类药物也提供了一些额外的血管保护,特别是糖尿病和 CKD 患者。

ACE 抑制药可作为轻度至中度高血压患者的单药治疗,即使是低肾素患者,或与其他标准药物联合使用。对于单药治疗,适度的限盐尤为重要[68]。钠摄入量的差异和肾素-血管紧张素的相对活性不同,这也是为什么不是所有的轻度到中度高血压患者对 ACE 抑制药的单药治疗都有反应的原因。

抗高血压降脂预防心肌梗死的临床试验即 ALLHAT 研究,是迄今规模最大的对比不同类型抗高血压药物对预后终点影响的多中心临床试验,该试验中包括 ACE 抑制药(赖诺普利),以赖诺普利为基础的治疗方法略低于氯噻酮或氨氯地平,但主要终点(致死性和非致死性心肌梗死)的减少与噻嗪类利尿药或氨氯地平没有区别[24]。

除老年黑种人患者外,在大多数患者组中,ACE 抑制药往往作为单一治疗对降低血压有效,而年长的黑种人患者可能需要更高的剂量或联合治疗。例如,在 ALLHAT 研究中,赖诺普利对黑种人患者的卒中保护作用不如氯噻酮或氨氯地平(约占研究人群的 1/3),可能是因为试验设计不允许与利尿药或二氢吡啶类 CCB 联合使用。黑种人和白种人个体的血浆肾素活性范围有很广泛的重叠,但黑种人队列中的平均血浆肾素活性往往较低[69],与白种人相比,ACE 抑制药单药治疗的降压效果普遍降低。在黑种人患者中,较低血压的疗效,特别是对老年人,可以通过加用低剂量的利尿药或更高剂量的 ACE 抑制药来克服。一种特别有用的联合方案是 ACE 抑制药与噻嗪类利尿药,以增强降低血压的作用和减少不良反应,因为利尿药增加循环肾素活性和血管紧张素 Ⅱ 水平,ACE 抑制药通过抑制血管紧张素 Ⅰ 转化为血管紧张素 Ⅱ 的转化来对抗。

虽然从机制上讲利尿药和 ACE 抑制药的联合是有意义的,一个更有意义的组合可能是 ACE 抑制药和 CCB。在 ACCOMPLISH 试验中,ACE 抑制药贝那普利联合氨氯地平比氨氯地平联合氢氯噻嗪能更好地降低发病率和病死率。必须注意的是,只有当估计的肾小球滤过率(eGFR)超过 60ml/min 时,才会有这种优势[58]。

HOPE 试验中,在冠心病高危的患者,与安慰剂相比,加用雷米普利可以降低 22% 的冠心病风险[70],但是 ACE 抑制药的保护作用独立于血压,因为诊室血压差异只有 3/2mmHg,不确定这是否与 ACE 抑制药提供的除降压之外的额外作用有关,特别是对夜间血压,因为亚组分析显示雷米普利可以降低动态血压中夜间血压达 10mmHg。在该研究中,雷米普利降低了 24h 动态血压约 10/4mmHg,这一差异足以解释 ACE 抑制药与安慰剂相比的益处[71]。在 EUROPA 研究中,对有明确冠心病风险的患者给予培哚普利 8mg 可以提供显著的心血管保护,特别是可以减少心肌梗死的发生[72]。最终,大量的实验证据支持 ACE 抑制药存在直接血管保护作用,在三项心衰的临床试验中,也显示了 ACE 抑制药独立于血压之外的作用[73]。

对于高血压和糖尿病患者,以及肾病患者和有蛋白尿的患者,ACE 抑制药和 ARB 可以扩张肾小球出球动脉,降低肾小球内压力,从而防止肾小球硬化的进展。

在 AASK 试验中,有肾小球硬化的非糖尿病患者被随机分为一项 3×2 因子研究,该研究测试了三种药物(雷米普利、美托洛尔和氨氯地平)和两个血压靶点(<140/90mmHg 或<125/75mmHg),持续 5 年[63]。雷米普利在降低复合肾终点事件(>50%,或 eGFR>25ml/min 的丢失、终末期肾疾病发生或死亡)方面具有优势。

在肾血管性高血压中,循环肾素高是该类患者高血压机制的关键组成部分,ACE 抑制药是合乎逻辑的一线治疗。建议采用低剂量的 ACE 抑制药,因为降压反应可能很显著。使用标准剂量的 ACE 抑制药,eGFR 在单侧肾动脉狭窄但非双侧时急剧下降,并可基本恢复。需要仔细随访肾血流和功能。血流动力学显著障碍的肾动脉疾病(RAD)患者的主要治疗目标是控制高血压和保留肾功能。药物和介入治疗在 RAD 患者中的风险与益处多年以来一直在争论中。

目前可用于治疗 RAD 患者的三种治疗选择,包括①医疗管理,②外科血运重建,③经皮血管成形术(PTRA),植入或不植入支架。肾动脉血管重建术与单纯药物治疗的比较,规模最大的临床试验是肾动脉粥样硬化的心血管结果(CORAL)试验[74]。该研究纳入了 947 例收缩期高血压和动脉粥样硬化性肾动脉狭窄的患者,并且使用了两种或两种以上的降压药物。所有患者均给予坎地沙坦,随机分为经皮肾动脉支架植入术组和非手术组。结果显示,经皮肾动脉支架植入术组与单纯的药物治疗相似,因此再次对血管重建的好处提出了质疑。该试验因选择偏倚而受到批评,因为纳入的患者不属于可能受益的患者,高危患者也没有被纳入。因此,那些与 CORAL 试验中入选的相似的患者,不太可能从血管重建中获益,因此应该优先接受 RAS 药物治疗。

(四)不良反应

尽管 ACE 抑制药不会影响葡萄糖耐量、血尿酸或胆固醇水平,但它们仍然是代谢综合征患者和冠心病患者的主要选择。不良反应通常是 ACE 抑制药类都有的,而不是某一个药物所特有的。咳嗽仍然是最常见的不良反应之一。在 HOPE 试验中,咳嗽的发生率为 5.5%。缓激肽和前列腺素的增加可能导致了咳嗽这一不良反应,因为 ARB 类药物咳嗽的发生率要低得多。

在美国 ACE 抑制药被广泛使用,是药物诱导的血管性水肿的主要原因。但是,总体发生率很低,许多试验表明其发生风险低于 0.5%[75]。最常见的血管性水肿出现在口唇、舌和面部,偶尔也可以见到肠道血管性水肿。对于确实需要使用 RAS 阻断药的患者,应考虑更换为 ARB 治疗,以减少血管性水肿的发生[76];然而,也有 ARB 相关的血管性水肿的个案报道。

高钾血症是肾功能不全或低肾血流量患者需要注意的问题,如晚期心衰患者。同时使用多种 RAS 阻滞药、醛固酮受体拮抗药和高钾饮食可增加高钾血症的发生率。

使用 ACE 抑制药的一个极其重要的可能是血清肌酐的增加,肾小球滤过率的降低。这是由于 ACE 抑制药优先扩张肾小球出球小动脉,降低肾小球内压力。如果是初始应用或长期使用 ACE 抑制药的过程中出现了肾功能下降,那么 ACE 抑制药可能会为这些患者带来长期的肾保护。不幸的是,当发现血清肌酐小幅度上升后,临床上往往会停用 ACE 抑制药。对 GFR 的微小变化的过度反应导致了可能从 ACE 抑制药治疗中获益的患者不适当地停用 ACE 抑制药。在初始应用 ACE 抑制药时,血清肌酐的增加不超过 30% 是可接受的和常见的[77]。如上所述,这种变化通常不代表真正的肾损伤,初始应用或长期使用 ACE 抑制药的患者如果没有出现血清肌酐水平的增加,特别是在糖尿病患者中,表明 ACE 抑制药没有降低肾小球滤过压,也就不太可能减缓其进展为终末期肾病[78]。

ACE 抑制药禁用于孕妇或备孕女性,因为 ACE 抑制药可导致胎儿缺陷或死亡。

(五)药物间相互作用

吲哚美辛可以抑制前列腺素的合成,以减弱 ACE 抑制药的降压作用。ACE 抑制药与螺内酯等保钾利尿药联合使用时,可能导致高钾血症。虽然在过去 ACE 抑制药和 ARB 被一起用于蛋白尿患者的额外肾保护,但根据 ONTARGET 试验的结果,联合使用 ACE 抑制药和 ARB 是禁忌的[76,79],与单药治疗相比,联合使用显著增加严重的肾不良事件和高钾血症的发生风险。同样,当 ACE 抑制药或 ARB 与直接肾素抑制药联合使用时,风险也会升高[80,81]。

六、血管紧张素Ⅱ受体阻滞药

(一)作用机制

临床使用的 ARBs 应更正式地认为是血管紧张素Ⅱ受体亚型 1(AT-1)阻滞药。血管紧张素-Ⅱ刺激 AT-1,AT-1 是 ARB 的特异性作用靶点。如上所述,在讨论 ACE 抑制药的机制时,血管紧张素-Ⅱ促进心血管疾病的病理作用,包括血管收缩、有丝分裂活性、细胞因子的产生、活性氧自由基的形成和醛固酮的产生。由于 ACE 抑制药通过抑制血管紧张素Ⅱ的形成来发挥其主要作用,因此可以直接拮抗血管紧张素Ⅱ的受体。

与 ACE 抑制药的大部分作用机制类似。如图 2.6 所示,ARBs 在很大程度上避免了 ACE 抑制药的缓激肽相关的不良反应,如咳嗽和血管性水肿。ACE 抑制药与 ARBs 的比较见表 2.8。

(二)同类药物的差异

传统的 ARBs 类药物在疗效或其他临床特征上均无显著差异。然而,奥美沙坦和阿齐沙坦具有更大的降压疗效,阿齐沙坦的效果略大[82-84]。阿齐沙坦比传统的 ARBs 药物能更有效地降低血压,特别是在降低 24h 平均血压。例如,氯沙坦和缬沙坦,每日 1 次给药,降压幅度不如其他 ARBs 药物[85]。

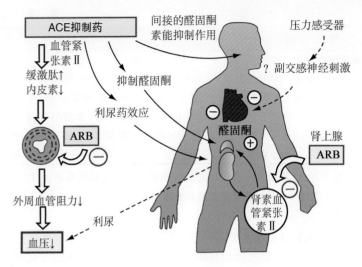

图 2.6 血管紧张素转换酶(ACE)抑制药和血管紧张素受体阻滞药(ARBs)

图为这些药物可能的降压机制。值得注意的是,这些药物主要作用于外周小动脉,导致血管舒张和外周血管阻力(SVR)的下降。间接抑制肾上腺素能活性,也能导致小动脉扩张。其他的机制也发挥作用,包括肾-肾上腺抑制作用,以及可能的中枢抑制作用。这类药物还可能激活副交感活性(Figure L. H. Opie,2012.)

表 2.8 用于降压的 ARBs 和 ACE 抑制药的比较

特性	ARB	ACE 抑制药
作用靶点	AT-1 受体	血管紧张素转换酶
作用机制,基础科学	阻滞 AT1,AT2 活性增加,后者可能是有益的(不确定)	阻滞 2 个受体:AT1、AT2。抑制缓激肽的降解
不良反应	与安慰剂类似,咳嗽、血管性水肿罕见,但有报道	干咳;黑种人的血管性水肿(1.6%)高于非黑种人(0.6%)

（续　表）

特性	ARB	ACE 抑制药
高血压适应证	有	有
高血压的主要临床适用范围	降压效果与 ACE 抑制药类似，很少或没有咳嗽不良反应，耐受性良好，在左心室肥厚和糖尿病肾病患者中效果良好	耐受性良好，特别是在心衰方面的多年经验，生活质量良好；多项用于冠状动脉保护的试验（HOPE，EUROPA，PEACE）

ACE，血管紧张素转换酶；ARB，血管紧张素 Ⅱ 受体阻滞药；AT1，血管紧张素 Ⅱ 受体-1；AT2，血管紧张素 Ⅱ 受体-2。

一项试验选取了 1291 例一级和二级高血压患者的临床试验，比较应用阿齐沙坦、奥美沙坦和缬沙坦后 24h 动态收缩压的变化，阿齐沙坦每日 80mg 可降低收缩压 14mmHg，奥美沙坦 40mg 可降低收缩压 11.7mmHg，每日 320mg 缬沙坦仅降低收缩压 10mmHg。根据该试验的结果，阿齐沙坦被美国食品和药物管理局（FDA）批准优先用于降压[83]。

氯沙坦可抑制尿酸水平的升高，可能与心血管疾病的发病和进展有关[86,87]。标准剂量的替米沙坦能轻微地激活过氧化物酶体增殖物激活受体[88]；然而，在未发表的临床研究中，它没有显示出代谢的益处。

ARBs 的组织分布差异很大，生物利用度差异也很大。然而，良好的耐受性为这类药物提供了一个广泛的治疗窗口，允许大多数这些药物每日一次给药，保持 24h 降压作用。但是，氯沙坦、缬沙坦和依普沙坦的血浆消除半衰期较短，需要者每日两次给药，以维持 24h 的有效降压作用。

（三）临床应用

ARBs 是高效的降压药物，耐受性也特别好。一些人认为，ARBs 应该完全取代 ACE 抑制药治疗高血压，并指出根据风险-收益分析表明，几乎没有理由使用 ACE 抑制药治疗高血压[89]。

不同 RAS 阻滞药之间的降压作用有显著差异[90]。在一项对 354 项随机试验的荟萃分析中，对不同种类降压药物的剂量效应分析显示，与 ACE 抑制药相比，ARBs 能更好地降低诊室收缩压[91]。

仅研究高血压时，并没有任何前瞻性随机对照试验显示 ACE 抑制药或 ARBs 与安慰剂相比可降低高血压发病率或病死率。几年前，反对普遍使用 ARBs 的主要论点是，它们在通常情况下不可获得。大多数情况下，如果不是所有的 ACE 抑制药和 ARBs 都可获得，成本对患者来说就变得不那么重要。此外，许多 ACE 抑制药和 ARBs 与噻嗪类利尿药和氨氯地平的固定复方制剂，从而简化了应用两种降压药物协同作用的治疗方案。

ONTARGET 是一项纳入了超过 25 000 名心血管高危人群的大型临床研究，根据该试验的结果，替米沙坦是唯一真正表明可以降低动脉粥样硬化性心血管疾病患者的心血管发病风险的 ARB。雷米普利和替米沙坦在降低心血管结局方面同样良好，包括卒中[79]。

在 LIFE 研究中，主要的试验设计假设是氯沙坦在降低原发性高血压伴左心室肥厚患者的心血管发病率和病死率方面优于阿替洛尔[37]。相似的降压作用下，氯沙坦比阿替洛尔更多地降低心血管疾病的发病率和病死率，氯沙坦对左心室肥厚逆转作用优于阿替洛尔[92]。同样，氯沙坦比阿替洛尔更能降低脑卒中的风险[93]。

一些数据表明，ARBs 与 ACE 抑制药类似，在降低非裔美国人的诊室和动态血压方面都不如对高加索人有效，但是加用噻嗪类利尿药后可带来对两个种族的同等的降压效果[94]。

显然，与其他降压药物相比，ARBs 和其他 RAS 阻滞药能更有效地减缓肾疾病进展和减少蛋白尿，尤其是糖尿病患者[95]。重要的是，RENAAL[64] 和 IDNT[96] 临床试验的结果表明，轻中度肾功能不全伴有糖尿病的高血压患者，氯沙坦和厄贝沙坦可以延缓或预防肾功能的恶化。

氯沙坦对 2 型糖尿病和糖尿病肾病患者的肾和心血管结局的临床试验（RENAAL 试验），是一项随机双盲研究，在标准的降压治疗基础上，比较氯沙坦和安慰剂。RENAAL 试验的主要终点是血清肌酐较基线增加 1 倍、进展为终末期肾病或死亡,次要终点是心血管疾病的发病率和病死率、蛋白尿和肾疾病的进展率。结果表明,氯沙坦降低了血清肌酐较基线增加 1 倍和进展为终末期肾病的发生风险,但对病死率没有影响,心血管疾病的发病率和病死率两组之间没有统计学差异。

厄贝沙坦治疗糖尿病肾病的临床试验(IDNT 试验)是一项前瞻性、随机、双盲的临床试验,比较了厄贝沙坦、氨氯地平和安慰剂治疗 2 型糖尿病肾病患者的降压疗效。主要复合终点与 RENAAL 相同,包括血清肌酐较基线增加 1 倍,进展为终末期肾病或死亡。厄贝沙坦的主要复合终点发生风险较低。死亡和心血管疾病复合终点都没有显著差异。

(四)不良反应

ARBs 具有良好的耐受性和较低的不良反应。这些作用与表 2.9 中的 ACE 抑制药进行了比较。最近有人担心其某些 ARB(氯沙坦、缬沙坦和厄贝沙坦)有致癌风险,这些具有致癌风险的杂质是一些厂家在生产过程中添加剂导致的[97]。

表 2.9　ACE 抑制药和 ARB:不良反应和禁忌证

ACE 抑制药:不良反应
咳嗽,常见
低血压(多见于肾动脉狭窄和严重心力衰竭的患者)
肾功能恶化(部分与低血压有关)
血管性水肿(罕见,但可能致命)
肾衰竭(罕见,双侧肾动脉狭窄)
高钾血症(肾衰竭,尤其与保钾利尿药合用)
皮肤反应(尤其是卡托普利)
ACE 抑制药:首次描述了高剂量卡托普利的不良反应
失去味觉
中性粒细胞减少,特别是胶原血管性肾病

（续　表）

蛋白尿
口腔病变；灼口综合征（罕见）
ACE 抑制药和 ARB：共同的禁忌证和注意事项
妊娠（NB：FDA 的显著警告）
严重肾功能不全（肌酐＜2.5～3mg/dl 或＜220～265μmol/L 应谨慎）
高钾血症，需要谨慎或停用
双侧肾动脉狭窄
低血压
严重的主动脉瓣狭窄或梗死性心肌病
不加用利尿药的黑种人患者，通常无效

ACE，血管紧张素转换酶；ARB，血管紧张素受体阻滞药；FDA，食品和药品管理局。

首批 ARBs 的不良反应谱通常与安慰剂相当或更少。我们没有看到与 ACE 抑制药相同程度的咳嗽，而且血管性水肿发生率也较低[98]。

ACE 抑制药和 ARBs 有几个共同的警告，包括在容量耗竭状态下需要减少剂量，监测急性肾损伤和（或）高钾血症，以及禁止在妊娠期间使用。对于肝或肾疾病的患者也需要小心，因为大多数 ARBs 要么由肝代谢，要么直接经胆汁或肾排泄。与 ACE 抑制药类似，ARBs 也可导致血清肌酐的增加，通常观察到轻中度肾功能不全患者的血压降低。

关于 ARB 治疗的代谢并发症，与阿替洛尔相比，氯沙坦可降低新发糖尿病风险[99]。与氢氯噻嗪相比，坎地沙坦可减少胰岛素抵抗的发生[100]，缬沙坦减少胰岛素抵抗的发生优于氨氯地平[101]。对 LIFE，SCOPE 和 VALUE 试验的荟萃分析表明，氯沙坦、坎地沙坦和缬沙坦可在临床上显著降低新发糖尿病的发病风险（均为 0.80）[102]。

（五）药物间的相互作用

氯沙坦由于参与肝细胞色素 P450 酶系统，最容易发生药物间的相互作用。奥美沙坦不被细胞色素 P450 酶系统代谢，从而降低了与经这些酶代谢的药物相互作用的风险。没有相关缬沙坦、厄贝沙坦或坎地沙坦的显著药物相互作用的报道。替米沙坦和地高辛联合使用可能会增加地高辛的浓度,但增加程度较小,其临床意义值得怀疑[103]。

七、盐皮质激素受体拮抗药

(一)作用机制

虽然通常被描述为醛固酮受体拮抗药,但依普利酮和螺内酯等药物治疗更应被称为盐皮质激素受体拮抗药。起初,醛固酮被认为是盐皮质激素受体的唯一生理配体,醛固酮通过保钠和液体潴留来增加血压。近些年的数据表明,盐皮质激素受体(除醛固酮外)还存在其他配体;皮质醇可以显著激活盐皮质激素受体(特别是在射血分数降低并伴有高血压的心衰患者中)。此外,尽管醛固酮的保钠作用与血压升高有关,但最近的数据表明醛固酮和盐皮质激素受体的激活主要通过其对血管系统和中枢神经系统的影响来提高血压。醛固酮通过发挥多种生理作用,提高血压,包括增加细胞外液体容量和促进血管收缩。醛固酮特异性地作用于远端肾小管和集合管的上皮细胞中的盐皮质激素受体,以促进钠的再吸收和钾的排泄。

(二)同类药物的差异

依普利酮是一种新型的、高选择性的盐皮质激素受体拮抗药,其抗雄激素作用显著弱于螺内酯,这大大提高了其耐受性和需要治疗的患者对药物治疗的依从性。依普利酮的临床前研究表明,依普利酮对雄激素和黄体酮受体的亲和力比螺内酯低 100 倍。螺内酯在竞争盐皮质激素受体方面比依普利酮更强[104]。

(三)临床应用

显然,如果原发性醛固酮增多症被确定为患者血压升高的原因,那么就需要使用盐皮质激素受体拮抗药,尤其是无法手术治疗的情况下。依普利酮或螺内酯的治疗可用于双侧肾上腺腺瘤、不能手术切除的腺瘤、双侧肾上腺增生的患者,以及不愿接受手术治疗的对盐皮质激素受体拮抗药有效的患者。值得注意的是,手术切除产生醛固酮的腺瘤(单侧疾病)可以改善血压,使患者的生化状况正常化;然而,即使进行肾上腺切除术,也有相当大比例的高血压患者并不能治愈[105]。持续的高血压通常是由于潜在的原发性高血压或长期的高血压导致的肾小球硬化。

也有一部分患者,虽然他们不符合原发性醛固酮增多症的严格标准,但仍然显示出不适当的血清醛固酮升高,并应用螺内酯或依普利酮后血压显著下降[5]。也许这部分解释了 2015 年发表的 PATHWAY -2 试验的结果[106]。

PATHWAY-2 研究是迄今为止对顽固性高血压药物治疗最全面的研究,结果表明,与比索洛尔和多沙唑嗪相比,螺内酯是治疗顽固性高血压最有效的附加药物。因此,指南建议增加盐皮质激素受体拮抗药(螺内酯或依普利酮)作为高血压不达标患者的四线治疗[7]。这一药物治疗方案是基于专家意见,缺乏大规模的临床试验,应为患者进行个体化治疗选择。

一般来说,建议使用螺内酯和适当剂量的噻嗪类利尿药联合治疗顽固性高血压,以最大限度地提高疗效和降低螺内酯所致的高钾血症的风险。然而,需要注意的是,高钾血症主要发生在肾功能不全的患者中,即 $eGFR < 45ml/(min \cdot 1.73m^2)$ 和(或)基线钾 > 为 4.5mEq/L[107]。

鉴于螺内酯的不良反应,依普利酮的疗效和较低的抗雄激素作用,临床上使用依普利酮有所增加。数据表明,在高血压性心肌病中,依普利酮与依那普利均可逆转左心室肥厚和降低血压,同样都可以降低黑种人和白种人高血压患者的血压[108]。

(四)不良反应

盐皮质激素受体拮抗药的主要不良反应是性功能障碍。

性功能障碍是停用螺内酯的主要原因,包括勃起功能障碍、男性乳房发育和乳房胀痛。这些不良反应是由于螺内酯与黄体酮和雄激素受体的结合。RALES 试验,射血分数降低的男性心衰患者应用每日 25~50mg 螺内酯,男性乳房发育或乳房胀痛发生率为 10%,而安慰剂组为 1%[109]。EPHESUS 研究表明,急性心肌梗死后心力衰竭的患者应用依普利酮(高选择性的盐皮质激素受体拮抗药)可以降低男性乳房发育的发生率,与安慰剂组类似[110]。

加用螺内酯或依普利酮,高钾血症是一个值得关注的问题,特别是在合并肾功能不全或心衰的情况下。

监测血清钾水平,并建议低钾饮食,且考虑合并使用利尿药至关重要。

(五)药物间的相互作用

当醛固酮受体拮抗药与 ACE 抑制药或 ARBs 联合使用时,特别是对于肾功能不全的患者,发生高钾血症的风险会增加。降压药物合并使用利尿药,可以降低高血钾的风险。依普利酮通过 CYP3A4 途径代谢,依普利酮应与 CYP3A4 抑制药一起合用。

虽然钠盐本身并不是一种真正的"药物",但过量的钠摄入会导致盐皮质激素受体激活从而带来不良反应[111,112]。在正常血压状态下也是如此,高钠摄入可导致醛固酮通过炎症和促纤维化途径产生独立于血压水平的靶器官损伤。因此,低钠饮食增强了盐皮质激素受体拮抗药的作用。

八、β 受体阻滞药

(一)作用机制

β 受体阻滞药降低血压有多种机制。其中可能的机制是降低心率和心输出量,抑制肾素的释放(其释放部分由肾小球球旁器中的 $β_1$ 肾上腺素能受体调节),抑制中枢神经系统,改善血管顺应性,减少去甲肾上腺素的释放,并减弱对儿茶酚胺的升压反应。β 肾上腺素能受体与去甲肾上腺素和肾上腺素结合。β 受体阻滞药通过竞争结合位点来阻止去甲肾上腺素和肾上腺素与 β 肾上腺素能受体的结合(图 2.7)。

(二)同类药物的差异

β 受体阻滞药的药理作用差异较大,由于 $β_1$ 受体的选择性程度、内在的拟交感神经活性,$α_1$ 受体阻断效应、脂溶性、肝的首过效应、是否能穿透中枢神经系统、内皮一氧化氮的合成和血管舒张(奈必洛尔),以及药物作用的效力和持续时间。

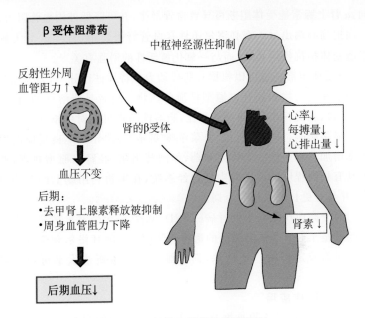

图 2.7 β 受体阻滞药的降压机制

心率(HR)、心搏量(SV)和心输出量(CO)的早期下降并不会导致相应的血压(BP)下降,因为压力反射介导的 α 肾上腺素能血管收缩的增加,以及外周血管阻力(SVR)的升高。在几天内,末梢神经元上的接头前膜受体的 β 阻断、抑制去甲肾上腺素(NE)的释放,这可能解释了为什么外周血管阻力恢复正常。然后出现血压下降。β 受体阻滞药的血管舒张作用,使外周血管阻力早期下降,血压下降更快(Figure © L. H. Opie, 2012.)

尽管存在这些差异,但 β 受体阻滞药往往具有相似的治疗效果,但由于不同药物之间的差异使得我们需要对患者进行个性化治疗。β 受体阻滞药可被分为非选择性或选择性的。非选择性 β 受体阻滞药可结合 β₁ 和 β₂ 肾上腺素能受体,而"心脏选择性"β 受体阻滞药只对 β₁ 肾上腺素能受体有更高的亲和力。

卡维地洛和拉贝洛尔是 β 受体阻滞药,不仅可以阻断 β 肾上腺素能受体,还拮抗 α 肾上腺素能受体[113]。与大多数 β 受体阻滞药不同，α肾上腺素能受体阻断可导致血管舒张，并可降低外周血管阻力，从而提高心输出量。奈必洛尔还具有血管舒张作用，与其 β_1 肾上腺素能受体拮抗作用无关，而与一氧化氮活性的增强有关[114]。

β受体阻滞药也可以根据其药代动力学特性进行分类，分为经肝代谢消除的药物和经肾以原型排泄的药物。前者是脂溶性的，包括普萘洛尔和美托洛尔，与后者相比，脂溶性药物可能对中枢神经系统产生显著影响，且半衰期短、血浆浓度变异大，并导致不良反应的发生率增加。水溶性β受体阻滞药，如阿替洛尔，经肾以原型排泄，并不具有相同程度的渗透入中枢神经系统，在生物利用度上的差异更小，并具有更长的血清半衰期。

对于高血压及终末期肾病（ESRD）患者，一个经常未被充分重视的问题是某些β受体阻滞药的透析清除率[115]。阿替洛尔和美托洛尔可通过血液透析被广泛清除，而卡维地洛的透析清除率可以忽略不计。

（三）临床应用

β受体阻滞药不再被推荐用于原发性高血压的初始治疗，目前在没有其他令人信服的适应证的情况下β受体阻滞药降级为四线或五线治疗[7]。

普萘洛尔是第一个被批准用于口服降压的β受体阻滞药。之后许多研究证明，与其他类降压药相比β受体阻滞药并不能更好地预防心脏病发作，并表明其增加卒中风险[116-118]。2012 年发表的一篇 Cochrane 评估了β受体阻滞药作为高血压一线治疗的作用，发现β受体阻滞药作为高血压的初始治疗可适度降低心血管疾病的发生，而对病死率没有显著影响。因此，β受体阻滞药的作用不如其他抗高血压药物[119]。

在 ASCOT 试验中，从 1998 年至 2000 年间招募了有 3 个或 3 个以上心血管危险因素的高血压患者，与阿替洛尔和苄氟噻嗪相比，氨氯地平和培哚普利并没有降低心血管疾病的发病率和病死率。但是，由于氨氯地平/培哚普利组的全因死亡率显著降低（11％），该试验提前停止。次要终点表明，使用氨氯地平和培哚普利可能会降低心血管疾病的发病率和病死率,尽管归因于两组之间的血压差异。

在主要复合终点方面,氨氯地平/培哚普利组可降低10％的非致死性心肌梗死和致死性冠状动脉疾病的发生,但两组间差异无统计学意义,这可能归因于试验的提前终止。在整个研究过程中,氨氯地平组的血压明显低于阿替洛尔组,这可能解释了结果的差异[57]。值得注意的是,氨氯地平组也可显著降低新发糖尿病的风险,以及降低发生外周动脉疾病或肾功能损害的风险。

ASCOT-Legacy 研究对 8580 例高血压患者的长期随访,结果显示了以 CCB 为基础的降压治疗和他汀类药物的降脂治疗可以降低远期死亡风险。在试验结束 10 年后,接受氨氯地平治疗的患者卒中死亡风险更低,接受阿托伐他汀治疗的患者心血管死亡风险更低[120]。

β 受体阻滞药对一级预防的相对无效可能有多种原因,包括胰岛素敏感度的丧失,从而导致糖尿病风险增加;升高血浆三酰甘油水平和降低高密度脂蛋白（HDL）胆固醇水平;体重增加。ASCOT 试验的一个亚组分析显示,β 受体阻滞药降低中心动脉血压的程度低于外周血压[121]且增加血压变异性[122]。

然而,必须认识到,对超过 20 万例和超过 2 万例的高血压患者的结局分析显示,不同降压方案对心血管风险的影响没有差异[123]。心血管结局的主要决定因素是血压下降的程度。

对于近期心肌梗死、左心室收缩功能障碍、肥厚型心肌病和快速性心律失常的高血压患者,建议 β 受体阻滞药作为一线治疗。β 受体阻滞药可能对肾上腺素能过度激活的高血压患者有用[5],或伴有心悸、心动过速和焦虑的高血压患者,偏头痛和原发性震颤的患者也可能受益。β 受体阻滞药对老年患者的效果往往较差[116]。

理想情况下,在高血压的治疗中,β 受体阻滞药应长期使用,对心血管保护及代谢有利。β 受体阻滞药可与其他降压药物联合使用。β 受体阻滞药与所有其他类别的一种或多种药物联合使用已被成功地用来治疗高血压。尽管如此,与另一种 RAS 抑制药联合使用,如 ACE 抑制药或 ARB,也是不合理的。拉贝洛尔可用于高血压急症

(表 2.3)。

(四)不良反应

β 受体阻滞药可能会使哮喘和反应性气道疾病恶化。$β_1$ 选择性的 β 受体阻滞药(如阿替洛尔、美托洛尔和奈必洛尔)抑制心脏 $β_1$ 受体,但对支气管平滑肌的影响较少,理论上导致的呼吸道症状较少。然而,大剂量的 $β_1$ 受体阻滞药也会阻断 $β_2$ 受体。急性失代偿性心衰、高度心脏传导阻滞和心动过缓的患者应用 β 受体阻滞药必须谨慎。

在糖尿病患者中使用 β 受体阻滞药人们往往有顾虑,因为 β 受体阻滞药可能降低糖耐量,掩盖低血糖症状,并延长从低血糖状态恢复的时间。β 受体阻滞药也可增加体重[124]。不同类型的 β 受体阻滞药的代谢特点不同[125],GEMINI 研究中,比较卡维地洛与酒石酸美托洛尔对血糖和代谢的影响,参与者患有高血压、糖尿病,并且正在接受 RAS 阻滞药的治疗。与美托洛尔相比,卡维地洛达到与美托洛尔同等降压的同时,不影响血糖的控制,并改善了部分代谢综合征,包括改善了胰岛素敏感度和更好地控制血糖。此外,卡维地洛降低了微量蛋白尿的发生[126]。GEMINI 研究还发现,与美托洛尔相比,卡维地洛对体重增加的影响更小[127]。鉴于 β 受体阻滞药和利尿药都可能对代谢有负面影响,β 受体阻滞药和利尿药的联合应尽可能慎用于糖尿病患者,避免发生血糖不能控制。

停用 β 受体阻滞药时,也必须谨慎,尤其是使用剂量较大时。停药后可能会出现肾上腺素介导的症状。因此,对使用大剂量 β 受体阻滞药的患者建议逐步减少剂量,特别是高危患者。

β 受体阻滞药有可能通过干扰脂质代谢来增加血清三酰甘油水平和降低高密度脂蛋白胆固醇水平,但具有新型血管舒张功能的 β 受体阻滞药和内在拟交感活性的 β 受体阻滞药并不常见[42]。

(五)药物间的相互作用

β 受体阻滞药与非二氢吡啶类 CCB 联合使用可协同抑制窦房结和房室结,减慢传导及减弱心肌收缩力。它们与其他具有负性肌力作用的抗心律失常药物的联合使用也是如此。

九、中枢性交感神经抑制药

(一)作用机制

中枢性交感神经抑制药通过减少向心脏和外周循环的交感神经的输出来降低血压。更具体地说,它们会激活延髓腹外侧嘴部(即脑干)的 α_2 肾上腺素能受体,从而降低交感神经活性,并通过抑制周围交感神经末梢突触前膜释放去甲肾上腺素[128,129]。脑干中咪唑啉-1 受体的激活也有抑制交感神经和降压作用,该作用是独立于中枢 α_2 肾上腺素能受体的[130]。可乐定同时激活咪唑啉受体和 α_2 肾上腺素能受体。氯胍和胍那苄有更强 α_2 肾上腺素能受体选择性。甲基多巴不激活咪唑啉-1 受体。

(二)同类药物的差异

甲基多巴、利血平(已退市)、可乐定、氯胍和胍那苄是这类药物中最主要的药物。甲基多巴或 α 甲基多巴,是第一个被广泛使用的前体药。尽管它对中枢神经系统有不良影响和潜在的严重的肝和血液系统不良反应,但它仍在某些情况下使用。α 甲基多巴并不直接降低血压;它首先需要在中枢神经系统中转化为 α 甲基去甲肾上腺素,从而激活中枢 α_2 肾上腺素能受体和抑制交感神经。在高血压患者中,甲基多巴主要通过降低全身血管阻力来降低血压,而对心率或心输出量的影响很小[131]。

可乐定、氯胍和胍那苄也有像甲基多巴一样的降压作用,但是没有罕见但严重的对自身免疫系统的不良反应。每周一次的可乐定透皮制剂,可以将口服可乐定常见的血压反弹的风险降至最低。氯胍的作用类似于可乐定,但液体滞留的风险较低,主要通过肝生物转化来消除,因此慢性肝病患者需要调整剂量。胍那苄也是一种类似的药物,可以每天服用一次(通常在睡前服用,以减少白天嗜睡的发生),如果突然停用,发生反弹性高血压的风险更低。胍那苄对 α_2 肾上腺素能受体的选择性是可乐定的 $12\sim25$ 倍,与抑制 α_1 肾上腺素能受体不同,胍那苄主要通过降低总外周血管阻力而不是降低心输出量来降低血压[132-134]。胍那苄降低静息和运动心率,对心输出量的影响很小。

与上述药物相比,利血平通过消耗周围神经节后交感神经末梢去甲肾上腺素的存储来降低血压,而不减少中枢交感神经的释放[135]。最长应用低剂量利血平,降压同时,不良反应比高剂量更少。利血平作为一种有效的降压药物曾被广泛应用,特别是与噻嗪类利尿药联合使用[136]。

(三)临床应用

虽然 α 甲基多巴曾经是降压治疗的支柱,但由于其没有致畸或死胎的风险,通常用于妊娠期高血压的治疗[137]。母体心输出量、子宫血流量和肾血流量也不受 α 甲基多巴的影响。

在坚持治疗的患者中,中枢交感神经抑制药仍然是高血压的重要辅助治疗,特别是以交感神经过度激活(通常心率增高或心输出量增加)所致的"难治性高血压"[138,139]。

VA 合作研究中,可乐定是被测试药物中最有效的药物之一。它在年轻和年老、黑种人和白种人患者中同样有效。该研究的主要缺点是可乐定的药物不耐受性发生率较高(14%)[140]。

胍那苄已被证明可以有效减轻高血压患者的左心室肥厚[129],夜间服用还可降低清晨高血压的发生[141]。

(四)不良反应和药物相互作用

因 α 甲基多巴的不良反应而最终需要停药的情况并不常见。然而,也有许多潜在的不良反应,包括 Coombs 试验阳性、药物热、胰腺炎、溶血性贫血、肝功能障碍、鼻塞、帕金森病加重、高催乳素血症和男性乳房发育。

血压反弹是某些半衰期较短的药物的另一个主要问题,如口服可乐定。药物浓度的突然下降会诱发交感神经过度激活的相关症状,导致停用药 1～3d 内出现焦虑、震颤、头痛、心悸和反弹性高血压[142,143]。由于 α 甲基多巴的血管收缩作用,在同时接受 β 肾上腺素能受体阻滞药治疗的患者中,反弹现象可能会被放大,β 肾上腺素能受体阻滞药不应单独用于降压治疗。反弹的处理包括应用 α 受体阻滞药(严重的心动过速患者可联合 α 受体和 β 受体阻滞药)。

大剂量的利血平使不良反应更明显,包括鼻塞、消化性溃疡和抑郁症。

十、α₁肾上腺素能受体阻滞药

(一)作用机制

现在的医学术语中,通常被称为"α受体阻滞药",通过选择性抑制突触后 α₁ 肾上腺素能受体,阻断了儿茶酚胺诱导的阻力血管和容量血管的收缩,可同时扩张阻力血管和容量血管。对 α 受体阻滞药的初步研究导致了芬妥拉明和酚苄明的发展。这些药物是非选择性药物,本质上通过阻断突触前和突触后 α₁ 肾上腺素能受体而导致化学性交感神经切除术。在现在的医学实践中,这些药物作为嗜铬细胞瘤患者接受手术治疗前的预处理。上面讨论的拉贝洛尔和卡维地洛都有 α₁ 受体阻滞的作用,有助于其发挥降压作用。

(二)同类药物的差异

突触后的 α₁ 肾上腺素能受体阻滞药目前使用的包括哌唑嗪、特拉唑嗪和多沙唑嗪。这些药物的主要药代动力学特性不同。哌唑嗪最先被批准在美国使用。虽然在最初很有用,但在今天并不常用。这是因为它的作用时间相对较短,导致被迫每日多次服用,以提供持续的降压作用。长时间使用哌唑嗪也导致其降压疗效下降,因为正常钠盐摄入的高血压患者细胞外和血浆容积增加。特拉唑嗪和多沙唑嗪是新一代的选择性突触后 α₁ 肾上腺素能受体阻滞药,比哌唑嗪半衰期更长,作用时间更长,可以每日一次给药。

(三)临床应用

α₁ 肾上腺素能受体阻滞药不推荐作为一线降压药物。这一点在 ALLHAT 试验中得到了明确的验证[24],在 ALLHAT 试验之前的 TOMHS 研究中,轻度高血压的患者服用 α 受体阻滞药得到了令人鼓舞的数据,每天 2mg 多沙唑嗪的降压幅度与安慰剂、赖诺普利、氨氯地平和艾司布妥相当[144]。在改变生活方式包括减肥、减少钠盐摄入、限酒及增加体育锻炼的前提下,多沙唑嗪可降低非黑种人受试者的收缩压近 16mmHg,和黑种人受试者的收缩压 9mmHg 结果与赖诺普利组类似,但劣于氯噻酮、氨氯地平和艾司布妥组[145]。多沙唑嗪可降低血液胆固醇,多沙唑嗪组的阳痿发生率最低[146]。

ALLHAT 试验纳入了超过 42 000 例北美伴有心血管危险因素的 1 级或 2 级高血压患者,随机分为氨氯地平、氯噻酮、赖诺普利或多沙唑嗪组。该研究中,多沙唑嗪组在纳入后 3.3 年因安全考虑被心肺和血液研究所提前终止。提前终止有两个原因。第一个是氯噻酮组和多沙唑嗪组之间的主要终点事件发生率方面无差别。值得注意的是,主要终点是致死性冠状动脉疾病或非致死性心梗。另一个更重要的原因是,随机分配到多沙唑嗪组的受试者比氯噻酮组的受试者心血管疾病、卒中和心衰的发生风险增加[147,148]。

在年度回访时,多沙唑嗪组的收缩压比氯噻酮组高 2~3mmHg。合并糖代谢紊乱的 ALLHAT 受试者中,多沙唑嗪在预防主要研究终点的发生方面与氯噻酮同样有效;然而,尽管多沙唑嗪组的血糖水平较低,但心血管疾病和心衰的发生率较高[149]。必须说明,ALLHAT 研究中利尿药不允许作为二线或三线治疗,在现在的临床实践中最好将利尿药作为联合用药的一种(即联合使用 α 受体阻滞药和利尿药)。多沙唑嗪可导致液体潴留,这可能解释了为什么 ALLHAT 研究中受试者心衰的发生率增加而导致试验提前终止[148]。

α₁ 肾上腺素能受体阻滞药也不推荐作为顽固性高血压的初始治疗。这在 PATHWAY-2 试验中得到了证实,比较了螺内酯与安慰剂、比索洛尔和多沙唑嗪,找出难治性高血压的最佳治疗方案[106]。335 例已经服用 ACE 抑制药或 ARB、CCB 和利尿药的血压仍未达标的患者中,加用每日一次 25mg 螺内酯、4mg 多沙唑嗪、5mg 比索洛尔或安慰剂,观察收缩压。螺内酯组比安慰剂组多降低 8.7mmHg 家庭收缩压($P<0.0001$),比多沙唑嗪组多降低 4.03mmHg 家庭收缩压($P<0.0001$),较比索洛尔组多降低 4.48mmHg 家庭收缩压($P<0.0001$)。

除降压作用外,α₁ 肾上腺素能受体阻滞药对代谢和脂质谱有好的影响。在 TOMHS 研究中,多沙唑嗪可降低总胆固醇 6%,降低低密度脂蛋白胆固醇 7%,升高高密度脂蛋白胆固醇 5%。多沙唑嗪是

TOMHS 中唯一能降低空腹血糖和空腹胰岛素水平的药物[150]。这些有益作用是由于阻滞 α_1 肾上腺素能受体，导致 LDL 受体数量增加，羟甲基戊二酰辅酶 A（HMG-CoA）还原酶水平下调，极低密度脂蛋白（VLDL）合成减少，脂蛋白脂肪酶活性上调[151]。

尽管有 ALLHAT 研究的结果，但 α_1 肾上腺素能受体阻滞药可作为其他降压药物的辅助治疗，最好联合利尿药。适用于老年男性良性前列腺增生的高血压患者。这是因为 α_1 受体阻滞药也会增加平均和峰值尿流量，减轻尿路症状。

（四）不良反应

长期使用 α_1 受体阻滞药会导致细胞外液体和血浆容积增加，从而导致正常钠盐摄入或高钠饮食的人的体重增加和降压疗效减弱。利尿药联合 α_1 受体阻滞药是有益的，可以尽量减少细胞外液体和血浆容积的增加，降低血压。鉴于这种已知的体积膨胀效应，α_1 受体阻滞药应慎用于心衰患者。液体潴留可能是 ALLHAT 研究中的多沙唑嗪组加重心衰而提前终止的原因[148]。

α 受体阻滞药对代谢和脂质的不良影响很小，不良反应可能包括嗜睡、腹泻和体位性低血压。长期使用 α 受体阻滞药可能需要增加利尿药的用量，减少水钠潴留，提高患者的依从性。

（五）药物间的相互作用

在老年人中，特别是与利尿药或中枢性交感神经抑制药（如可乐定）联合使用时，需要注意体位性低血压，因为它们都可导致适度的血压下降。

十一、直接血管扩张药

（一）作用机制

肼屈嗪、硝酸酯、硝普钠和米诺地尔是临床中最常见的直接血管扩张药。肼屈嗪通过扩张阻力小动脉、降低外周阻力，从而发挥其降低血压的作用。由于肼屈嗪对静脉循环没有扩张作用，导致压力感受器介导的静脉血管收缩，导致静脉回心血量增加[152]。此外，儿茶酚胺介导的直接正性肌力作用和慢性刺激导致心输出量增加，这与降压作用相反。肼屈嗪应与交感神经抑制药联合使用,以防止这种反射的发生,通常建议肼屈嗪与利尿药联合,以防止肾灌注压降低引起的水钠潴留。

同样,米诺地尔扩张阻力血管,对静脉床的影响小[153]。米诺地尔激活动脉平滑肌中的三磷腺苷敏感钾通道,导致平滑肌细胞膜超极化,抑制钙通过电压门控钙通道内流,胞质钙浓度降低[154]。

硝酸酯和硝普钠是一氧化氮供体,其舒张血管的作用部分与其代谢产生的一氧化氮气体有关[155]。然而,最终的血管作用取决于特定药物及其在作用部位的浓度。口服硝酸酯可以舒张静脉、传输动脉和小动脉,但作用不强。静脉给予硝普钠可以扩张动脉,降低全身血管阻力。

(二)同类药物的差异

肼屈嗪在肝中代谢,主要通过 N-乙酰化。血浆半衰期较短,但临床作用时间似乎较长,研究表明即使每天两次给药也有效[156]。临床上的给药剂量从每天 2 次 25mg 到每天 3 次 100mg 不等。米诺地尔也在肝中代谢,其口服吸收率为 100%。由于其诸多的不良反应,它仅用于严重高血压和(或)肾功能不全的男性患者。米诺地尔通常每日 2 次给药,从 2.5mg 到 5mg。已经研究了更大的剂量,但它们增加了潜在的不良反应。

硝酸酯包括口服的二硝酸异山梨酯、单硝酸异山梨酯,或经皮硝酸甘油制剂。这些被更广泛地用于治疗心绞痛或 HFrEF,而不作为降压药物。

(三)临床应用

虽然仍作为顽固性高血压患者的第五线或六线治疗药物[7],肼屈嗪已逐步被 CCB 所取代,CCB 发挥类似的血管舒张作用,而几乎没有不良反应。肼屈嗪由于价格便宜,仍在发展中国家广泛使用。在美国肼屈嗪最常用于与硝酸酯联合使用治疗射血分数减低的心衰患者。这对黑种人患者尤其有效[157]。遗憾的是,由于未知的原因,肼屈嗪被用于无症状性血压升高的住院患者的首选药物,应该避免这种做法,因其弊大于利。

目前还没有口服硝酸酯治疗高血压的长期试验的结果。小型、短期的研究显示,口服硝酸酯可有效降低老年人孤立性收缩期高血压患者的血压[158]。长效硝酸酯制剂可以有效降低收缩压,而不产生硝酸酯耐药,特别是与抗氧化剂一起使用,如肼屈嗪[159]。在治疗严重的左心衰竭或高血压急症时,硝普钠是一种有效的持续静脉注射药物,可迅速降低左心室排空阻力[160,161]。它应该从初始的低剂量开始逐渐增加剂量,直到达到所需的血流动力学参数。

(四)不良反应和药物的相互作用

直接血管扩张药的不良反应包括心动过速、液体潴留和头痛,这是由血管舒张引起的,特别是在开始治疗时。可以通过加用 β 受体阻滞药和利尿药来减少这些不良反应。

使用长效硝酸酯可能会导致头痛,但可以通过缓慢增加剂量来预防,并通过持续给药来解决头痛的不良反应。与长效硝酸酯类似,头痛和恶心是硝普钠最常见的不良反应。然而,长期输注的主要问题是氰化物中毒。可监测血液硫氰酸盐水平,以防止氰化物中毒的发生。

肼屈嗪,因为其 N-乙酰化,大剂量和长期使用的患者面临药物诱导狼疮的风险[162]。它更有可能出现在慢乙酰化的患者中,而在非洲裔美国患者中并不常见。

米诺地尔会导致严重的水钠潴留,需要大剂量的襻利尿药来消除。肺水肿和下肢水肿可能是液体潴留和细动脉扩张后毛细血管压力增加的结果。特别是在慢性肾病患者中,可能会发生心包积液[163]。反射性交感神经激活引起的心动过速等心电图变化,导致在米诺地尔治疗的第 1 天出现。此外,可能会加重冠心病患者的心绞痛。多毛症也是米诺地尔相当常见的不良反应,停药几个月后可逆转。其他不良反应可能包括鼻塞、恶心、乳房胀痛和皮肤并发症。

参考文献

完整的参考文献可在 www.expertconsult.com 上查阅。

第 3 章

治疗心力衰竭的药物

JEFFERSON L. VIEIRA · MANDEEP R. MEHRA

一、引言

心力衰竭（HF）的药物治疗因心衰类型不同而不同[1-3]。例如急性失代偿性心力衰竭（ADHF）、射血分数降低（HFrEF）或射血分数保留（HFpEF）的慢性心力衰竭，都有不同的管理目标[4-6]。因此，这里将重点阐述 ADHF、HFrEF 和 HFpEF 这三种类型心衰的药物治疗方案。心衰的预防保健、自我管理、心脏康复、器械治疗和手术治疗将在另外章节讨论。

二、急性失代偿性心力衰竭

（一）概述

急性失代偿性心力衰竭病情危重，表现为心衰症状和体征新发或恶化的临床综合征[7-9]，主要影响老年人，常需要急诊就诊或住院治疗[4,10,11]（表 3.1）。

新发 ADHF 患者常伴有肺水肿或心源性休克，需要急诊就诊，而慢性心衰急性失代偿患者往往在急性发病前伴随体征和症状的进行性加重。两者差异可能使代偿机制不同、肺循环容量负荷不同和既往利尿药应用情况不同而导致[12-14]。此外，慢性心衰的急性失代偿常见诱因为感染、心律失常、贫血、肺栓塞、急性冠脉综合征（ACS）和依从性差等[15-17]。

表 3.1　纽约心脏协会（NYHA）心功能分级和美国心脏病学会/美国心脏协会（ACC/AHA）心力衰竭分期

NYHA 心功能分级

Ⅰ级：患者有心脏病，但日常活动量不受限制，一般体力活动不引起疲劳或呼吸困难等心力衰竭症状

Ⅱ级：心脏病患者的体力活动轻度受限制。休息时无自觉症状，一般体力活动引起心衰症状

Ⅲ级：患者有心脏病，以致体力活动明显受限制。休息时无症状，但小于一般体力活动即可引起心衰症状

Ⅳ级：心脏病患者不能从事任何体力活动，休息状态下也出现心衰症状，体力活动后加重

ACC/AHA 心衰分期

A 期——有心衰的高危因素，但无结构性心脏病或心衰的临床表现

B 期——结构性心脏病，但无心衰的临床表现。此阶段包括 NYHA Ⅰ级患者，既往或当前没有心力衰竭的症状或体征

C 期——结构性心脏病，既往或目前有心衰临床表现。这个阶段包括任何心功能 NYHA 分级的患者，既往或目前存在心衰症状

D 期——难治性心力衰竭，需特殊治疗措施。这个阶段包括患有难治性心力衰竭的 NYHA Ⅳ级患者

　　急性心衰推荐院前管理，但常常需及时就诊[18]。临床评估包括患者临床特征如肺瘀血或外周灌注类型及其严重程度。ADHF 的初始治疗与 HFrEF 或 HFpEF 患者相似，其核心是通过利尿药治疗缓解充血，并使用血管扩张药或特定的药物维持足够的外周灌注[17]，在没有心源性休克的情况下，可不立即行超声心动图检查。急性失代偿期间，是否应该减少或停止慢性 HF 的常规治疗，存在一些争议。目前指南推荐，除非存在血流动力学不稳定、高钾血症或肾功能严重受损外，ADHF 患者应继续慢性 HF 的常规治疗。急性失代偿性心衰时神经内分泌激活以维持心肾血流动力学，因此神经激素拮抗药应暂时减量或暂停应用，但心衰症状缓解后应立即再次应用[1]。应结合患者预后来选择药物治疗方案，如血尿素氮（BUN）水平升高≥43 mg/dl，收缩压<115mmHg，高血清肌酐水平>2.75 mg/dl 和肌钙蛋白Ⅰ水平升高都表示预后风险增高及预后不佳[15,16,19]。已证明长期的

肺充血和肾功能障碍是影响预后的最重要因素[20-23]。肺动脉导管检查有益于血流动力学异常患者,因此不推荐常规使用肺动脉导管检查,仅限推荐肺动脉导管应用于血流动力学不稳定、恶化机制不明并影响治疗的心衰患者[20,24]。一种可以替代有创性血流动力学参数的临床方法已被广泛用于患者分类(图 3.1)[25,26]。"湿"与较高的肺毛细血管楔压(PCWP≥18 mmHg)相关,而"冷"与较低的心脏指数相关[CI≤2.2 L/(min·m²)][25,27]。图 3.2 总结了 2016 年欧洲心脏病学会(ESC)根据临床资料管理 ADHF 的方法。

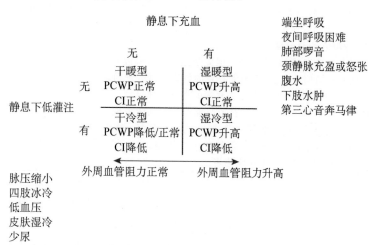

图 3.1　基于是否存在体循环瘀血与外周低灌注的症状和体征对心衰类型进行归纳总结

CI,心脏指数,PCWP,肺毛细血管楔压[Based on data from Nohria A，Tsang SW，Fang JC,et al. Clinical assessment identifies hemodynamic profiles that predict outcomes in patients admitted with heart failure. J Am Coll Cardiol 2003;41(10):1797-1804.]

(二)药物治疗

1. 利尿药　体循环淤血是 ADHF 患者住院的主要原因[28,29]。虽然缺乏有力的证据,但临床经验表明,ADHF 患者肺水肿不合并水负

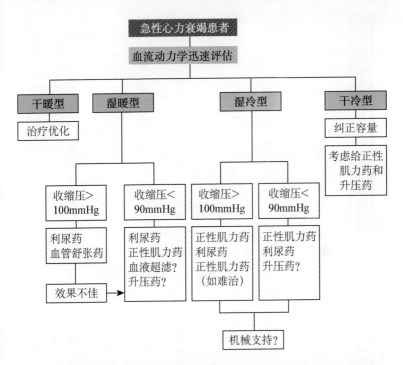

图 3.2　**急性心力衰竭(AHF)的处理流程**[Data from Ponikowski P，Voors AA，Anker SD，et al. 2016 ESC guidelines for the diagnosis and treatment of acute and chronic heart failure：The task force for the diagnosis and treatment of acute and chronic heart failure of the European Society of Cardiology (ESC). Developed with the special contribution of the Heart Failure Association (HFA) of the ESC. Eur Heart J 2016.]

荷增加时,利尿药也能有效改善血流动力学和充血症状[30],体重和体液平衡的净变化常用于评估抗心衰治疗的效果[31]。

　　利尿药根据其主要作用部位、化学结构或利尿类型进行分类。表 3.2 总结了急性和慢性 HF 患者常用利尿药的剂量和作用部位。其疗效常常受到肾功能、既往利尿药应用情况和体循环瘀血负荷等影响。襻利尿药,如呋塞米、托拉塞米和布美他尼,利尿效果最强,是

表 3.2 心衰患者的利尿药使用剂量

利尿药等级	作用位置	起始剂量	维持剂量	半衰期
碳酸酐酶抑制药*				
乙酰唑胺	近曲小管	250~375mg 口服 IV 1次/日	隔日1次或每日1次,连续两天,休息1d	2.4~5.4h
襻利尿药[a]				
布美他尼[b]	亨氏襻	口服:每日1次或每日2次 0.5~2mg	口服给药每4~5小时可重复应用	1~1.5h
		IV或IM:每日1次或每日2次 0.5~1mg	静脉给药每2~3小时可重复应用 最大推荐剂量是10mg/日	
呋塞米[b]		口服:每日1次或每日2次 20~80mg	最大剂量是每日600mg	30~120min(正常肾功能) 9h(终末期肾病)
		IV或IM:每日1次或每日2次 20~40mg		
托拉塞米[b]		口服或IV:每次10~20mg	200mg	3.5h
噻嗪类利尿药[c]				
氯噻嗪	远曲小管	口服或IV:每日1次或每日2次 500~1000mg	每日1次或每日2次 1000mg	45~120min
氯噻酮		每日1次12.5~50mg	100mg	45~60h

（续 表）

利尿药等级	作用位置	起始剂量	维持剂量	半衰期
氢氯噻嗪		每日 1 次或每日 2 次 12.5～50mg	200mg	6～15h
美托拉宗		每日 1 次 2.5～10mg	20mg	6～20h
保钾利尿药				
阿米洛利	集合管	每日 1 次或每日 2 次 5～10mg	20mg	6～9h
盐皮质激素受体拮抗药[c d]				
螺内酯	集合管	每日 1 次 12.5～25mg	50～100mg[e]	1～2h
依普利酮	集合管	每日 1 次 25～50mg	50～100mg[e]	3～6h
继发性肾阻塞				
美托拉宗每日 1 次每次 2.5～10mg＋襻利尿药				
氢氯噻嗪每日 1 次或每日 2 次 25～100mg＋襻利尿药				
氯噻嗪（IV）每日 1 次 500～1000mg＋襻利尿药				

* 碳酸酐酶抑制药可用于治疗充血性心力衰竭的水肿，但不常用于此目的。

a 静脉和口服襻利尿药的剂量药相似；b 等效剂量：40 mg 呋塞米，1 mg 布美他尼，20 mg 托拉塞米；c 如果估测肾小球滤过率<30 ml/(min·1.73 m²)，请勿使用；d 最小利尿作用；e 高达 400 mg 的剂量可用于肝病患者[Modified from Mullens W, Damman K, Harjola VP, Mebazaa A, Brunner-La Rocca HP, Martens P, et al. The use of diuretics in heart failure with congestion -a position statement from the Heart Failure Association of the European Society of Cardiology. Eur J Heart Fail 2019；21(2)：137-155.]

治疗 ADHF 的首选利尿药[30,32]。这些药物直接作用于髓襻（Henle 襻)升支粗段钠-钾-氯化物协同转运蛋白（NKCC），此外,它还抑制机体(包括耳)广泛表达的同工型协同转运蛋白,这解释了其耳毒性的不良反应。

襻利尿药是有机阴离子,在循环系统中与白蛋白紧密结合,主要通过主动分泌而非肾小球滤过到达肾小管腔,因此除非肾功能严重受损,否则仍能保持其疗效。虽然襻利尿药化学结构相似,但药代动力学不尽相同。呋塞米的口服生物利用度为 $10\% \sim 90\%$,其作用取决于从胃肠道吸收入血的程度,因此 ADHF 伴有肠壁水肿患者其作用会显著降低。相比之下,托拉塞米和布美他尼的口服生物利用度更高（>90%）,口服和静脉注射（IV）剂量相似[33]。此外,与呋塞米或布美他尼相比,托拉塞米半衰期更长。在健康个体中,高于尿钠阈值的利尿药生物利用度大致相等,因此襻利尿药口服与静脉给药疗效相同。然而,HF 患者的尿钠阈值增加,口服剂量无法提供足够高的血清浓度以显著增加利尿效果[34]。因此,建议 ADHF 患者应静脉给药以获得更高、更平稳的血药浓度,从而达到快速起效的效果。

利尿药使用剂量应根据血流动力学反应个体化调整和滴定。慢性心衰急性失代偿患者,长期应用襻利尿药治疗的患者其敏感度不佳。DOSE 试验前瞻性地比较了 ADHF 患者使用利尿药的不同策略,结果表明与低剂量相比,2.5 倍的常用家庭剂量效果更佳,但会造成一定肾损害[35]。另外,DOSE 试验还显示持续静脉泵入利尿药和弹丸式静脉注射策略之间的无显著差异,表明在显著容量超负荷或利尿药抵抗时这两种方法均可以考虑。但是,临床经验表明当大剂量襻利尿药效果欠佳时,持续泵入可能更有效降低毒性并维持稳定的血药浓度。襻利尿药的剂量-反应曲线陡峭,每隔 2 小时迅速加倍剂量会更早达到上限剂量。通过延长血药浓度超过尿钠阈值,增加剂量会增加钠尿排泄,理论上利尿药不存在上限剂量[30]。

利尿药抵抗是 ADHF 患者的常见并发症,增加再住院率和病死率。尽管机制尚不明确,但人们认为利尿药抵抗是由心肾综合征、特异性肾适应和逃逸机制复杂的相互作用引起的[30,33,36]。事实上,由于负反馈调节作用,在给予一定剂量的利尿药后,尿钠排泄量随着时间的推移而下降,这是一种适当的稳态反应,可防止在持续利尿药治疗期间过度消耗容量。然而,在继发性醛固酮增多症合并 HF 患者中,这种现象更明显,会造成钠重吸收增加并导致利尿药抵抗[37]。此外,使用襻利尿药长期治疗会导致远曲小管细胞代偿性肥大,产生绕过襻利尿药的近端效应[38]。

HF 和肾功能受损并存是利尿药抵抗的另一个常见原因,因为肾血流量减少和肾小管分泌受损可能导致尿液中有效药物浓度不足。在这些患者中,区分潜在的肾疾病和心肾综合征很重要,心肾综合征越来越被认为是 ADHF 的并发症。导致这些疾病的机制不仅涉及血流动力学恶化,还涉及神经激素、炎症和肾内在机制[39]。假设心肾综合征代表全心衰竭,右心衰比低心输出量(CO)更容易导致肾功能障碍[40]。利尿药的传统治疗可导致心肾综合征,原因可能是由于神经激素的进一步激活和肾内血流动力学恶化,而血管扩张药或正性肌力治疗无效[39]。然而,在大多数情况下,在积极利尿时肾功能恶化反映了肾小球滤过的血流动力学或功能变化,而非真正肾小管损伤[41]。因为利尿药应用后残余充血是 HF 预后不良的预测因素,如果 ADHF 患者肺充血临床证据仍然存在,BUN/Cr 比值轻中度升高时仍应继续利尿治疗[42-44]。

治疗利尿药抵抗的一个有效方法是连续阻断肾单位,即同时使用作用于肾单位的不同部分以产生累加或协同的利尿效果[32]。与机械超滤(UF)相比,早期尿量评估和连续阻断肾单位利尿效果相似,而没有显著肾损伤[45-47]。CARRESS-HF、DOSE 和 ROSE-ADHF 试验的 Meta 分析比较尿量指导利尿药调整策略与标准高剂量襻利尿药策略对 ADHF 患者心肾综合征治疗疗效[46]。与标准疗法相比,采用阶梯式剂量加倍将尿量维持在 $3 \sim 5 L/d$,24h 后体重减轻更多,净体液流失更多,肾功能略有改善。图 3.3 反映了 ADHF 中利尿药评估的实用阶梯式剂量加倍法。

噻嗪类利尿药联合襻利尿药治疗可使每日尿钠排泄量增加 1 倍以上,但必须注意症状性低血压、肾功能障碍和电解质紊乱[32,48,49]。

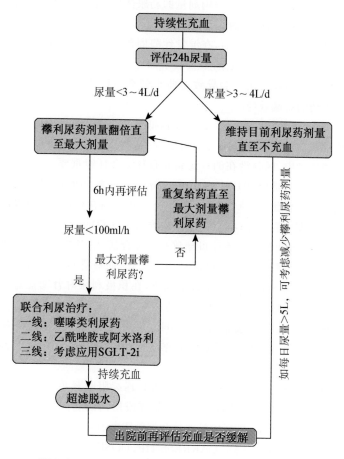

图 3.3　急性心力衰竭利尿药的实用阶梯式用药流程

襻利尿药总剂量可以连续输注或推注给药。SGLT-2i,钠-葡萄糖协同转运蛋白 2 抑制药[Modified from Mullens W,Damman K,Harjola VP, et al. The use of diuretics in heart failure with congestion——a position statement from the Heart Failure Association of the European Society of Cardiology. Eur J Heart Fail 2019;21(2):137-155.]

静脉注射氯噻嗪或口服美托拉宗联合呋塞米均能显著增加尿量,氯噻嗪利尿作用更佳,但价格更高,更需要补钾预防低钾血症[48]。哪种噻嗪类利尿药对 ADHF 治疗效果最佳目前尚无相关随机对照研究。联合使用保钾利尿药,如螺内酯、依普利酮、阿米洛利和氨苯蝶啶,以预防襻利尿药和噻嗪类利尿药相关的低钾血症。螺内酯和依普利酮是合成盐皮质激素受体拮抗药(MRA),强烈推荐用于有症状的慢性 HFrEF 患者,而阿米洛利和氨苯蝶吟是不影响盐皮质激素受体的上皮钠通道阻滞药[1,2,50]。

碳酸酐酶抑制药,如乙酰唑胺,可有效抑制近曲小管对碳酸氢钠的重吸收,导致襻利尿药作用的亨氏襻中钠水平升高。这些药物在伴随代谢性碱中毒时特别有效,但如果重复使用,会导致代谢性酸中毒和低钾血症。其他用于进一步缓解充血的可能药物,如精氨酸加压素(AVP)拮抗药,目前已有相关研究将其作为标准 HF 治疗的辅助用药,并将在其他章节进行讨论。

超滤或补充高渗盐水溶液(HSS 3%)是治疗利尿药抵抗患者有效方法。静脉-静脉超滤可能益处是排除等渗液体,而不像利尿药那样激活神经激素。一项在 ADHF 患者中比较 UF 与利尿药治疗的研究表明,与对照组相比,UF 显著减轻 48h 体重,但呼吸困难评分没有显著差异。UF 与减少再住院和计划外就医相关[51]。相比之下,其他研究结果表明接受 UF 治疗的患者不良事件发生率更高,包括 CARRESS-HF 中的肾功能恶化和 AVOID-HF 中的静脉通路并发症,但这些研究尚未完成[45,52]。基于这些顾虑,当前 HF 指南不推荐常规使用超滤,应仅限于对递增利尿药治疗策略无反应的充血患者。在特定的体循环瘀血和肾功能障碍的低钠血症患者中,HSS 3% 与大剂量呋塞米联合给药有更大的临床获益和肾功能保护作用[53,54]。然而,常规使用 HSS 3% 是有争议的,需要进一步大规模临床研究。

2. 血管扩张药 静脉血管扩张药是缓解 ADHF 患者充血症状的第二大常用药物[55-57]。虽然没有强有力的证据支持其常规应用,一些血管扩张药主要作用于动脉,导致后负荷降低,而其他血管扩张药主要作用于静脉,降低前负荷。然而,大多数血管扩张药对前后负荷都有一定作用。

血管扩张药适用于伴有或不伴有低灌注的肺水肿和全身性水肿患者,尤其适用于高血压性 ADHF。然而,对于依赖前负荷或后负荷的患者,如严重舒张功能障碍或主动脉瓣狭窄的患者,必须谨慎使用,因为这些药物会引起严重的低血压。此外,血管扩张药的使用需要加强血压监测和剂量滴定,对于低血压、低血容量和近期使用磷酸二酯酶(PDE)-5抑制药,如西地那非、伐地那非和他达拉非的患者应避免使用。

传统直接作用于血管扩张的抗心衰药物,如有机硝酸盐、硝普钠和奈西立肽(表 3.3),是外源性一氧化氮(NO),激活可溶性鸟苷酸环化酶(sGC),产生环磷鸟苷(cGMP),使血管平滑肌松弛(图 3.4)[55]。另外,已经开发出针对新途径的新型血管扩张药,包括血清松弛素、利钠肽、神经激素拮抗药,以及 sGC 刺激药和 sGC 激活药。

表 3.3　静脉注射血管扩张药用于治疗急性心衰

血管扩张药	起始剂量	剂量范围	主要不良反应	其他
硝化甘油	$10\sim20\mu g/min$	$40\sim400\mu g/min$	低血压、头疼	持续使用导致耐药
硝酸异山梨酯	$1mg/h$	$2\sim10mg/h$	低血压、头痛	持续使用导致耐药
硝普钠	$0.3\mu g/(kg \cdot min)$	$0.3\sim5\ \mu g/(kg \cdot min)$	低血压、氰化物毒性	轻度敏感
奈西立肽	弹丸式注射 $2\mu g/kg$ 维持剂量 $0.01\mu g/(kg \cdot min)$	$0.1\sim0.3\ \mu g/(kg \cdot min)$	低血压	

Modified from Ponikowski P, Voors AA, Anker SD, et al. 2016 ESC guidelines for the diagnosis and treatment of acute and chronic heart failure: the task force for the diagnosis and treatment of acute and chronic heart failure of the European Society of Cardiology (ESC). Developed with the special contribution of the Heart Failure Association (HFA) of the ESC. Eur Heart J 2016;18(8):891-975.

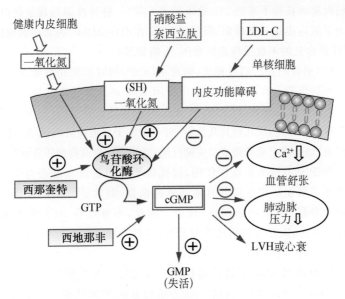

图 3.4　一氧化氮、硝普钠和奈西立肽刺激鸟苷酸环化酶形成具
有血管舒张特性的环磷鸟苷（cGMP）

　　LDL-C,低密度脂蛋白胆固醇；LVH,左心室肥厚；GTP,鸟
苷-5′-三磷酸；SH,巯基（Figure © L. H. Opie, 2012.）

　　（1）有机磷酸盐：有机硝酸盐，如硝酸甘油、硝酸异山梨酯和单硝
酸异山梨酯，主要通过扩张静脉降低心室前负荷。大剂量时，尤其是
有血管收缩时，这些药物可以降低全身血管阻力（SVR）和左心室
（LV）后负荷，从而增加每搏输出量（SV）和 CO[55]。硝酸盐对心外膜
冠状动脉也有一定选择性扩张作用，因此其在与 ACS 相关的 ADHF
中使用是合理的[57]。

　　硝酸盐适应证主要基于血流动力学和专家共识推荐，因为硝酸盐
相关高级别证据较少[58,59]。建议静脉给药以获得更高的血药浓度，而
且静脉给药更易于滴定。建议使用低初始剂量的硝酸甘油（NTG），并
根据需要和耐受性每 5 分钟快速递增滴定。NTG 的早期快速增加显
著降低肺毛细血管楔压（PCWP），效果在 2～3h 达到峰值，由于特异性

耐药现象而在接下来的 24h 效果显著下降[60]。特异性耐药现象使血流动力学效应迅速显著减弱,限制了 NTG 在治疗 ADHF 患者中的应用。NTG 最常见的不良反应是低血压、头痛和恶心。

(2)硝普钠:与 NTG 相比,硝普钠(SNP)同时扩张动静脉,降低前负荷和后负荷。在 ADHF 患者中使用 SNP 显著降低收缩压、右心房压(RAP)、肺动脉压(PAP)、PCWP、SVR 和肺血管阻力(PVR)。SNP 的半衰期非常短,从几秒到几分钟,对于继发于后负荷升高的 ADHF 效果显著,如急性主动脉瓣或二尖瓣反流、室间隔破裂或高血压急症[61]。

SNP 具有强大扩血管作用,因此需要密切监测血流动力学。尽管严重的低血压很少见并且能够迅速恢复,但其显著的扩血管效应可能会导致"冠状动脉窃血"现象。因此,不推荐在 ACS 患者使用 SNP。此外,突然停药可能会导致"反跳性高血压"效应,建议逐渐减量,最好过渡到口服血管扩张药。

限制使用 SNP 是其代谢物——氰化物。当长期应用 >400μg/min 时,尤其是在肾和(或)肝功能不全的患者,SNP 代谢物积累会导致氰化物或硫氰酸盐毒性,这可能是致命的。氰化物中毒的首要迹象是乳酸酸中毒,硫氰酸盐中毒最常见的不良反应是精神状态改变、恶心和腹痛。透析可以去除硫氰酸盐,氰化物中毒时可以输注硫代硫酸盐、硝酸钠和羟钴胺[57]。目前尚无在 ADHF 患者中进行 SNP 随机临床试验,与 NTG 一样,SNP 的适应证也是基于血流动力学和专家共识。

(3)奈西立肽:奈西立肽是人工合成的基因重组人 B 型钠尿肽,由大肠埃希菌采用重组 DNA 技术生成。它同时扩张动静脉,显著降低充盈压并且轻度增加 CO。

在 ADHF 患者中,相比 NTG 和 SNP,奈西立肽的应用具有更多循证依据。VMAC 研究旨在阐明在 ADHF 患者中应用奈西立肽的安全性和有效性,研究结果显示,与 NTG 和安慰剂相比,奈西立肽降低 PCWP 的幅度更大,未呈现出 I 型过敏反应[60]。奈西立肽(而非NTG)可显著改善患者 3h 呼吸困难临床症状。ASCEND-HF 研究在大规模 ADHF 患者中应用奈西立肽,与安慰剂相比,呼吸困难症状有一定改善,但其 30d 内死亡或 HF 住院的复合终点没有差异[62]。虽然奈西立肽组肾衰竭无明显增加,但症状性低血压发生率高于对照组。与 ROSE-ADHF 研究一致,后者评估了低剂量奈西立肽对 ADHF 患者的影响,结果显示其对尿量、充血、肾功能或临床结局没有获益,但症状性低血压发生率显著增高[63]。

由于其成本高且缺乏其他血管扩张药应用(如 NTG 或 SNP)以外的明确临床益处,因此不推荐将奈西立肽作为 ADHF 患者的一线药物,也不推荐用于替代利尿药治疗、促进尿钠排泄、预防心肾综合征或提高生存率。然而,对于经过标准治疗但仍有症状的特定患者,尝试应用奈西立肽可能会有所帮助。

3. 新型血管扩张药 血管扩张药疗法在 ADHF 中具有核心作用,人们热衷于开发新型血管扩张药。serelaxin 是重组人肽松弛素-2,是一种调节 CV 和肾脏适应性、改善人妊娠期间动脉顺应性的激素[64]。它主要通过增加受体依赖的细胞内 NO、大量激活基质金属蛋白酶、上调内皮素 B 型受体和血管内皮生长因子(VEGF)的表达。低剂量 Serelaxin 降低 RAP 和 PCWP,而高剂量增加 CO[65]。RELAX-ADHF 研究对入院 16h 内 ADHF 患者随机分为 48h 内持续泵入 serelaxin 或安慰剂来验证 serelaxin 的疗效[66],结果显示 serelaxin 可改善短期呼吸困难,并能够显著减轻 HF 相关症状和体征、缩短住院时间(LOS)和改善器官功能障碍的生物标志物,包括肌钙蛋白、N 端 BNP 前体(NT-proBNP)、肌酐和转氨酶。RELAX-ADHF-2 研究旨在比较 serelaxin 对心血管死亡率和难治性 HF 的疗效,其主要终点事件无显著差异[64]。这些看似矛盾的研究结果表明,serelaxin 可以迅速缓解循环系统充血症状,但没有改善心血管总结局。

ularitide 是合成尿舒张肽,是心房钠尿肽的一种衍生肽,在远曲小管中产生,具有血管舒张、利钠和利尿作用。TRUE-ADHF 研究将 ADHF 患者随机分为连续输注 ularitide 或安慰剂治疗 48h 两组,结果显示,尽管 ularitide 改善 PCWP、SVR、CI 和呼吸困难的症状,但两组远期 CV 死亡风险没有差异[67]。此外,ularitide 增加低血压相关肾损害。

ADHF 住院期间在心衰基础治疗的基础上启动神经激素拮抗

药,已有大规模临床研究,但其结果大多令人失望。ASTRONAUT 研究显示,在标准 ADHF 治疗基础上联合阿利吉仑,一种直接肾素抑制药(DRI),并不能降低病死率或住院风险,并且增加高钾血症、肾功能障碍和低血压发生率[68]。同样,在 VERITAS 和 BLAST-ADHF 研究中,替佐生坦(一种非选择性内皮素拮抗药)或 TRV027 [一种血管紧张素-1 型(AT-1)受体拮抗药]与安慰剂相比没有任何益处[69,70]。相比之下,PIONEER-HF 研究表明,沙库巴曲缬沙坦,一种血管紧张素受体-脑啡肽酶抑制药(ARNI)在急性失代偿性 HF 入院患者,相比依那普利,能够更显著降低 NT-proBNP[71]。值得注意的是,两种药物的高钾血症和低血压发生率相似。由于生物标志物的减少是一种替代结果,因此有必要进行更大规模的临床结局为终点的研究。

sGC 刺激药和 sGC 激活药具有类似于有机硝酸盐的作用机制,因为两类药物都会激活平滑肌细胞中的 sGC,导致 cGMP 的合成,发挥血管扩张作用。然而,与传统硝酸盐不同,sGC 刺激药和 sGC 激活药可以诱导 sGC 对 NO 不敏感。静脉注射 cinaciguat 显示血流动力学参数具有剂量依赖性,且引起需要紧急干预的低血压事件发生率高,因此未能在 ADHF 的临床试验中证明其有效性[72]。此后,在 SOCRATES 研究中评估了口服维利西呱的临床疗效。在 SOCRA-TES-REDUCED 研究中,维利西呱显示出显著降低 NT-proBNP 和 HFrEF 患者住院率[73]。然而,SOCRATES-PRESERVED 研究没有降低 NT-proBNP 及 HFpEF 患者更好生活质量的改善[74]。最近,VICTORIA 研究探索了口服 sGC 刺激药维利西呱,该研究将纳入的 NYHA Ⅱ-Ⅳ 级 HF、LVEF≤45% 和近期失代偿事件的患者随机分配为接受维利西呱或安慰剂治疗。在 10.8 个月的中位随访期内,接受维利西呱治疗的患者的 CV 病死率或 HF 住院率显著降低,但全因死亡率没有差异。维利西呱安全且耐受性良好,不需要监测肾功能或电解质[75]。

其他几种药物可以降低后负荷并改善血流动力学参数,如硝酰基供体、短效钙通道阻滞药和钾通道激活药。然而,缺乏针对此类药物的高质量循证随机临床研究。

4. 正性肌力药物　对于导致低灌注、低血压（相对和绝对）和终末器官功能障碍的晚期 HF 和低心排量综合征患者，应选择性地使用正性肌力药物，以防止循环崩溃并稳定临床症状。也是终末期 HF 患者心脏移植过渡期合理用药。

大多数正性肌力药的细胞机制是通过增加钙离子内流或刺激肌浆网钙离子释放以增加心肌细胞内钙离子浓度。然而，长期以来人们一直担心即使是短期使用静脉正性肌力药物也可能导致低血压、房性或室性心律失常，以及死亡事件[76-79]。尤其在缺血性心脏病（IHD）患者中，由于冠状动脉灌注减少和耗氧量增加，可能进一步加剧心肌缺血风险。任何情况下，均应以极低剂量开始正性肌力药物治疗，密切监测下逐渐增加剂量，在重新建立适当的器官灌注后立即停用（表 3.4）。HFpEF 患者没有使用正性肌力药的适应证，并且没有依据表明一种特定的药物比另一种更好。

5. β 肾上腺素受体激动药

（1）多巴酚丁胺：是常用增强心肌收缩力的 β 肾上腺素受体激动药。它是多巴胺的合成类似物，对 β_1 受体有较低的选择性，同时还可兴奋 β_2 受体和 α 受体。多巴酚丁胺的正性肌力作用源于心肌中 β_1 和 α_1 的联合激动。β_1 受体通过增加细胞内环磷腺苷（cAMP）和钙离子浓度来增强心脏收缩力。低剂量时，β_2 受体激动通常会抵消 α_1 肾上腺素能活性，导致外周动脉血管舒张，偶尔导致症状性低血压。然而，较高剂量时，外周血管收缩主要通过血管 α_1 受体激活。由于它没有多巴胺能作用，与多巴胺相比，多巴酚丁胺不易诱发高血压。

多巴酚丁胺提供血流动力学支持，使 SV 和 CO 呈剂量依赖性增加，同时轻度降低 SVR 和 PCWP，发挥稳定血流动力学作用。小剂量可能会改善心源性休克患者的低灌注，但对于更严重的低灌注状态，建议使用较高的剂量。

多巴酚丁胺在任何剂量下都可能诱发严重的房性和室性心律失常，特别是心肌炎和电解质紊乱的情况下。它还增加心率（HR）和心肌耗氧量，应慎用于近期心肌缺血患者。持续输注后嗜酸性粒细胞性心肌炎是对多巴酚丁胺的过敏反应，它罕见且不易识别。此外，晚

表 3.4 正性肌力药和（或）血管扩张药用于治疗急性心衰

药物	肾上腺素受体激动药				钙增敏药	磷酸二酯酶抑制药
	多巴胺	多巴酚丁胺	去甲肾上腺素	肾上腺素	左西盂旦	米力农
作用机制	多巴胺>β>α 大剂量	$\beta_1>\beta_2>\alpha$	$\alpha>\beta_1>\beta_2$	$\beta_1=\beta_2>\alpha$	钙增敏药 大剂量，PDE-3 抑制药	PDE-3 抑制药
正性肌力作用	↑↑	↑↑	(↑)	↑↑	↑	↑
小动脉舒张作用	↑↑（肾、小剂量）	↑	O	↑	↑↑	↑↑
血管收缩	↑↑（大剂量）	↑（大剂量）	↑↑	↑↑（大剂量）	O	O
肺血管舒张作用	↑↑（大剂量）或 O	↑ 或 O	↓ 或 O（高肺血管阻力）	↓ 或 O（高肺血管阻力）	↑↑	↑↑
半衰期 $t_{1/2}$	2min	2.4min	3min	2min	1.3h（快代谢，80h）	2.5h

（续 表）

药物	肾上腺素受体激动药				钙增敏药	磷酸二酯酶抑制药
	多巴胺	多巴酚丁胺	去甲肾上腺素	肾上腺素	左西孟旦	米力农
注射剂量	3 μg/(kg·min)：肾动脉扩张；3~5μg/(kg·min)：正性肌力；>5 μg/(kg·min)：动脉收缩	1~20μg/(kg·min)	0.02~10μg/(kg·min)	0.05~0.5 μg/(kg·min)	0.05~0.2 μg/(kg·min)	0.375~0.75 μg/(kg·min)
单次剂量	否	否	否	心肺复苏时，每3~5min 静注 1mg	每隔10min 增加 6~12μg/kg（可选）	每隔 10~20 min 增加 25~75 μg/kg

↑.增加；O.无变化；↓下降。From Farmakis D, Agostoni P, Baholli L, et al. A pragmatic approach to the use of inotropes for the management of acute and advanced heart failure: An expert panel consensus. Int J Cardiol. 2019; 297:83-90.

期 HF 患者的 β 受体可能会被抑制或阻断,从而导致对多巴酚丁胺的不耐受。在没有心源性休克的情况下,当 β 受体阻滞药被认为导致低灌注时,左西孟旦或米力农均可作为治疗 ADHF 的替代方案[80]。

临床研究和 HF 注册研究表明多巴酚丁胺对血流动力学有益,但间歇或连续输注的患者死亡率增高[81-83]。因此,多巴酚丁胺在 HF 患者中使用应仅限于肺瘀血和低 CO 综合征患者。在这种情况下,多巴酚丁胺似乎与米力农一样有效[84]。

(2)多巴胺:多巴胺是一种儿茶酚胺类似物,其药理作用随剂量增加而变化。在低剂量时,多巴胺主要作用于多巴胺-1 受体以扩张肾、内脏和脑动脉。尽管有人提出多巴胺可能通过直接作用于远曲肾小管改善肾血流量、促进尿钠排泄,但支持这种机制的数据有限。DAD-HF 研究表明,低剂量呋塞米联合低剂量多巴胺连续输注 8h 与高剂量呋塞米同样有效,且其血钾稳态和肾功能保护效果更佳[85]。然而,DAD-HF Ⅱ 研究发现联合治疗在死亡率、HF 住院治疗或总体呼吸困难缓解没有显著差异[86]。这些发现与 ROSE-ADHF 研究一致,后者显示低剂量多巴胺和低剂量奈西立肽均未有效改善 ADHF 患者的充血及肾功能[63]。值得注意的是,DAD-HF Ⅱ 和 ROSE-ADHF 研究均显示多巴胺组的心动过速发生率较高。在中等剂量时,多巴胺作为去甲肾上腺素(NE)合成的前体,是肾上腺素能和多巴胺能受体的激动药,也是 NE 再摄取的抑制药,可增加 SV 和 CO,并对 HR 产生不同的影响。β₁ 受体激活和 NE 的快速释放均可导致心动过速以及房性和室性心律失常。此外还会出现对多巴胺正性肌力作用的快速免疫反应,部分原因是晚期 HF 患者的心肌 NE 储存耗尽所致。

较高剂量时,多巴胺还会兴奋 α 受体,导致肺和外周动脉血管收缩。在休克治疗中,28d 死亡率多巴胺作为一线血管加压药 与 NE 相似,但可显著增加心律失常风险[87]。此外,血管收缩药的使用剂量增加肢体和器官缺血的风险,应谨慎使用。高剂量输注时应逐渐减量至 3μg/(kg·min),以尽量减少低剂量多巴胺的可能低血压反应。

(3)肾上腺素:是抢救心搏骤停和过敏性休克的一线血管加压药物。它作为一种完全的 β 受体激动药,在较高剂量时具有剂量依赖

性的 α 受体激活作用。在较低剂量下,肾上腺素主要作用于 β_1 受体,对 β_2 和 α_1 受体的影响较小,同时具有收缩和扩张血管的作用,提高 CO。在较高剂量下,它会增加 SVR 和 BP,同时具有正性肌力和收缩血管的作用。高剂量时,常见的不良反应包括心动过速、心律失常、外周灌注不良、头痛、焦虑、脑出血和肺水肿。肾上腺素外渗可能存在局部组织坏死的风险。

(4)异丙肾上腺素:在继发于心动过缓的心源性休克或 β 受体阻滞药过度激活导致低灌注时,应考虑使用这种特异度较高的 β 受体兴奋药。它通过 β_1 受体激活增加心肌收缩力并具有正性变时作用,其 BP 的不同反应,取决于 β_2 受体激活的程度。异丙肾上腺素的心脏作用可能导致心悸、窦性心动过速和严重的心律失常。其他常见的不良反应是低血压、心绞痛、面部潮红、头痛、烦躁和出汗。由于耗氧量增加,IHD 患者发生心肌缺血恶化的风险更高。此外,与价格低廉的增强心肌收缩力药物相比,异丙肾上腺素的成本效益也需考虑。

6. 磷酸二酯酶抑制药　静脉注射 PDE-3 抑制药,如米力农和依诺昔酮(也可用于口服),可降低 cAMP 降解的速度,从而增加心肌细胞的收缩力、变时性,并改善舒张功能。它们还通过抑制血管 PDE 导致外周血管和肺血管舒张,减少前负荷和后负荷,同时增加心肌收缩力(图 3.5)。

由于 PDE-3 抑制药不激活 β 受体,因此它们的作用不会像多巴酚丁胺或多巴胺那样被基础 β 受体阻滞药治疗抵消。此外,肾上腺素能通路的这种独立性也使得其可与 β 受体激动药正性肌力药产生协同作用。尽管如此,虽然 PDE-3 抑制药的血流动力学效应有助于短期支持治疗,但心肌 cAMP 水平升高易导致危及生命的心律失常,因此使用磷酸二酯酶抑制药不建议超过 48h。米力农广泛用于临床,静脉用药在 10~20min 缓慢推注开始,但常由于低血压效应,往往不进行静脉注射。在肾功能不全的情况下需要调整剂量。

主要不良反应包括低血压、房性及室性心律失常。OPTIME-CHF 研究比较了短期静脉注射米力农与安慰剂对不需要正性肌力药物支持的慢性 HF 急性失代偿患者的影响。结果表明常规使用

正性肌力血管舒张药物

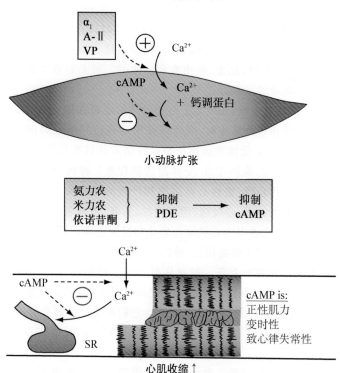

图 3.5　正性肌力血管舒张药物（"inodilators"）增加血管平滑肌（上）和心肌（下）中 cAMP 的机制

α_1，α_1 肾上腺素能激动；A-Ⅱ，血管紧张素-Ⅱ；cAMP，环磷腺苷；PDE，磷酸二酯酶；SR，肌浆网；VP，血管升压素（Figure © L. H. Opie，2012.）

静脉注射米力农治疗 ADHF 与 60d 时医院资源利用率降低无关，但会增加持续低血压和房性心律失常的风险[77]。此外，亚组分析显示与安慰剂相比，接受米力农治疗的 IHD 患者的病死率和再住院率增加[88]。对 ADHERE 注册研究的回顾性分析还发现与 NTG 相比，多巴酚丁胺或米力农组的住院死亡率增加[83]。然而，鉴于病情较重的患者接受了正性肌力药治疗,很难判断磷酸二酯酶抑制药的应用是否有效。

7. **钙增敏药** 钙增敏药增加了肌钙蛋白 C 纤维对细胞质中已有的钙离子的敏感性,增强心肌收缩力,伴随轻微钙超载和耗氧量增加。研究最多的钙敏药是左西孟旦,而匹莫苯丹主要作为兽药应用[89]。然而,左西孟旦和匹莫苯丹都不是纯钙增敏药,因为两者都有一些 PDE-3 抑制药活性,这可能是它们的正性肌力和血管舒张特性的部分原因。左西孟旦通过打开血管平滑肌细胞和线粒体中钾依赖性三磷腺苷(ATP)通道发挥额外的作用[90]。

尽管左西孟旦在美国未获准,但其目前几乎可在全球范围内使用,包括欧洲和南美洲的一些国家。它适用于在没有严重低血压的情况下需要正性肌力支持的 ADHF 患者的短期治疗。静脉给药可在 10min 内快速推注,但由于存在显著的低血压效应,通常省略起始负荷剂量。由于具有长效代谢活性产物,左西孟旦的血流动力学效应在停止输注后可持续长达至少 1 周[91]。

心脏功能指数改善出现剂量依赖性,包括 PCWP、后负荷降低以及 CO 增加,但左西孟旦治疗的临床获益证据有限。Lido 和 Russlan 等早期临床研究分别表明,与多巴酚丁胺或安慰剂相比,左西孟旦具有生存优势[81,92]。随后 REVIVE Ⅰ 和 REVIVE Ⅱ 研究显示,症状、BNP 水平、医院的 LOS 与左西孟旦治疗相关。然而,与安慰剂相比,左西孟旦组的低血压和心律失常发生率增高,早期死亡率并无显著增加[93]。SURVIVE 研究表明,尽管有证据表明左西孟旦能早期降低血浆 BNP 水平,但左西孟旦和多巴酚丁胺两者在 ADHF 患者中长期随访期间远期生存率上没有显著差异。同时,左西孟旦治疗增加阵发心房颤动(AFib)和低钾血症发生率[80]。

8. **新型强心药** omecamtiv mecarbil 是一种直接心肌肌球蛋白激动药,可增强有效的肌动蛋白-肌球蛋白交联桥形成,并产生与细胞质内钙离子浓度无关的增强心肌收缩力作用。因此,omecamtiv mecarbil 被认为是一种钙增敏药,具有单纯正性肌力作用且无多效性。早期研究表明,它具有安全且耐受性良好的特点,并且在收缩期射血时间、SV、EF 和心肌收缩方面具有剂量依赖性[94]。在 ATOMIC-AHF 研究中,omecamtiv mecarbil 与安慰剂相比,只有在高剂量时才能够使 ADHF 患者呼吸困难得到改善。但它确实增加了收缩期射血时间并减少了左心室收缩末期内径[95]。

伊司他星是一种新型、具有抑制 Na^+/K^+-ATP 酶和激动肌浆网钙泵双重作用的抗心衰药。在 HORIZON-HF2 期试验中,标准治疗联合伊司他星可降低 ADHF 患者的 PCWP 和 HR,升高收缩压。此外,更高剂量的伊司他星可能改善舒张功能[96]。但目前该药物的作用仍不确定。

9. 血管升压素　血管升压素推荐用于持续性低血压的患者,虽经过积极升压,仍存在低灌注的情况,特别是心源性休克。血管升压素增加血管收缩,导致 SVR 和平均动脉压(MAP)增加,增加外周灌注和后负荷,改善终末器官灌注。在无心脏功能障碍的患者中应用血管升压素,CO 维持不变或增加。然而,对 HF 患者 CO 的影响将取决于收缩力改善和后负荷增加之间的平衡。因此,建议以极低剂量起始血管升压素治疗,可与正性肌力药联合使用。

最常用的血管加压药是 NE、大剂量多巴胺、大剂量肾上腺素、抗利尿激素和去甲肾上腺素(见表 3.4)。NE 对 α_1 受体具有高亲和力,对 β 肾上腺素能受体具有中等亲和力(图 3.6),因此可以收缩血管,轻度至中度增加 HR、CO 和心肌耗氧量。一般来说,NE 是休克的首选血管升压药。SOAP II 研究评估了心源性休克患者的一线血管升压药,结果表明在预设的心源性休克亚组中,与 NE 相比,多巴胺组患者死亡及心律失常风险增加[87]。尽管 SOAP II 研究是针对心源性休克患者的最大研究,但美国心脏协会(AHA)的一项声明对心源性休克亚组研究结果的外部有效性和适用性提出了质疑[97]。因此,NE 可能是休克尤其是合并心律失常的患者首选血管升压药,但它是否是治疗心源性休克的最佳一线血管活性药物尚不清楚。其不良反应包括心动过速、反射性心动过缓、焦虑、肺水肿、头痛和高血压。与所有儿茶酚胺和血管扩张药一样,外渗存在局部组织坏死的风险。

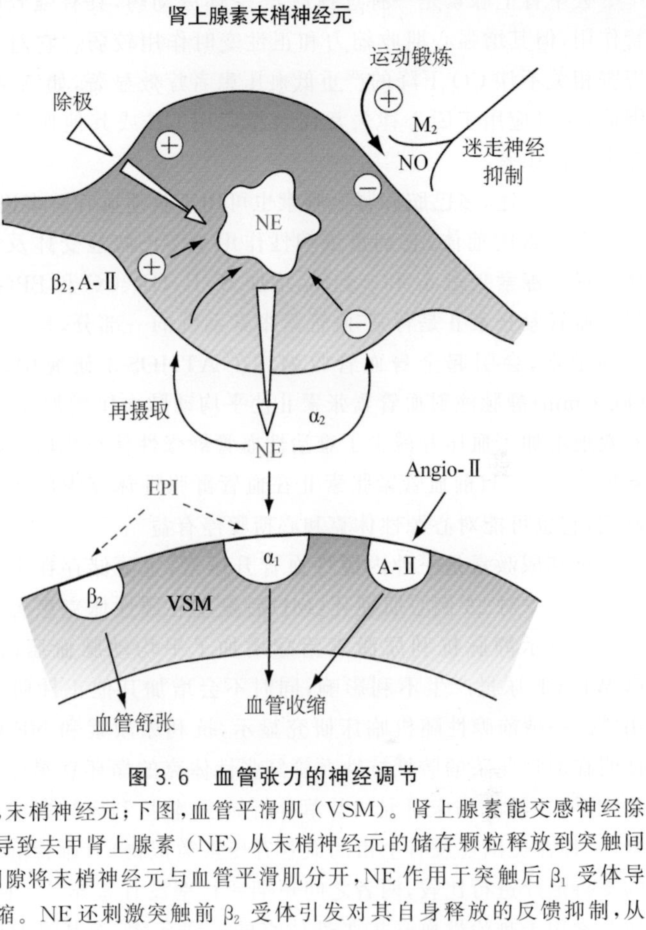

肾上腺素末梢神经元

图 3.6 血管张力的神经调节

上图,末梢神经元;下图,血管平滑肌(VSM)。肾上腺素能交感神经除极(左上)导致去甲肾上腺素(NE)从末梢神经元的储存颗粒释放到突触间隙,突触间隙将末梢神经元与血管平滑肌分开,NE 作用于突触后 β_1 受体导致血管收缩。NE 还刺激突触前 β_2 受体引发对其自身释放的反馈抑制,从而避免 NE 的过度释放。与此相反,迷走神经胆碱能刺激释放一氧化氮(NO),作用于毒蕈碱受体(亚型 2,M2)抑制 NE 的释放,从而间接引起血管舒张。循环肾上腺素(EPI)作用于 β_2 受体刺激血管舒张,但也刺激神经末梢上的突触前受体,促进 NE 的释放。血管紧张素-Ⅱ(A-Ⅱ)由处于休克状态的肾脏释放的肾素作用下形成,也具有很强的血管收缩作用,通过抑制 NE 释放(突触前受体,在末梢神经元左侧示意图显示)和直接作用于小动脉受体而起作用(Figure © L. H. Opie, 2012.)

去甲肾上腺素是一种选择性 α_1 受体激动药,具有强效的收缩血管作用,但其增强心肌收缩力和正性变时作用较弱。它对全身血管舒张相关不伴 CO 下降的严重低血压患者疗效显著,如感染性休克。因此,它可应用于因心律失常而禁忌应用 NE 或其他血管升压素治疗无效的患者。

如上所述,多巴胺和肾上腺素也可用于收缩血管。多巴胺是 NE 和肾上腺素的前体,它剂量依赖性作用于多巴胺能受体及 α 和 β 受体。肾上腺素兴奋 α_1 和 β 受体,增加 SVR、HR、CO 和 BP(图 3.6)。

血管紧张素 Ⅱ 是肾素-血管紧张素系统的一部分,是一种天然存在的激素,会引起全身血管收缩。在 ATHOS-3 研究中,以 20ng/(kg·min)静脉注射血管紧张素 Ⅱ 使平均动脉血压增加 $\geq 75\text{mmHg}$,有效地增加了血压并减少了难治性血管舒张性休克患者对血管升压素的需求[98]。目前血管紧张素 Ⅱ 在血管舒张性休克中应用已有很多研究,它也可能对心源性休克和心搏骤停有益[99]。

抗利尿激素是一种内源性血管升压素,主要储存在垂体后叶和心肌中[100]。对 36 例心肌梗死(MI)后发生心源性休克患者进行回顾性研究显示静脉抗利尿激素治疗增加了平均动脉血压,而不会对 PCWP、CI、尿量产生不利影响,同时不会增加其他正性肌力药物应用[101]。一项前瞻性随机临床研究显示,抗利尿激素和 NE 联合治疗证明在治疗儿茶酚胺抵抗性血管舒张性休克的循环衰竭优于单独输注 NE[102]。随机临床研究的荟萃分析显示,将抗利尿激素或特利加压素(一种在美国还没有上市的血管升压素类似物)与血管舒张性休克的支持治疗进行比较,两者之间短期死亡率没有差异[103]。目前,抗利尿激素用于难治性血管扩张性休克的二线药物,尤其是对肾上腺素无反应的感染性休克或过敏反应。

(三)特殊情况

1. 急性冠脉综合征　严重心肌缺血的急性发作,无论有无梗死,都可导致 CO 降低和(或)充盈压升高[104]。ACS 合并 ADHF 患者为高风险人群,对于这些患者,应积极进行再灌注治疗。直接经皮冠状动脉介入治疗是 ST 段抬高型 MI 患者的首选策略[105-107]。升压治疗可以提供药理学支持以改善心源性休克期间的血流动力学,但应以尽可能低的剂量给药以避免进一步加重缺血。在没有休克的情况下,不推荐使用升压药[108]。

2. 高血压急症　高血压导致的 ADHF 约占所有 ADHF 病例的 10%,最常见于 HFpEF 患者[7]。ADHF 在后负荷急剧升高的时常表现为急性肺水肿。建议使用静脉血管扩张药和利尿药积极降低血压。没有显著心肌抑制作用的钙通道阻滞药(CCB),如尼卡地平和氯维地平,可能对患有高血压的 ADHF 患者有益[109]。静脉注射氯维地平起效快、清除率高,对心室收缩力或中心静脉压(CVP)无影响,目前被批准用于严重高血压急诊的治疗。也可使用静脉滴注艾司洛尔,一种 β 受体阻滞药,但禁用于严重心动过缓、心脏传导阻滞、心源性休克和明显 HF 的患者。

3. 右心衰竭　孤立的右侧或右心室(RV)HF 通常由急性 RV 梗死、严重肺动脉高压或急性肺栓塞引起。急性 RV 梗死应与其他 ACS 一样处理,包括早期再灌注和有指征时进行的直接血管成形术。然而,RV 梗死患者非常依赖前负荷,并且可能会因硝酸盐或其他降低前负荷的药物而出现严重的低血压。通过充足的容量负荷使血流动力学稳定,目标 CVP 为 10~12mmHg 可能是有益的,尤其是对于 MAP<60 mmHg 的患者[110]。在确保足够的充盈压力后,肌力支持可以进一步增加右心室 CO。但这些原则不适用于慢性右心衰。

RV 对后负荷的增加很敏感,后者受 PVR 的影响。选择性舒张肺动脉血管药物包括用 NO、前列环素类似物、内皮素受体拮抗药或某些 CCB 药物治疗可能有效。急性肺栓塞导致血流动力学不稳定的患者应立即进行再灌注治疗,包括溶栓、介入或手术取栓。

4. 心源性休克　心源性休克是在 PCWP 正常或升高(>15mmHg)的情况下,持续性低血压(收缩压 < 90mmHg 超过 30min)、CI 降低[<2.2 L/(min·m²)]造成组织灌注不足的状态(如乳酸水平升高)[97,111]。伴有 LV 功能障碍的急性 MI 是心源性休克的最常见原因[7]。在近期患有 ACS 患者中,诸如乳头肌破裂、室间隔缺

损和游离壁破裂等机械并发症可能会在住院 24h 内表现为心源性休克[112]。此外,2%～6% 的患者可能会出现术后心源性休克。因此,所有出现心源性休克的人都必须立即进行超声心动图检查。其他不太常见的病因包括晚期心脏瓣膜病、心律失常、心脏压塞、心脏收缩、肺栓塞、围生期心肌病、急性冠状动脉夹层、急性心肌炎和药物中毒[97]。

如果没有显著体液超负荷迹象,建议使用生理盐水或乳酸林格液静滴 30min 作为一线治疗。正性肌力药和缩血管药物治疗旨在通过增加 CO 和 BP 来改善器官灌注。尽管临床常使用这些方案,但其可用于心源性休克初始治疗的临床研究数据很少。多巴酚丁胺是最常用的正性肌力药,而左西孟旦可能是已经口服 β 受体阻滞药患者的替代治疗[113,114]。推荐去甲肾上腺素作为治疗休克的一线血管升压药,而多巴胺会造成包括心律失常在内更多临床事件[87]。短期 MCS,包括体外膜肺(ECMO),可被视为心脏移植或难治性病例的其他机械干预的过渡桥梁。目前,主动脉内球囊反搏术(IABP)仍然是心源性休克中应用最广泛的 MCS 装置。然而,在 IABP-SHOCK Ⅱ 研究中,在 MI 和心源性休克患者中,使用 IABP 并没有改善死亡率或任何长期次要终点[115]。因此,不推荐常规使用 IABP。

三、射血分数降低的心力衰竭患者

(一)概述

在过去的 30 年中,慢性心力衰竭的药物治疗取得了长足的进展。一系列具有里程碑意义的临床研究的阳性结果反映在临床指南中,进而成为心衰治疗的标准。总的来说,心衰治疗的目标是改善症状、改善心功能状态和总体生活质量、预防疾病进展和再住院,并延长生命。为了实现这些目标,HFrEF 应被视为一个由四个相互关联的阶段组成的连续体,在每个阶段增量治疗,目的是纠正危险因素(A),治疗结构性心脏病(B-D),并降低发病率和病死率[3,34]。

目前,对 A 期心衰患者的建议主要是预防性的,应侧重于纠正危险因素和治疗动脉粥样硬化性血管疾病。有充分的证据表明,通过旨在改善危险因素或治疗无症状左心室收缩功能障碍的干预措施,可以延迟或预防心衰的发生。SPRINT 研究显示,在 CV 高风险的患者,给予强化血压控制可降低显性心衰发生发展风险达 38%[116]。随机临床研究的荟萃分析显示,血管紧张素转换酶(ACE)抑制药有一定的获益,可降低主要心血管结果,包括心力衰竭[117]。无论是否合并 CV 疾病或心衰,治疗糖尿病的钠-葡萄糖共转运体-2(SGLT-2)抑制药可降低 2 型糖尿病(T2DM)患者 CV 死亡或心衰住院的综合风险[118-120]。也有合理的证据表明,强化他汀类药物治疗,而不是阿司匹林或其他抗血小板药物,可以预防或延迟 ACS 后心衰的发病,特别是在 BNP 水平升高的患者中获益最大[121,122]。

神经激素的激活、内皮功能障碍、静脉充血和心肌重塑等机制促进了心衰的进展。一旦患者进展为结构性心脏病,治疗药物的选择将取决于他们的 NYHA 心功能分级。对于有结构性心脏病但无心衰体征或症状的患者(B 期),治疗目标应该是预防进一步的心脏重构。对于无症状的慢性左心室射血分数(LVEF)降低的患者,应使用 ACE 抑制药以降低心衰住院的风险[123,124]。在所有近期或远期有心肌梗死或 ACS 病史的患者中,无论 LVEF 如何,都应使用 β 受体阻滞药和 ACE 抑制药。值得注意的是,β 受体阻滞药应在急性心肌梗死稳定后才开始加用,以避免心源性休克的风险[125,126]。

有症状的心衰患者(C 和 D 期)预后很差,特别是因 ADHF 入院的患者。对既往或目前有症状的结构性心脏病患者(C 期)的主要治疗目标是通过逆转或延缓心脏和周围血管功能障碍来减轻症状和降低心衰发病率。神经激素拮抗药,如 ACE 抑制药、血管紧张素受体阻滞药(ARBs)、β 受体阻滞药、MRAs 和 ARNIs,已被证明可以改善 HFrEF 患者的预后,除非有禁忌证或不能耐受推荐使用上述药物。最近发现 SGLT-2 抑制药达格列净也可以改善症状性 HFrEF 患者的临床预后,不论是否合并 T2DM,这是治疗心衰的一种新方法。

其他药物,如肼屈嗪硝酸盐合剂、伊伐布雷定和地高辛,在特定的心衰患者中可以考虑应用。难治性终末期心力衰竭(D 期)患者可以接受特定的、先进的治疗措施，如左心室辅助装置（LVADs）和心脏移植。

（二）神经激素的激活

HFrEF 通常发生在特定的事件后，是急性心脏损伤、长期血流动力学超负荷或基因异常等原因导致心脏收缩功能受损、心肌细胞死亡等事件的后果。由心脏泵血和（或）充盈受损引起的循环变化触发一系列代偿机制，称为神经激素激活。这一历史术语的定义是因为早期观察到的许多对 HFrEF 做出的反应的因子是由神经内分泌系统产生的。然而，大多数神经激素，如 NE 和血管紧张素Ⅱ，目前证实是在心肌细胞内直接合成的，通过自分泌或旁分泌的方式起作用[127]。

交感神经系统（SNS）和肾素-血管紧张素-醛固酮系统（RAAS）是主要的神经激素系统，它们共同通过保钠保水、收缩周围血管和增强收缩力来维持 CO[128]。炎症介质的激活也有助于通过心脏修复和重塑维持早期 CV 的稳态[129]。然而，持续的和慢性的神经激素激活是有害的，引起心室重构的进展和心衰的恶化[130]。进一步激活的利钠肽（NP）系统可以暂时抵消这些有害作用，但随着时间的推移，并不能持续代偿这种慢性神经激素的激活[131]。

应用 β 受体阻滞药抑制 SNS 系统和应用 ACE 抑制药、ARBs 和MRAs 抑制 RAAS 系统的神经内分泌调节治疗已经成为降低慢性HFrEF 患者发病率和病死率的药物治疗的基石。最近，ARNIs 通过同时抑制 RAAS 和 NP 系统，进一步改善了临床结果。

（三）药物治疗

1. β 受体阻滞药　SNS 激活是 CO 减少的最早反应之一，导致肾上腺素能神经末梢儿茶酚胺释放增加和再摄取减少[132,133]，这在心衰中起着复杂的作用，既有有利的影响，也有不利的影响。在短期内，儿茶酚胺介导的变时性和正性肌力作用有助于维持 CO，而升高的 SVR 和静脉张力有助于维持血压和前负荷。NE 和血管紧张素Ⅱ可引起肾小球出球小动脉收缩，尽管肾灌注压降低，但肾小球滤过率（GFR）仍保持稳定，并刺激水钠潴留和血容量增加，通过 Frank-Starling 定律改善 SV[133]。

　　然而,随着时间的推移,这些反应变得有害,导致 β 肾上腺素能信号的中断和细胞内钙动员受损[128]。因此,SNS 的过度激活通过多种机制参与心衰的发生和进展,包括心脏、肾和血管功能。在心脏,它可能导致 β 肾上腺素能受体下调和功能不敏感、心肌细胞肥大、坏死、凋亡和纤维化。在肾中,SNS 过度激活会刺激钠和水潴留,减弱对利钠因子的反应,并激活 RAAS,进而促进一个正反馈循环,对血流动力学和心脏重塑产生不利影响。在周围血管中,它也介导神经源性血管收缩和血管肥厚[132,134]。

　　在 HFrEF 患者中,SNS 激活(反映为血浆 NE 浓度的增加)与死亡率相关提示可通过抑制交感神经来治疗 HFrEF。β 受体阻滞药改善 HFrEF 预后的潜在机制可能与其通过竞争性拮抗 β 肾上腺素能受体来减少持续性 SNS 激活带来的不利影响有关。特殊的获益可能包括降低儿茶酚胺诱导的心肌细胞凋亡、抗心律失常和降低心率的作用、上调 β_1 受体、抑制肾素分泌。此外,β 受体阻滞药可以直接降低心肌耗氧量和血压,逆转胎儿蛋白亚型的产生,并抑制 cAMP 介导的钙超载的促凋亡和心脏毒性作用[135-137]。

　　β 受体阻滞药还能有效改善心脏重塑、改善症状、减少住院时间、延长 HFrEF 患者的生存期。基于大型随机对照临床试验的结果,推荐心衰患者使用 β 受体阻滞药。卡维地洛、比索洛尔和琥珀酸美托洛尔缓释片(CR/XL)三种 β 受体阻滞药均已被证明可以降低慢性 HFrEF 患者的死亡风险。奈必洛尔的复合结果可以降低死亡率或 CV 住院率,但单独使用并不能降低死亡率,且未获美国食品和药物管理局(FDA)批准用于治疗 HFrEF。

　　MDC 研究是第一个在扩张型心肌病(DCM)NYHA Ⅱ～Ⅲ级患者中验证 β 受体阻滞药(短效酒石酸美托洛尔)疗效的随机临床研究[138]。12 个月时,美托洛尔组在生活质量评估、LVEF 和运动能力方面有显著改善;在死亡或需要心脏移植的综合结果中也有 34% 的相对风险降低,这完全是由于移植的减少,因为在全因死亡率方面没有差异。接下来的 MERIT-HF 研究也探索了美托洛尔对有症状 HFrEF 患者死亡率的影响。但是它的规模更大,包括 IHD 患者和特发性 DCM 患者,并且使用的是琥珀酸美托洛尔,因为其缓释剂型 (CR/XL) 有更长的半衰期,所以其药理特性优于酒石酸美托洛尔[139]。一项中期分析显示,与安慰剂相比美托洛尔 CR/XL 治疗 NYHA Ⅱ～Ⅳ级、LVEF≤40% 心衰患者的全因死亡相对风险降低了 34%,在平均随访 12 个月后,MERIT-HF 研究提前终止。其他次要结果包括全因住院和 CV 事件减少。美托洛尔 CR/XL 降低了因心脏猝死和进展性泵衰竭导致的死亡风险,值得注意的是,近 95% 的研究人群已经在基线时同时服用了 ACE 抑制药或 ARB。

比索洛尔用于 HFrEF 患者的第一项研究是 CIBIS 研究[140],该研究显示,比索洛尔组平均随访 1.9 年,死亡率降低 20%,心衰住院人数减少 30%,这一趋势并不显著。随后的 CIBIS-Ⅱ 研究纳入的患者数量约是 CIBIS 的 4 倍,在检测降低死亡风险获益方面具有更强的检验能力[141],第二次中期分析结果显示,与安慰剂相比比索洛尔可使 NYHA Ⅲ～Ⅳ级、LVEF≤35% 的心衰患者的全因死亡风险降低 34%,16 个月时 CIBIS-Ⅱ 研究被提前终止。在 CIBIS-Ⅱ 发表时,标准的 HFrEF 治疗包括利尿药、ACE 抑制药、硝酸盐和地高辛。比索洛尔治疗心衰的获益,如降低心脏猝死、心衰再住院和全因住院的风险,与心衰的病因无关。

在 FDA 批准的三种治疗 HFrEF 的 β 受体阻滞药中,卡维地洛的研究是最多的。美国卡维地洛心力衰竭计划被设计为一个分层临床研究,包括四个组成部分,以评估从轻到重 LVEF≤35% 心衰患者的非致死性结果[142]。尽管死亡率不是此组合研究预先设定的主要结果,在平均随访 6.5 个月时由于非常重要的死亡相对风险显著降低 65%,安全委员会前瞻性的判定提前停止了卡维地洛的所有四项研究。接下来进行的 ANZ-Carvedilol 研究主要是为了确定卡维地洛对缺血性心脏病心衰患者左心室功能和运动耐量的影响,该研究得出结论,卡维地洛治疗 12 个月减少了左心室容积,并在较低的心率血压乘积下保持了运动能力[143]。在 19 个月随访时,与安慰剂相比,卡维地洛的死亡或住院的临床复合相对风险显著降低 26%。死亡相对风险降低 24%,但并不具有统计学意义,因此 ANZ-Carvedilol 研究并不能确定卡维地洛对死亡率有统计学意义的影响。

　　总的来说,美国卡维地洛心衰研究项目和新西兰卡维地洛研究的结果为其他大型随机研究,如 COPERNICUS 研究和 CAPRI-CORN 研究,提供了强有力的理论基础。COPERNICUS 研究是专门设计来评估卡维地洛对严重心衰人群的作用效果,包括 NYHA Ⅲ～Ⅳ级和 LVEF 严重降低<25％的心衰患者[144]。在平均 10.4 个月的随访后,与安慰剂相比,卡维地洛死亡风险相对降低 34％,再住院、住院时间和心源性休克减少。此外,卡维地洛组的患者自我感觉更好,更不容易发生各种严重不良事件。CAPRICORN 研究探讨了卡维地洛对急性心肌梗死和左心室功能障碍患者(LVEF≤40％)的作用效果[145],与安慰剂相比,卡维地洛在死亡率和 CV 住院等预先设定的主要综合终点方面没有差异,然而卡维地洛组的全因死亡率降低了23％,这个降低幅度几乎与 BHAT 研究的结果相同(BHAT 研究于20 年前发表评价了普萘洛尔在急性心肌梗死患者中的作用)[146]。重要的是,几乎所有 CAPRICORN 研究中的患者都在使用 ACE 抑制药,而约一半的患者接受了溶栓和(或)直接冠脉成形术。

　　临床应用于 HFrEF 治疗的 β 受体阻滞药的效果差异与 β_1 受体选择性、是否拮抗 α_1 受体、抗氧化特性和血管扩张作用有关[136]。美托洛尔和比索洛尔都是第二代药物,它们对 β_1 受体的选择性阻滞程度远远大于 β_2 受体,但没有抗氧化作用和血管扩张作用。美托洛尔的 β_1 受体选择性是 β_2 受体的 75 倍,而比索洛尔对人 β_1 受体的亲和力大约是 β_2 受体的 120 倍,这很重要,因为它们主要局限作用于含有 β_1 受体的区域,特别是心脏和部分肾。此外,与 β_2 受体阻滞药相关的不良反应,如支气管痉挛、外周血管收缩和糖脂代谢异常,在高选择性 β_1 受体阻滞药物中不常见,尽管在高剂量时受体选择性减弱。相反,卡维地洛是第三代非选择性 β 受体阻滞药,可竞争性地阻断 β_1、β_2 和 α 受体,并具有某些抗氧化特性。正常心肌中约 80％的肾上腺素能受体是 β_1 受体。然而,由于心衰时 β_1 受体的下调,β_2 受体比例可能上升到总肾上腺素能受体的 40％[135,147]。有趣的是,β_2 也可介导儿茶酚胺在心脏中的作用,因而它成为心衰患者交感神经刺激致心肌收缩力增加和致心律失常作用的相对重要的中介[148]。人类心脏也表达 α_1 受体,尽管水平远低于 β 受体。心脏 α_1 受体在心衰病理生理中的重要性仍有争议,但其对大动脉如主动脉、肺动脉、肠系膜血管和冠状动脉等的收缩血管作用是众所周知的。通常,卡维地洛阻断 α_1 受体会引起血管扩张,可能有助于改善后负荷,但同时也增加低血压的风险。COMET 研究验证了多重肾上腺素能阻滞药比选择性 β_1 肾上腺素能阻滞药更有效的假设,该研究是目前规模最大和设计最完善的 β 受体阻断药治疗心衰的头对头研究[149]。COMET 研究将 NYHA Ⅱ～Ⅳ级 LVEF≤35％的心衰患者,在其他标准治疗的基础上随机分为卡维地洛治疗组和短效酒石酸美托洛尔治疗组,结果显示卡维地洛在降低全因死亡率方面更为有效。这项研究的结果受到一定的争议,因为在 COMET 研究中两组的 β 受体阻滞药的剂量并不匹配。COMET 研究中美托洛尔的平均用量低于 MDC 和 MERIT-HF 研究中给予的剂量,这导致与卡维地洛组相比,美托洛尔组心率没有显著降低。另一个潜在的问题是酒石酸美托洛尔不同于 MERIT-HF 中使用的琥珀酸美托洛尔缓释(CR/XL),MERIT-HF 研究显示,与安慰剂相比,美托洛尔在 HFrEF 患者中有生存获益。酒石酸美托洛尔因为其半衰期较短只能产生持续时间较短的 β_1 受体阻滞作用,MDC 研究结果显示并没有能降低 HFrEF 患者死亡率。目前还没有直接对比卡维地洛和琥珀酸美托洛尔缓释片(CR/XL)疗效的研究。

COMET 研究支持了不同 β 受体阻滞药的临床疗效存在显著差异的假设,表明它们对 HFrEF 患者的获益可能并不是同一类作用机制。例如,一些具有固有拟交感神经活性的 β 受体阻滞药,如扎莫特罗,已被证明增加而不是降低 HFrEF 患者的死亡率[150]。其他 β 受体阻滞药,如布新洛尔和奈必洛尔,在 BEST 和 SENIORS 研究中对总体死亡率的影响是中性的。布新洛尔是第三代非选择性 β 受体阻断药,具有微弱的 α 受体阻断特性和一些固有的拟交感神经活性。虽然它在 BEST 研究中未能降低总死亡率,但一项预设的亚组分析显示,生存获益仅限于白种人患者,这可能与该人群中 β_1 受体多态性有关[151]。奈必洛尔是一种选择性 β_1 受体拮抗药,可通过激活 β_3 肾上腺素能受体生成 NO 产生一定的血管扩张作用。它的 β_1 选择性约是比索洛尔的 3.5 倍,并且与卡维地洛一样是少数引起血管扩张的 β 受体阻滞药之一。SENIORS 研究探讨了奈必洛尔对 70 岁以上老年稳定心衰患者的死亡率和发病率的影响[152]。与安慰剂相比,奈必洛尔治疗可使全因死亡率或 CV 住院的主要复合终点的相对风险显著降低 14%,但没有降低全因死亡率。在美国,奈必洛尔只被批准用于高血压的治疗,而在欧洲,它被批准用于高血压和心力衰竭的治疗。

　　总的来说,COMET、BEST 和 SENIORS 研究的结果强调了已在临床试验中证明有获益的 β 受体阻滞药剂量和剂型的重要性。根据临床指南的建议,β 受体阻滞药应尽量地提高滴定量,以达到最大耐受剂量。表 3.5 列出了推荐的 β 受体阻滞药的循证医学剂量。然而,突然阻断心脏肾上腺素能的支持作用可能导致充血性心力衰竭和明显负性变时作用。因此,对于临床稳定的心衰患者,推荐加用 β 受体阻滞药治疗,并应以非常低的剂量起始并逐渐增加剂量,在可耐受的情况下,剂量最早两周可增加 1 倍。然而,在治疗的初始 3～5 天患者可能会有一些液体潴留,因此建议患者每天测量体重。液体潴留可以通过增加利尿药剂量来治疗,直到体重恢复到基线水平,不能因此而停止 β 受体阻滞药剂量的向上滴定。

表 3.5　预防和治疗射血分数降低的慢性心力衰竭的药物

药物	初始剂量	目标剂量
β 受体阻滞药		
比索洛尔	1.25 mg 一次	10 mg 一次
卡维地洛	3.125 mg 两次	25 mg 两次[a]
琥珀酸美托洛尔	12.5～25 mg 一次	200 mg 一次
血管紧张素转换酶抑制药		
卡托普利	6.25 mg 3 次	50 mg 3 次
依那普利	2.5 mg 两次	10～20 mg 两次
赖诺普利	2.5～5.0 mg 一次	20～35 mg 一次
雷米普利	1.25～2.5 mg 一次	10 mg 一次

（续　表）

药物	初始剂量	目标剂量
群多普利	0.5 mg 一次	4 mg 一次
血管紧张素受体拮抗药		
坎地沙坦	4～8 mg 一次	32 mg 一次
氯沙坦	25 mg 一次	150 mg 一次
缬沙坦	40 mg 两次	160 mg 两次
血管紧张素-脑啡肽酶抑制药		
沙库巴曲缬沙坦	24 mg/26 mg 两次	97 mg/103 mg 两次
盐皮质激素受体拮抗药		
依普利酮	25 mg 一次	50～100 mg 一次
螺内酯	12.5 mg 一次	50～100 mg 一次
钠-葡萄糖协同转运蛋白 2 抑制药[b]		
卡格列净	100 mg 一次	300 mg 一次
达格列净[c]	5 mg 一次	10 mg 一次
恩格列净	10 mg 一次	25 mg 一次
其他治疗		
伊伐布雷定	5 mg 两次每日	7.5 mg 两次
H-ISDN 固定复方制剂[d]	37.5 mg/20 mg 3 次	75 mg/40 mg 3 次
地高辛	0.125 mg 一次	高剂量很少推荐
		（0.375～0.5mg）

[a] 体重大于 85kg 者，每日 2 次，最大剂量 50mg。

[b] 目前没有指导建议。

[c] 达格列净是 FDA 批准的唯一用于 HFrEF 合并或不合并 T2DM 患者的 SGLT-2 抑制药。

[d] 肼屈嗪与硝酸异山梨酯（BiDil）的复方固定组合制剂。

Modified from Ponikowski P，Voors AA，Anker SD，et al. 2016 ESC guidelines for the diagnosis and treatment of acute and chronic heart failure：The task force for the diagnosis and treatment of acute and chronic heart failure of the European Society of Cardiology（ESC）. Developed with the special contribution of the Heart Failure Association（HFA）of the ESC. Eur Heart J 2016；18（8）：891-975.

其他常见的 β 受体阻滞药的非心脏不良反应包括反应性气道疾病的加重、外周血管阻力增加、抑郁、疲劳、失眠和性功能障碍。尽管有大量的临床获益的证据,但多项心衰注册研究显示,因不良反应或不耐受 β 受体阻滞药的使用和剂量往往未达到最优剂量[136,153]。β 受体阻滞药停药的原因在不同的研究中有所不同,但通常包括心衰症状恶化、心动过缓、低血压、头晕和疲劳。

β 受体的选择性可能会影响 β 受体阻滞药的耐受性,反应性气道疾病患者可能受益于 $β_1$ 高选择性的 β 受体阻滞药,而外周血管疾病患者可能受益于卡维地洛的血管扩张作用。CIBIS-ELD 研究的目的是比较比索洛尔和卡维地洛在老年慢性心衰患者中,治疗 12 周滴定至指南推荐的目标剂量的耐受性[154]。结果显示,比索洛尔心动过缓更常见,而卡维地洛的肺部事件更常见。亲脂性 β 受体阻滞药,如美托洛尔,由于血脑屏障高穿透性,可以引起睡眠障碍、失眠、多梦和噩梦。此外,β 受体阻滞药不耐受可能不是一个类效应,被认为对一种 β 受体阻滞药不耐受的 80% 的患者可成功地更换为另一种 β 受体阻滞药。事实上,与早期报道相反,β 受体阻滞药治疗对 90% 的心衰患者(包括糖尿病、慢性阻塞性肺疾病和周围血管疾病患者)的耐受性良好[136,155]。

严重的心动过缓和伴活动性支气管痉挛的哮喘仍然是 β 受体阻滞最重要的禁忌证。当心率降至 50 次/分或出现二度或三度心脏传导阻滞时,应调整 β 受体阻滞药的剂量。症状性低血压可通过减少利尿药剂量来控制。最后,在 ADHF 发作期间继续而不是新加用 β 受体阻滞药治疗是安全的,尽管可能需要调整减少剂量[156]。

2. 血管紧张素转换酶抑制药　RAAS 在心衰的病理生理学中发挥着重要作用,影响心脏重塑、血管张力、内皮功能、钠潴留、氧化应激、纤维化、交感神经张力和炎症。RAAS 激活的可能机制包括肾低灌注、钠排出减少、SNS 肾刺激增加,引起肾小球旁肾素释放增加[128,132]。

ACE 抑制药有许多短期和长期的生物学效应可以使慢性 HFrEF 患者获益,其疗效被众多大型随机临床试验所充分证实。这些药物抑制血管紧张素Ⅰ向血管紧张素Ⅱ的转化,血管紧张素Ⅰ是循环血液中血管紧张素原在肾素的蛋白水解作用下生成。血管紧张素Ⅱ是一种肽激素,可导致血管收缩、调节激活 SNS,并促进醛固酮和血管升压素分泌,两者都与心衰中异常的液体潴留和容量调节有关[127,157]。它还促进形成血栓前状态和细胞异常生长。通过 RAAS 调节,ACE 抑制药在增加血浆肾素的同时降低血管紧张素Ⅱ、醛固酮、NE、肾上腺素和血管升压素。因此,降低了 SNS 活性、改善了血管张力、内皮功能和心室顺应性,有助于降低心室后负荷和改善心脏重构。此外,由于 ACE 与缓激肽酶Ⅱ相似,ACE 抑制药也可能导致缓激肽的上调,缓激肽是一种具有血管扩张特性的炎症介质,这些作用可能会加强对血管紧张素Ⅱ的抑制作用,并进一步增强 ACE 抑制药的血管扩张作用。

在 ACE 抑制药出现之前,V-HeFT 研究表明,肼屈嗪和硝酸异山梨酯(H-ISDN)联合的血管扩张药对 HFrEF 患者无显著生存获益[158]。随后,一些前瞻性、随机、重要的临床研究表明,ACE 抑制药在该人群中具有显著的生存获益。CONSENSUS 研究将 NYHA Ⅳ级的 HFrEF 患者在标准的药物治疗基础上,随机分为依那普利或安慰剂组。直到 20 世纪 80 年代末,依然是主要通过使用洋地黄、利尿药和硝酸盐控制心衰患者症状。依那普利组 6 个月死亡风险降低了40%[130]。依那普利也与 NYHA 心功能分级显著降低相关,是以后治疗心衰的必要药物。

SOLVD 研究将 NYHA Ⅱ~Ⅳ级 HFrEF 患者随机分为依那普利组和安慰剂组,结果显示依那普利组 4 年死亡相对风险降低16%,主要是因为心衰死亡率的降低[159],CV 住院的风险和舒张末期左心室容积指数也降低。此后反复观察研究发现一些治疗方法会使得 HFrEF 患者心脏逆向重构[137,160]。与 SOLVD 研究同时发表的VHeFTⅡ研究显示,在 NYHA Ⅱ~Ⅲ级 HFrEF 患者中,依那普利优于 H-ISDN,这也证实 ACE 抑制药是通过其他机制改善心衰预后,而不仅仅是通过舒张血管[161]。

依那普利是唯一经安慰剂对照研究证实可降低 HFrEF 患者死

亡率的 ACE 抑制药。随后的 SAVE、AIRE 和 TRACE 研究,卡托普利、雷米普利和群多普利分别在 MI 后至少 3d 开始使用,也发现了类似的有利效果[125,162,163]。此外,GISSI-3 研究还显示,无论心肌梗死后左心室功能如何,赖诺普利均有降低死亡的风险[164]。综上所述,这些研究表明 ACE 抑制药在治疗 HFrEF 中具有一定的类作用。因此,除非有禁忌证或不能耐受,强烈建议所有 HFrEF 患者使用 ACE 抑制药。ACE 抑制药的循证剂量列于表 3.5。

ACE 抑制药的大多数不良反应与抑制血管紧张素 I 向血管紧张素 II 的转化和抑制缓激肽的降解有关。ACE 抑制药启动前的临床评估包括血压、肾功能和电解质的评估[165]。需要强调的是,大多数临床试验都排除了低血压或肾功能受损的患者,ACE 抑制药对这类患者的疗效尚未得到很好的证实。低血压、早期肾功能下降和高血钾是剂量依赖性的不良反应,可通过缓慢剂量滴定加以避免。在无明显液体潴留的情况下,症状性低血压和肾小球滤过率轻度降低可以通过减少利尿药剂量进行初步治疗。

然而,肾灌注压降低时的 GFR 最终取决于血管紧张素 II 对肾小球后出球小动脉的收缩作用。因此,在肾动脉狭窄或血容量减少的患者中,RAAS 阻断药可通过降低肾灌注临界水平的滤过压,使肾功能恶化。GFR 进行性降低有时可以通过 ACE 抑制药减量而恢复。对于血清肌酐>3.5 mg/dl 或估测 GFR<20ml/(min・1.73m²) 的非透析患者应避免使用 ACE 抑制药,而透析患者可使用 ACE 抑制药治疗。高钾血症可以通过低钾饮食、襻利尿药和预先停止或减量其他升高血清钾的药物(如补钾药物或保钾利尿药)的剂量来预防[165]。只要血钾水平稳定,5.5 mmol/L 的血钾水平是可以接受的。对于无法控制的高血钾和 1 周内肌酐水平增加超过 20%～30% 的患者,ACE 抑制药应停用或减量。尽管 ACE 抑制药很少引起需要紧急处理的严重高钾血症,但建议经常监测血钾。

其他不良反应,如干咳和血管神经性水肿与缓激肽的积累有关。缓激肽不仅是一种血管扩张药,可通过增加前列腺素浓度和血管通透性增加液体外渗。这种临床区别很重要,因为与血管紧张素 II 减少相关的不良反应与激肽增加无关,这也在 ARB 中可以看到。持续干咳是一种常见的不良反应,5%～20%服用 ACE 抑制药的患者中出现干咳,可能与剂量有关,并不是真正的过敏反应。ACE 抑制药停止使用后 4～7d,通常有症状改善。血管神经性水肿很少见(＜1%),大多数病例无并发症。然而,由于紧急时可能需要行气管插管或气管造口术,并且已经报道了死亡的病例,因此对于特发性或既往血管神经性水肿患者不应使用 ACE 抑制药。ACE 抑制药诱导的血管神经性水肿在非洲裔个体中的发生率高 5 倍。事实上,关于 ACE 抑制药对非洲裔患者的疗效,有相互矛盾的证据,这可能与遗传学上差异造成的低肾素水平有关[166]。然而,根据现有的证据,ACE 抑制药治疗建议对所有 HFrEF 患者是相同的,无论种族。过敏反应包括皮疹、中性粒细胞减少、味觉障碍或类过敏反应。ACE 抑制药和 ARB 均可引起胎儿畸形,在妊娠中期和晚期绝对禁忌使用。

首选 ACE 抑制药还是 β 受体阻滞药?尽管 ACE 抑制药和 β 受体阻滞药联合治疗 HFrEF 比单一治疗更有效,但临床实践中启用顺序也很重要,因为患者往往无法耐受这两种药物的最佳剂量。从理论上考虑,优先起始应用 β 受体阻滞药可能更有益,因为 SNS 较 RAAS 在更早的阶段被系统激活。CIBIS-Ⅲ 研究探索了这个重要的问题,研究显示初始治疗应用选择性 $β_1$ 受体阻滞药比索洛尔和初始治疗应用 ACE 抑制药依那普利两者疗效和耐受性类似[167]。

在临床实践中,药物起始和向上滴定可以根据患者的个体化和他们独特的临床情况而定。首先加用 β 受体阻滞药的初始治疗策略可能对缺血性心肌病和心动过速的患者更好,而首先使用 ACE 抑制药的策略适用于高血压和容量超负荷的患者。目前的临床实践指南建议先使用 ACE 抑制药,然后再加用 β 受体阻滞药。在大多数情况下,在进一步增加 ACE 抑制药的剂量之前,β 受体阻滞药会被滴定到最大推荐剂量。

3. 血管紧张素受体拮抗药 长期使用 ACE 抑制药治疗后,循环血液中的血管紧张素Ⅱ浓度可通过非 ACE 依赖途径逐步恢复[168,169]。任何通过这种替代途径产生的血管紧张素Ⅱ仍然可以与 AT-1 和

AT-2 两种类型的血管紧张素受体结合。AT-1 受体在血管、脑、心、肾、肾上腺和神经中含量丰富，而 AT-2 受体在成人的肾、肾上腺、心、脑、子宫和卵巢中含量较少。ARB 不是阻止血管紧张素 I 向血管紧张素 II 的转化，而是选择性地阻断血管紧张素 II 与 AT-1 受体的结合。AT-1 的激活可引起血管收缩、醛固酮和儿茶酚胺释放、肾近端小管钠吸收、动脉和心肌细胞增殖。因此，拮抗 AT-1 可以降低心脏的前后负荷。此外，ARB 的耐受性可能更好，因为它们不干扰缓激肽的降解，不会引起咳嗽和其他迫使患者停用 ACE 抑制药治疗的不良反应。

　　鉴于它们不同的药理学机制，早期的理论假设认为 ARB 较 ACE 抑制药更有优势。然而，尽管理论上认为有益，ARB 在 HFrEF 患者中的有效性的临床证据不如 ACE 抑制药好[168]。在 Val-HeFT 研究中，在标准 HFrEF 治疗（包括 ACE 抑制药）基础上加用缬沙坦并没有提高生存率，但却降低了发病率和死亡率的复合终点风险，主要是通过降低心衰住院率[170]。此外，Val-HeFT 的回顾性亚组分析显示，缬沙坦可降低未接受 ACE 抑制药治疗的亚组患者的全因死亡率。CHARM 研究项目包括三个独立的、平行的、安慰剂对照试验，评估坎地沙坦在不同症状性心衰人群中心血管死亡或心衰住院等主要复合研究终点中的作用[171]。在 CHARM-Alternative 和 CHARM-Added 研究中，应用坎地沙坦的 HFrEF 患者比应用安慰剂的患者有明显更好的疗效。具体来说，CHARM-Alternative 研究显示，坎地沙坦在先前使用 ACE 抑制药失败的有症状的 HFrEF 患者中耐受性良好，使得 CV 死亡率相对降低 20%，心衰住院人数减少[172]。虽然在 CHARM-Added 研究中也有类似的发现，但坎地沙坦与 ACE 抑制药和 β 受体阻滞药联合使用会导致更高的不良反应发生风险，包括肌酐增加和高钾血症[173]。此外，后来的 Cochrane 荟萃分析显示，与单独使用 ACE 抑制药相比，ARB 和 ACE 抑制药联合使用增加了因不良反应而停药的风险，特别是肾功能障碍和高血钾，但并没有降低总死亡率或住院率[168]。值得注意的是，在 CHARM-Added 研究中，只有 17% 的患者使用 MRA，MRA 可能是 HFrEF 患者联合应用 ACE 抑

制药和 β 受体阻滞药后下一个应该加用的药物。因为高血钾的风险和缺乏疗效证据,应避免联合使用 MRA、ACE 抑制药和 ARB。

关于 ARB 的剂量,HEAAL 研究显示,与低剂量氯沙坦相比,高剂量氯沙坦显著降低心衰住院风险[174]。因此,它们应该以低剂量开始,并逐渐增加滴定到最大的推荐和耐受剂量。表 3.5 列出了各种 ARB 的循证医学剂量。长期使用 ARB 治疗 HFrEF 患者产生的血流动力学、神经激素和临床效果与 RAAS 干预后的预期结果一致。然而,来自不同荟萃分析的有争议的结果并不能证实 ARB 优于安慰剂,尤其是与 ACE 抑制药相比[168,175,176]。ELITE-Ⅱ 研究直接对比了 ACE 抑制药和 ARB 的疗效,该研究未发现氯沙坦较卡托普利在老年 HFrEF 患者有任何死亡风险上的获益[177]。此外,VALIANT 研究显示,缬沙坦在降低心肌梗死后左心室功能障碍患者的全因死亡率方面不劣于卡托普利[178]。尽管这两类药物可能有相似的效果,但通常的共识是,ARB 应只推荐用于因咳嗽、皮疹或血管神经性水肿而对 ACE 抑制药不耐受的既往或目前有慢性 HFrEF 症状的患者。然而,应该指出的是,ACE 抑制药和 ARB 的其他不良反应,如低血压、肾功能障碍和高血钾两者类似。此外,也有报道称,一些服用 ARB 的患者可能会出现血管性水肿,尽管其发生率远低于使用 ACE 抑制药的患者。

对于有 ARB 适应证如高血压已经接受 ARB 治疗的 HFrEF 患者,以及除了肾功能障碍和高血钾原因外无法耐受 MRA 的患者,ARB 是合理的一线药物选择。ACE 抑制药和 ARB 均可导致胎儿异常,在妊娠中期和晚期绝对禁止使用。

4. 血管紧张素受体脑啡肽酶抑制药　在心脏正常生理状态下,NP 系统调节 RAAS 和 SNS 系统以维持血压和体液稳态。NP 系统由结构相似的多种肽组成,如心房型、B 型和 C 型 NPs,它们通过基于受体产生的 cGMP 发挥增强利尿、排钠和血管舒张的作用,同时对抗 SNS 和 RAAS 的过度激活[131]。随着 HFrEF 的进展,NP 系统的作用因多种机制而减弱,包括 NPs 活性降低,器官反应性减弱,以及反馈调节神经激素的过度激活。因此,提出了提高 NP 系统在慢性

HFrEF 中的功能有效性的药理学方法[179]。

在 ADHF 患者中，最初的努力集中于静脉注射合成的 NPs，如奈西立肽和乌拉立肽，但没有改善临床结果[62,67]。同样令人失望的结果也出现在脑啡肽酶（NEP）抑制药的单独制剂中，NEP 是一种中性内肽酶，可分解多种血管扩张肽，如 NPs、缓激肽、肾上腺素，以及血管收缩肽，如血管紧张素和内皮素-1[179,180]。NEP 抑制药同时阻断了血管舒张和血管收缩的相反作用的调节因子，单独的 NEP 抑制药实际上中和了两者的作用，并进一步增加了由血管紧张素Ⅱ上调而刺激的 RAAS 激活。后来的研究测试了奥马曲拉（一种抑制 ACE 和 NEP 的化合物），进一步抑制血管紧张素Ⅱ和 NEP。OVERTURE 研究发现，在 HFrEF 患者中使用奥马曲拉在降低死亡率和住院率方面并不优于单独使用依那普利，但血管性水肿发生率增高（2.17% vs. 0.68%）[181]。这种危及生命的并发症发生率的增加归因于 ACE 和 NEP 抑制药对缓激肽分解的协同作用。此外，奥马曲拉还抑制第三种酶——氨基肽酶 P，参与缓激肽的降解。目前已停止对全部 ACE-NEP 抑制药的进一步临床研究。

最终被证明能够有效改善 HFrEF 预后的策略，是 NEP 抑制药沙库巴曲与 ARB 药物缬沙坦的分子结合体，产生了一流的 ARNI 药物沙库巴曲-缬沙坦。PARADIGM-HF 研究显示，在 NYHA Ⅱ～Ⅳ级 HFrEF 患者中[182]，沙库巴曲-缬沙坦与依那普利相比，CV 死亡或心衰住院的主要复合终点风险显著降低 20%。沙库巴曲-缬沙坦还可使 CV 死亡的次级终点降低 20%，因心衰恶化首次住院风险降低 21%，全因死亡率降低 16%，并可防止症状和生活质量的恶化。

由于所有 PARADIGM-HF 的患者都需要首先要通过依那普利的耐受性筛选，大多数 HFrEF 指南都建议，沙库巴曲-缬沙坦应该只在耐受全剂量 ACE 抑制药或 ARB 的患者中启动。然而，鉴于随后的 PIONEER-HF 研究的良好结果，现在认为在血流动力学稳定的 ADHF 患者中，启动沙库巴曲-缬沙坦作为长期抑制 RAAS 的一线治疗方案是合理的策略[71]。为了便于启动和滴定，已批准的 ARNI 有三种剂量，包括在 PARADIGM-HF 研究中未验证的低剂量（表 3.5）。

在 PARADIGM-HF 试验中，尽管停药率没有增加，但接受沙库巴曲-缬沙坦治疗的患者出现症状性低血压更为常见。避免低血压的应对措施，包括调整利尿药或其他伴用的抗高血压药物的剂量，在开始服用沙库巴曲-缬沙坦之前纠正容量消耗，以及以较低剂量开始。据报道，PARADIGM-HF 的两个治疗组中，高钾血症和肾功能障碍均不良事件，尽管在临床上具有重要意义的血清肌酐升高，但与依那普利组相比，沙库巴曲-缬沙坦组的发生率较低。此外，在 MRA 治疗的患者中，依那普利也更有可能出现严重的高钾血症[183]。尽管如此，所有接受 RAAS 抑制药治疗的受试者，都应采取相同的肾功能损害和高钾血症预防措施，包括仔细筛查基线肾功能和血清钾浓度，然后定期进行密切监测。仅招募耐受依那普利和沙库巴曲-缬沙坦的受试者，可降低 PARADIGM-HF 中血管神经性水肿的风险。然而，由于先前使用奥帕替拉的经验，建议从 ACE 抑制药转换为沙库巴曲-缬沙坦时 36h 的洗脱期。沙库巴曲-缬沙坦和 ACE 抑制药或单独的联合 ARB 联合治疗是禁忌。如果这三种药物都不能耐受，H-ISDN 的组合是 HFrEF 患者的潜在替代疗法。由于担心 ARB 的致畸风险，沙库巴曲-缬沙坦在妊娠期间也被禁用。

还有人担心 NEP 抑制 β 淀粉样蛋白肽在大脑中的降解作用，理论上可能加速淀粉样蛋白沉积，导致认知功能受损。PARADIGM-HF 研究的一项亚组分析未发现与痴呆相关的不良事件增加，但可能需要长期随访才能发现这一迹象[184]。

5. 盐皮质激素受体阻断药　醛固酮是一种盐皮质激素，主要由肾上腺皮质分泌，但血管和心肌中的内皮细胞和血管平滑肌细胞在血管紧张素 Ⅱ、高血钾和促肾上腺皮质激素刺激下也可产生少量盐皮质激素[185]。除了盐皮质激素的可导致低钾血症和低镁血症的经典作用外，醛固酮还参与其他可导致心衰的病理生理学的不良反应，如炎症、血管硬化、胶原形成和心肌坏死[186]。因此，长期升高的醛固酮与冠状动脉和肾血管重构、内皮和压力感受器功能障碍、心肌肥厚和心率变异性降低有关。

由于血管紧张素 Ⅱ 通过负反馈抑制肾素释放，在使用 ACE 抑制药和 ARB 时,血浆肾素活性显著增加。此外,经过几周的治疗后,通过非 ACE 依赖途径或通过升高血钾浓度,多达 30%～40% 的患者血浆醛固酮恢复到治疗前水平[157,169]。MRA 通常被称为醛固酮拮抗药,通过结合阻断醛固酮受体;并以不同程度的亲和力结合其他甾体激素受体,如皮质类固醇和雄激素。研究表明,将 MRAs 添加到标准 HFrEF 治疗中,可以提供更完整的 RAAS 抑制,防止醛固酮的许多不良反应[185-187]。它们的大部分益处是由抗纤维化机制介导的,它减缓或逆转心脏重塑,减少心律失常发生。此外,MRAs 还能保持血清钾水平,减少低钾血症及其他利尿药(如襻利尿药)引起相关的心律失常的风险。

MRA 与标准 HFrEF 方案联合使用可改善症状性慢性 HFrEF 患者的存活率和降低发病率,以及心肌梗死后左心室收缩功能不全患者的发病率。这一重要的临床获益已在一些随机临床试验中得到证实。RALES 研究提供了第一个证据,该研究在接受襻利尿药、ACE 抑制药、多数应用地高辛的 NYHA Ⅲ～Ⅳ级 HFrEF 患者中,比较螺内酯与安慰剂的效果[188]。RALES 研究显示使用螺内酯可使全因死亡率相对降低 30%,而不像假设的那样显著增加严重高血钾或肾衰竭的风险。MRA 组心衰住院率也降低了 35%。

然而,尽管在 RALES 研究中螺内酯一般耐受性良好,但螺内酯组中有 10% 的男性出现剂量依赖的男性乳腺发育或乳房压痛,而安慰剂组只有 1%[189]。男性乳腺发育在临床上定义为男性乳腺组织的良性增大,其原因是乳腺导管周围纤维化、间质透明化和乳晕下脂肪增多,而乳腺疼痛则是由导管周组织的炎症浸润引起。其病理生理过程与乳腺组织中游离雌激素和游离雄激素作用的不平衡有关。螺内酯通过减少睾丸内睾酮的生成,增加外周向雌二醇的转化,从性激素结合球蛋白中替代更多的雌激素,使雌激素的生物利用度高于雄激素,从而诱发男性乳房发育[187,189]。螺内酯的其他内分泌不良反应包括绝经前女性的月经异常,男性的阳痿和性欲下降。

RALES 研究发表后不久,MRA 类药物依普利酮就开始用于临床评估。由于依普利酮对盐皮质激素受体的特异性更强,更大比例的游离睾酮可与性激素结合球蛋白紧密结合,因此推测其抗雄激素作用将少于螺内酯。随后的 EPHESUS 研究探讨依普利酮治疗左心室收缩功能障碍和心肌梗死后心衰或糖尿病的临床证据;以及 EMPHASIS-HF 研究,探讨依普利酮治疗 NYHA Ⅱ 级 HFrEF 的疗效[190,191]。两项研究结果均为阳性,再次加强了 MRAs 在改善 HFrEF 患者生存和再住院方面的获益,且与螺内酯相比,其内分泌不良反应更少。重要的是,这两项研究都是在 β 受体阻滞药广泛使用的时期进行的,而在 RALES 研究中只有 10% 的患者接受了 β 受体阻滞药治疗。特别是在 EPHESUS 研究中,依普利酮在当时所有治疗心肌梗死药物的基础上(包括阿司匹林、再灌注和他汀类药物)增加获益的。在 EMPHASIS-HF 研究之前,没有临床研究评估醛固酮拮抗药对轻度症状 HFrEF 患者的获益,RALES 和 EPHESUS 均是随机入选 NYHA 级别较高的心衰人群。因此,除非有禁忌证建议所有使用 ACE 抑制药(或 ARB 或 ARNI)和 β 受体阻滞药治疗仍有症状的 HFrEF 患者加用 MRA,以降低心衰住院和死亡的风险。螺内酯和依普利酮的循证剂量见表 3.5。

MRAs 的主要不良反应是进展成可危及生命的高血钾。血清钾浓度 > 5.0 mmol/L 或血清肌酐 > 2.5mg/dl 的患者应慎用。在 RALES、EPHESUS 和 EMPHASIS-HF 研究中,高钾血症在积极治疗组中更常见,尽管很少有血钾达到 6mmol/L 的患者。可通过选择恰当的患者、患者教育、剂量调整、密切监测血清钾水平和肾功能,以及更频繁的随访来降低严重高钾血症的风险。一旦有肾功能恶化应立即停止 MRAs 治疗。

虽然依普利酮与较少的内分泌不良反应有关,但螺内酯是最广泛使用的 MRA,可能是因为其花费较低。一般来说,停用螺内酯可消除上述不良反应。因此,初始可选用螺内酯治疗,如果出现内分泌不良反应,最终改用依普利酮治疗是合理的。新型非甾体 MRAs,如非奈利酮,结合了螺内酯的功效和依普利酮的选择性,带来更少的高血钾和更大程度的 BNP 和 NT-proBNP 水平降低[187]。2 期 ARTS-HF 研究的探索性分析表明,与依普利酮相比,非奈利酮在心血管病死亡和心衰住院治疗方面具有更好的效果[192]。非奈利酮与依普利酮的相对有效性对比仍有待于大型临床研究验证。

6. 钠-葡萄糖协同转运蛋白2抑制药 SGLT-2抑制药,也称为"格列净类"药物,是一类通过抑制肾小球近端小管钠-葡萄糖协同转运体-2来减少葡萄糖再吸收的药物。这导致远端小管中氯离子浓度增加,重置肾小管-肾小球反馈机制,导致血浆浓缩而不激活SNS。恩格列净、卡格列净和达格列净分别在EMPA-REG Outcomes、CANVAS Program和DECLARE-TIMI58[118-120]三项研究针对心血管风险高的2型糖尿病患者的大型临床试验中被证明可以降低心衰住院的风险。DAPA-HF研究是第一个应用SGLT-2抑制药治疗与2型糖尿病无关的HFrEF患者,观察其治疗效果的临床试验[193]。DAPA-HF研究入选NYHA Ⅱ～Ⅳ级HFrEF患者,在标准治疗的基础上随机给予达格列净10 mg或安慰剂,结果显示,达格列净组心衰恶化或CV死亡的主要复合终点风险降低了26%,具有统计学意义。单独分析时,心衰恶化降低了30%,CV死亡风险降低了18%。值得注意的是,在所有预先设定的亚组中,治疗效果是一致的,包括没有2型糖尿病的患者和无论血红蛋白A1c水平如何。此外,达格列净降低了17%的全因死亡风险,并显著改善了患者心衰的症状。达格列净组血容量减少,肾不良事件、严重低血糖、下肢截肢和骨折等不良事件与安慰剂组类似,两组停用药物的发生率均较低(<5%)。格列净类药物在HFrEF中获益的潜在机制可能是多方面的,不仅包括葡萄糖排尿或渗透性利尿,还包括通过代谢和血流动力学作用的心肾保护。

7. 其他治疗 利尿药是治疗心力衰竭患者高容量负荷的基础药物,比其他任何药物更快地缓解心衰的临床症状和体征[194]。在开始治疗的数小时或数天内,利尿药可以有效减少CVP、肺充血、外周水肿和体重,而地高辛、ACE抑制药或β受体阻滞药的临床效果可能需要数周或数月才能显现。此外,在中期,利尿药也被证明可以改善心衰患者的心功能和运动耐力[33]。然而,尚没有大型前瞻性随机对照试验去评估长期应用利尿药治疗慢性HFrEF的效果。

一项 Cochrane 荟萃分析表明,在慢性心衰患者中,与安慰剂相比传统利尿药治疗可能降低死亡和心衰恶化的风险,与对照组相比,似乎可以提高患者运动耐力[194]。然而,这项荟萃分析仅包括小型的研究,随访时间也有限,不能作为推荐使用利尿药降低心衰死亡率的有效证据。

高容量负荷的心衰患者将受益于口服襻利尿药的长期治疗。然而,使用襻利尿药可能导致电解质紊乱、心律失常、神经激素激活、肾功能加速下降和低血压等不良后果[33]。后者可能与利尿药关联最紧密,因为它可能限制神经激素拮抗药的使用,从而无法达到最佳目标剂量。因此,建议使用最低剂量的襻利尿药,治疗应个体化。如前所述,利尿药的剂量-反应曲线并不平滑,只有当达到药物浓度的阈值时才会产生利钠作用,而在心衰患者中,该阈值通常较高[30]。因此,如果对初始剂量反应甚微或没有反应,建议将利尿药剂量增加 1 倍,而不是一天两次给予相同的剂量。此外,对于既往服用襻利尿药而出现 ADHF 发作的患者,应考虑在出院时增加利尿药剂量。

噻嗪类利尿药广泛应用于高血压的治疗。术语"噻嗪类利尿药"包括所有被认为主要对远曲小管产生作用的利尿药,尽管是生理特性相似的异质药物(包括类噻嗪类利尿药)但在结构上存在差异。美曲唑酮是一种间二氮杂萘磺酰胺类噻嗪类利尿药,可与呋塞米联合应用于利尿药抵抗的患者。稳定患者应避免长期使用噻嗪类利尿药与序贯肾单位阻断结合的治疗,因为这通常会导致电解质紊乱,而这种紊乱在门诊随访时很难察觉[30,32]。

由于钠的重吸收发生在近端肾小管部位,当心衰患者单独使用保钾利尿药时,不能达到钠的净负平衡。此外,MRAs 对心衰患者的获益相对独立于它们的利尿作用,可能是与它们能够拮抗 RAAS 有关。

血管升压素受体拮抗药通过直接阻断 AVP V1A、V1B 和 V2 受体调节 AVP 的肾作用[195]。心衰中 AVP 的不适当升高在介导血管收缩、水钠潴留和电解质紊乱中发挥关键作用。V1A 和 V2 拮抗药可降低 SVR,防止稀释性低钠血症。AVP 拮抗药,或称"伐普坦类药物",既可以选择性阻断 V2 受体,也可以非选择性阻断 V1A 和 V2 受体。EVEREST-Outcomes 研究将 ADHF 患者随机纳入 V2 受体拮抗药托伐普坦或安慰剂组,中位随访 9.9 个月,长期死亡率或心衰相关发病率无差异[195]。目前,考尼伐坦和托伐普坦已被 FDA 批准用于治疗临床显著的高血容量性低钠血症,但尚未正式批准用于心衰。虽然传统措施治疗低钠血症的措施(包括液体限制和血管紧张素抑制药的最佳目标剂量)失败后,使用这些药物是合理的,但它们的广泛使用可能受到高成本的限制。

应用利尿药的心衰患者应定期监测并发症,包括电解质紊乱、代谢紊乱、容量不足和肾功能恶化。即使在成功控制症状和液体潴留的情况下,单独使用利尿药也不能长期维持慢性心力衰竭患者的临床病情稳定。因此,应该联合使用指南推荐的 HFrEF 标准治疗药物,包括神经激素拮抗药。

8. 肼屈嗪与硝酸异山梨酯复方制剂　直到 20 世纪 70 年代,治疗心衰的标准药物治疗还仅限于洋地黄和利尿药。静脉和动脉血管扩张药联合使用的血流动力学机制是通过提高外周静脉容量和降低 SVR 以降低心脏前后负荷[196]。早期关键研究发现,在 NYHA Ⅲ～Ⅳ级心衰患者中,联合使用肼屈嗪和硝酸异山梨酯两种血管扩张药,其血流动力学反应优于单独应用其中一种药物[197]。此外,由于硝酸酯是 NO 的供体,肼屈嗪具有抗氧化特性,因此 H-ISDN 发挥的 NO 介导作用可能在维持 CV 健康中发挥复杂的作用。

V-HeFT 研究是第一个重要的随机、安慰剂对照心衰研究,该研究比较了 H-ISDN、哌唑嗪或安慰剂在有症状 LVEF<45% 的心衰患者中的作用[158]。在平均 2.3 年的随访中,尽管 H-ISDN 与安慰剂相比,有提高生存率的趋势,但两组之间的死亡率没有统计学上的显著差异。H-ISDN 也改善了 8 周和 1 年的 LVEF,但哌唑嗪与死亡率和 LVEF 改善无关。随后的 V-HeFT Ⅱ 研究,入选人群与 V-HeFT 相似,对比 H-ISDN 和依那普利两种药物的效果,结果显示依那普利在最初指定的 2 年时间点有生存获益,但在整个研究随访期间没有生

存获益[161]。生存获益主要是由于心源性猝死的减少,但两组之间的住院率没有显著差异。

有趣的是,V-HeFT 和 V-HeFT Ⅱ 研究的后期亚组分析表明,在黑种人研究者中,H-ISDN 可提高生存获益,而这是 A-HeFT 研究的目的。基于非洲人后裔 RAAS 活性可能较低,导致 ACE 抑制药效果较差的理论基础,A-HeFT 研究随机选择患有 NYHA Ⅲ～Ⅳ级 HFrEF 的黑种人患者,使用安慰剂或固定复方 H-ISDN[198]。在利尿药、ACE 抑制药、β受体阻滞药、地高辛和螺内酯的标准治疗基础上加入 H-ISDN 后,平均随访 10 个月时全因死亡率相对风险显著降低 43%,该研究被提前终止。H-ISDN 也与较低的首次和复发 HF 住院率和生活质量的显著改善相关。重要的是,A-HeFT 研究验证了一种与普通 H-ISDN 等效的固定复方单片药物制剂-BiDil,将两种不同种类的药物组合在一起也很可能获得同样的益处。BiDil 引发了争议,因为它是 FDA 批准的第一个针对单一种族群(非洲裔)治疗 HFrEF 的药物。

发布指南的专家团队推荐 H-ISDN 联合应用于患有 NYHA Ⅲ～Ⅳ级 HFrEF 的黑种人患者,这些患者尽管同时使用 ACE 抑制药、β受体阻滞药和 MRA,但仍有症状。A-HeFT 研究的结果很难扩展到其他种族或民族人群,而且支持使用 H-ISDN 作为非黑种人 HFrEF 患者一线治疗的有力证据较少。尽管如此,基于 V-HeFT 研究,只招募了接受地高辛和利尿药的患者,H-ISDN 可考虑用于因为药物不耐受、低血压或肾功能障碍而不能给予 ACE 抑制药、ARB 或 ARNI 的症状性 HFrEF 患者。H-ISDN 的循证剂量列于表 3.5。因为会增加难治性低血压的风险,任何形式的同时应用硝酸盐与 PDE-5 抑制药或 sGC 激动药都是禁忌的。

9. I_f 离子通道抑制药　HFrEF 患者升高的心率反映了交感神经过度刺激和副交感神经抑制之间的失调,这是神经体液激活的重要组成部分。已有研究表明,心率的增加不仅预测 CV 死亡和心衰住院,而且可能是慢性 HFrEF 患者的治疗靶点[199]。根据其药理学特性下面几种药物可以调节心率,包括β受体阻滞药、伊伐布雷定、地高辛、胺碘酮和非二氢吡啶 CCB,如地尔硫革和维拉帕米。有些药物如 β 受体阻滞药和伊伐布雷定对 HFrEF 患者有临床获益,但其他药物如大多数 CCB 没有直接益处,一般应避免使用。选择应用哪种药物将取决于患者的心律、并发症和疾病类型[200]。

尽管传统的心动过速的定义是静息心率超过 100/min,但 HFrEF 患者心率 ≥70/min 时 CV 不良转归的风险呈进行性增加[201-203]。β 受体阻滞药通过拮抗 SNS 的不良反应降低心率,已经成为 HFrEF 治疗的基石。然而,在某些情况下,因为不能耐受或者存在禁忌而不能达到推荐的目标剂量,应该考虑加用其他药物来充分控制心率。伊伐布雷定是一种选择性阻断心脏起搏电流 I_f 的药物,通过抑制窦房结自动去极化控制心率,在美国被批准用于治疗 HFrEF。通过特异性阻断 I_f,延长了缓慢的去极化期,使心率呈剂量依赖性降低。因此,伊伐布雷定不影响收缩力或 SVR。

伊伐布雷定最初在欧洲研发并被批准为抗心绞痛药物,在 HFrEF 患者中也显示出改善效果。BEAUTIFUL 研究将 IHD 患者随机分为伊伐布雷定或安慰剂组,研究结果显示未达到降低 CV 死亡、心肌梗死或心衰住院治疗的主要结局终点[201]。然而,在一项随后分析中,伊伐布雷定在心率 ≥70/min 的亚组中显示可降低心肌梗死和冠状动脉血运重建率,得出进一步降低 HFrEF 患者心率有潜在获益的观点[202]。SHIFT 研究选择 LVEF≤35%、窦性心律和应用最大耐受 β 受体阻滞药治疗仍静息心率 ≥70/min 的有症状 HFrEF 患者,随机分为伊伐布雷定或安慰剂组[204],伊伐布雷定组心衰住院或死亡的主要复合终点风险降低了 18%,主要是由于心衰住院风险降低了 26%,而 CV 或全因死亡风险没有降低。值得注意的是,SHIFT 实验中只有 26% 的患者服用了最佳靶剂量的 β 受体阻滞药,有 56% 的患者服用了半量靶剂量。考虑到伊伐布雷定使心率降低约 10/min,并且在半靶剂量 β 受体阻滞药治疗的亚组患者中,其益处会有所减弱,因此,将 β 受体阻滞药滴定到推荐剂量可能也会使心衰住院率降低到类似的程度。

总的来说,伊伐布雷定在 SHIFT 研究中耐受性良好,只是心动过缓发生率略有增加。视网膜内超极化激活电流产生的瞬态视觉干扰，即所谓的幻光，是最常见的非 CV 不良反应，但通常随时间推移而有改善。目前的心衰指南建议，对于 LVEF≤35%、窦性心律、静息心率≥70/min 且最大耐受剂量 β 受体阻滞药治疗后仍有症状的 HFrEF 患者，考虑加用伊伐布雷定。值得注意的是，伊伐布雷定适应证外应用于不适当的窦性心动过速或其他心电异常疾病尚缺乏证据支持，并未得到批准[200]。伊伐布雷定的循证剂量列于表 3.5。

伊伐布雷定不适用于 ADHF、低血压、窦房结功能障碍、窦性心动过缓（心率＜60/min）、窦房或房室三度传导阻滞的患者，除非已经植入起搏器且起搏器工作正常的患者。伊伐布雷定的其他禁忌证包括严重的肝功能障碍、起搏器依赖和已知的心房或室性心律失常患者。在 SIGNIFY 研究中，冠心病患者接受伊伐布雷定治疗后，发生心房颤动的相对风险增加，这与后来的荟萃分析结果一致[205,206]。伊伐布雷定也有可能引起胎儿毒性，但育龄期妇女还是建议可以服用。

10. 地高辛　地高辛是一种从已被用于治疗心衰超过 200 年的洋地黄植物中提取纯化的强心苷。它通过抑制细胞膜中的钠-钾（Na-K）ATP 酶泵发挥作用，减少钠在心脏和非心脏细胞中从细胞内到细胞外的运输，并产生血流动力学、神经体液和电生理效应（图 3.7）[207]。

在心肌细胞中，抑制 Na-K-ATP 酶泵可升高细胞内钙离子浓度，钙离子浓度是兴奋-收缩耦联中的关键连接，产生正性肌力作用。这引起 LVEF、CO 和 PCWP 的提高，而不会对心率或血压造成不利影响[208]。在非心脏细胞中，地高辛使迷走传入神经的 Na-K-ATP 酶活性增敏，导致副交感神经张力的增加，这抵消了 SNS 的有害激活。除了直接的自主神经作用外，地高辛还通过改善颈动脉压力反射间接减少交感神经活性[209]。因此，低剂量地高辛在重度 HFrEF 患者中起神经激素调节剂的作用。然而，进一步增加剂量却不增加益处，反而可能增加交感神经的张力。此外，通过增加迷走神经张力和减少交感神经活性，地高辛减慢窦房结的传导，延长房室结的传导，但对其余传导系统的电生理作用有限[207]。

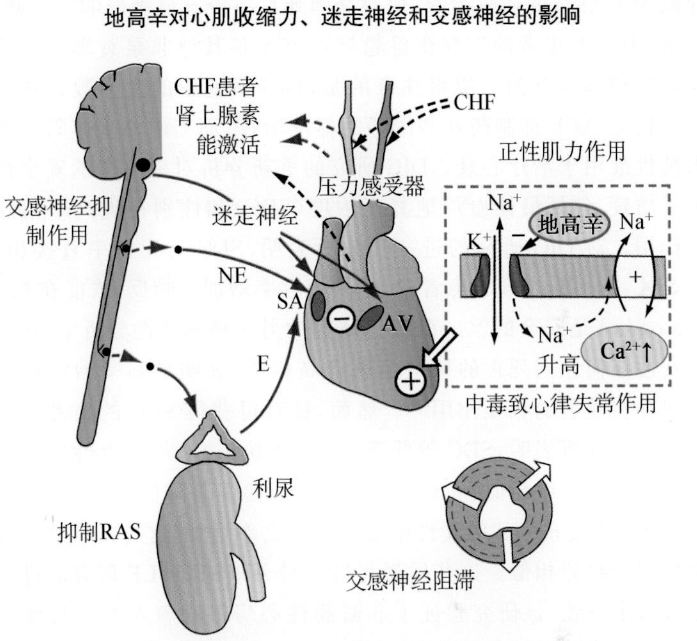

地高辛对心肌收缩力、迷走神经和交感神经的影响

图 3.7 地高辛具有血流动力学、神经体液和电生理作用

地高辛的正性肌力作用是由于抑制心肌细胞的钠泵。通过刺激迷走神经和抑制交感神经从而减慢心率、抑制房室结,是其重要的治疗作用。中毒致心律失常的机制目前尚不清楚,但可能与钙离子依赖的后除极相关。CHF,充血性心力衰竭;E,肾上腺素;NE,去甲肾上腺素;RAS,肾素-血管紧张素系统;SA,窦房结(Figure © L. H. Opie,2012.)

在过去,地高辛的有益作用使其得到广泛应用,但其在慢性 HFrEF 患者中的作用仍存在争议。在关键的 DIG 研究之前,从 20 世纪 90 年代早期开始的两项地高辛停药研究:PROVED 研究和 RADIANCE 研究,验证在 NYHA Ⅱ~Ⅲ级、正常窦性心律的 HFrEF 患者中停用地高辛的后果[210-212]。两项研究均显示,这些患者停用地高辛后心衰症状显著加重、运动耐受性降低,但对死亡率无影响。DIG 研究是最大的地高辛治疗心衰的随机临床研究,地高辛治疗减少了 28% 的住院治疗,但对全因死亡率没有显著影响[210]。此外,严重 HFrEF 患者的生存获益趋势被猝死和其他非泵衰竭心脏死亡风险的增加所抵消。值得注意的是,DIG 研究中的大多数入选患者都已接受 ACE 抑制药和利尿药的标准治疗,而当时 β 受体阻滞药尚未被批准用于治疗心衰。DIG 研究的重新分析对地高辛的安全性提出了质疑,包括最佳血清地高辛浓度(SDC)和性别在地高辛治疗中的作用。对 DIG 研究的进一步分析表明,SDC 与死亡率直接相关,在 SDC≥1.2ng/ml 的患者中,全因死亡率增加。相反,浓度在 0.5~0.8 ng/ml 是安全的[213]。在 DIG 研究的另一项回顾性分析中,地高辛与女性任何原因死亡的风险显著升高相关,表明地高辛治疗在性别之间存在显著的相互作用[214]。然而,针对可获得 SDC 的患者的进一步回顾性分析表明,SDC 较低范围(0.5~0.9ng/ml)的女性患者的死亡率与安慰剂组相似,心衰住院的相对风险显著降低 30%[215]。相反,在 SDC≥1.2 ng/ml 的女性中观察到死亡率增加,这与在一般人群中观察到的趋势相似。这些发现与最近对 ARISTOTLE 研究的进一步分析结果一致,该研究验证了非瓣膜性心房颤动患者死亡与地高辛使用之间的关系[216]。回顾性研究发现,基线 SDC 为 1.2ng/ml 或以上的患者与未服用地高辛的患者相比,死亡风险增加了 50% 以上,而基线 SDC 低于 0.9 ng/ml 的患者没有死亡风险增加。此外,在随访开始加用地高辛的患者其死亡率显著增加。

综合起来,DIG、PROVED 和 RADIANCE 研究的结果促使 FDA 在 1997 年批准地高辛用于 HFrEF 患者的治疗。然而,由于其不良反应和较窄的治疗窗口,主要临床指南目前仅对窦性心律正常的 HFrEF 患者提供了次要建议。表 3.5 列出了地高辛的循证医学剂量。重要的是,对于慢性肾功能不全或消瘦低体重的患者,地高辛应以较低剂量起始或隔天服用。

地高辛中毒通常表现为心脏效应和剂量依赖的中枢神经系统或胃肠道的复合症状,如视觉改变、焦虑、厌食、恶心、呕吐和腹痛。虽然细胞内钙离子浓度升高和迷走神经张力增加可促进心律失常的发生,但地高辛浓度在推荐的 SDC 时,对心律失常的影响很小。然而,在超治疗剂量或治疗量 SDC 伴随低钾血症、低镁血症、高钙血症、甲状腺功能减退或心肌缺血引起地高辛中毒时,可导致窦性心动过缓、窦房结阻滞、房室传导阻滞和心律失常。同时使用奎尼丁、维拉帕米、氟卡尼、普罗帕酮、胺碘酮和螺内酯也可增加 SDC。因此,应密切监测 SDC,以尽量减少不良反应。

11. 补铁和贫血 贫血在心衰患者中很常见,根据研究人群的不同,其患病率从 4%～55%[217]。贫血和心衰相互作用的潜在机制包括炎症、血液稀释、营养不良和肾功能障碍。健康人急性血红蛋白浓度的下降可诱发的代偿机制包括增加心率、SV、CI 和组织氧提取,CO 降低的患者这些机制通常受损。因此,贫血与更严重的症状和 NYHA 功能状态、更大的心力衰竭住院的风险相关,并且降低 HFrEF 患者的生存率。然而,目前尚不清楚贫血是心衰患者死亡率的独立预测因素还是仅仅是更严重疾病和广泛并发症的一种表现。

贫血标准的诊断检查应包括全血细胞计数、肾功能、隐匿性失血量、铁和维生素 B_{12}/叶酸缺乏症,以及 C 反应蛋白。可纠正的贫血原因应根据临床指南去治疗,但在多数情况下,并不能发现特定的原因。铁缺乏症在 HFrEF 患者中很常见,估计在门诊患者中患病率超过 50%[218]。无论有无贫血,它都是较差的心功能状态和生存率的独立预测因子。一些研究评估了铁补充剂对铁缺乏的 HFrEF 患者的有效性和安全性,铁缺乏定义为铁蛋白＜100 ng/dl 或铁蛋白 100～299 ng/dl 合并铁蛋白饱和度＜20%,轻度或无贫血。早期的小型临床试验和一些观察性研究提供了很有希望的证据,证明铁治疗心衰可以有症状获益,促使了安慰剂对照的多中心研究,探索静脉注射铁对慢性 HFrEF 患者的作用。FAIR-HF 研究将 NYHA Ⅱ～Ⅲ级、LVEF40%～45% 的心衰患者随机分为定期静脉注射羧麦芽糖铁(FCM)或安慰剂组。24 周随访后,与安慰剂相比,FCM 补充可显著改善 NYHA 分级、6min 步行距离和若干生活质量评估[219]。值得注意的是,这些益处在血红蛋白浓度≤12 或＞12 g/dl 的患者中相似,这表明与研究结果相关的可能是另一种机制,而不是贫血。CONFIRM-

HF 研究是 HFrEF 患者第二次大规模静脉注射 FCM 的研究,显示了与 FAIR-HF 非常相似的结果,且在 1 年的时间内持续受益[220]。接下来的 EFFECT-HF 研究进一步表明,FCM 可以改善 24 周时的峰值耗氧量(VO2)[221]。然而,没有一项研究能够证实静脉注射铁对死亡率和心衰住院治疗的影响,或者分别评估其对贫血和非贫血个体的影响。在两项单独的 Meta 分析中,铁缺乏的 HFrEF 患者静脉补充铁可降低全因死亡和 CV 住院的综合风险。FAIR-HF 2 研究目前正在进行中,目的是研究静脉铁剂在降低心衰患者 CV 死亡率和复发住院率方面的有效性。

口服铁制剂因肠道水肿而不易吸收。IRONOUT-HF 研究将 NYHA Ⅱ～Ⅳ级心衰和 LVEF≤40％的患者随机分为口服多糖铁或安慰剂组,16 周时治疗组之间 VO2 无显著差异[222]。同样,6min 步行距离和 NT-proBNP 水平的次要结果也没有显著变化。此外,口服含铁制剂与较高的胃肠道不良反应发生率相关,主要是由于铁对肠壁的直接刺激有关。因此,临床实践指南建议,对于 NYHA Ⅱ～Ⅲ级心衰合并铁缺乏(定义为铁蛋白<100ng/dl 或铁蛋白 100～299ng/dl 且铁蛋白饱和度<20％)的患者,静脉(而非口服)补铁可能是合理的,可以改善心功能状态和生活质量。

有关心力衰竭患者输血的资料有限。基于低质量的证据和专家意见,已普遍接受维持血红蛋白高于 7 g/dl 的输血界值,尽管一些有症状的患者可能需要输血维持更高的血红蛋白值[223]。考虑到容量超负荷的风险和输血的成本,建议仔细选择患者,根据需要调整利尿药剂量和输血速度。重要的是,输血的致敏作用也可能影响晚期心衰患者,并进一步降低他们进行心脏移植的机会。因此,对于稳定型心衰患者发生的贫血,不推荐常规输血治疗。

最后,在心衰患者中使用促红细胞生成素的最佳证据来自 RED-HF 研究,该研究将轻度至中度贫血的心衰患者随机分为接受阿法达贝泊汀或安慰剂治疗。与安慰剂相比,阿法达贝泊汀没有改善临床结局,并且导致血栓栓塞事件增加,因此不推荐使用[224]。

12. **鱼油和深海 Omega-3 多不饱和脂肪酸** 具有多种效应,包括降低心率和血压,还有抗炎作用、抗血栓、抗心律失常和 PUFA。

一些流行病学和实验研究表明,膳食 omega-3 多不饱和脂肪酸 (polyunsaturated fatty acids,PUFAs)对心血管健康的益处存在争议。人体中三个最重要的 Omega-3 PUFAs 分别是 α 亚麻酸(α-lino-lens acid,ALA)、二十碳五烯酸(eicosapentae-noic acid,EPA)和二十二碳六烯酸(docosahexaenoic acid,DHA)。α-亚麻酸是一种必需脂肪酸,主要来自坚果、植物油、亚麻籽和绿叶蔬菜的摄入,而 EPA 和 DHA 可以从 ALA 合成,也可以从海鲜或鱼油补充剂中获得[225]。O-mega-3 脂肪对细胞的功能至关重要,影响细胞的结构、信号转导和基因表达。PUFA 降低了血清三酰甘油浓度,同时也提高了高密度脂蛋白(HDL)胆固醇。此外,PUFA 具有多种效应,包括降低心率和血压,以及抗炎、抗血栓、抗心律失常和血管扩张特性[225,226]。

补充 PUFAs 作为一种治疗心力衰竭的方法是很有潜力的。GISSI-HF 试验将 NYHA Ⅱ～Ⅳ级慢性 HFrEF 的心力衰竭患者随机分成 1g/d PUFA 或匹配的安慰剂组。在平均 3.9 年的随访中,包括非缺血性心肌病在内的所有预先设定的亚组中患者服用 1g/d PUFA 可以使全因死亡的相对风险显著降低 9%。[227] 死亡率或心血管疾病入院的主要复合终点也下降了。虽然临床结局的改善不大,但它们是对心衰标准治疗的补充,如血管紧张素转换酶抑制药、β受体阻滞药、MRAs 和利尿药。

虽然经常食用海鲜可以被认为是许多患者多不饱和脂肪酸的最佳来源,但潜在的 HFrEF 益处的剂量反应还没有很好地确定。例如,在 GISSI-HF 中,只有以 1:1.2 的平均比例含有 850～882 mg EPA 和 DHA 乙酯的制剂才显示出对累积死亡和住院结果的影响。EPA 和 DHA 对脂质氧化、信号转导、流动性和胆固醇结构域的形成有不同的影响,部分原因可能是不同的膜相互作用[228]。因此,不同的制备方法是否会产生相同的结果尚不清楚。用纯 EPA 制剂降低三酰甘油水平的 CV 益处得到了两个大型临床试验 JELIS 和 RE-DUCE-IT 的支持[229,230]。相反,许多补充剂实际上只含有 Omega-3 丙氨酸,它可能也有 CV 获益,但还不能被认为是深海 Omega-3 PUFAs

的替代品。

多不饱和脂肪酸治疗通常是安全的,耐受性良好,最常见的不良反应是胃肠道异常,如恶心。在 GISSI-HF 试验中,PUFA 组和安慰剂组的脱落率相似,均为 30%。REDUCE-IT 发现 EPA 组的 AFib 和外周水肿的发生率显著增加,但新发 HF 或 HF 住院率没有差别。因此,目前的 HF 指南推荐补充 Omega-3 PUFA 作为 NYHA Ⅱ~Ⅳ级 HFrEF 患者的合理辅助治疗,最好是每克含>850 mg 的 EPA 和 DHA 制剂。

13. 微量营养素的补充 膳食微量营养素缺乏在 HFrEF 患者中很常见。仅左旋肉碱、硫胺素和牛磺酸的缺乏就是众所周知的心肌病的原因[231,232]。补充微营养素提供了纠正关键心肌细胞途径中的缺陷的机会,包括那些与提供 ATP、细胞内钙平衡和减少氧化应激有关的缺陷。虽然一些单一微量营养素补充剂的临床试验,包括辅酶 Q10、左旋肉碱、硫胺素和牛磺酸,已经取得了有效的结果,但它们的价值受到设计和持续性的限制[232,233]。由于数据无定论,目前的 HF 指南不建议在当前或既往有心力衰竭症状的患者中常规使用营养补充剂,且需要对多种微量营养素补充剂进行更大规模的试验。

14. 口服抗凝药与抗血小板治疗 心力衰竭被认为是血栓栓塞事件的主要危险因素,这可以用 Virchow 三联征、高凝、瘀血和内皮功能障碍的因素来最好地解释。在大型的 HFrEF 临床试验中,血栓事件的发生率从每年 1.5% 上升到 2.7%。心力衰竭的主要血栓源与静脉血栓栓塞症(VTE)和心房颤动(房颤)(AFib)有关。VTE 风险与 RV 功能障碍有关,RV 功能障碍可能反映以前经常未诊断的肺栓塞发作[234]。同样,HF 是心房颤动患者卒中栓塞的重要危险因素,可通过用于指导治疗的各种风险评分来评估,包括 CHA2DS2-VASc 评分[234]。同样,HF 是 AF 患者卒中栓塞的重要风险因素,包括 CHA2DS2-VASc 评分[235]。

治疗性抗凝是 HFrEF 和房颤患者或有全身或肺栓塞病史(包括卒中或短暂性脑缺血发作)的患者降低风险的主要策略。然而,抗凝治疗应基于临床实践指南推荐的血栓栓塞事件风险与出血风险的评估。虽然华法林和其他维生素 K 拮抗药(VKA)是几十年来唯一可获得的口服抗凝药,但由于治疗指数较窄,需要经常监测和调整剂量,限制了它们的使用[236]。因此,直接口服抗凝药(DOAC)因其治疗效果更可预测,在非瓣膜性 AFib 合并心力衰竭患者中代表着一种特别有吸引力的治疗选择。对 RE-LY、ROCKET AF、ARISTOTLE 和 ENGAGE AF-TIMI 48 临床试验在非瓣膜性房颤患者中的两项荟萃分析表明,与华法林相比,DOAC 可能具有更有利的风险-获益情况,显著减少卒中、大出血和颅内出血[236,237]。DOAC 不被批准用于机械心脏瓣膜或至少中度二尖瓣狭窄的患者,因为与华法林相比,血栓栓塞和出血并发症更多[238]。对于存在高出血风险的患者,为避免抗凝相关出血的风险,可以植入左心耳封堵器。

尽管抗凝在 HFrEF 合并房颤患者中的作用已得到充分证实,但在 HFrEF 合并窦性心律患者中口服抗凝的作用是有争议的,不推荐常规使用。这一建议是基于先前随机试验的结果,包括 WASH、HELAS、WATCH 和 WARCEF[239-242]。这些试验均未能显示华法林对包括死亡和非致死性卒中在内的主要结果的益处[243]。在 WARCEF 和随后包括所有四项试验的荟萃分析中,华法林可以减少缺血性卒中的发病率,但被大出血的发生率增加所抵消。有趣的是,颅内出血发生率非常低,与阿司匹林没有显著差别[243]。类似地,COMMANDER-HF 试验将 HFrEF、冠心病和窦性心律的患者随机分成 DOAC 利伐沙班组或安慰剂组,在平均 21 个月的随访期内,全因死亡、心肌梗死或卒中的复合终点没有显著差异[244] 。此外,利伐沙班组的患者发生需要住院治疗的出血事件高于安慰剂组。

支持近期发生心肌梗死合并左心室血栓的患者接受抗凝治疗的证据非常有限,主要是因为大多数的数据都产生于溶栓、经皮冠状动脉介入治疗、双重抗血小板药物治疗和成像技术出现之前。同样,根据低质量的证据,大面积前壁心肌梗死后伴有症状或无症状缺血性心脏病(IHD)的最初 3 个月,对口服抗凝药有弱的推荐。目前,尚无证据表明抗血小板药物对无冠心病的 HFrEF 患者的有益,而存在消化道出血的巨大风险和阿司匹林对 ACE 抑制药的潜在抑制作用。相反,冠心病和左心室收缩功能不全患者的抗血小板治疗应遵循适用的指南。

15. 他汀类药物　他汀类药物又称 3-羟基-3-甲基戊二酰辅酶 A (HMG-CoA)还原酶抑制药,广泛用于动脉粥样硬化性心血管疾病的一级和二级预防。除了降脂作用外,他汀类药物还具有多效性,包括抗炎、抗心肌肥厚、抗纤维化和抗氧化特性。这些作用大多作为 HFrEF 复杂生理病理的重要组成部分,如内皮功能障碍、神经激素激活和心律失常[245]。相反,他汀类药物与辅酶 Q10 水平和硒蛋白活性降低有关,这可能导致骨骼和心肌疾病[246]。此外,低浓度的 LDL 胆固醇与 HFrEF 患者的预后较差有关。

关于他汀类药物在 HFrEF 中的作用的最佳数据来自两项大型随机临床试验,GISSI-HF 和 CORONA[245,246]。在 CORONA 研究中,将 LVEF 35%～40%、NYHA 分级Ⅱ～Ⅳ级、缺血性心脏病的患者随机分成瑞舒伐他汀组和安慰剂组,在平均 33 个月的随访期内,心血管死亡、非致命性心肌梗死或非致命性卒中等主要复合终点没有显著差异。相似地,GISSI-HF 研究在缺血性和非缺血性心力衰竭患者中研究了这一假说,而不仅仅是缺血性心脏病患者。在平均 47 个月的随访中,GISSI-HF 研究者发现缺血性和非缺血性心力衰竭患者的全因死亡、死亡或心血管住院的复合终点没有显著差异。

总而言之,CORONA 和 GISSI-HF 试验提供了合理有力的证据,反对常规使用他汀类药物治疗 NYHA Ⅱ～Ⅳ HFrEF。值得注意的是,在 CORONA 试验中,瑞舒伐他汀组的全因住院的次要终点显著减少。因此,对于已经接受他汀类药物治疗冠心病的患者,可以考虑继续进行他汀治疗。

16. 抗心律失常药物　房颤是心力衰竭中最常见的心律失常,其患病率从轻度心力衰竭患者的<10%到重度心力衰竭患者的近 50%。它可以通过几种机制损害心肌功能,包括心房收缩功能丧失和快速心室率,这两种机制都可以减少 CO 和舒张期充盈时间[247]。此外,持续性心动过速和心律不齐可引起心动过速性心肌病,这是一

种相对罕见但已被公认的疾病。

　　在有或没有心力衰竭的患者中,房颤的一般治疗方法非常相似,涉及三个原则:血栓栓塞风险评估、心室率控制和在特定病例中的节律控制[235]。在一般房颤人群中的大多数临床试验,如 AFFIRM 研究,都显示节律控制在发病率和死亡率方面并不优于心率控制[248]。相反,心力衰竭患者面临着特殊的挑战,包括某些抗心律失常药物不良反应的风险更高。在 CHF-STAT 试验的一个亚组分析中显示,合并房颤的 HFrEF 的患者中,使用胺碘酮将房颤转为窦性心律患者的死亡率显著低于那些持续房颤患者[249]。在 DIAMOND 亚组研究中使用多非利特得到相同的结论[250]。为了解决这一争议,对伴有房颤的 HFrEF 的患者节律控制策略进行了大规模前瞻性随机试验,即 AF-CHF 研究显示,更高的窦性心律发生率并不能带来任何临床益处[251]。因此,大多数临床实践指南推荐节律控制主要适用于存在房颤相关症状的 HFrEF 患者或经过充足的心率控制心衰仍恶化的患者。

　　伴发房颤的心力衰竭患者的最佳心率尚不清楚。RACE Ⅱ 试验发现,将严格的心率控制策略(定义为安静时 HR<80/min,中度运动时 <110/min)与宽松的心率控制(定义为静息 HR<110/min)相比,临床复合终点事件没有差异[252]。然而,持续的 HR>100/min,特别是 >120/min,可导致心动过速诱发的心肌病,必须避免。控制房颤的有效治疗方法包括 β 受体阻滞药、地高辛、非二氢吡啶 CCBs 和胺碘酮。对于 HFrEF,β 受体阻滞药被推荐为一线治疗药物,因为临床试验的个体患者数据亚组荟萃分析表明没有安全问题[251]。如果需要第二种药物来实现心率控制,地高辛和 β 受体阻滞药联合使用比单独使用 β 受体阻滞药更有效。然而,如前所述,在观察性研究和临床试验的后期分析中,接连报道 SDC 和死亡率直接相关。

　　射血分数降低的心力衰竭患者应避免常规使用非二氢吡啶类钙离子通道阻滞药,如维拉帕米或地尔硫革,因为它们具有负性肌力作用。然而,在特定的病例中,可以考虑短期静脉注射地尔硫草,用于紧急治疗心房颤动伴快速心室率。如果 β 受体阻滞药或 β 受体阻滞药和地高辛合用均未达到心率控制,胺碘酮可能有用。值得注意的是,胺碘酮从药理学上使心电转复为窦性心律的可能性很小。

节律控制可以通过药物或电复律、导管消融或外科消融来实现。合并心房颤动的射血分数降低的心力衰竭患者维持窦性心律的抗心律失常药物仅限于多非利特或胺碘酮。多非利特是一种 Ⅲ 类抗心律失常药物,它选择性地抑制通过细胞膜的晚期钾电流的快速成分,增加不应期。在 DIAMOND 试验中,与安慰剂相比,接受多非利特治疗的有症状的伴心房颤动的射血分数降低的心力衰竭患者更有可能转为窦性心律[250]。然而,多非利特需要住院给予负荷剂量,在所有病例中有 3.3% 的病例存在发生尖端扭转室速的风险。由于这种风险,多非利特没有在欧洲获得批准,只能通过邮购或通过美国受过专门培训的当地药店获得。

胺碘酮是另一种 Ⅲ 类抗心律失常药,几乎没有负性肌力或致心律失常作用,特别是当每天使用 100~200mg 的较低剂量用于维持治疗时。尽管有潜在的显著不良反应,胺碘酮仍是节律控制策略的理想抗心律失常药物,并可能提高电复律的成功率。与多非利特相比,胺碘酮的优势包括可以在门诊开始治疗,每天给药一次,尖端扭转室速的风险较低。不良反应,如甲状腺功能亢进症、甲状腺功能减退症、肺纤维化和肝炎,较低剂量的维持治疗不太可能发生,但仍会发生。胺碘酮还可增加服用维生素 K 拮抗药患者苯妥英钠和地高辛的血药浓度,延长 INR,因此建议对其进行监测。

决奈达隆是胺碘酮的衍生物,半衰期较短,不含碘,不宜用于晚期射血分数降低的心力衰竭和长期持续性心房颤动患者。反对使用它的有力证据来自 ANDROMEDA 试验,该试验不得不提前停止,因为接受决奈达隆治疗的射血分数降低的心力衰竭受试者的死亡率增加了 2 倍,主要是由于心力衰竭的恶化[253]。其他抗心律失常药物,特别是 Ⅰ 类钠通道阻滞药,与心力衰竭患者心律失常风险增加和心脏性猝死有关,并且是禁忌药。

17. 直接肾素抑制药　基于对 ACE 抑制药或 ARB 长期治疗引起肾素及其下游中间体代偿性增加的观察,直接肾素抑制药(DRI)提供了另一条药理上独特的抑制 RAAS 的途径。阿利吉仑是一种口服直接肾素抑制药,对高血压患者有显著的降压效果,停药后没有反弹效应。在早期的临床前和概念验证研究中,与 ACE 抑制药和 ARB 相比,阿利吉仑似乎对 RAAS 抑制、心肌肥厚、左心室壁厚度和舒张功能产生了类似的(如果不是更大的)有益影响。[254,255]

在 ALOFT 试验中,阿利吉仑被证明可以降低 HFrEF 受试者的血浆 NT-proBNP 和尿醛固酮排泄量,这项研究结果促生了几项大型试验,以确定在标准的 HFrEF 治疗中加入阿利吉仑是否会改善临床结果[256]。然而,ASTRONAUT 和 ATMOSPHERE 试验都未能证实阿利吉仑改善 HFrEF 受试者的结局[68,257]。事实上,ASTRONAUT 研究发现对糖尿病患者有有害的倾向,ATMOSPHERE 表明在依那普利治疗基础上加用阿利吉仑不良反应的发生率增加,如高血钾、肾功能损害和症状性低血压。因此,对于 HFrEF 患者,不推荐将 DRIs 作为 ACE 抑制药或 ARB 的替代品。图 3.8 总结了 2017 年美国心脏病学会(ACC)/AHA/美国心力衰竭学会(HFSA)推荐的 C 期和 D 期 HFrEF 的治疗流程。

四、射血分数保留的心力衰竭患者

概述

几十年来,心力衰竭的定义通常与左心室收缩功能不全和心脏射血分数下降有关。然而,流行病学数据表明,至少 50% 的心力衰竭患者左心室射血分数保持不变,其发病率随着时间的推移而增加[17,258]。

诊断 HFpEF 需要有心力衰竭症状和(或)体征,LVEF≥50%,NP 浓度升高,并有舒张功能障碍或相关的结构性心脏疾病的证据[1]。需要注意的是,舒张功能障碍和 HFpEF 不是同义词,因为 HFrEF 也可能存在舒张功能障碍。最近,H2FPEF 评分被用来评估 HFpEF 与非心脏原因导致呼吸困难[259]。

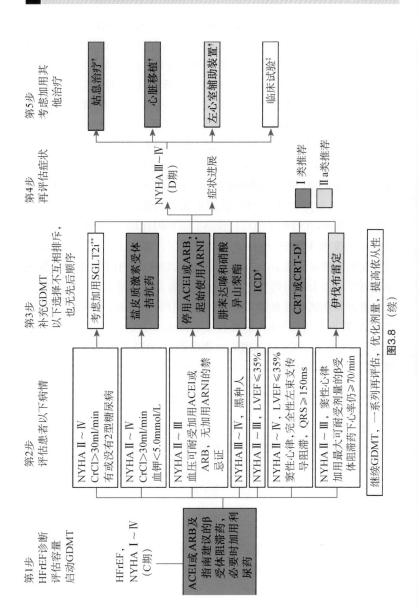

图3.8（续）

继续GDMT，一系列再评估，优化剂量，提高依从性

大型结果试验和注册研究表明,HFpEF 和 HFrEF 的人口统计学、并发症、预后不同,最重要的是药物治疗的反应不同。HFpEF 患者年龄较大,多为女性,与 HFrEF 患者相比,高血压、房颤、肥胖症和贫血发生率较高。他们患冠心病的可能性也较小,尽管冠心病的患病率并不是微不足道的[4,17,171,260]。

HFpEF 组的全因死亡率一般低于 HFrEF 组。然而,HFpEF 患者非心血管死亡的发生率明显增高,这反映了他们年龄较高和并发症增加。此外,尽管在过去的几十年中,HFrEF 的存活率有了显著的提高,但 HFpEF 的预后仍然没有改变[261]。目前还没有确信的治疗方法来降低 HFpEF 患者的发病率或死亡率。HFpEF 的治疗目标是针对相关情况,包括控制充血、稳定心率和血压,以及努力提高运动耐量[40]。经验证实和已公布的临床实践指南是一致的,控制血压能更有效缓解症状,而且比使用特定药物的靶向治疗更能改善幸福感。

图 3.8　C 期和 D 期射血分数降低心力衰竭的治疗流程

对于所有的药物治疗剂量应该最优化,并进行一系列评估。* 见重要治疗指导部分。** 目前没有指南推荐。† 姑息治疗、基于设备的治疗和心力衰竭的外科治疗将在其他地方讨论。‡ 参与调查研究也适用于 C 期,纽约心脏协会Ⅱ～Ⅲ级心力衰竭。ACEI,血管紧张素转换酶抑制药;ARB,血管紧张素受体拮抗药;ARNI,血管紧张素受体脑啡肽酶抑制药;CrCl,肌酐清除率;CRT-D,心脏再同步治疗装置;GDMT,指南指导的管理和治疗;HFrEF,射血分数降低的心力衰竭;ICD,植入式心律转复除颤器;NYHA,纽约心脏病协会;SGLT2i,钠-葡萄糖转运体 2 抑制药〔Modified from Yancy CW,Jessup M,Bozkurt B,et al. 2017 ACC/AHA/HFSA Focused Update of the 2013 ACCF/AHA guideline for the management of heart failure:A report of the American College of Cardiology/American Heart Association task force on clinical practice guidelines and the Heart Failure Society of America. J Am Coll Cardiol2017;23(8):628-651.〕

五、射血分数中间值的心力衰竭患者

尽管基于射血分数的心力衰竭分类被广泛采用,但不同研究的各组特征的最佳界定值不同[5]。医学界发现,患者左室射血分数在40%～49%代表着一个"灰色地带",因此在 2016 年 ESC 心力衰竭指南中增加了一个中间组,称为射血分数中间值的心力衰竭(HFmrEF)[1]。由于 HFmrEF 患者通常被纳入 HFpEF 试验,以下指南适用于 HFmrEF 和 HFpEF 的两种表型。将 HFmrEF 确定为单独的一组将促进对其独特特征的研究。新的证据证实目前的分组之间预后是不同的,有可能对每种类型做出单独的推荐。

(一)药物治疗

1. 利尿药 尽管利尿药对长期生存的影响从未被证实,但它们被广泛用于改善 HFrEF 和 HFpEF 充血的症状和体征。利尿药治疗的目的在所有类型的心衰患者中都是相似的,但要注意避免过度的预负荷减少和低血压[33]。在中国香港的一项小规模舒张性心力衰竭研究中,HFpEF 定义为 LVEF>45%,患者被随机分成单独利尿药或利尿药联合雷米普利或厄贝沙坦[262]。单独利尿药治疗生活质量评估显著提高,而联合雷米普利或厄贝沙坦仅带来轻微的额外获益。对 CHAMPION 试验的补充分析表明利尿药的进一步获益,该试验是一项无线植入式 PAP 监测仪—CARDIOMEMs(心衰传感器)的单盲临床试验,用于指导 HF 的动态管理[263,264]。在这项补充研究中,治疗决策由心衰传感器驱动,平均襻利尿药的剂量发生明显变化,与心力衰竭住院明显减少有关。

最近的临床前数据表明,恩格列净降低了终末期 HF 患者心室小梁的肌丝被动僵硬,改善了舒张期张力,不依赖于葡萄糖或钙代谢调节[265]。利尿和心肌代谢的有益作用使 SGLT-2 抑制药对患有容量超负荷和脂肪炎症的肥胖 HFpEF 患者特别有吸引力[266]。目前正在进行的 EMPEROR-Preserved、DELIVER 和 DETERMINE 试验,研究 SGLT-2 抑制药治疗 HFpEF 患者安全性和有效性。现有的治疗 HFpEF 的指南推荐使用适当的利尿药剂量来处理容量超负荷,但没有对治疗选择提供任何指导。

2. 肾素-血管紧张素拮抗药、血管紧张素转换酶抑制药和血管紧张素受体阻滞药　已知血管紧张素Ⅱ和醛固酮都可以引起左心室肥厚和心肌纤维化，而左心室肥厚和心肌纤维化是舒张功能障碍的重要决定因素。在 HFpEF 中使用 RAAS 拮抗药的基本原理是为了防止血管紧张素Ⅱ的促肥大和促纤维化作用。此外，许多 HFpEF 的潜在危险因素和伴发疾病，如高血压、2 型糖尿病、冠心病和慢性肾疾病，都可以从 ACE 抑制药和 ARB 的治疗中受益。

PEP-CHF 试验评估了培哚普利与安慰剂对 70 岁以上 HFpEF 患者（定义为 LVEF＞45％）的全因死亡率或心力衰竭住院的主要复合终点的有效性[267]。尽管 PEP-CHF 是 ACE 抑制药治疗 HFpEF 的最大试验，但由于入组人数低于预期以及交叉使用开放标签 ACE 抑制药的比率高，PEP-CHF 未能达到其主要复合终点的足够效力。一项事后分析仅使用第一年随访（交叉率较低）显示，培哚普利有利的趋势，主要是由于心力衰竭住院人数减少。其他针对老年人的机制研究显示，ACE 抑制药在运动耐量、生活质量评估、主动脉扩张性、外周神经激素表达或左心室重量方面的结果相互矛盾或毫无益处。

两个大型随机临床试验，和 I-PRESERVE，在 HFpEF 患者中使用 ARB 的获益。这项 CHARM-Preserved 试验是 CHARME 项目的一部分，并将 NYHA Ⅱ～Ⅳ级 HFpEF（定义为 LVEF＞40％）的受试者随机分为坎地沙坦组或安慰剂组[171,268]。在调整了基线特征中不显著的协变量后，该试验显示坎地沙坦减少了心衰住院，但在全因死亡率方面没有差异。目前尚不清楚这种获益是源于神经激素阻断还是单纯的高血压管理，因为与安慰剂组相比，坎地沙坦组血压控制更好。I-PRESERVE 试验在 NYHA Ⅱ～Ⅳ级 HFpEF（定义为 LVEF＞45％）的受试者中评估厄贝沙坦和安慰剂，发现在各种心血管事件方面没有显著差异，包括全因死亡和心血管住院[269]。然而，厄贝沙坦组肌酐倍增和严重高血钾的发生率更高。

根据目前 ACC/AHA 心力衰竭指南，在高血压和 HFpEF 患者中使用 ACE 抑制药或 ARB 控制血压是合理的。而且,基于 CHARM-Preserved 研究,ARB 可能被认为可以减少 HFpEF 患者的住院。

3. 盐皮质激素受体拮抗药 醛固酮与氧化应激、内皮功能障碍、心室肥厚和心肌纤维化有关,已知的影响 HFpEF 进展的机制[186,270]。MRA 可拮抗醛固酮的不利影响,并能改善舒张功能。

在 ALDO-DHF 试验中,即使对收缩压的影响进行了调整,螺内酯改善了 HFpEF 患者舒张功能障碍的超声心动图指标[271]。然而,与安慰剂相比,螺内酯对运动耐力、症状或其他生活质量评估没有影响。大规模的 TOP-CAT 试验将有症状的 HFpEF 患者,定义为 LVEF 45%,随机接受螺内酯或安慰剂治疗[272]。在平均 3.3 年的随访中,心血管死亡、心搏骤停或心力衰竭住院的主要复合终点没有差别。然而,螺内酯与减少心力衰竭住院的次要终点有关。对 TOP-CAT 的进一步亚组分析发现,不同地区存在不同的异质性。东欧人,包括俄罗斯和格鲁吉亚的参与者,与年龄和性别匹配的对照组相比,心力衰竭住院率和心血管死亡率大致相同,这表明他们可能没有患上 HFpEF。他们的血压、肌酐或钾水平也没有显著变化,螺内酯的代谢产物很低或没有检测到,这意味着研究药物没有消耗。相反,对包括加拿大、美国、巴西和阿根廷参与者在内的美洲地区进行的一项的事后随机选择分析显示,螺内酯显著降低了心血管死亡率和心力衰竭住院率[273]。

TOP-CAT 的不良事件包括螺内酯组高钾血症和不需要透析的急性肾损伤的发生率较高。根据目前 ACC/AHA HF 指南,MRAS 可减少 HFpEF 患者的住院率,定义为 LVEF 45%,伴 BNP 水平升高或 1 年内心衰入院,GFR>30ml/(min·1.73m²),肌酐<2.5 mg/dl,钾<5.0mEq/L。

4. 血管紧张素受体脑啡肽酶抑制药 临床前舒张功能障碍的患者在 HFpEF 的早期对急性容量扩张引起的排钠利尿和肾内分泌反应受损[274]。CHARM-Preserved、PEP-CHF 和 I-PRESERVE 试验的令人失望的结果促使人们研究双重作用的沙库巴曲-缬沙坦,该药吸收后裂解为 ARB 和 NEP 抑制药。抑制 NEP 可增加 NPs 和细胞内 cGMP,进而改善心肌松弛和肥厚。NPS 还具有利尿、排钠和扩张血管的作用,可能还具有抗纤维化和抗交感神经的作用。

这一概念确证的 PARAMOUNT-HF 试验随机选择了 NYHA Ⅱ~Ⅲ级 HFpEF(定义为 LVEF 45%)且 NP 水平升高的患者,接受沙库巴曲-缬沙坦或单用缬沙坦治疗[275]。沙库巴曲-缬沙坦是安全的,在 12 周时 NT-proBNP 明显下降,但在 36 周时没有显著下降,同时伴有逆转左心房重构和提高 NYHA 心功能级别。在 PARA-MOUNT-HF 试验之后,进行了迄今为止在 HFpEF 中规模最大的临床试验,即 PARAGON-HF 试验。该试验遵循类似的方案,评估沙库巴曲-缬沙坦或缬沙坦单独使用对心血管死亡和心力衰竭住院的主要复合终点的效果。经过 35 个月的中位随访后,沙库巴曲-缬沙坦未能显著降低主要复合终点。然而,探索性次级终点显示,沙库巴曲-缬沙坦可改善 NYHA 分级和肾功能。重要的是,有证据表明对治疗的反应是不同的,在某些亚组中有潜在的益处,如女性和 LVEF 范围低端的患者(45%~57%)。与缬沙坦相比,沙库巴曲-缬沙坦的低血压发生率更高,而高血钾和肌酐升高的发生率更低,这一发现与在 PARADIGM-HF 试验中看到的结果相似。尽管没有一例与气道反应性有关,使用沙库巴曲-缬沙坦的患者血管性水肿的发生率也更高(0.6% vs. 0.2%),沙库巴曲-缬沙坦目前被 FDA 批准用于左心室射血分数为≤40%的心力衰竭患者,但目前还没有 HFpEF 的适应证。

5. β 受体阻滞药　β 受体阻滞药在 HFpEF 的潜在益处包括改善血压、心率、舒张期充盈时间、心肌耗氧量,与血管扩张药合用,改善动脉僵硬。相反,HFpEF 患者存在与运动不耐受相关的变时性功能不全的发生率很高,β 受体阻滞药可能会进一步加重这种损害。

在 SWEDIC 研究中,从基线到 6 个月,与安慰剂相比,超声心动图显示卡维地洛改善舒张功能[276]。SENIORS 试验是一项安慰剂对照研究,探讨奈必洛尔,一种血管扩张性 β_1 受体阻滞药对左心室射血分数 35% 为截点的 HFpEF 和 HFrEF 患者的疗效[152]。全因死亡或心血管住院等主要复合终点相对风险降低了 14％,LVEF≥35％ 患者的住院没有差别。然而,由于纳入试验的 LVEF 为 50％ 的患者寥寥无几,奈必洛尔对 HFpEF 的益处尚不能得出明确的结论。JDHF 小规模试验将 LVEF≥40％的 HFpEF 患者随机分为卡维地洛组或安慰剂组,发现心血管死亡和计划外心力衰竭住院没有显著差异[277]。

OPTIMIZE-HF 注册研究发现 β 受体阻滞药的使用与 HFpEF 患者 60～90d 的死亡率或再住院率之间没有明显的联系[17]。然而,在对心率≥70/min 的患者的亚组分析中,大剂量 β 受体阻滞药显著降低死亡风险[278]。相应地,COHERE 注册研究也显示,在随访 25 个月的 HFpEF 患者队列研究中,使用 β 受体阻滞药与死亡率显著降低有关[279]。

没有确凿的证据表明 β 受体阻滞药对 HFpEF 患者有益。根据目前的 ACC/AHA 心衰指南,使用 β 受体阻滞药控制高血压和 HFpEF 患者的血压是合理的。

6. 地高辛:钙通道阻滞药和伊伐布雷定 I-PRESERVE 研究的亚组分析显示,在正常窦性心律的 HFpEF 患者中,较高的 HR 是不良临床结局的独立预测因子[280]。在舒张期充盈时间缩短可能对 HF-pEF 有不利影响的理论的指导下在该人群中研究降低心率的药物,如地高辛、非二氢吡啶 CCBs 和伊伐布雷定。

如前所述,地高辛治疗 HFpEF 的潜在益处包括改善能量依赖性的早期舒张功能和神经激素水平。DIG 补充试验是一项与最初的 DIG 试验平行的研究,包括单独的一组正常窦性心律、LVEF＞45％的 HFpEF 患者,接受 ACE 抑制药和利尿药治疗[281]。平均随访 37 个月后,地高辛的使用对总的死亡、心血管死亡,或心衰死亡、总的住院或心血管住院没有任何影响,尽管观察到有减少心衰住院的趋势。到目前为止,地高辛治疗 HF 的适应证仅限于 HFrEF 患者。然而,可以考虑在 HFpEF 患者中使用它来减缓房颤期间的快速心室反应。

CCBs 可作为 HFpEF 合并高血压患者的三线或四线降压药物。

关于在 HFpEF 中使用降低心率的非二氢吡啶 CCB 的数据很少。一项小规模安慰剂对照交叉试验,将 LVEF>45% 的 HFpEF 受试者分为维拉帕米或安慰剂组,提示应用 CCB 患者症状和运动耐量有所提高[282]。具有减慢心率作用的伊伐布雷定对 HFpEF 患者的影响是有争议的。小规模随机试验表明,在 HFpEF 患者中,伊伐布雷定的短期和长期治疗在 HFpEF 患者舒张功能和运动耐量改善方面是有益的[283,284]。然而,这些研究的结果与另一项随机安慰剂对照试验的结果相反,该试验显示伊伐布雷定不能改善 HFpEF 患者的运动耐量,反而使 HFpEF 队列中的 VO_2 恶化[285]。需要大型随机试验来证实这些观察结果。

与一般年龄相匹配的人群相比,HFpEF 患者患房颤的风险更大。选择节律控制策略是因为 HFpEF 的左心室充盈主要发生在舒张期晚期,因此更依赖于心房收缩。当不能转复窦性心律时,室率控制策略变得非常重要。HFpEF 和房颤患者的理想心率尚不确定,但积极的心率控制可能是有害的,应该避免。目前尚不清楚地高辛、β受体阻滞药或非二氢吡啶 CCB,还是这些药物的组合哪个更好。非二氢吡啶 CCBs 不应与 β受体阻滞药联合使用。

7. 一氧化氮与 cGMP 信号转导:磷酸二酯酶-5 抑制药、硝酸酯类和可溶性鸟苷酸环化酶刺激物　PDE-5 抑制药、硝酸盐和 sGC 刺激药有望通过激活 NO 和 cGMP(NO-cGMP)途径在 HFpEF 中发挥有益作用。NO-cGMP 途径已被证明在心血管生理学中发挥重要作用,特别是在血管扩张、肺血管张力和心脏重塑方面[286]。

在心力衰竭患者中 PDE-5 的表达增加。通过抑制 PDE-5 来阻断 cGMP 的分解可能对血管和心肌重塑有益,包括减轻肥厚、纤维化和受损的心脏舒张功能。一项小型临床试验表明,在 6 个月和 12 个月后,西地那非显著提高 HFpEF(LVEF≥50%)和肺动脉高压患者的充盈压和右心室功能[287]。基于这些有希望的结果,进行了 RELAX 试验,在 24 周的治疗后,未能显示西地那非和安慰剂在 NYHA Ⅱ~Ⅳ级 HFpEF 患者(定义为 LVEF≥50%)的运动耐力或临床情况有任何差异[288]。

在 RELAX 试验的中性结果之后，人们的注意力转向通过使用长效硝酸盐来增加 NO 的可获得性。硝酸盐通过降低心脏前负荷和后负荷来降低心内充盈压力。此外，无论左心室收缩功能如何，大剂量硝酸盐都能有效改善 ADHF 患者的症状和临床状态。NEAT-HFpEF 试验的前提是，长效单硝酸异山梨酯可以改善 NYHA Ⅱ～Ⅲ级 HFpEF 患者（定义为 LVEF 50%）的日常活动水平[289]。然而，在平均 6 周的随访中，单硝酸异山梨酯并没有改善生活质量、次极量运动能力或 NT-proBNP 水平；相反，与安慰剂相比，单硝酸异山梨酯降低了总体活动水平。

尽管 RELAX 和 NEAT-HFpEF 试验都得出了令人失望的结果，但他们只观察了每种药物在 HFpEF 患者中的短期效果，并没有评估对临床结果的影响。目前 ACC/AHA HF 指南不建议常规使用 PDE-5 抑制药或硝酸盐来提高 HFpEF 患者的活动度或生活质量。然而，这些建议并不适用于心绞痛或肺动脉高压患者，因为硝酸盐可以缓解心绞痛症状，目前西地那非已被批准用于治疗肺动脉高压。

口服 sGC 刺激物利奥西呱非依赖性激活 NO-cGMP 途径的中心蛋白 sGC，并刺激内源性 NO 产生。小规模的 DILATE-1 研究验证了利奥西呱对 LVEF>50% 的 HFpEF 和肺动脉高压患者的血流动力学效应、安全性和药代动力学[290]。在给药 6h 后平均动脉压下降的主要结果没有改变的情况下，利奥西呱显著提高 SV 和收缩压，而不改变 PVR 或 HR。需要大型随机试验来证实这些观察结果。

8. 其他药物　致病因素和并发症对 HFpEF 患者的临床病程有重要影响。推荐治疗高脂血症作为心血管疾病的一级和二级预防。他汀类药物除了具有降脂作用外，对左心室纤维化和肥厚、内皮功能障碍、动脉硬化和炎症也有有利的作用，这些都与 HFpEF 的病理生理有关。虽然观察数据显示他汀类药物可能对 HFpEF 患者有益，但没有随机试验支持其在临床实践中的常规使用。在 GISSI-HF 试验中，在 10% 的 LVEF 保留的患者中，没有观察到瑞舒伐他汀的益处[245]。目前心衰指南支持对已知冠心病患者使用他汀类药物治疗,但不推荐在没有其他适应证的情况下单独用于 HFpEF 的治疗。

雷诺嗪是一线的抗心绞痛药物,它选择性地抑制晚期钠电流,减少缺血时的钠和钙超载。来自 HF 犬模型的数据显示,雷诺嗪提高左心室舒张末期压力。RALI-DHF 试验是一项小规模概念验证性研究,评估静脉注射 24h 雷诺嗪对 HFpEF 患者的效果,LVEF 定义为 45%[291]。雷诺嗪在某些血流动力学参数方面有轻微改善,但对舒张功能没有影响。此外,口服 14d 后,超声心动图参数、NT-proBNP 或运动能力没有明显变化。需要大型随机试验来证实这些观察结果。

(二)逆转心脏重构:缓解期与恢复期

药物和器械治疗的进步已经证明有能力逆转心脏有害的重塑。LVEF 提高或恢复的患者在临床上似乎与 LVEF 持续降低或保留的患者不同,预后要好得多[5]。心脏磁共振发现,特异的晚期钆增强和心肌水肿比率,加上一系列 BNP 检测,可能比心内膜活检结果或常规随访方法提供更好的预测左心室负性重构[292]。预测左心室负性重构具有重要的临床意义,包括植入性心脏除颤器和最佳的心脏移植时间的成本效益。

关于左心室逆转重塑患者是否因无限期维持治疗而受益的证据很少,指南中也没有明确的建议。TRED-HF 试验是一项开放的、随机的研究,研究的是先前诊断为 DCM 的患者服用至少一种药物后左心室逆转重塑后停药的循证医学治疗。初步结果是心衰复发,在 6 个月的随访期内,停药组有 44% 的受试者心力衰竭复发,而对照组则没有[293]。交叉治疗阶段,在相同方案下最初被分配继续治疗的受试者进入停药的交叉阶段,36% 的受试者获得了初步结果。重要的是,在随访期间,所有患者的心衰复发均无症状。TRED-HF 表明,对于许多左心室负性重塑患者,治疗后心功能的改善不能反映完全恢复,而是反映缓解,这需要无限期地继续治疗。因此,对于左心室负性重塑的患者,不应常规地尝试撤除治疗。

(三)心力衰竭应避免或谨慎使用的药物

由于心血管疾病和非心血管疾病的负担,多药联用是心力衰竭患者的一个重要问题。以下是在 HF 中应避免或谨慎使用的药物的简要总结。所有可能导致或加重心衰的药物分类的详细描述不在本文范围之内。2016 年 AHA 的一份科学声明提供了这类药物的全面清单,可以在其他地方找到。

传统的非甾体抗炎药(NSAIDs)或环氧合酶(COX)-2 抑制药不推荐用于心力衰竭患者,因为它们增加了心力衰竭发病和恶化的风险。非甾体抗炎药有可能通过钠和水滞留,增加 SVR,以及对 ACE 抑制药和利尿药的反应受损而触发心力衰竭。它们还与肾功能障碍和高钾血症的风险增加有关。

大多数麻醉药通过直接心肌抑制或损害血流动力学反应(如心率、收缩力、前负荷、后负荷和 SVR)来干扰心功能。虽然异丙酚同时具有血管扩张和负性肌力作用,但临床剂量下的心肌抑制作用微乎其微。它可能通过直接扩张血管而降低血压、SVR、心肌血流量、氧耗量和左心室前负荷。这样的变化在处于升高的 LV 前负荷时可能是有益的,但应谨慎监测。氯胺酮既有负性肌力作用,又有中枢交感神经兴奋作用。在进展性左心室功能不全的患者中,交感神经刺激可能不足以克服其负性肌力作用,导致 CV 不稳定。

口服降糖药物二甲双胍和噻唑烷二酮对心力衰竭患者有特别的风险。虽然二甲双胍应该被认为是 2 型糖尿病心衰患者的治疗选择,但潜在致死性乳酸酸中毒的风险增加。2016 年,FDA 发布了安全警告,建议肾功能低于 $30ml/(min \cdot 1.73m^2)$ 的患者禁忌使用二甲双胍。噻唑烷二酮会导致钠和水滞留,这可能会加重 HF。2016 年美国糖尿病协会治疗标准建议,在有症状的心衰患者中避免使用噻唑烷二酮类药物。还有有限的证据表明,二肽基肽酶-4 抑制药,包括西格列汀、沙格列汀、阿格列汀和利格列汀,可能会增加 HF 住院的风险。这一潜在风险的真实机制尚不清楚,但考虑到它们目前的普遍和日益增长的使用,在已确定的心力衰竭患者中进行随机临床试验是必要的。

大多数抗心律失常药物都有负性肌力作用,可以加重心衰。有些具有额外的致心律失常作用,特别是 I 类钠通道阻滞药和 III 类伊布利特、索他洛尔和多菲利特,应该在心力衰竭患者中禁忌。此外,正如前面所讨论的,ANDROMEDA 试验因接受Ⅲ类决奈达隆治疗的 HF 受试者死亡率增加而提前终止。后来的 PALLAS 研究也由于与决奈达隆相关的心血管死亡、卒中和 HF 住院增加而提前终止。因此,决奈达隆禁用于近期失代偿需要住院的症状性心衰患者或 NYHA Ⅳ级的心衰患者。

慢性 HFrEF 患者一般应避免使用 CCBs。一些二氢吡啶类 CCBs,如硝苯地平,既有负性肌力作用,又有血管扩张作用,与临床病情恶化导致心力衰竭住院风险增加和过早中断治疗的发生率较高有关。相比之下,氨氯地平,一种没有负性肌力作用的二氢吡啶类 CCB,对心力衰竭患者是安全的,可用于治疗合并的心绞痛或高血压。值得注意的是,评估氨氯地平对心衰疗效的 PRAISE 和 PRAISE 2 试验都报道了较高的外周水肿和肺充血发生率,这在用药时应该加以考虑。非二氢吡啶 CCBs,如地尔硫䓬和维拉帕米,与二氢吡啶 CCBs 相比,引起的血管扩张较少,但收缩性抑制较多。

一些抗真菌药物,如伊曲康唑或两性霉素 B,已经被报道与心脏毒性、室性期前收缩、心室颤动、高血压和新发心肌病或心衰恶化有关。其他抗菌药物,如甲氧苄啶-磺胺甲噁唑,在服用 ACE 抑制药、ARB 或 MRAs 的患者中应避免或谨慎使用,因为高钾血症的风险增加。

有关神经科和精神科药物在心力衰竭患者中的安全性和有效性的数据有限。考虑到严重心脏病患者交感神经刺激的公认风险,心力衰竭患者不应使用安非他明。在没有 CV 疾病的患者中,抗癫痫药卡马西平与低血压、房室传导阻滞和心力衰竭症状有关,而普瑞巴林可能与外周水肿和心力衰竭加重有关。一些抗精神病药物与 QT 延长导致的尖端扭转室速有关。三环类抗抑郁药(TCA)有许多已知的不良心血管作用,包括窦性心动过速、体位性低血压、二度和三度阻滞、QT 延长和直接心肌抑制。尽管选择性 5-羟色胺再摄取抑制药(SSRI)的不良心血管反应发生率低于 TCA,但一些 SSRI,如西酞普兰,可能存在剂量依赖性的 QT 延长风险,这可能导致尖端扭转室速。HFrEF 抑郁症最大规模的随机研究,SADHART-CHF 试验表明,尽管使用 SSRI 舍曲林是安全的,但与护理辅助的支持相比,抑郁症或心血管状况并没有更多地改善[295]。

人们对 PDE 抑制药在心力衰竭患者中的安全性引起关注。早期经验表明,与安慰剂相比,长期口服米力农与致命心律失常风险增加有关,因此,目前可获得的口服 PDE-3 抑制药中没有一种被批准用于 HF 患者[296]。而用于治疗间歇性跛行的口服 PDE-3 抑制药西洛他唑是否会影响 HF 患者的死亡率尚不确定,FDA 建议不要在任何严重程度的 HF 中使用西洛他唑。PDE-5 抑制药,包括西地那非、伐地那非和他达拉非,通过增加 cGMP 的量来松弛海绵体平滑肌,用于治疗男性勃起功能障碍。它们是强大的血管扩张药,也可以降低肺动脉和体循环动脉压。因为有严重低血压的风险,PDE-5 抑制药与任何形式的硝酸盐治疗联合使用是禁忌的。也应避免与其他 PDE 抑制药联合使用,如米力农。

几种抗肿瘤化疗药物对心脏有毒性,可能导致短期和长期的心脏病发病率。蒽环类药物引起的心脏毒性已被广泛研究,并在很大程度上与自由基的累积产生有关,导致左心室功能障碍和心衰。抗肿瘤药物,如氟尿嘧啶,以及靶向治疗,包括 ErbB 拮抗药、酪氨酸激酶抑制药和单克隆抗体,也被证明可以诱发心肌病和心肌缺血。与蒽环类药物引起的心脏毒性不同,曲妥珠单抗相关的心功能障碍通常是可逆的,并且不会随着累积剂量的增加而增加,也与心肌超微结构的变化无关。有报道使用酪氨酸激酶抑制药和抗微管药物可引起心律失常和高血压,而使用博来霉素、环磷酰胺或阿糖胞苷可发生心包炎。纵隔放射也可引起缩窄性心包炎、心肌纤维化、瓣膜病变和冠心病。防止氧自由基产生的铁螯合剂,如右旋氮杂环己烷,可能对接受催眠药治疗的患者有一定的心脏保护作用。根据目前的 ESC HF 指南,对于中度至重度左心室收缩功能不全的患者,应停止化疗,并启动 HFrEF 治疗。如果左心室功能改善,进一步化疗的风险和获益需要个体化。

(四)特定心肌病的药物治疗

心肌病是指可能由多种潜在疾病引起的心肌疾病,包括遗传异常、心肌细胞损伤或心肌和间质组织的浸润过程[297,298]。心肌病特指在排除由其他结构性心脏病引起的心脏功能障碍,如冠心病、原发性瓣膜病、严重高血压和先天性心脏病。最常见的分类是基于结构和功能的改变,包括扩张型、肥厚型和限制型心肌病。心肌病治疗的总体目标是控制体征和症状,防止心衰恶化,减少并发症的风险。在大多数情况下,慢性心力衰竭应该根据目前的心力衰竭指南进行治疗。然而,根据潜在疾病的不同,具体的治疗方法可能会有所不同。下面是对选定的心肌病的当前认知和具体药物治疗的简要总结。2016年美国心脏协会关于特定心肌病当前诊断和治疗策略的科学声明对大多数心肌病的治疗进行了全面回顾[299]。

心脏淀粉样变性通常始于限制型心肌病,伴有轻度左心室收缩功能障碍和显著的舒张功能障碍,但在晚期可发展为重度心衰。根据其前体蛋白进行分类,临床上最常见的心脏淀粉样变性类型是原发性轻链(AL)和家族性或老年性转甲状腺素(ATTR)型。治疗在很大程度上是支持性的。AL淀粉样变性的预后可能非常差,特别是当其他器官受到进行性淀粉样蛋白沉积的影响时。临床上有重要心脏受累的AL淀粉样变性患者在很大程度上被排除在美法仑和造血细胞移植研究之外。ATTR心脏淀粉样变性是心脏淀粉样变性最常见的形式,通常是由于转甲状腺素在心肌中沉积,转甲状腺素是一种携带甲状腺素和视黄醇结合蛋白-视黄醇复合物的运输蛋白。ATTR-ACT试验是一项随机、安慰剂对照的试验,与安慰剂相比,转甲状腺素稳定药他法米迪治疗ATTR心肌病患者,30个月的总死亡率和心血管住院时间显著减少[300]。他法米迪也与生活质量评估和功能状态的改善有关。根据这些发现,FDA在2018年授予他法米迪"突破性治疗称号"。

在与药物滥用有关的心肌病患者中,建议完全戒除心脏毒性制剂和药物。对于酒精性心肌病患者,除了心力衰竭的标准治疗外,还没有针对酒精性心肌病的专门药物治疗的研究。然而,在一些患者中已经观察到在停止饮酒后心室功能恢复,主要是在疾病的早期。

围生期心肌病(PPCM)是一种罕见的心力衰竭,发生在怀孕最后 1 个月或产后 5 个月。应该考虑指南推荐的 HF 疗法,特别注意怀孕和(或)哺乳期间禁忌的特定类别的药物。初步数据表明,根据溴隐亭在 PPCM 中的机制作用,使用溴隐亭进行催乳素链阻断具有潜在的益处。然而,在发布关于溴隐亭使用的建议之前,还需要进一步地研究。

皮质类固醇被认为是治疗自身免疫性心肌病综合征(如心脏结节病和嗜酸性心内膜炎)的主要药物[301]。然而,最佳治疗剂量和疗程尚未得到很好的认识。Chagas 心肌病是拉丁美洲的一种主要公共卫生疾病,由于移民,正成为世界范围内的健康和经济负担。苯硝唑的抗寄生虫治疗推荐用于 18 岁以下患者的急性和先天性疾病、复发性感染和慢性病,但其在 Chagas 心肌病慢性期的作用仍存在争议[302]。

心动过速诱发的心肌病(TIC)是一种罕见但潜在可逆的心衰病因,由长期存在的快速性心律失常或频繁的异位搏动引起。虽然现有数据显示 HR>100/min 可导致心衰,但 TIC 发生的确切 HR 没有定义。如前所述,治疗 TIC 时需要维持窦性心律或控制心室率。

支持在儿童中使用心衰治疗的证据主要来自成人研究,包括利尿药、β 受体阻滞药、RAAS 抑制药和其他如前所述的药物。溶酶体储存病(LSDs)是一组约 50 种罕见的遗传性代谢紊乱,由分解代谢酶缺乏导致病理性溶酶体堆积所致。每个 LSD 的特征是特定底物的积累。一些 LSDs,如 Pompe 和 Fabry 病,已知会导致心肌病。其他,如 Gaucher 病,很少累及心脏,尽管已有报道等位基因变异伴有瓣膜疾病和反复发生的心包炎会导致限制型心肌病。基因检测偶尔能够检测出 LSDs,对于这些 LSDs,缺陷酶的替代治疗,并已被证明产生了显著的临床获益。

铁超负荷性心肌病是由心肌内铁蓄积引起的,是接受慢性输血治疗的患者死亡的首要原因[303]。明确的治疗是以除铁为中心,遗传性血色素沉着症患者通常通过静脉切开术治疗,继发性铁超载者则通过螯合治疗。最佳的螯合方案必须是个体化的,并根据当前的临床情况而有所不同。

(五)展望

尽管 HFrEF 的治疗取得了巨大的进展,但 HF 作为一种综合征,仍然经常与不可接受的高再住院率和死亡率有关。此外,有关 ADHF 和 HFpEF 最佳治疗的循证医学仍然很少,支持任何特定药物方案的直接数据非常有限。心衰的复杂性要求广泛应用与新的医疗选择相一致的最佳护理实践标准。

对调节收缩性的分子研究,伴随着人们对药物基因组学作用的日益认识,可能会引领 HFrEF 领域的进一步进展[34]。正在进行的阐明心力衰竭患者病理生物学的努力将更好地被特定表达的 microRNAs 所定义,这可能引导使用 RNA 类似物、基因或细胞疗法进行更好的治疗[304]。

为了解决 ADHF 的知识差距,AHA 倡导国际协作,以确定研究重点,进行临床试验,并开展基于人群的大规模注册研究[97]。HFpEF 的潜在治疗靶点是心脏代谢异常、微血管炎症和细胞/细胞外结构变化。仍在进行的研究正在评估新的治疗药物,包括抗炎药物、线粒体激动药、抗纤维化药物,以及增强肌联蛋白顺应性的策略,肌联蛋白是一种弹性肌节蛋白,调节心肌细胞衍生的僵硬度[266]。

六、总结

1. **心衰的药物治疗**　因其表型和表现形式的不同而不同。从急性心力衰竭到慢性射血分数降低或保留的心力衰竭,不同表现的基因型有不同的治疗靶点。

2. **急性心衰的治疗**　在很大程度上是基于低灌注或充血及其二者同时存在的临床证据,利尿药和血管扩张药通常被选择来缓解充血症状;对于低 CO 综合征导致低灌注、低血压和终末器官损害的患者,应考虑使用正性肌力药,如多巴酚丁胺和多巴胺。

3. **心源性休克的药物治疗**　应为持续性低血压患者保留血管收缩药,如去甲肾上腺素、大剂量多巴胺和大剂量肾上腺素,尤其是在充盈压力优化但持续性低灌注明显的心源性休克的治疗中。

4. **降低射血分数的慢性心力衰竭药物** 针对肾上腺素、肾素-血管紧张素-醛固酮和 NP 系统的神经激素调节已成为治疗射血分数降低的慢性心力衰竭患者药物治疗的基石。β受体阻滞药、血管紧张素转换酶抑制药、ARB、MRAs 和血管紧张素受体-脑啡肽酶抑制药已被证明可以改善预后,除非禁忌证或不耐受,否则推荐使用。硝酸酯类和肼屈嗪的联合应用对自我认同的黑种人来说也是一个有用的辅助手段,而伊伐布雷定和地高辛应该被考虑用于那些尽管接受了标准治疗但仍然有症状的特定患者。SGLT-2 抑制药,如达格列净,已经被证实改善结局,不管有无糖尿病。

5. **慢性心力衰竭伴射血分数降低的相关情况** 治疗性抗凝是心力衰竭合并心房颤动或有全身或肺栓塞史的患者降低风险的主要策略。胺碘酮是节律控制策略中理想的抗心律失常药物,可提高电复律的成功率。对于缺铁的患者,静脉补铁可能是合理的,而促红细胞生成剂与过量的血栓栓塞事件有关,应该避免。Omega-3 多不饱和脂肪酸通常是安全的,耐受性良好,临床结果略有改善。

6. **治疗射血分数保留的慢性心衰的药物** 至少一半的心衰患者射血分数保留。目前还没有任何治疗方法能降低这一人群的发病率。大型随机临床试验的结果相互矛盾或中性。由于这些患者往往是生活质量较差的老年人,治疗的一个重要目标是:可能缓解症状和提高生活质量。

7. **逆转心脏重塑** 药物和器械治疗的进步已经证明心脏具有逆转有害重塑的能力。对于许多负性重构的患者来说,治疗后心功能的改善并不意味着完全恢复,而是反映了缓解,这需要无限期地持续治疗。因此,在这一人群中不应该常规地尝试停止治疗。

8. **治疗特定心肌病的药物** 某些心肌病的具体治疗方法应根据潜在疾病而有所不同。他法米迪是一种转甲状腺素稳定药,与降低转甲状腺素淀粉样心肌病患者的死亡率和住院率有关。初步数据显示,在围生期心肌病患者中,用溴隐亭阻断催乳素有潜在的益处。皮质类固醇被认为是治疗自身免疫性心肌病综合征的主要药物,如心脏硬化症和嗜酸性心内膜炎。推荐使用苯硝唑进行抗寄生虫治疗,用于急性、先天性和复发的 Chagas 病,但其在慢性 Chagas 心肌病中的作用仍存在争议。对于患有溶酶体储存性疾病的儿科患者,应用酶替代治疗,并被证明产生了显著的临床益处。

参考文献

完整的参考文献可在 www. expertconsult. com 上查阅。

第4章

治疗糖尿病的药物

CARA REITER-BRENNAN · OMAR DZAYE · MICHAEL J. BLAHA ·
ROBERT H. ECKEL

一、代谢综合征和糖尿病前期

肥胖已经成为西方社会的一个普遍问题,它是 2 型糖尿病
(T2DM)的一个强预测因子[1,2]。据统计,美国近 1/3 的人口在其生
命历程中会发展为 T2DM,继而易患心血管疾病[2]。

代谢综合征(MetSyn)——糖尿病前期的一个状态——有五个
诊断标准,包括腰围增加,空腹血糖和血压(BP)升高,血液中三酰甘
油(TGs)增加和高密度脂蛋白胆固醇减少(HDL-C)(图 4.1)[3]。诊断
MetSyn 需要具备其中的三个标准(表 4.1)[4]。腰围增加、胰岛素抵抗
(IR)、胰岛素反应是三个主要因素,每一个都能独立增加心血管疾病
(CVD) 的风险[5]。但是,与体重指数 (BMI)相比,腰围是更好地预测
心肌梗死 (MI) 风险的因素[6]。

腹部脂肪组织目前被认为是具有代谢活性的器官,国际糖尿病
联盟认为其为 MetSyn 中的基本病变[7]。过剩的腹部脂肪导致血液
循环中出现过剩的游离脂肪酸 (FFA),其与细胞因子之间存在很
强的联系,它促进了 MetSyn 的其他四个特征的发展,并且有助于
解释 IR 的恶化[6](图 4.2)。MetSyn 的临床重要性在于增加了心血
管疾病,尤其是 T2DM 的风险,后者几乎完全由空腹血糖上升导
致[8]。目前,越来越多的有 MetSyn 的肥胖患者或 T2DM 患者正在

高密度脂蛋白和三酰甘油与代谢综合征和糖尿病的关系

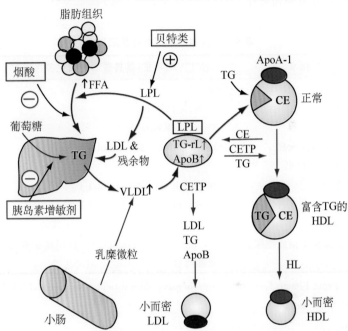

图 4.1　高密度脂蛋白和三酰甘油与代谢综合征和糖尿病的关系

　　共同特征(见图右侧)是循环中三酰甘油(TGs)升高和高密度脂蛋白胆固醇(HDL-C)降低。根本问题在于致动脉粥样硬化的颗粒水平升高:极低密度脂蛋白(VLDLs)、富含三酰甘油的脂蛋白(TG-rL)和载脂蛋白-B(ApoB)(载脂蛋白具有类似去垢剂的特性,溶解疏水性脂蛋白)。导致TG-rL 和 ApoB 水平升高的因素:①肝合成 VLDL 增多;②高脂饮食餐后TG 浓度升高;③脂蛋白脂酶(LPL)活性下降。脂肪组织过度降解游离脂肪酸(FFAs)、伴随高糖血症会使肝内 VLDL 合成增多。胆固醇酯转移蛋白(CETP)促进 TG 向 HDL 颗粒的转化,形成富含 TG 的 HDL,同时胆固醇酯(CE)将 HDL 颗粒转化为 TG-rL。富含 TG 的 HDL 被肝脂肪酶(HL)降解为小而致密 HDL 颗粒。同样小而密低密度脂蛋白(LDL)颗粒的增多也由类似过程造成。

接受心脏病专家的治疗,心脏病专家也通常需要与初级保健医师及糖尿病专家密切合作。

表 4.1 代谢综合征的通常定义

标准	NCEP ATP Ⅲ(需具备 3 个或更多标准)
腹型肥胖	腰围
男性	>40 in(>102 cm)
女性	>35 in(>88 cm)
高三酰甘油血症	>150 mg/dl (≥1.7 mmol/L)
HDL 水平降低	
男性	<40 mg/dl (<1.03 mmol/L)
女性	<50 mg/dl (<1.30 mmol/L)
高血压	≥130/85 mmHg 或正在服用降压药物
空腹血糖受损或糖尿病	>100 mg/dl (5.6 mmol/L)或应用胰岛素或者降糖药物

From Floege J,et al. :Comprehensive clinical nephrology,ed 4,Philadelphia,2010,Saunders.

(一)代谢综合征的风险

MetSyn 包含一系列心脏代谢风险因素,每个因素单独可能仅具有临界意义,但当这些因素结合在一起时就会使发展成 T2DM 或 CVD 的风险增加。尽管 MetSyn 是诠释潜在病理生理和共同风险因素的有用工具,但是权威人士仍然质疑 MetSyn 对未来发展为 T2DM 的独立预测价值,强调 MetSyn 的五个因素中唯独血糖具有重要性[9]。对于心脏病专家来说,警惕危险因素的聚集,包括腹型肥胖、高三酰甘油、低 HDL-C、血压前期和高血糖,是非常重要的一项工作[10]。发展为 CVD 的风险与具有多少个 MetSyn 的特征因素成正比[11]。具有 4~5 个特征因素,T2DM 的风险是没有这些特征因素的 25 倍,也比仅具有 1 个特征因素高出很多[12]。对在 37 项研究中的 172 573 例人群进行分析,MetSyn 人群未来发生心血管事件的相对风险是 1.78,校正传统心血管危险因素后,这种相关性仍然存在[相对危险性(RR),1.54;置信区间(CI),1.32～1.79][13]。国际腹型肥胖评估日研究测量了全球 168 000 名初级保健患者的腰围,证实了腰围与 CVD 的相关性 (RR1.36),而腰围与 T2DM 之间更具相关性(RR 男性为 RR1.59,女性为 1.83)[8]。

(二)胰岛素抵抗

IR 通过增加血液循环中的 FFA(图 4.2)和增加肝中葡萄糖的合成导致 MetSyn[5],这是 T2DM 的前期[14]。血浆 FFA 升高对胰岛素信号传导有剂量依赖效应[15]。重要的是,人生早期的饮食模式对 IR 影响很大。

肥胖是如何影响 IR 的? 在肥胖人群中经常观察到 FFA 轻度升高,并且某些升高的 FFA 抑制胰岛素信号传导[15]并且刺激核因子-κB(NF-κB)以促进 IR[16](Kim 图 1,2012)。NF-κB 反过来刺激巨噬细胞引起慢性低强度炎症反应[16](Kim 图 2,2012),伴随血浆 C 反应蛋白和炎症细胞因子水平的升高,如肿瘤坏死因子-α、白细胞介素(IL)6、单核细胞趋化蛋白 1 和 IL-8,以及多功能蛋白瘦素和骨桥蛋白[14]。实验显示"西方"高脂肪饮食增强细胞因子的生成,而运动减轻其生成[17]。总体顺序是:

$$肥胖 \rightarrow FFA 升高 \rightarrow NF\text{-}κB \rightarrow 巨噬细胞$$
$$\rightarrow 炎症因子 \rightarrow 胰岛素抵抗$$

二、糖尿病预防

(一)改变生活方式,延缓糖尿病发生

生活方式干预可以显著减少 MetSyn 演变为 T2DM。每周仅步行约 19km 对治疗 MetSyn 有好处[18]。然而,更实质性的改变需要更强的干预。Tuomilehto 等[19] 对一组糖耐量受损的超重受试者进行了研究,同时这些受试者也具有 MetSyn 的特征,均个体化制定饮食建议和运动计划。五个目标分别是减重,减少脂肪摄入量,减少饱和脂肪摄入量,增加纤维摄入量,增加耐力运动(每天至少 30min)。其中,86％受试者运动增加,而其他目标完成度都较低。平均随访

代谢综合征

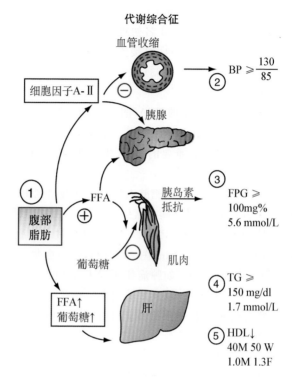

图 4.2 代谢综合征

　　脂肪组织将增多的游离脂肪酸(FFAs)释放到循环中,从而抑制肌肉对葡萄糖的吸收。血糖升高并且引发胰岛素反应。然而,胰腺因高 FFA 水平和增多的细胞因子受到损害。净效应是空腹血糖(FPG)升高,尽管循环中胰岛素增加(胰岛素抵抗)。血浆游离脂肪酸和血糖升高易导致肝合成三酰甘油(TGs)增加,以及血 TG 水平升高,继而降低高密度脂蛋白胆固醇(HDL)水平。腹型肥胖导致血管紧张素 Ⅱ(A-Ⅱ)增加,由此引起血管收缩并血压升高(BP)。F,女性;M,男性。For details, see Opie LH. Metabolic syndrome. Circulation 2007;115:e32.

3.2年后,生活方式干预组新发T2DM的相对风险为0.4($P <$ 0.001)。

在糖尿病预防小组研究中[20],同等例数的受试者分别接受生活方式改变或者二甲双胍治疗,平均随访2.8年。前者生活方式干预非常密集,在入选后的前24周,由医师一对一教授16节课程,涵盖了饮食、运动和行为调整。研究显示生活方式干预在延缓T2DM发生方面比二甲双胍更有效,在预防新发T2DM方面两者都比安慰剂有效。

然而,虽然生活方式干预可能会显著降低糖尿病的严重程度,但生活方式的改变似乎对T2DM的心血管风险影响甚微。在Look-A-HEAD研究中,美国国立卫生研究院赞助了一项随机对照试验,评估强化生活方式干预(ILI)或糖尿病支持和教育(DSE)是否会使超重或肥胖的T2DM患者在心血管方面获益[21]。因为两组在减少心血管事件方面没有差异,Look-AHEAD研究因无效而提前终止。ILI组心血管事件发生率为1.83/(100人·年),DSE组为1.92/(100人·年)(HR为0.95,95%CI为0.83～1.09,$P = 0.51$)。然而,ILI组的糖尿病其他层面的发病率有所改善,如血糖和血脂的生物标志物、睡眠呼吸暂停、肝脂肪、抑郁、生活质量、膝痛、炎症、性功能和肾疾病。总体而言,这些结果降低了ILI组的医疗费用[21,22]。

糖尿病预防小组研究中发现的对糖尿病的保护作用能够持续吗? 干预后10年的随访结果是否定的,在安慰剂组、过去的生活方式组和二甲双胍组中,新发T2DM的发病率是相同的。然而,在生活方式组中,T2DM的累计发病率仍然最低。因此,生活方式干预或二甲双胍对预防或延迟T2DM可能会持续至少10年。

(二)血压和生活方式

轻度血压升高,MetSyn的一个特征因素,通常与超重和肥胖联系在一起。在MetSyn强化行为干预的背景下,减肥和运动可以使收缩压下降8 mmHg,如果饮食上再应用"终止高血压的饮食方法",收缩压还可以再下降一些[23]。当需要药物治疗时,β受体阻滞药和利尿药应被视为二线药物,除非有令人信服的指征,否则应避免使用。现在越来越多但有争议的证据表明,在高血压的治疗过程中可能会出现更多的新发 T2DM,使用 β 受体阻滞药和利尿药比使用血管紧张素转换酶抑制药和血管紧张素受体阻滞药(ARB)更容易发生(图 4.3)[24]。"非常有力的证据反对 β 受体阻滞药"作为肥胖高血压患者的首选药物[25]。一项网络荟萃分析显示利尿药和 β 受体阻滞药治疗分别与高血压患者的新发 T2DM 相关(图 4.3)[26]。目前的欧洲高血压指南将 MetSyn 列为应用 β 受体阻滞药和利尿药(噻嗪/噻嗪类)的可能禁忌证[27]。考虑到新发 T2DM 的潜在风险增加,初始降压治疗优先考虑血管紧张素转换酶抑制药或 ARB 更为明智,必要时加用小剂量利尿药(氢氯噻嗪 12.5~25mg)(β 受体阻滞药-利尿药治疗在有强适应证时再应用)。

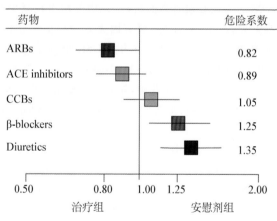

与药物有关的新发糖尿病

药物	危险系数
ARBs	0.82
ACE inhibitors	0.89
CCBs	1.05
β-blockers	1.25
Diuretics	1.35

0.50 0.80 1.00 1.25 2.00
治疗组   安慰剂组

图 4.3　与药物有关的新发糖尿病

对 22 项试验的网络荟萃分析,涉及 143 153 例患者,使用安慰剂作为参照物,包括早期较高剂量的利尿药试验。ACE inhilors,血管紧张素转换酶抑制药;ARBs,血管紧张素受体阻滞药;CCBs,钙通道阻滞药;β-blockers,β 受体阻滞药;Diuretics,利尿药(Data from Lam SKH,Owen A. Incident diabetes in clinical trials of antihyperten-sive drugs. Lancet 2007;369;1513-1514.)

（三）哪些药物能够延缓糖尿病

在糖尿病预防研究[28]中，尽管效果不如积极改变不良生活方式，但服用二甲双胍 850mg，每日 2 次，可以减少未来 T2DM 的发生。

噻唑烷二酮（TZD）通过激活过氧化物酶体增殖物激活受体-γ（PPAR-γ）的受体来增加肝和外周胰岛素敏感度。在 ACT NOW 临床试验（Actos Now for Prevention of Diabetes）中，与安慰剂相比，吡格列酮将糖耐量受损转变为 T2DM 的风险降低了 72%，但是显著增加了体重和水肿[29]。

阿卡波糖能够抑制肠道对葡萄糖的吸收，但是由于胃肠道症状，往往耐受性差。Acarbose Cardiovascular Evaluation（ACE）Ⅳ 期临床试验，这是一项随机、双盲、安慰剂对照临床研究，入选 6522 名中国成年人，显示阿卡波糖将 T2DM 的发病率降低了 18%，然而 5 个主要心血管事件（MACE）的总发生率并没有显著降低[30]。

由于二甲双胍、阿卡波糖和 TZDs 之间还没有比较研究，所以很难肯定地说，如果仅改变不良生活方式还不够，很难确定哪种药物在预防新发 T2DM 方面最有效。然而，二甲双胍和吡格列酮有令人信服的数据。有鉴于此，因为证据强、成本低、安全性好，《2019 美国糖尿病协会（ADA）医疗规范》推荐二甲双胍用于高危人群（有妊娠期糖尿病病史或体重指数 $\leqslant 35 \ \text{kg/m}^2$）[31]。

（四）哪些方法能够实现

生活方式本身要想能够有效地预防 T2DM 和降低血压，主要行为方式必须接受指导，这需要营养学家和运动生理学家等专业人员的大力投入。虽然这种强化指导应用于普通人群可能并不经济，但不可否认的是，在整体人群中以避免肥胖为目标的行为矫正是一种很好的策略。对于特定患者进行药物治疗预防 T2DM 是可行且有效的，但尚未被广泛应用。

三、心血管疾病风险评估

T2DM 患者发病和死亡的主要原因是动脉粥样硬化性心血管疾病（ASCVD）[32]。虽然 T2DM 与 ASCVD 风险显著相关，但并非所有

T2DM 患者都有相同的风险[33]。对 13 个临床试验中的 45 108 例患者进行的荟萃分析显示,没有 T2DM 但有心肌梗死史的患者比无心血管病史的 T2DM 患者冠心病(CHD)风险高 43%[34]。因此在临床上需要常规进行风险评估。

（一）风险计算

目前主要的 DM 指南,《2019 美国心脏病学会和美国心脏协会(ACC/AHA)指南》和《2019 ADA/EASD 医疗规范》,都建议使用种族和性别特异性汇集队列方程(PCE)评估首次动脉粥样硬化性 CVD 的 10 年风险(10 年 ASCVD)。该风险模型既适用于糖尿病患者,也适用于非糖尿病患者。DM 特异性风险计算器的使用尚有争议,因为大多数研究表明,患者不管有无 DM,各危险因素导致心血管疾病的风险相似[35]。然而,当存在中度风险(7.5%～20%)时,诸如冠状动脉钙化评分之类的非侵入性影像检查结果在随后的决策中可能有价值,如他汀类药物和阿司匹林的治疗强度。

（二）风险强化因素

除了使用风险计算器,这两个指南还建议通过评估每个患者的糖尿病特异性心血管危险因素来评估心血管风险(表 4.2 和表 4.3)。《ADA 医疗规范》建议至少每年评估一次这些危险因素。在临床上,最好评估所有心脏、代谢共有的危险因素(包括 MetSyn)、糖尿病病程和发病年龄。

表 4.2　风险升高的因素(根据《2019 ACC/AHA 心血管疾病一级预防指南》)

病程长［2 型糖尿病＞10 年 (S4.3-61)或者 1 型糖尿病＞20 年］
蛋白尿＞30 μg 白蛋白/mg 肌酐
eGFR＜60 ml/(min · 1.73 m^2)
视网膜病变
神经病变
ABI＜0.9

ABI,踝肱指数;eGFR,估计肾小球滤过率。

表 4.3 风险升高的因素(根据《2019 ADA 医疗规范指南》)

肥胖
高血压
慢性肾病
吸烟
早发冠脉疾病家族史
脂代谢紊乱
蛋白尿

1. **糖尿病病程** 糖尿病病程与心血管事件独立相关。有证据表明,T2DM 病史>10 年但无冠心病病史的患者与有冠心病史但无糖尿病史的患者发生冠心病的风险相似,换句话说,T2DM 病史<10 年不被认为有冠心病风险。《2019 ACC/AHA 心血管疾病预防指南》指出,T2DM 病程超过 10 年是心血管风险的独立危险因素[37]。

2. **发病年龄** 确诊 T2DM 时的年龄是心血管病风险的重要预后因素。来自瑞典国家糖尿病登记处数据的一项研究表明,与对照组相比,40 岁前诊断为 T2DM 的患者心血管相关死亡率[HR 1.95(1.68~2.25)]、心力衰竭(HF)[HR 4.77(3.86~5.89)]和 CHD[HR 4.33(3.82~4.91)]的超额相对危险最高[HR1.95(1.68~2.25)]。对照组是在年龄、性别和县市上相匹配的随机普通人群。作者观察到,确诊年龄每增加 10 年,所有心血管疾病的风险都随之降低。青少年时期被确诊为 T2DM 的患者生存期比对照组缩短了近 10 年,而确诊年龄>80 岁的患者生存期与对照组相同[38]。

对 222 773 例 T2DM 患者的横断面调查数据显示,早发 T2DM(平均确诊年龄 35 岁)与晚发 T2DM(平均确诊年龄 55 岁)相比,发生非致死性心血管事件的风险更高(OR,1.91;95% CI 1.81~2.02)[39]。调整 DM 病程后,此风险虽然降低,但仍有显著性差异(OR,1.13;95% CI 1.06~1.20)。本研究表明,虽然 T2DM 病程和确诊年龄有相关性,但是发病年龄对于 CVD 是一个独立且显著的危险因素[39,40]。

《2019 ADA 医疗规范》特别指出,青少年发病的 T2DM 患者出现 DM 并发症的风险非常高[31]。一项对 2733 例患者的横断面研究显示,T2DM 在青少年时期发病与发生微血管和大血管并发症风险都有相关性[41]。此外,青少年发病的 T2DM 患者的 β 细胞功能似乎比成年发病的 DM 患者的 BT2 细胞功能恶化得更快[42]。

(三)冠状动脉钙化检查

衡量 T2DM 患者冠心病和心血管风险差异性最好的方法可能是冠状动脉钙化(CAC)。CAC 评分——由非造影剂心脏门控 CT 获得——是动脉粥样硬化负荷的标志物,能有效地衡量患者在有生之年暴露于可测量和不可测量的心血管危险因素之下的累积效应[43]。证据表明,与传统危险因素相比,CAC 更能够有效地提高冠心病和心血管事件发生风险的辨别能力[44]。研究还表明,CAC 评分反映了 T2DM 患者心血管风险的差异性。例如,Silverman 等的研究显示,当 CAC 为 0 时[45],大多数 <60 岁糖尿病患者的死亡风险极低,<5 例死亡/(1000 人·年)。相比之下,几乎所有有冠心病(92.5%)和心血管疾病(82.5%)事件的糖尿病患者都能检测到 CAC[46]。

糖尿病心脏研究显示,CAC 评分可以重新分类 T2DM 患者的心血管死亡风险[47]。该研究表明,在调整心血管因素后,心血管死亡风险的增加与 CAC 评分成正比。无 CAC 的曲线下面积(AUC)是 0.70(0.67~0.73),有 CAC 的 AUC 为 0.75(0.72~0.78)。在加入 CAC 后,此模型将入选患者划分为不同风险组,28% 的患者被重新分组,净重新分类指数(NRI)为 0.13(0.07~0.19)[47]。

多种族动脉粥样硬化研究(MESA)评估了 CAC 长期预测 T2DM 患者发生冠心病和 ASVD 的作用。将 CAC 纳入整体风险评估显著改善了 T2DM 患者的危险分层。CAC 与 CAC 独立相关[HR1.3(1.19~1.43)],在传统风险评估的基础加入 CAC,重新危险分层得到的净改善为 0.23(95% CI 0.10~0.37)[48]。根据这一证据,当前 DM 指南推荐心血管风险评估为中风险(7.5%~20%)的患者,在风险和治疗决策不能确定时进行 CAC 检查[31]。

四、控制血糖的获益

(一)血糖控制的指南推荐

T2DM 的主要不良事件为微血管和大血管并发症。两者都受到血糖控制强度的影响,通常以糖化血红蛋白(HbA1c)水平进行评估。

虽然已经证实,有效控制血糖可以减少微血管并发症[49-51],但大规模预后临床试验(ACCORD、ADVANCE、VADT,表 4.4)的结果并未显示更强化的血糖控制能够显著改善心血管疾病预后。基于这一证据,《2019 ADA/EASD 医疗规范》指出,恰当控制血糖比较复杂,强调结合每位患者的个体化特点和意愿进行决策的重要性,以找到最佳血糖控制目标[31]。<7% HbA1c 仍是对未怀孕的成年人的常规推荐目标。然而,对于刚被确诊 T2DM、没有心血管疾病、预期寿命长的患者,或者对于仅接受生活方式干预和二甲双胍治疗的患者,更积极的血糖管理(<6.5%)是合理的,可以预防微血管并发症[31]。对于预期寿命较短的患者,他们可能无法得到更强化的血糖管理所能达到的远期获益,或者有严重的并发症和自我管理能力差的患者,HbA1c 提高到 8% 更为合适。如果不能安全地达到更严格的HbA1c水平,则较高水平的HbA1c也是可以接受的。为了每个患者的

表 4.4　ACCORD、ADVANCE 及 VADT 临床试验中低血糖发生率

HbA1c 目标值(%)	标准组 血糖控制 目标值(%)	强化组 血糖控制 目标值(%)	P 值
ACCORD	<6	5.1	16.2	<0.001
ADVANCE	<6.5	1.5	2.7	<0.001
VADT	如>6,加用胰岛素	9.9	21.2	<0.001

Modified from Connelly KA,Yan AT,Leiter LA,Bhatt DL,Verma S. Cardiovascular implications of hypoglycemia in diabetes mellitus. Circula-tion2015;132(24):2345-2350.

个性化血糖目标,《医疗规范》推荐了 7 个评估指标,以确定血糖目标的严格程度;低血糖/药物不良反应的风险、病程、预期寿命、并发症、已有的血管并发症、患者意愿,以及资源和资助系统[31]。

(二)微血管并发症

多项随机对照研究反复证实强化血糖控制可以减少 T2DM 的微血管并发症[49-51]。糖尿病控制和并发症试验(DCCT)报道称,在早发T1DM 的青少年和青年患者中,强化治疗组(平均 HbA1c 为 7%)比标准组(HbA1c 为 9%)[52]的糖尿病视网膜病变、肾病和神经病变的发生减少了 60%。具有里程碑意义的英国前瞻性糖尿病研究(UKP-DS),纳入 7600 多例 T2DM 患者,平均随访时间为 10 年,评估了强化血糖控制对并发症发生率的影响。研究得出的一个主要结论是,强化治疗组的微血管并发症发生率(HbA1c 中位数为 7.0%)比对照治疗组(中位数 HbA1c 为 7.9%)降低了 25%[49]。

(三)大血管并发症

然而,强化血糖治疗对微血管的好处可能会被对心血管不良预后所抵消。目前关于血糖控制对心血管风险的讨论都基于几个近期重要临床试验的预后研究结果,包括 ACCORD[53]、ADVANCE[7] 和VADT[54](表 4.4)。

1. ACCORD 在心血管风险较高的 T2DM 患者中,ACCORD研究(the NID-supported Action to Control Cardiovascular Risk in Diabetes,ACCORD)比较了强化血糖控制和标准血糖控制的区别。强化组平均 HbA1c 为 6.4%,标准组为 7.5%。ACCORD 在结果显示超强化血糖控制组死亡率增加时提前结束了研究,与标准组相比,超强化组 HbA1c 目标<6%[每年 1.41% vs.1.14%;在平均 3.5 年的随访中,死亡例数 257 vs.203;风险比(HR)1.22(95% CI 1.01~1.46)]。因此,ACCORD 研究者写道,"这样的策略不能推荐给晚期T2DM 的高风险患者"[53]。基于 ACCORD 研究的结果,随后发表的《2013 ADA 糖尿病治疗规范指南》只推荐对于 10 年内 ASCVD 风险较低的患者进行强化血糖控制[55]。

2. ADVANCE 启动 ADVANCE 试验(Action in Diabetes and

Vascular Disease：Preterax and Diamicron MR Controlled Evaluation)的动机与 ACCORD 相似：评估强化血糖管理对于 T2DM 患者心血管疾病风险的影响[56]。ADVANCE 试验的主要终点包括大血管事件（心肌梗死、卒中和心血管死亡）和微血管事件（肾病和视网膜病变）[56]。虽然强化血糖控制显著降低了联合主要终点（强化血糖控制组 18.1％ vs. 常规治疗 20.0％——HR 0.90；95％ CI 0.82～0.98；$P=0.01$），但是这种降低主要是由微血管事件的减少（主要是蛋白尿）造成的。主要大血管事件发生率无显著减少（强化治疗组 10.0％ vs. 常规治疗组 10.6％；HR 0.94；95％ CI 0.84～1.06；$P=0.32$）。与 ACCORD 不同，ADVANCE 没有观察到强化血糖控制的患者死亡风险增加[57]。

3. VADT　VADT(The Veterans Affairs Diabetes Trial)试验是一项针对晚期 T2DM 患者的前瞻性随机试验，也没有观察到在总死亡率或心血管病死亡率方面的显著获益，即强化治疗组 HbA1c 降低到 6.9％，而标准治疗组为 8.4％[54]。VADT 试验的人群主要是高龄男性（98％）且血糖控制不佳（入院时 HbA1c 中值为 9.4％）。心血管危险因素，如血压、戒烟、阿司匹林治疗和他汀类药物治疗都进行了强化管理。虽然强化组在试验的第 1 年之内将 HbA1c 水平降低到 6.9％，但是其主要终点事件，即首次心血管事件发生时间，并没有显著降低［HR 0.88（95％ CI 0.74～1.05），$P=0.12$］。本试验还报道了强化组比标准组有更多的心血管死亡（38 例 vs. 29 例）；但是在统计学上没有显著性差异。最近的更多分析表明，VADT 试验中随访超过 5.6 年的强化组受试者，只有在糖化血红蛋白曲线分开的时间比较久时心血管事件才会更少[58]。

4. 总结　这些预后研究的结果表明，长期 2 型糖尿病病史、低血糖史、晚期动脉粥样硬化和高龄的患者不能从严格控制血糖中获益[59,60]。这三个试验都显示，强化血糖控制组发生的低血糖事件明显多于其他组。基于 ACCORD、ADVANCE 和 VADT 研究，《2019 ADA/EASD 医疗规范》指出，对于长期 T2DM 病史和有心血管危险因素的患者，医师应谨慎进行强化血糖控制[31]。强化血糖控制的相关风险可能大于其获益。

(四)大型心血管疾病预后临床试验的重要性

截止到 2008 年,降糖药物在降低 HbA1c 的基础上被完全认可,是因为临床试验显示强化血糖控制能够降低微血管并发症的发生率。在评估目标血糖效果的临床试验中,大多数受试者没有 ASCVD 或者心血管风险非常低,通常从未服用过药物。这种研究设计评估降糖药物在心血管方面的影响很有限。随着时间的推移,一系列证据表明,某些糖尿病药物可能对心血管安全构成风险(表 4.5)[61]。

最著名、也是最早引发降糖药物心血管安全性讨论的临床研究,是罗格列酮显示与心肌梗死和心血管原因死亡的风险增加有关[62]。具有讽刺意味的是,后续的研究并没有证实罗格列酮在心血管方面的不良反应[63],FDA 因此取消了针对罗格列酮的安全性规定[64]。

为了应对罗格列酮临床试验的数据[62]和其他质疑降糖药物心血管安全性的临床试验,美国食品和药物管理局(FDA)在 2008 年发布了行业指南,建议临床试验研究需要纳入足够多的心血管高风险患者,以便能够充分评估降糖药物的心血管风险[65]。为了使新药充分证明其心血管安全性并获得 FDA 批准,FDA 要求上市前评估预后的临床试验需要表明,针对 3 个复合 MACE 终点(心血管死亡、非致死性 MI 和非致死性脑卒中)或 4 个复合 MACE 终点(心血管死亡、非致死性 MI、非致死性脑卒中和需住院的不稳定型心绞痛),双侧 95% 可信区间上限的危险比<1.8[65]。对于已经被批准的药物,FDA 也要求进行上市后的安全性试验,必须证明,对于复合 MACE 结果,双侧 95% 可信区间上限的风险比<1.3[65]。为了达成这一目的,大多数入选患者必须已经确诊 CVD 或者具有 ASCVD 高风险。

制药商很快适应了这一新的监管准则。虽然大多数临床试验的设计只是为了证明降糖药物不劣于安慰剂,但是某些药物实力证明胜于标准治疗[66]。

因此,2008 年以后发表了大量针对降糖药物的大型 CVOT(表 4.6)。明确地说,受试药物都证明了心血管安全(心血管预后不劣于

表 4.5　FDA 行业指南发布前部分 2 型糖尿病药物的心血管数据

类型	药物	临床试验分期	预后	事件	例数	其他结局
GLP-1 RA	艾塞那肽	2 期和 3 期	心血管疾病 SAEs	27	2371	…
	利拉鲁肽	3 期	常规 MACE SMQ	38	6638	…
DPP-4i	沙格列汀	3 期	常规 MACE SMQ	40	4607	…
	阿格列汀	3 期	常规 MACE SMQ	18	4702	…
	西他列汀	3 期亚组	心血管疾病 SAEs	12	2342	…

DPP-4，二肽基肽酶 4。Modified from Cecilia C，Low Wang M，Brendan M，et al. Cardiovascular safety trials for all new diabetes mellitus drugs? Ten years of FDA guidance requirements to evaluate cardiovascular risk. Circulation 2019；139：1741-1743.

表 4.6　FDA 行业指南发布后部分 2 型糖尿病药物的心血管数据

类型	药物	临床试验	心血管安全信号或者心血管疾病风险危险比(95% CI) MACE-3-point	事件	例数	其他预后
GLP-1 RA	利西那肽	ELIXA[a](2015)	1. 02(0. 89~1. 17)[b]	805	6068	
	利拉鲁肽[c]	LEADER(2016)	0. 87(0. 78~0. 97)[d]	1302	9340	
	司美格鲁肽	SUSTAIN-6(2016)	0. 74(0. 58~0. 95)[d]	254	3297	视网膜病 1. 76(1. 11~2. 78)[d]
	艾塞那肽	EXSCEL(2017)	0. 91(0. 83~1. 00)	1744	14 752	
	阿必鲁肽	HARMONY OUT-COMES(2018)	0. 78(0. 68~0. 90)[d]	766	9463	
	度拉糖肽	REWIND(2019)	0. 88(0. 79~0. 99)[d]	1257	9901	
	口服司美格鲁肽	PIONEER-6(2019)	0. 79(0. 57~1. 11)[d]	137	3183	
SGLT-2i	恩格列净[d]	EMPA-REG(2015)	0. 86(0. 74~0. 99)[d]	772	7020	
	卡格列净[d]	CANVAS program (2017)	0. 86(0. 75~0. 97)[d]	1011	10 142	截肢 1. 97(1. 41~2. 75)[d]
	达格列净	DECLARE-TIMI 58 (2018)	0. 93(0. 84~1. 03)	1559	17 160	糖尿病酮症酸中毒 2. 18(1. 10~4. 30)[d]
	卡格列净	CREDENCE(2019)	0. 80(0. 67~0. 95)[d]	486	4401	

（续　表）

类型	药物	临床试验	心血管安全信号或者			
			MACE-3-point 心血管疾病风险危险比（95% CI）	事件	例数	其他预后
DPP-4i	沙格列汀	SAVOR-TIMI 53 (2013)	1.00(0.89~1.12)[b]	1222	16 492	心衰住院 1.27(1.07~1.51)[d]
	阿格列汀	EXAMINE[a](2013)	0.96(0.80~1.16)	621	5380	心衰住院 1.19(0.90~1.58)
	西他列汀	TECOS(2015)	0.98(0.89~1.08)[b]	1690	14 671	心衰住院 1.00(0.83~1.20)
	利那列汀	CARMELINA (2018)	1.02(0.89~1.17)	854	6979	心衰住院 0.90(0.74~1.08)

[a] 近期急性冠脉综合征患者。[b] MACE＋不稳定型心绞痛住院。[c] 统计学显著性差异。[d] 被认可已患 CVD 后能够降低心血管死亡率或者 MACE。CANVAS(Canagliflozin cardiovascular assessment study)，卡格列净心血管评价研究；CARMELINA(Cardiovascular and renal microvascular outcome study with linagliptin in patients with type 2 diabetes mellitus)，利格列汀对 2 型糖尿病患者心血管和肾脏微血管预后的研究；DECLARE-TIMI 58(Dapagliflozin effect on cardiovascular events-thrombolysis in myocardial infarction 58)，达格列净对心血管事件的影响-心肌梗死溶栓治疗 58；DPP-4(Dipeptidyl peptidase 4)，二肽基肽酶 4；ELIXA(Evaluation of lixisenatide in acute coronary syndrome)，利西那肽在急性冠脉综合征中的评估；EMPA-REG(Empagliflozin，cardiovascular outcomes，and mortality in type 2 diabetes trial)，恩格列净，2 型糖尿病临床试验中心血管预后与死亡率；EXAMINE(Cardiovascular outcomes study of alogliptin in patients with type 2 diabetes and acute coronary syndrome)2 型糖尿病合并急性冠脉综合征患者中阿格列汀心血管

预后研究；EXSCEL(Exenatide study of cardiovascular event lowering trial)．艾塞那肽降低心血管事件研究；HARMO-NY OUTCOMES(Effect of albiglutide，when added to standard blood glucose lowering therapies on major cardiovascular events in subjects with type 2 diabetes mellitus)．阿必鲁肽联合标准降糖治疗对 2 型糖尿病患者主要心血管事件影响；GLP-1(glucose like peptide-1)．胰高糖素样肽；LEADER(Liraglutide effect and action in diabetes：evaluation of cardiovascular outcome results)．利拉鲁肽在糖尿病中的影响和作用：心血管结局结果评估；MACE-3-point(major adverse cardiovascular event：myocardial infarction，stroke，or cardiovascular death)．主要心血管事件：心肌梗死、卒中、或者心血管死亡；REWIND(Researching cardiovascular events with a weekly incretin in diabetes)．糖尿病每周一次胰岛素的心血管事件研究；SAVOR-TIMI 53(Saxagliptin assessment of vascular outcomes recorded in patients with diabetes mellitus-thrombolysis in myocardial infarction 53)．沙格列汀对糖尿病心肌梗死溶栓患者血管预后评估 53；SGLT(sodium glucose transporter)．钠-葡萄糖转运蛋白；SUSTAIN-6(Trial to evaluate cardiovascular and other long-term outcomes with semaglutide in subjects with type 2 diabetes)．索马鲁肽对 2 型糖尿病患者心血管预后以及其他长期预后评估的临床试验；TECOS(Trial evaluating cardiovascular outcomes with sitagliptin)．评估西格列汀心血管预后的临床试验。

Modified from Cecilia C．Low Wang M，Brendan M，et al．Cardiovascular Safety Trials for All New Diabetes Mellitus Drugs? Ten Years of FDA guidance requirements to evaluate cardiovascular risk．Circulation 2019；139：1741-1743.

安慰剂）。这些 2008 年后 FDA 强制的 CVOT 导致了 T2DM 治疗模式的转变；现在的治疗目标不仅仅是降低 HbA1c，而且还需要关注 T2DM 的并发症，比如对心血管健康的影响。此外，这些 CVOT 的研究结果带来更多提示，如 T2DM[67] 老年患者合并心力衰竭时更需慎重，以及这些药物对于肾功能的影响[66]。根据这些试验的结果，FDA 首次批准对用于治疗糖尿病的药物进行标签修改，以降低 MACE（利拉鲁肽[68]、卡格列净[69]）和心血管死亡（恩格列净[70]）的风险[71]。

2008 年出台行业指南 10 年后，2018 年 10 月，FDA 内分泌和代谢药物咨询委员会讨论了是否更新行业指南。也许对过去的 CVOT 最重要的批评是试验结果缺乏普遍性[66]。大多数受试者都有很高的基线心血管疾病风险，这就使此结果能够多大程度推广到整体人群受到限制[66]。而且，有人指出，仅关注新 T2DM 药物的动脉粥样硬化性心血管安全性太局限了[71]。例如，委员会成员强调了药物开发在诸如心力衰竭、外周动脉疾病和脂肪肝等预后方面的重要性，以及这些并发症对于 T2DM 患者也非常重要[61]。另外，这些大型预后试验的高成本和严谨性可能会阻碍制药公司开发新药[71]。

委员会以 10 票赞成、9 票反对的结果继续实施 2008 年的行业指南；这一势均力敌的决定表明了这一议题的复杂性[72]。虽然新的指南尚未最终敲定，但委员会讨论的可能结果是，评估新药的试验应该比 FDA 2008 年之前实施的行业指南更加严格，但是比 2008 年的行业指南更加宽松[61]。例如，讨论了将审批程序修改为一步化，将审批前风险比从 1.8 改为 <1.5，同时取消审批后风险比为 1.3 的限制[61]。如果 FDA 实施，这种简化糖尿病相关 CVOT 临床试验设计的方案将会使更多资源投入到改善外周动脉疾病、心力衰竭、血糖变异性、生活质量或肾疾病等预后的药物开发上[61]。

五、降低心血管疾病风险的药物

（一）二甲双胍

1. 概述　二甲双胍是控制血糖的标准药物，可以单独或者联合使用，也是国际 T2DM 指南中的首选药物[31,73]。重要的是，它还能抑制食欲,可以轻度(2%~3%)减轻体重,似乎没有心血管损害,对于 T2DM 合并 HF 的患者可能还会获益[74]。在延长的 UKPDS 研究中,尽管事件数量很少,二甲双胍是唯一能够降低 T2DM 相关死亡率和全因死亡率的药物[75]。从那时起,它一直是治疗超重的 T2DM 患者的一线药物。

2. 作用机制 二甲双胍的大部分代谢作用在肝中进行,它在肝中减少葡萄糖的产生[76]。尽管在 T2DM 患者或有 T2DM 风险的患者体内其作用仍未得到证实,但在骨骼肌,二甲双胍磷酸化并且激活 5′ AMP 活化蛋白激酶(AMPK),被观察到促使二甲双胍对细胞有多种作用,如抑制葡萄糖和脂质的合成。AMPK 的激活也导致葡萄糖转运蛋白-4 介导的葡萄糖摄取(图 4.4)。总体而言,二甲双胍导致全身胰岛素敏感度性更高[77]。二甲双胍的另一个可能机制是对肠道微生物群的影响[78]。

3. 药物分类中的差异性 二甲双胍平片每天给药 2 次,缓释片每天给药 1 次[31]。这两种模式药效一样。但是,与普通片相比,缓释片胃肠道的不良反应较小[79]。

4. 数据 总体而言,相比于胰岛素或磺胺嘧啶,初始治疗应用二甲双胍对临床预后有很多好处,比如发生低血糖和体重增加的情况较少[50]。

(1)血糖的控制:二甲双胍是治疗 T2DM 的首选药物,其主要原因是它能够降糖,而且没有其他降糖药物的不良反应。美国多中心二甲双胍研究显示,糖尿病患者被随机分配到二甲双胍组和安慰剂组,29 周后二甲双胍组患者平均 HbA1c 为 7.1%,而安慰剂组为 8.6%[80]。

(2)降低体重:与其他降糖药物相比,二甲双胍的另一个优势是能够降低体重。在糖尿病预防项目中,受试者服用二甲双胍后体重下降 2.06%±5.65%,而安慰剂组的体重下降 0.02%±5.52%($P <$ 0.001)[81]。在荟萃分析中,当与胰岛素联合使用时,二甲双胍使 HbA1c 降低 0.5%,体重增加 1kg,而胰岛素剂量降到 5U/d[82]。

(3)心血管预后:二甲双胍对于心血管预后影响的临床试验早于

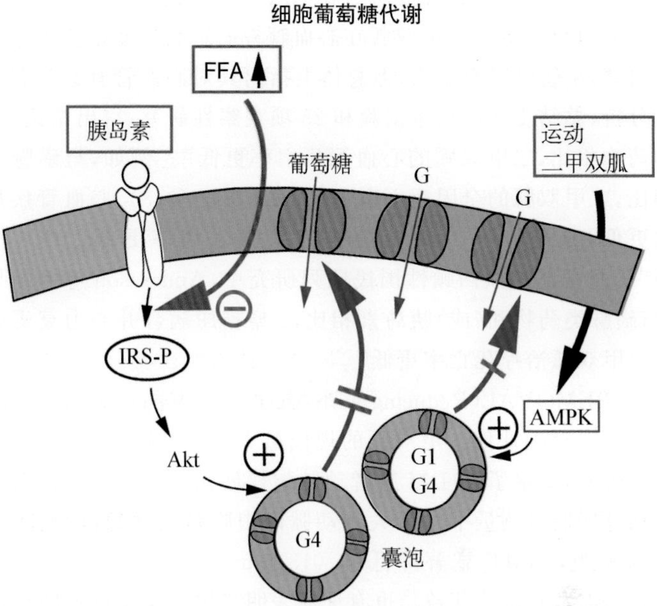

细胞葡萄糖代谢

图 4.4 细胞葡萄糖代谢

进入肌细胞的过量游离脂肪酸(FFA)被激活为长链酰基辅酶 A,抑制胰岛素信号通路,从而减少葡萄糖转运体囊泡(GLUT-4 和 GLUT-1 葡萄糖)向细胞表面的转运。葡萄糖摄取减少,使血糖升高。FFA 摄取的增加促进脂质代谢物在各种器官中的积累,包括心脏和胰腺。二甲双胍和运动通过刺激单磷酸腺苷蛋白激酶(AMPK),促进运输囊泡转运到细胞表面,促进葡萄糖进入,以及对抗胰岛素抵抗。蛋白激酶 B,也被称为 Akt,起着关键作用。AMPK,$5'$ AMP-activated protein kinase,$5'$ 单磷酸腺苷活化蛋白激酶;G,glucose,葡萄糖;IRS-P,insulin receptor substrate-phosphatidyl,胰岛素受体底物-磷脂酰(Modified from Opie LH. Heart Physiology,from Cell to Circulation. 4th ed. Philadelphia:Lippincott,Williams and Wilkins;2004:313.)

FDA 的行业指南,因此没有类似于应用 SGLT-2(钠-葡萄糖共转运体-2)抑制药、GLP-1 受体激动药和 DPP-4(二肽基肽酶 4)抑制药的明确的 CVOT。关于二甲双胍在心血管方面影响的证据基于一些小规模研究,尽管结果有出入,但总体上指出其对心血管有益。有一项荟萃分析,总结 179 项临床试验和 25 项观察性研究,得出结论,与磺脲类药物相比,二甲双胍的心血管死亡率更低[83]。例如,与磺脲类药物相比,二甲双胍的全因死亡率更低(HR 0.5~0.8)、心血管疾病死亡率更低(HR 0.6~0.9)和心血管疾病发病率更低(HR 0.3~0.9)[83]。丹麦的一项回顾性国民队列研究中,Andersson 等的结果显示,与磺脲类药物和(或)胰岛素相比,2 型糖尿病合并心力衰竭患者接受二甲双胍治疗死亡率更低[84]。

(4)REMOVAL(Reducing with Metformin Vascular Adverse Lesions)研究:这项评估二甲双胍的规模最大、持续时间最长的双盲随机对照研究,观察了 T1DM 患者动脉粥样硬化的进展情况。动脉粥样硬化进展通过测量平均最大颈动脉内中膜厚度(CIMT)确定。在二甲双胍组,CIMT 显著降低(0.013 mm/年,0.024~0.003;$P = 0.0093$),提示心血管获益。也有证据表明二甲双胍可以预防男性糖尿病前期和早期 2 型糖尿病患者的冠状动脉粥样硬化。这种可能性目前正在 VA-IMPACT (Investigation of Metformin in Pre-Diabetes on Atherosclerotic Cardiovascular Outcomes)研究中进行验证,该研究旨在探讨与安慰剂相比,二甲双胍是否能降低糖尿病前期患者和 ASCVD 患者的死亡率和心血管发病率。

(5)癌症的发生:此外,观察性研究已经观察到二甲双胍可以降低癌症发病[85,86]。

5. 不良反应 二甲双胍的主要不良反应是胃肠道反应,如腹胀或腹泻。极少数情况下,如果患者过量服药或者急性肾衰竭,循环中二甲双胍水平极高时会发生乳酸酸中毒。因此,有乳酸酸中毒倾向的患者应该避免应用二甲双胍。这些情况因素,包括预估肾小球滤过率(eGFR)<30ml/(min·1.73m^2)或者伴有呕吐和脱水的严重疾病[87,73]。此外,二甲双胍可能与维生素 B_{12} 缺乏有关[88]。《2019 ADA

医疗规范》指出,服用二甲双胍治疗的患者,特别是贫血或者周围神经病变患者,应该常规测定维生素 B 水平(B 级推荐)[31]。

6. 药物相互作用和主要限制 二甲双胍与 SGLT-2 抑制药联合应用时显示出协同作用。与单独应用二甲双胍相比,二甲双胍和 SGLT-2 抑制药联合应用能够改善 T1DM 患者的动脉僵硬性[89]。在 T2DM 中,二甲双胍和沙格列汀联合应用可改善内皮功能失调[90]。

二甲双胍和肾疾病,二甲双胍从肾排泄。考虑到 20%～30% 的 T2DM 患者有中至重度肾疾病(eGFR＜60ml/min),eGFR＜45ml/min 时二甲双胍应减量,eGFR＜30ml/min 时二甲双胍应禁用[31,73]。如果 eGFR 30～60ml/min,《2019 ADA 医疗规范》建议在进行碘化造影剂检查前暂停二甲双胍治疗[31]。

(二)SGLT-2 抑制药

1. 概述 《2019 ADA 医疗规范》指出,如果在应用二甲双胍和生活方式干预 3 个月后 HbA1c 未达标,二甲双胍可以与其他药物联合应用。对于合并 ASCVD、HF 或 CKD 患者,指南推荐联合 SGLT-2 抑制药或胰高血糖素样肽 1(GLP1)受体激动药[31]。

2. 作用机制 SGLT-2 抑制药通过尿液排泄而起到降低血糖水平的作用(图 4.5)。其具有降糖作用,同时还有利尿介导的降压作用和减少血容量,这可能是其能够使心血管获益的原因[91]。肾中 SGLT-2 受体的抑制使得尿糖排泄增加,从而减少餐后血糖的升高,更有效的血糖控制和减重。一项荟萃分析证实了 SGLT-2 抑制药能够减重,该分析显示 SGLT-2 抑制药组在 2 年内平均体重比安慰剂组减轻 2.99kg(95%CI 3.64～2.34kg),同时 CVD 风险也明显下降。这些作用提高了胰岛素敏感度。与糖尿病相关的负能量平衡导致心肌细胞代谢酮体,而酮体是一种更高效的能源[93]。SGLT-2 抑制药的降压作用与其渗透性利尿作用相关。例如,CANTATA-M(Canagliflozin Treatment and Trial Analysis-Monotherapy)试验表明,使用 300 mg 卡格列净,收缩压(SBP)和舒张压(DBP)值分别降低了 5.4 mmHg 和 2 mmHg。[94]

3. 不同药物类别之间的差异 虽然目前研究证明卡格列净和

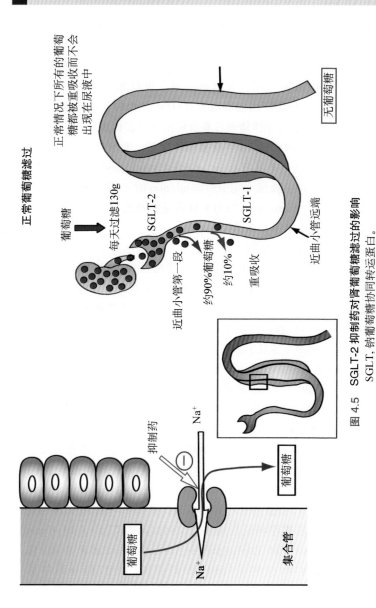

图 4.5 SGLT-2 抑制药对肾葡萄糖滤过的影响
SGLT，钠葡萄糖协同转运蛋白。

恩格列净对心血管和肾有益,但卡格列净可增加下肢截肢和骨折风险[69]。《2019 年 ADA 糖尿病医学诊疗标准》指出,对于已确诊的 AS-CVD 患者,恩格列净使用的证据最强[73]。达格列净对 HF 患者显示出显著的益处[95]。

4. 药物使用数据　此后,多个 FDA 授权的大型 CVOTs 报道了 SGLT-2 抑制药的心血管效应(表 4.6)。FDA 批准的两种 SGLT-2 抑制药恩格列净和卡格列净,均可显著减少心血管事件。

(1)EMPA-REG:该研究是一项随机双盲试验,评估了恩格列净对心血管死亡、非致命性 MI 或非致命性卒中复合终点的影响[70]。尽管研究设计为非劣效性,但该研究表明恩格列净优于安慰剂。恩格列净降低了主要结局的风险,使其相对风险降低了 14%[恩格列净 10.5% vs. 安慰剂 12.1%;HR 0.86(95% CI 0.74~0.99),$P = 0.04$]。在使用恩格列净的受试者中,心血管死亡减少了 38%[绝对率 3.7% vs. 5.9%,HR 0.62(95% CI 0.49~0.77),$P < 0.001$]。尽管恩格列净减少心血管死亡只是次要终点,但由于与其相关的心血管死亡显著减少,FDA 于 2016 年批准了恩格列净用于"降低成年 T2DM 和心血管疾病患者的心血管死亡风险"。

此外,恩格列净降低了基线时有和无 HF 患者的 HF 风险。《2019 ACC/AHA 心血管疾病一级预防指南》确定了恩格列净对 HF 一级预防的潜在价值[38]。在最初的几个月内,EMPA-REG 便观察到心血管死亡率降低[70]。这表明恩格列净的利尿和血流动力学改善作用可能使心血管获益,独立于其血糖控制效应[96]。在大范围的 HbA1c 值内,仍可以观察到 HF 患者受益于恩格列净,这进一步证实血糖控制不是恩格列净心血管获益作用的唯一原因。为了评估 SGLT-2 抑制药是否能独立于血糖控制预防 HF,针对恩格列净的 EMPEROR HF(ClinicalTrials. gov 试验编号:NCT03057977)和针对达格列净的 DAPA HF(ClinicalTrials. gov 试验编号:NCT03036124)T2DM 两项临床试验将会验证 SGLT-2 抑制药对非糖尿病人群 HF 的影响。

(2)CANVAS:该试验评估了卡格列净对心血管的影响。该研究发现,卡格列净将三类 MACE 的发生率从每年每 1000 人 31.5 起事件降至 26.9 起事件(HR 0.86;95% CI 0.75～0.97;非劣效性 $P <$ 0.001;优效性 $P = 0.02$)。然而,研究并未发现心血管死亡或全因死亡获益。值得注意的是,与对照组的每年每 1000 人 3.4 起事件相比,卡格列净组的下肢截肢率几乎翻了一番[每年每 1000 人 6.3 起事件,HR 1.97(1.41～2.75)]。

(3)CREDENCE:该试验同样研究了卡格列净,但作者评估的是其对肾的作用。主要结局是终末期肾病、血清肌酐翻倍和肾/心血管疾病死亡的复合结局。与安慰剂组相比,卡格列净组的主要结局发生率较低[43.2 起事件和 61.2 起事件/(1000 人·年),HR 0.70;95% CI 0.59～0.82;$P = 0.00001$]。CREDENCE 还证实,卡格列净对慢性肾病 (CKD) 患者有积极影响[97]。根据最新指南,不建议 GFR<45 ml/min 的患者使用 SGLT-2 抑制药,但 CREDENCE 结果表明,对于这些患者使用 SGLT-2 抑制药获益最明显。尽管 CREDENCE 试验由风险状况略高于 CANVAS 的人群组成,但其并未像 CANVAS 试验那样观察到截肢或骨折等不良事件增加[97]。

(4)DECLARE-TIMI-58:该试验研究了达格列净对心血管结局的影响[96]。这是第一个主要招募(59%)一级预防患者的 CVOT SGLT-2 抑制药试验。该研究只纳入了 41% 的 ASCVD 患者。虽然达格列净达到非劣效性标准,但在主要结果三类 MACE 方面并不优于安慰剂(HR 0.93,95% CI 0.84～1.03,$P = 0.17$)。但是,达格列净有效降低了 HF 住院率(4.9% vs.5.8%;HR 0.83;95% CI 0.73～0.95;$P = 0.005$)。

(5)总结:一项关于全因死亡率和心血管死亡率的荟萃分析发现,与通过 FDA 授权的试验中的其他药物类别(GLP-1 受体激动药和 DPP-4 抑制药)相比,SGLT-2 抑制药获益最明显。此外,与 GLP-1 受体激动药和 DPP-4 抑制药相比,SGLT-2 抑制药还可降低 HF 和 MI 发生率。[96]

5. 不良反应 FDA 授权的结局研究表明,SGLT-2 抑制药可增加尿糖引起的生殖器感染风险。在最近的一份报告中,FDA 报道了

55 例接受 SGLT-2 抑制药治疗的 Fournier 坏疽病例[98]。也有研究发现其他不良反应,如 LDL-C(1.09 ± 2.3 mg/dl)和总胆固醇(2.14 ± 3.7 mg/dl)增加[99]。此外,在使用达格列净的患者中发现有 10 例膀胱癌病例。因此,FDA 启动了针对这一罕见结果的上市后监测研究。SGLT-2 抑制药与 ACEI、ARB 或利尿药同时服用时,可能会导致老年人出现症状性低血压[100]。上市后报告还观察到服用卡格列净和达格列净的患者发生急性肾损伤的病例[101]。eGFR $<$ 30 ml/($min \cdot 1.73$ m^2)是使用 SGLT-2 抑制药的禁忌证。尽管一些研究报道使用 SGLT-2 抑制药骨折发生率较高,但这并未在达格列净或恩格列净的荟萃分析中得到证实[102]。在 CVOTs 中,仅有 CANVAS 试验发现使用 SGLT-2 抑制药会导致骨折风险增加[103]。也有报道服用 SGLT-2 抑制药的患者出现正常血糖酮症酸中毒的病例,而使用胰岛素治疗的 T2DM 患者可能面临更高的风险。在 2008 年之后的 CVOT 中,只发现卡格列净增加下肢截肢风险[69]。因此,FDA 发出警告,不应向有截肢风险的患者开具卡格列净处方。应观察服用卡格列净的患者是否有任何足部溃疡迹象[104]。

6. 药物相互作用或主要限制　总体而言,SGLT-2 抑制药与其他降糖药物或常用伴随药物几乎没有药物相互作用。只有在同时服用 UDP-葡萄糖醛酸转移酶诱导药(如利福平、苯妥英或利托那韦)的患者中,需要给予更高剂量的卡格列净[105]。

7. 实验药物　索格列净是一种双重 SGLT-1(在胃肠道中表达)和 SGLT-2(在肾脏中表达)抑制药[107]。

因此,该药物可同时减少肾和胃肠道中葡萄糖的吸收[106]。目前已完成针对 T1DM 患者使用索格列净的Ⅲ期试验,而针对 T2DM 患者的Ⅲ期试验仍在进行中[106]。欧盟在 2019 年 4 月批准当胰岛素治疗效果未达预期时,可以在 BMI$>$27 的 T1DM 患者中联合使用索格列净[107]。在美国,在 2019 年 1 月的 FDA 内分泌和代谢药物咨询委员会会议期间,委员会提出了对使用索格列净会增加糖尿病酮症酸中毒发生率的担忧。因此,FDA 推迟了批准,并发布了对索格列净的完整回复函[108]。

(三)GLP-1 受体激动药

1. 概述 GLP-1 受体激动药可刺激胰岛素分泌并抑制胰高血糖素释放,同时还具有降低食欲及减重作用。对于 ASCVD、HF 和 CKD 患者,如果仅通过二甲双胍或生活方式干预无法实现 HbA1c 达标,ADA/EASD 诊疗标准建议加用 SGLT-2 抑制药或 GLP-1 受体激动药[31]。

2. 作用机制 GLP-1 受体激动药和 DPP-4 抑制药是基于肠促胰岛素系统开发的药物。肠促胰岛素是一种胃肠肽激素,在吸收营养的过程中释放,能够促进胰岛素分泌。GLP-1 是一种由肠道 L 细胞对摄入的食物做出反应而分泌到循环中的激素(图 4.6)[109]。T2DM 患者会出现肠促胰岛素反应系统紊乱。肠促胰岛素轴还包括 DPP-4 酶,这是一种丝氨酸蛋白酶,可快速降解 GLP-1 和其他蛋白质。最终,这一"发现弧"催生了新的糖尿病疗法,即 GLP-1 类似物(艾塞那肽、利拉鲁肽)和 DPP-4 抑制药(沙格列汀、西格列汀等)[109]。肠促胰岛素模拟物是 GLP-1 受体激动药。GLP-1 通过刺激葡萄糖依赖的胰岛素分泌和生物合成,以及通过抑制胰高血糖素分泌、延迟胃排空和促进饱腹感来调节血糖水平(图 4.6)。它们通过多种机制调节葡萄糖代谢并具有心血管保护作用,包括对血压、内皮功能、体重、心脏代谢、脂质代谢、左心室功能、动脉粥样硬化和缺血再灌注损伤反应的影响,这些作用可能独立于其降糖效应[102]。

3. 不同药物类别之间的差异 GLP-1 受体激动药分为短效和长效药物。艾塞那肽和利西拉肽的作用时间较短,对餐后血糖和胃排空的影响更显著,但对空腹血糖的影响较小[110]。利西拉肽每天给药一次,而艾塞那肽每天给药两次。在研制出最初的短效 GLP-1 受体激动药后,制药公司又开发出了长效制剂。度拉糖肽、艾塞那肽缓释制剂(ER)、利拉鲁肽和司美格鲁肽都是长效 GLP-1 受体激动药。与短效 GLP-1 受体激动药相比,长效药物对空腹血糖的影响更大,对胃排空的影响更小[111]。一项对评估多种 GLP-1 受体激动药作用的 17 项试验的回顾分析表明,与活性药物对照组相比,利拉鲁肽和艾塞那肽减重作用更强[112]。与其他 GLP-1 受体激动药不同,司美格鲁肽的

GLP-1受体激动药和DPP-4受体抑制药作用机制

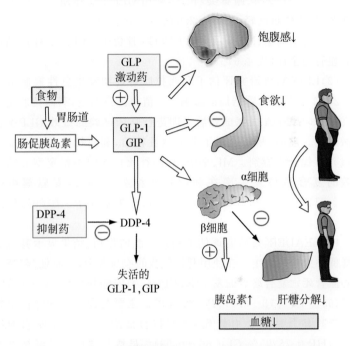

图 4.6 GLP-1 受体激动药和 DPP-4 受体抑制药作用机制

强效降糖作用可能会导致视网膜病变。[113]

4. 药物使用数据

（1）血糖控制：GLP-1 受体激动药可改善血糖控制。一项对 17 项试验的荟萃分析表明，与安慰剂相比，GLP-1 受体激动药可将 HbA1c 降低约 1％。[112] 对于接受使用注射疗法的需要强效降糖的患者，GLP-1 可能是更优于胰岛素的选择，因为二者降糖效力相近，而前者发生低血糖风险更低且减重作用更强[114]。此外，与其他降糖药相比，GLP-1 受体激动药比 TZDs 和磺脲类药物具有更强的降糖作用[114]。

（2）减重：减重是 GLP-1 受体激动药的重要获益。一项对 17 项随机试验的系统评价表明,与安慰剂或活性对照药物(甘精胰岛素、DPP-4 抑制药、TZDs、磺脲类)相比,使用 GLP-1 受体激动药的参与者在 30 周内体重减轻了 1.5～2.5kg[112]。

心血管结局总计有 8 项大型 CVOTs 评价了 GLP-1 受体激动药的心血管安全性(表 4.6)。

(3)ELIXA:该研究评估了利西拉肽对近期发生急性冠脉事件的 T2DM 患者心血管结局的影响[116]。值得注意的是,利西拉肽是唯一在 2008 年 FDA 强制试验后立即进行临床试验的短效 GLP-1 受体激动药。然而,尽管通过了非劣效性检验,利西拉肽的主要复合终点并不优于安慰剂。MI、卒中、心血管死亡或因不稳定型心绞痛住院的复合事件发生率在利西拉肽组为 13.4%,安慰剂组为 13.2%(HR 1.02;95% CI 0.89～1.17;非劣效性 $P<0.001$;优效性 $P=0.81$)。

(4)LEADER:该研究评估了利拉鲁肽的作用,结果显示其可有效降低心血管死亡率。在使用利拉鲁肽的参与者中,心肌梗死、卒中和心血管死亡复合终点的发生率为 13%,而安慰剂组为 14.9%(HR 0.87;95% CI 0.78～0.97;$P=0.01$)[68]。主要复合终点的降低主要是由于其显著减少心血管死亡(利拉鲁肽组 4.7% vs. 安慰剂组 6.0%,HR 0.78;95% CI 0.66～0.93)。虽然利拉鲁肽已经被批准用于治疗 T2DM,但根据 LEADER 研究的结果,FDA 还在 2017 年批准了利拉鲁肽"用来降低患有 T2DM 和已确诊心血管疾病的成人发生 MACE 的风险"。

(5)SUSTAIN-6:该研究检验了周制剂 GLP-1 受体激动药司美格鲁肽的心血管安全性[113]。尽管其较小样本量中发生的事件数较少,但结果与 LEADER 相似,司美格鲁肽的心血管安全性不劣于安慰剂。司美格鲁肽组中有 6.6% 的患者出现主要结局(首次发生心血管死亡、非致死性心肌梗死或非致死性卒中),而安慰剂组为 8.9%(HR 0.74;95% CI 0.58～0.95;非劣效性 $P<0.001$)。

(6)EXSCEL:该研究发现,艾塞那肽缓释制剂在主要结局方面显示出接近出现统计学差异的获益,但与安慰剂相比并未显著降低心血管事件[116]。艾塞那肽组的主要结局(心血管死亡、MI 或卒中)发生率为 11.4%,安慰剂组为 12.2%(HR 0.91;95% CI 0.83~1.00;优效性 $P=0.06$;非劣效性 $P<0.001$)。

(7)HARMONY OUTCOMES:该研究发现,在 T2DM 患者的标准治疗中加入阿必鲁肽,其主要心血管事件显著减少[117]。阿必鲁肽组的三类 MACE 发生率为 7%,而安慰剂组为 9%(HR 0.78;95% CI 0.68~0.90;非劣效性 $P<0.0001$;优效性 $P=0.0006$)。然而,由于药物处方所限,自 2017 年起阿必鲁肽已经停止销售。

(8)REWIND:该研究是随访时间最长的 CVOT 试验,其随访时间达到了 5.5 年[118]。值得注意的是,REWIND 的研究人群囊括了高比例的女性(47%)、较低的基线 HbA1c(7.2%)和更高比例的一级预防患者(70%)。结果显示,度拉糖肽在降低心血管事件方面优于安慰剂。度拉糖肽组三类 MACE 事件发生率为 12%,而安慰剂组为 13.4%(HR 0.88;95% CI 0.79~0.99;$P=0.026$)。此外,REWIND 还提示度拉糖肽可能有益于一级预防。

总之,GLP-1 受体激动药的 CVOTs 结果存在一定的差异。只有四项试验(LEADER、SUSTAIN-6、REWIND、HARMONY OUTCOMES)证实 GLP-1 受体激动药可降低主要结局、主要心血管事件的风险。此外,只有 REWIND 表明 GLP-1 受体激动药可能适用于一级预防。ELIXA、HARMONY、LEADER、SUSTAIN-6 和 EXSCEL 等研究人群大多数为既往存在 CVD 病史的患者,表明 GLP-1 受体激动药主要减少已确诊 ASCVD 的患者的心血管事件。在对 GLP-1 受体激动药的 CVOT 试验进行比较后,2019 年 ADA/EASD 诊疗标准指出,利拉鲁肽心血管获益证据的最强[31]。2018 年 ADA/EASD 诊疗标准还指出,司美格鲁肽同样有显著的心血管获益[73]。

5. 不良反应　GLP-1 受体激动药最常见的不良反应是胃肠道反应。一项荟萃分析显示,有 10%~50% 的患者会出现腹泻、呕吐和恶心[112]。急性胰腺炎事件也与 GLP-1 受体激动药的使用有关。但是,其发生率极低,一项对 14 562 例受试者进行的荟萃分析仅报道了 16 例急性胰腺炎患者[119]。此外,还有可能会出现注射部位反应。

一项研究指出,与胰岛素(1%～5%)相比,阿必鲁肽和艾塞那肽的局部反应更常见(10%)[120,121]。GLP-1 受体激动药还与胆囊事件风险有关,这种不良反应可能与减重相关[122]。在 SUSTAIN-6 试验中,使用司美鲁肽的患者比安慰剂组更易出现糖尿病视网膜病变的并发症(HR 1.76;95% CI 1.11～2.78)[113]。然而,目前尚不清楚这是药物的直接作用还是只是司美格鲁肽控制血糖所致。在收到来自 78 例急性肾衰竭或肾功能不全患者的报告后,FDA 建议艾塞那肽禁用于严重肾功能损害的患者[123]。啮齿类动物研究还表明,利拉鲁肽和度拉糖肽与良性和恶性甲状腺 C 细胞肿瘤相关[124]。此外,在使用胰岛素和磺脲类药物治疗的患者中,加入 GLP-1 受体激动药可能会在一定程度上增加低血糖风险[125]。

6. 试验药物 tirzepatide 是一种专门为心血管风险增加的 T2DM 患者开发的 GLP-1 受体激动药,目前正在进行Ⅲ期试验。Ⅱ期试验表明,与 trulicity(标准 GLP-1 激动药)相比,tirzepatide 具有更强大的减重和降 HbA1c 作用[126]。SURPASS-4 是 2018 年启动的Ⅲ期试验,研究证实了 tirzepatide 在心血管疾病高风险参与者中的安全性和有效性[127]。

六、不会降低心血管疾病风险的药物

(一)DPP-4 抑制药

1. 概述 DPP-4 抑制药是化学衍生的、选择性的、竞争性的 DPP-4 抑制药,可以口服给药。

2. 作用机制 DPP-4 抑制药可减少进食后血浆 GLP-1 和 GIP 的降解(图 4.6)。与 GLP-1 激动药一样,这些药物通过刺激胰腺释放胰岛素并抑制胰高血糖素的释放而发挥降糖作用。然而,与直接使用 GLP-1 受体激动药相比,DPP-4 抑制药仅能轻度升高 GLP-1 水平。这也是 GLP-1 受体激动药相较 DPP-4 抑制药具有更强的减重、降空腹血糖和降 HbA1c 作用的原因[96,128]。

3. 不同药物类别之间的差异 几乎所有 DPP-4 抑制药均经肾排泄,因此需根据肾功能调整剂量。而利格列汀是个例外,其通过肠肝系统排泄。因此,CKD 患者无须调整利格列汀剂量。[73]

4. 使用数据

(1)血糖控制:所有 DPP-4 抑制药均可中度降低 HbA1c,且各种药物降低 HbA1c 的程度相似[129]。作为二线治疗方案,DPP-4 抑制药优先级不如 GLP-1 受体激动药,且在荟萃分析中并未表现出相较于磺脲类药物的优势。[130] DPP-4 抑制药和吡格列酮降 HbA1c 效果相近,但吡格列酮组 HbA1c 达到<7%(研究的目标 HbA1c 值)的概率更高[130]。

(2)心血管作用:在评价 DPP-4 抑制药心血管结局的 CVOTs 中(表 4.6),未发现有药物与心血管获益相关。并且,沙格列汀[131] 和阿格列汀[132] 显示出会增加 HF 住院风险,其中沙格列汀风险更高。基于这些结果,美国心脏协会和美国心力衰竭协会(HFSA)得出结论,对于心衰或心衰高危患者,不推荐使用 DPP-4 抑制药[133]。2017年,FDA 发布了关于沙格列汀和阿格列汀增加了 HF 风险的药品说明警告。

(3)EXAMINE:该试验评估了阿格列汀治疗近期发生急性冠脉综合征的 T2DM 患者的心血管安全性。结果显示,阿格列汀在主要终点、三类 MACE 方面不劣于安慰剂(HR 0.98;95% CI 0.86～1.12)[134]。然而,相较安慰剂,事后分析显示阿格列汀增加了因 HF 住院的风险(HR 1.07;95% CI 0.79～1.46)[132]。

(4)TECOS:该试验的研究者发现,与安慰剂相比,西格列汀不会增加心血管事件风险(HR 0.98;95% CI 0.88～1.09)[135]。

(5)SAVOR TIMI-53:在该试验中,沙格列汀没有增加或减少缺血事件的发生率(HR 1.00;95% CI 0.89～1.12;优效性 $P=0.99$,非劣效性 $P<0.001$)[131]。然而,作者指出,与对照组相比沙格列汀组的 HF 住院率增加(沙格列汀 3.5% vs. 安慰剂 2.8%)。

(6)CARMELINA:该研究评价了利格列汀的心血管安全性。研究发现,利格列汀在主要心血管事件的风险方面表现出非劣效性[136]。值得注意的是,CARMELINA 的研究人群包括高血管风险的患者。这项关键因素提供了在高危患者中使用利格列汀的重要信息。

5. 不良反应 总体而言,DPP-4 抑制药的耐受性良好,且体重增加、胃肠道不良反应和低血糖的发生率极低[137]。与 GLP-1 受体激动药的减重作用相比,它们对体重无影响。[130] 重要的是,在单药治疗中,临床试验中接受 DPP-4 抑制药治疗的患者的低血糖发生率与安慰剂相似[139]。此外,在使用稳定胰岛素剂量的老年患者中,联合应用利格列汀进一步改善了血糖控制水平,而不会出现过多的低血糖[139]。然而,DPP-4 抑制药有引起鼻咽炎的风险,但应用 DPP-4 抑制药患者的胰腺炎发生率低于应用其他口服降糖药的患者[99]。DPP-4 抑制药还存在肌肉骨骼不良反应[140]。

6. 药物相互作用或主要限制 与单药治疗相比,DPP-4 抑制药与磺脲类药物联用会使低血糖风险增加 50%[141]。

(二)噻唑烷二酮类药物

1. 概述 吡格列酮和罗格列酮属于 TZDs,也称为格列酮类。TZDs 是一种口服药物,可以非常有效地提高胰岛素敏感度和降低葡萄糖水平。虽然它们价格低廉及显示出动脉粥样硬化获益并具有高效的降糖效力,但需综合权衡这些获益与其存在的安全问题,如体重增加[142]、骨折风险[143]、HF[144,145] 和潜在的膀胱癌风险[146]。

2. 作用机制 TZDs 通过激活 PPAR-γ(gamma) 转录系统促进葡萄糖代谢(图 4.7)。证据表明,TZDs 可以比其他口服降糖药更有效地减缓 B 细胞功能丧失的速度[147]。

3. 不同药物类别之间的差异 主要药物是罗格列酮(第一个 TZD,但现在已经在欧洲暂停使用)和安全性更高的吡格列酮[148]。FDA 于 2010 年 9 月限制了对罗格列酮的使用。

4. 使用数据 血糖控制在 ACT NOW 试验中,吡格列酮将糖耐量受损进展为 T2DM 的风险降低了 72%,但其存在显著的体重增加和水肿不良反应[29]。TZDs 可以有效控制血糖且不易发生低血糖[149]。

心血管获益虽然发现吡格列酮(Actos)会增加 CHF 风险,但其与死亡率、MI 和脑卒中的风险降低相关[145,150]。在 IRIS(Insulin Resistance Intervention after Stroke)试验中,近期有缺血性脑卒中或短

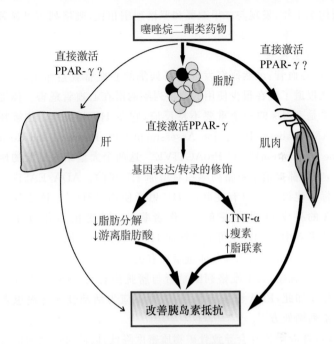

图 4.7 噻唑烷二酮类药物

PPAR-γ,过氧化物酶体增殖物激活受体 γ；TNF-α,肿瘤坏死因子 α
〔Modified from Cheng AYY, Fantus IG. Oral antihyperglycemic therapy
for type 2 diabetes mellitus. CMAJ 2005；172(2)；226-231.〕

暂性脑缺血发作病史的患者接受吡格列酮治疗后脑卒中或 MI 的风
险显著降低（HR 0.76；95％ CI 0.62～0.93；$P = 0.007$）。此外，
PROACTIVE(Prospective Pioglitazone Clinical Trial In Macrovascu-
lar Events)试验也发现吡格列酮相较安慰剂可降低复合主要终点
（全因死亡、非致命性心肌梗死、冠状动脉血运重建或腿部血运重建）
的风险,证明了其潜在的心血管获益作用（HR 0.90；95％ CI 0.80～
1.02）,但该结果未达到显著的统计学差异（$P = 0.095$）[145]。然而,研
究发现次要终点,三类 MACE 在吡格列酮组显著降低了 16％（HR
0.84,$P = 0.027$）[145]。英国全科实践研究数据库对 91 521 例患者平

均随访 7.1 年,发现与二甲双胍和罗格列酮相比,吡格列酮可显著降低全因死亡率[150]。

5. 不良反应

(1)心血管:虽然研究发现吡格列酮的心血管获益作用,但也多篇论文报道了现在很少使用的罗格列酮的潜在心血管危害。体液潴留似乎是 TZDs 的一个重要不良反应,它与 HF 相关[152]。这解释了DREAM(Diabetes Reduction Assessment with Ramipril and Rosiglitazone Medication)[144] 和 ProACTIVE[145] 这两个大型结果试验的研究结果,它们都报道了罗格列酮相对增加 HF 风险。ADA/EASD 2019诊疗标准建议避免对有症状的 HF 患者使用 TZDs[31]。该建议也在HFSA 的科学声明中发布[133]。作者提出,即使在不伴有 HF 的T2DM 患者中,TZDs 也可能会增加 HF 事件的发生风险[133]。

(2)体重增加:TZDs 与体重增加有关[142]。

(3)膀胱癌:关于吡格列酮是否与膀胱癌有关,现存证据尚存争议。尽管如此,FDA 已发出警告,医师不应为活动性膀胱癌患者开具吡格列酮处方[146]。

(4)骨折:TZDs 会导致骨矿物质密度降低,因此可能会增加骨折风险,女性尤甚[143]。2019 年 ADA/EASD 诊疗标准还指出,TZDs 应谨慎用于有跌倒或骨折风险的患者[31]。

(5)血脂:格列酮类药物有力地增加 HDL-C 19%,可能抵消 LDL-C 的 8% 增加带来的危害,同时还能降低 TG 和血糖(见图 4.1)[153]。罗格列酮使总 LDL-C 升高更多,而吡格列酮使 HDL-C 升高的程度远高于罗格列酮[154]。吡格列酮降低空腹 TG,而罗格列酮使空腹 TG 升高[154]。这些变化可能有助于解释为什么罗格列酮而不是吡格列酮单药治疗会升高 MI 风险[62,155] 和死亡率[149]。

6. 药物相互作用或主要限制 罗格列酮和吡格列酮都通过细胞色素 P450 代谢。因此,同时服用利福平会降低 AUC,而加入吉非贝齐可使 AUC 增加近 3 倍[156,157]。

7. 试验药物 在过去的 10 年,PPAR α/γ 双激动药由于结合了胰岛素增敏作用和降脂能力受到了国际关注。虽然由于安全问题或疗效,许多 PPAR α/γ 双激动药在临床前阶段即宣告失败,但 saroglitazar 在印度被批准用于治疗糖尿病血脂异常。Ⅲ 期试验 PRESS V(Prospective Randomized Efficacy and Safety of Saroglitazar V)证明,2 mg saroglitazar 使血浆 TG 水平降低了 26.4%,4 mg 降低了 45%。在该试验中,使用 4 mg saroglitazar 使 HbA1c 水平也降低了 0.3%±0.6%[159]。另一项Ⅲ期试验 PRESS Ⅵ也表明,2 mg 和 4 mg saroglitazar 将 HbA1c 和 TG 水平分别降低了 45.5%± 3.03% 和 46.7%±3.02%[159]。然而,该试验中 HbA1c 的降低水平并无显著统计学差异[159]。

(三)磺脲类

1. 概述 磺酰脲类是口服降糖药物,以高降糖效力而闻名,同时价格相对低廉。但是,它们也存在体重增加和低血糖风险。对于不伴有 CVD 的糖尿病患者,如果费用是决定因素,那么磺脲类药物可能是一个合适的选择[73]。

2. 作用机制 磺酰脲类药物是胰岛素促泌药,通过抑制三磷腺苷(ATP)敏感的 B 细胞钾通道来刺激胰岛素分泌[160]。

3. 不同药物类别之间的差异 磺脲类药物可以分为老的第一代(甲苯磺丁脲)和相对较新第二代药物(格列吡嗪、格列本脲、格列齐特和格列美脲)。总体而言,与长效磺脲类药物(格列本脲)相比,短效药物(格列齐特)发生低血糖的情况较为少见[161];然而,与其他磺脲类药物相比,格列本脲的低血糖风险最高[162]。因此,ADA/EASD 2019 诊疗标准指出,首选格列吡嗪等短效磺脲类药物。因为老年人发生低血糖的风险较高,格列本脲禁用于老年人[31]。对于肾功能不全的患者,重要的是要记住格列本脲和格列脲酮主要通过胆汁排泄,而其他磺脲类药物则通过尿液排泄[163]。

4. 使用数据 磺酰脲类药物具有很高的降糖效力。在对 31 项双盲随机对照试验的系统评价中,与安慰剂相比,磺脲类药物使 HbA1c 降低了 1.51%。与其他口服降糖药相比,磺脲类药物将 HbA1c 降低了 1.62%,与胰岛素相比降低了 0.46%(各个试验的平均基线 HbA1c 从 4.6%~13.6%)。[164]然而,磺脲类药物对降低血糖水平没有持续影响[165]。

5. 不良反应

(1)心血管作用:由于磺酰脲类受体 SUR2a 也在心肌细胞上表达,长期以来人们一直认为这类药物也可能会影响心脏功能。并且,几项较小规模的临床试验和实验研究表明,磺脲类药物确实会损害缺血预处理[166]。除了对心脏和血管功能的这些潜在直接影响外,磺脲类药物治疗期间的常见不良反应低血糖也与心律失常的发生相关,这也是这类药物存在心血管风险的潜在机制[167]。目前关于磺脲类药物对 T2DM 长期主要临床结局影响的前瞻性研究较少。20 世纪 60 年代的美国大学组糖尿病方案(UGDP)研究最初表明,接受磺脲类药物甲苯磺丁脲治疗的患者心血管死亡率较高[168]。相反,UKPD 研究显示格列本脲对死亡率或心血管事件发病率没有显著影响[49]。关于这类药物对 T2DM 的长期主要临床结局影响的前瞻性研究很少。一项大型前瞻性注册试验结果显示,与二甲双胍相比,使用最常用的磺脲类药物(包括格列美脲、格列本脲、格列吡嗪和甲苯磺丁脲)单药治疗与死亡率和心血管风险增加相关[169]。最近的荟萃分析结果显示,与其他治疗方案相比,所有磺脲类药物均未增加全因死亡率[170]。此外,最近发表的 CAROLINA 研究证实了磺脲类药物的心血管安全性;CAROLINA 观察到格列美脲(磺脲类)和利格列汀(DPP-4 抑制药)之间的心血管风险没有显著差异(三类MACE 发生率利格列汀组为 11.8%,格列美脲组为 12.0%;HR0.98;$P=0.7625$)[171]。

(2)体重增加:此外,磺脲类药物也与体重增加相关。在 UPKDS研究中,服用格列本脲的患者在前 3 年体重增加了 4kg[49]。在 A-DOPT 研究(A Diabetes Outcome Progression Trial)中,服用格列本脲 12 个月后导致体重增加 1.6kg(95% CI 1.0~2.2kg)[172]。

(3)低血糖:一项基于人群研究的系统回顾得出结论,磺脲类药物的轻度/中度(定义为在发作期间不需要第三方帮助)低血糖事件的发生率为 30%,重度发生率(需要第三方帮助)为 5%。尽管如此,磺脲类药物的低血糖发生率仍低于胰岛素[174]。证据表明,在给低

HbA1c 或肾功能受损的老年患者开具磺脲类药物处方时应格外小心,因为患者低血糖的发生率更高[174-176]。

6. 药物相互作用或主要限制　有证据表明,磺脲类药物与利用 CYP2C9 底物的药物存在相互作用,如非甾体抗炎药,会导致低血糖风险增加[177]。

(四)胰岛素

1. 概述　在应用口服降糖药或 GLP-1 受体激动药(GLP-1 RA)治疗失败后,当前的诊疗标准推荐使用胰岛素治疗。

当前的 2019 年 ADA 诊疗标准建议,如果患者出现分解代谢迹象,如体重减轻、高血糖、HbA1c 水平>10%(86 mmol/mol)或血糖水平超过 300mg/dl(16.7 mmol/L),则应使用胰岛素[31]。

2. 作用机制　长效胰岛素制剂(德谷胰岛素、甘精胰岛素)抑制餐后内源性葡萄糖的产生(主要是肝)[31,178]。另一方面,如果基础胰岛素治疗不足以达到或维持血糖水平时,可使用速效胰岛素[73]。速效胰岛素(赖脯胰岛素、门冬胰岛素、赖谷胰岛素)用于控制餐后血糖。吸入式胰岛素起效更快,可与速效胰岛素一起用于纠正高血糖;然而,仍需要更大规模的研究来验证其与注射胰岛素相比有无获益。根据 2018 年 EASD-ADA 诊疗标准,这些胰岛素是 T2DM 的首选药物[73]。德谷胰岛素的作用机制特别有趣,其半衰期长且作用曲线平坦,在皮下注射部位快速形成可溶性多六聚体储存库,胰岛素从中缓慢而持续地释放到循环中,因此是 T1DM 和 T2DM 胰岛素治疗的"不是革命,却是进化"[180]。

3. 不同药物类别之间的差异　作为最基本的区别,胰岛素的速效、短效、中效和长效剂型之间的作用特点不同。预混胰岛素包括基础胰岛素和餐时胰岛素类型,可通过一次注射同时满足患者的基础胰岛素和餐时胰岛素需求。有证据表明,在低血糖风险控制方面,长效胰岛素与中性鱼精蛋白 Hagedorn(NPH)胰岛素相比具有一定的优势,但其经济成本也更高[180]。胰岛素经济成本的增加一直是患者和治疗医疗保健专业人员需要考虑的主要问题[181]。然而,在真实的医院环境中,NPH 和长效胰岛素的低血糖风险没有差异[182]。临床医师还应知晓,在有高 CVD 风险的患者中,与甘精胰岛素 U100 相比,德谷胰岛素的严重低血糖风险更低[183]。

4. 使用数据 在二甲双胍基础上加用胰岛素治疗,可将 T2DM 患者的 HbA1c 水平降低高达 4.9%[184]。联合应用胰岛素和口服降糖药是临床实践中确切可行的强化降糖方案。一项联合应用二甲双胍和胰岛素治疗的研究结果显示,与胰岛素单药治疗相比,联合治疗组 HbA1c 显著降低。此外,胰岛素-二甲双胍组患者的体重增加较少,低血糖发生率也较低[185]。一项荟萃分析证实,不仅是二甲双胍和胰岛素联合使用,TZDs 和磺脲类药物与胰岛素联合使用也能改善血糖控制[186]。在所有研究中,联合口服降糖药可使胰岛素的剂量平均减少 62%[186]。

5. 不良反应

(1)心血管:胰岛素治疗引起的体液潴留导致的心衰风险的增加并未导致心衰死亡率或住院率的持续增加[74]。此外,ORIGIN 试验(Outcome Reduction with Initial Glargine Intervention trial)结果表明,在糖尿病前期或新发 T2DM 患者中加用基础甘精胰岛素联合口服药物不会增加心血管事件的发生风险。甘精胰岛素组与标准治疗组的心血管结局发生率相似(每 100 人·年,甘精胰岛素组 2.94 次事件,标准治疗组 2.85 次事件)[187]。一项评估严格血糖控制结局的荟萃分析纳入了 4 项试验(ACCORD、ADVANCE、VADT 和 UKPDS),其结果显示,与标准组相比强化降糖组的主要心血管事件(HR 0.91;95% CI 0.84~0.99)总体减少了 9%,这一结果归因于 MI 减少了 15%[188]。

(2)低血糖:胰岛素的主要问题是高血糖控制可能以低血糖为代价。一项对各类降糖药物的荟萃分析显示,基础胰岛素和磺脲类药物发生低血糖的风险最高[OR,17.9(95% CI 1.97~162);RD,10%(95% CI 0.08%~20%)][189]。

(3)体重增加:一个特别紧迫的问题是与胰岛素治疗相关的体重增加。UKPDS 研究表明,在开始胰岛素治疗 10 年后,患者体重平均增加 7kg[49]。值得注意的是,与胰岛素强化治疗相比,GLP-1 受体激动药和胰岛素的联合注射治疗方案在保持相同的降糖效果的同时可减少体重增加和低血糖的发生概率[190]。

6. 药物相互作用或主要限制　许多药物与胰岛素存在相互作用。一些药物底物具有降糖作用，不应与胰岛素一起给药，以避免发生低血糖。目前已观察到胰岛素与某些抗生素[191]、β 受体阻滞药、水杨酸盐和乙醇一起使用时存在协同降糖作用。利尿药[192]、类固醇和口服避孕药可促进外周 IR 并减少胰岛素释放，从而可能减少所需的外源性胰岛素剂量。不应向吸烟者或患有哮喘、慢性阻塞性肺病或其他慢性肺病的患者开具吸入式胰岛素处方[31]。

七、低血糖

不仅 DM 的微血管和大血管并发症对 DM 患者构成威胁，低血糖发作同样会增加糖尿病发病率。

(一)低血糖和心血管风险

低血糖似乎会对心血管健康造成极大影响。低血糖发作会促进血小板聚集[193]、炎症[193]、内皮功能障碍[194,195]和致心律失常过程[196]，这会增加不良心血管事件的风险(表 4.7)。

(二)试验数据

多项研究发现心血管结局与低血糖发作相关。一项纳入 11 140 例患者的研究评估了严重低血糖与不良临床预后之间的关系，结果显示，与没有发生低血糖的患者相比，发生严重低血糖患者的大血管事件发生率显著增高(HR 2.88；95% CI 2.01～4.12)[197]。这也在 EXAMINE 试验中得到证实，该研究中严重低血糖患者的主要不良心血管事件风险的 HR 为 2.42(95% CI 1.27～4.60，$P=0.007$)[198]。此外，研究还证明低血糖会影响动脉粥样硬化的进展，如一项研究报道了低血糖与较高的 CAC 评分(CAC>100 Agatston 单位)之间的关系[199]。来自 ARIC(Atherosclerosis Risk in Communities)的数据是一项纳入 1209 例参与者的前瞻性队列分析，研究结论为发生严重低血糖事件的参与者的心血管疾病、CHD、HF、心房颤动、外周动脉疾病和全因死亡率发生率较高。其中，全因死亡率(HR 1.73；95% CI 1.38～2.17)、心血管死亡率(HR 1.64；95% CI 1.15～2.34)和 CHD (HR 2.02；95% CI 1.27～3.2)具有统计学意义[200]。

表 4.7　糖化血红蛋白的变化率和降糖药引起的低血糖

	HbA1c 变化（%）	低血糖（odds ratio）
磺脲类	−0.82[a]	8.86[a]
格列奈类	−0.71[a]	10.518[a]
DPP-4 抑制药	−0.69[a]	1.13
GLP-1 受体激动药	−1.02[a]	0.92
基础胰岛素	−0.88[a]	4.77[a]
预混胰岛素	−1.07[a]	17.78[a]
SGLT2 抑制药	−0.66[a]	1.28[a]

[a] 与安慰剂比较差异。

DPP-4，二肽基肽酶-4；GLP-1，胰高血糖素样肽-1；SGLT，钠-葡萄糖协同转运蛋白。

Modified from Liu SC，Tu YK，Chien MN，Chien KL. Effect of antidiabetic agents added to metformin on glycaemic control，hypoglycaemia and weight change in patients with type 2 diabetes：a network meta-analysis. Diabetes，Obes Metab 2012；14（9）810-820.

Connelly KA，Yan AT，Leiter LA，Bhatt DL，Verma S. Cardiovascular implications of hypoglycemia in diabetes mellitus. Circulation 2015；132（24）：2345-2350.

Vasilakou D，Karagiannis T，Athanasiadou E，et al. Sodium-glucose cotransporter 2 inhibitors for type 2 diabetes：a systematic review and meta-analysis. Ann Intern Med 2013；159（4）：262-274.

　　然而，有人认为这种关系可能是由混杂因素所造成。首先，出现低血糖发作的个体年龄较大，更可能患有并发症，也更容易患心血管疾病[198]。但是，一项纳入来自观察性研究中超过 900 000 例患者的荟萃分析，通过偏倚分析发现心血管结局与低血糖发作之间存在着很强的直接联系[199]。尽管该荟萃分析得出的结论是纳入研究之间存在着中等的异质性，但分层分析显示在大多数亚组显示出相似的结果[199]。

（三）降糖药物和低血糖

不同降糖药物的低血糖发生风险存在显著差异。在对二线T2DM 药物的荟萃分析中，与安慰剂相比，只有胰岛素、磺脲类和格列奈类药物会增加低血糖风险［OR 分别为 8.86（95％ CI 4.63～17.83）、10.51（95％ CI 3.59～38.32）、4.77（95％ CI 1.35～18.3）和17.78（95％ CI 4.84～69.98）][202]。SGLT-2 抑制药、GLP-1 受体激动药和 DPP-4 抑制药等新型降糖药物的风险非常低，甚至可以降低糖尿病患者的低血糖风险。

八、指南

总体而言，2019 年 ADA/EASD 诊疗标准支持糖尿病的个体化药物治疗方案（图 4.8）。在决定降糖药物前，应考虑关键并发症（ASCVD、HF 和 CKD）、对体重增加的影响、低血糖风险、经济成本和患者偏好。

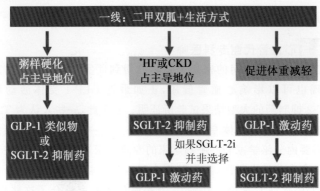

图 4.8　2019 年《糖尿病医疗标准》指南

避免在心力衰竭（HF）患者中使用 TZDs。CKD，慢性肾病；GLP-1，胰高血糖素样肽-1；SGLT，钠-葡萄糖协同转运蛋白［Data from American Diabetes Association. Standards of medical care in diabetes-2019. Diabetes Care. 2019；42（suppl1）：S13-S28. https：//doi. org/10. 2337/dc19-Sint01.］

二甲双胍仍被推荐作为 T2DM 的一线治疗药物。如果 3 个月后 HbA1c 未达到目标,可以根据并发症选择其他药物联合二甲双胍。由于 GLP-1 受体激动药和 SGLT-2 抑制药的心血管获益,推荐这些药物用于治疗伴有 ASCVD 的患者。如果 HF 或 CKD 占主导地位,在 eGFR 在可接受范围内的前提下,应开始使用 SGLT-2 抑制药,因多项 CVOT 证实其可抑制 HF 和 CKD 进展。多项 CVOT 证实,恩格列净、达格列净和卡格列净可以降低 HF 发病率、延缓 CKD 发展。如果患者不能耐受 SGLT-2 抑制药或 eGFR 过低,应使用 GLP-1 受体激动药,有证据支持其可减少 CVD 事件。GLP-1 受体激动药中,利拉鲁肽的试验证据最强。

HF 患者应避免使用 TZDs。如果减肥是治疗目标,那么医师可以选择 GLP-1 受体激动药。其中,支持司美格鲁肽减重作用的证据最充分。由于 DPP-4 抑制药仅有中等降糖效果,且某些 DPP-4 抑制药可能增加 HF 风险,它被指南推荐作为二线治疗。

九、未来研究方向

(一)心血管代谢专科医师

DM 和 CVD 之间的密切关系早已得到证实。T2DM 药物现在被发现也可以影响心血管健康,正如最近 GLP-1 受体激动药和 SGLT-2 抑制药的大型结果试验所证明。鉴于此,一些人认为 T2DM 不应被细分到一个具体专业,而是将其描述成一种"心脏代谢疾病",同时需要内分泌学家和心脏病学家的专业临床知识。目前正在讨论启动结合内分泌专科医师、心脏病专科医师和初级保健医师专业领域的"心脏代谢专家培训计划"[203]。心脏代谢专家整合了这些学科,为患有 T2DM 和心血管疾病的日益衰老和肥胖的患者提供了最佳诊疗方案[203]。

(二)维生素 D

目前的研究已将低 25-羟基维生素 D 水平作为 T2DM 的危险因素,观察性研究也支持这种观点[2-4]。然而,有一项研究将 2423 例参与者随机分配到每天补充 4000U 维生素 D 的试验组和安慰剂组,结果并未发现补充维生素 D 可以降低 T2DM 风险[205]。

（三）口服司美格鲁肽

GLP-1 研究的一个新进展是开发出了司美格鲁肽口服制剂，这一制剂的成功在多项试验中得到了验证。PIONEER（Peptide Innovation for Early Diabetes Treatment）系列试验将口服司美格鲁肽与安慰剂[206]、西格列汀[207] 和利拉鲁肽[208] 进行了比较，结果发现口服司美格鲁肽在减重和降 HbA1c 方面优于上述所有药物。此外，研究证实如司美格鲁肽口服制剂对患有肾功能不全的 T2DM 患者的安全性[209]。目前的研究已经证明了司美格鲁肽的心血管获益。在 PIONEER 6 中，口服司美格鲁肽使主要终点的风险降低了 21%，不劣于安慰剂（$P < 0.001$），但由于试验规模较小（PIONEER 6 招募了 3183 名患者），无法充分证明其有效性。与安慰剂相比，口服司美格鲁肽可显著降低心血管原因死亡率（HR 0.49；95% CI 0.27~0.92）和全因死亡率（HR 0.51；95% CI 0.31~0.84）。与注射剂型相比，口服形式的 GLP-1 受体激动药有望提高治疗依从性。

参考文献

完整的参考文献可在 www.expertconsult.com 上查阅。

第5章

治疗肥胖的药物

BENJAMIN M. SCIRICA

一、药物分类概述和指南

肥胖是一个世界范围内普遍受到关注的社会和医学问题。根据 2017 年的多项评估表明,世界上超过 19 亿人超重[体重指数(BMI) $25\sim29kg/m^2$],并且超过 6.5 亿人肥胖(BMI$\geqslant30kg/m^2$)[1]。在美国的成年人中超过 39%肥胖,33%超重,肥胖率在过去的 20 年里翻了 1 倍[2]。全球的肥胖率自 1975 年以来增加了 2 倍,与营养不良相比超重和肥胖引起了更多的人死亡。BMI 和总死亡率之间存在公认的关系,当 BMI>25 时,总死亡风险就会稳步增加。有关资料表明每年美国有 11.5 万至 30 万人的死亡与肥胖有关,而全球有 280 多万人死于肥胖。同时,据悉美国每年投入的与肥胖相关的费用近 1500 亿美元。

目前公认的是,减肥对提高健康水平很重要,特别是对于预防糖尿病和其他与肥胖相关的疾病,如睡眠呼吸暂停、脂肪肝和多囊卵巢等疾病[3]。即使是相对较小的体重减轻(5%~10%)也会很好地改善代谢水平。然而具有挑战性的问题是如何确定减肥策略或特定的医疗方法来达成更有意义的持续减肥的效果。此外,减肥的药物治疗史包括许多引起严重不良反应的药物,限制了临床上对治疗肥胖相关药物的研究兴趣。更具挑战性的事实是,目前没有证据证明治疗肥胖可以有明确的心血管获益。虽然多项减肥研究改善了血糖指数或降低了心脏危险因素,但没有一项研究可以证明减肥可以降低心血管事件的发生,如心肌梗死、卒中、血运重建、心衰或心血管原因的死亡。迄今为止,没有任何研究表明减肥对心血管系统有益,因此有人质疑肥胖和心血管结局之间是否真的存在因果关系,肥胖是否仅加剧了其他已知的心血管危险因素,还是只是代谢健康状况较差的标志之一。

二、减肥干预

选择减肥疗法的临床挑战是,最有效的减肥策略就是减肥手术,而这种技术是侵入性的,只能适用于相对较小比例的患者。减肥手术适用于并发症较少,但肥胖相关风险显著的年轻患者。同时肥胖治疗谱的另一端就是饮食和生活方式干预,有许多不同的项目(某些方法较其他有更好的证据支持),但一般来说适用于适度的体重减轻,但很难一直坚持下去。药物治疗介于治疗谱的两端之间,因为历史上用于减肥的药物只能适度减重并且需要相对较高的成本,同时存在一定的不良反应。因此,临床需要通过发现更有效的减肥药物来实现更好并且持续的减肥效果,同时不会带来安全性问题,来帮助更多潜在的患者群体实现显著和持久的减肥(图 5.1)。

(一)历史和监管展望

不幸的是,过去的几十年在药物减肥治疗中出现了某些明显的失败。1997 年的芬氟拉明-芬特明是一种非选择性血清素激动药,相对较短的治疗时间但可增加瓣膜病和肺动脉高压的风险,导致其退出市场。大麻素拮抗药利莫那班已获批准在欧洲使用,但后续一项大型随机研究证实其有明显的神经精神不良反应,因而退市。另一种药物西布曲明是一种拟交感神经的药物,被证明可以促进减肥,然而,在一项随机试验中,它被证明增加了心肌梗死和卒中的发生。表 5.1 提供了在美国撤回或未批准的药物完整名单。

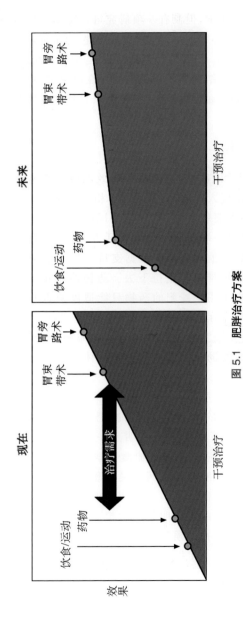

图 5.1　肥胖治疗方案

目前，左侧的饮食 / 生活方式 / 药物治疗和右侧的减肥手术在效果上有很大的差距。理想情况下，在右边，药物治疗将安全地实现更大的减肥和扩大治疗选择。

表 5.1 历史上在美国被撤回或未被批准的用于管理体重的药物列表

药物	退市时间	原因
甲状腺素	1892	模拟内源性甲状腺素/三碘甲状腺原氨酸与心动过速和代谢率增加相关
二硝苯酚	1932	解偶联氧化磷酸化,与白内障、神经病变及死亡相关
安非他明	1937	去甲肾上腺素能多巴胺能药物,与娱乐性滥用和肺动脉高压相关
阿米雷司	1965	去甲肾上腺素能药物,与肺动脉高压相关的疾病
芬氟拉明,右芬氟拉明	1997	血清素能药物,与心脏瓣膜病和原发性肺动脉高压相关
苯丙胺	1998	去甲肾上腺素能激动药,与卒中和心血管疾病的死亡有关
麻黄生物碱	2003	去甲肾上腺素能激动药,与心脏病发作、卒中和死亡有关
利莫那班	2008	大麻素受体拮抗药,与抑郁和自杀倾向有关
西布曲明	2010	去甲肾上腺素再摄取抑制药,与血压升高和死亡有关
洛卡塞林	2020	选择性血清素(5-HT)C2 受体激动药,与癌症风险增加相关

Adapted from Bray GA Heisel WE, Afshin A, et al. The science of obesity management: an Endocrine Society scientific statement. Endocr Rev. 2018;39(2):79-132.

鉴于这一历史,FDA 为开发体重管理产品的行业提供了新的指导,要求为了获得批准,研发的减肥药物必须要证明减肥的效果,并将减肥效果定义为:①与安慰剂相比,药物应该减重不少于 5%;②减重 5% 以上患者的比例总体上必须＞35% 并且 2 倍于安慰剂组。此外,FDA 要求任何新药物都必须通过上市后的心血管结果试验来证明心血管安全性,该试验必须排除由复合主要不良心血管事件终点的 95% 置信区间(CI)＜1.4 上限的非劣效性边界定义的过度风险[5]。与糖尿病领域一样，这一指南极大地改变了肥胖相关药物的研发。

(二)指南

减肥治疗必须是多模式的，并且需要说明潜在的医疗、行为和生活方式条件可以防止充分和持续的体重减轻。指南建议所有肥胖和超重患者接受生活方式治疗(减少热量健康饮食计划/体育活动/行为干预)。对于所有肥胖患者(BMI≥30 kg/m²)和那些有肥胖相关并发症的超重患者(BMI≥25kg/m²)，如果生活方式治疗没有充分的减重，建议使用减肥药物。对于至少有一种严重并发症的超重和肥胖的患者进行减肥手术[6-9]。

三、病理生理学及作用机制

肥胖的病理生理学是遗传、社会、文化、行为、心理和医学因素之间复杂的终生相互作用，从而导致最终的超重的异质化表现。对肥胖最简单的计算方法是能量(热量)摄入和能量消耗之间的关系。然而，这种平衡受营养含量、中心信号传导、代谢调节点和激素变化等多方面的影响，变得非常复杂。图5.2对能量平衡及可能的预防环节进行了广泛概述。一般来说，人可以通过以下环节抑制能量平衡的破坏：①阻断食物摄取；②抑制食欲；③促进代谢；④改变肥胖信号通路。

(一)中枢作用药物

中枢作用药物通过不同的途径作用于下丘脑。图5.3综述了厌食症(食欲缺乏)和食欲减退症(食欲刺激剂)之间的复杂相互作用主要位于伏隔核神经元、背侧迷走神经复合物、室旁核、下丘脑外侧区域和弓状核信号通路区域[4]。不同的治疗药物会抑制食欲增强或促进厌食通路，基于不同途径的复杂性，单药在显著减肥方面往往是无效的。

(二)生活方式和饮食干预

持续对患者进行生活方式和饮食干预，通常可以实现临床相关的5%~10%的体重减轻。目前的指南建议，一组中至少有14项干

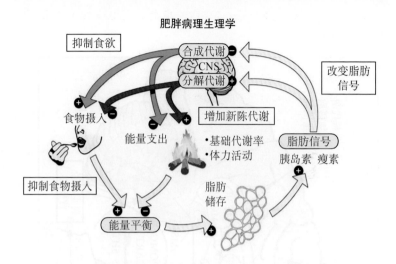

图 5.2 **肥胖的病理生理学**(Modified from Cummings DE, Schwartz MW. Genetics and pathophysiology of human obesity. Annu Rev Med 2003;54:453-471.)

预措施来鼓励和维持一名患者的生活方式和饮食,包括低热量饮食、增加锻炼,并给予行动上的支持。大多数患者将在前 6 个月达到最大的体重减轻;然而,维持长期减肥是具有挑战性的,通常需要保持增加体育运动[4,7,8]。

一些研究已经评估了饮食和生活方式对心血管预后的中长期影响。糖尿病预防计划(The Diabetes Prevention Program,DPP)将 3234 名糖耐量受损,平均基线体重指数为 34kg/m² 的患者随机分为安慰剂组、二甲双胍组、生活方式改变组(需坚持每周至少减轻 7% 的体重和 150min 的体育活动)。随访 2.8 年以上,在安慰剂组、二甲双胍组和生活方式组中,糖尿病的发生率分别为每 100 人每年 11.0 例、7.8 例和 4.8 例。生活方式干预在预防糖尿病方面明显优于二甲双胍,但这两种策略都优于安慰剂[10]。经过 15 年的随访,糖尿病的发生率分别为 55%、56% 和 62%,但微血管疾病的总发生率没

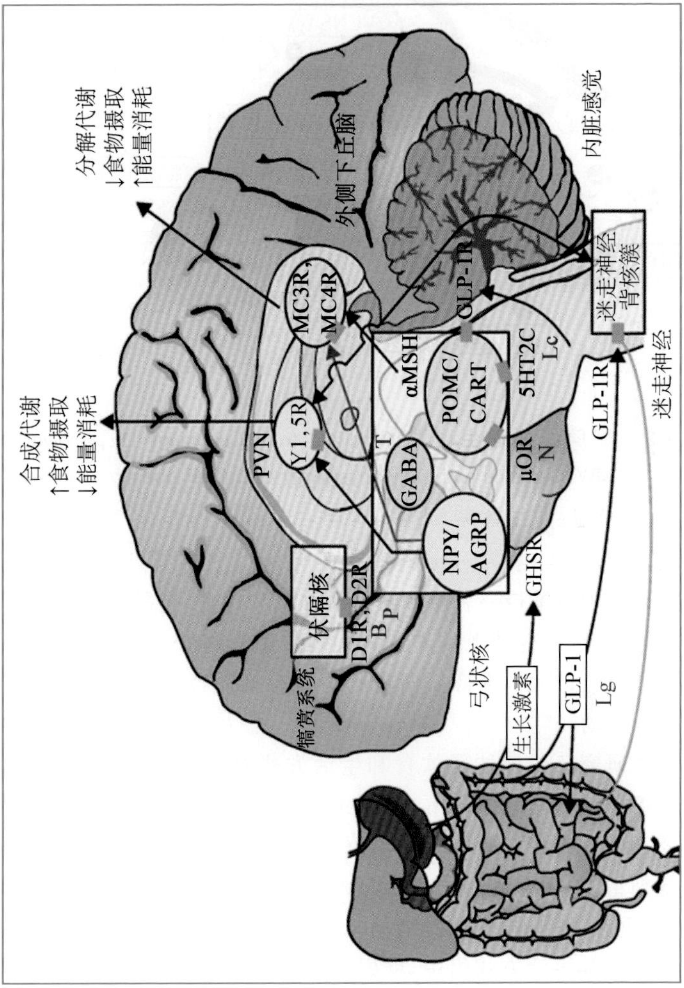
合成代谢
↑食物摄取
↓能量消耗
分解代谢
↓食物摄取
↑能量消耗
外侧下丘脑
内脏感觉
PVN
Y1,5R
MC3R,
MC4R
GLP-1R
T
GABA
αMSH
POMC/
CART
5HT2C
Lc
μOR
N
NPY/
AGRP
GHSR
伏隔核
D1R,D2R
B
P
犒赏系统
弓状核
生长激素
GLP-1
Lg
GLP-1R
迷走神经
背核簇
迷走神经

图5.3 （续）

有差异。一项严格生活方式干预的研究,前瞻性研究 AHEAD(Action for Health in Diabetes)随机将 5145 名肥胖或超重的 2 型糖尿病患者分为强化生活方式干预组或仅接受教育的对照组[12]。在近 10 年的中位随访中,干预组实现了更多的体重减轻(1 年时为 8.6% 与 0.7%;研究结束时为 6% 与 3.5%)且血糖指数下降幅度更大;然而,在随后的几年中,这种早期益处大部分会逐渐变差,早期改善在第 3 年以后减弱。心血管死亡、心肌梗死、卒中或心绞痛住院的主要结局则无相应影响(HR 0.95;95% CI 0.83~1.09;P=0.51)。不幸的是,在体重减轻、减少腰围和改善身体健康方面的许多早期好处在一年后变差了,以至于难以确定是否心血管益处的缺失是因为减肥不影响心血管事件,或者体重减轻持续得不足难以评估益处。最长

图 5.3 减肥药物作用靶点

该示意图展示了大脑中调节食欲和能量消耗的区域,并显示出 FDA 批准的减肥药物的作用部位。红色的部分标注了减肥药物。参与能量平衡调节的主要是下丘脑的弓状核。脑干中的背侧迷走神经复合体接收来自迷走神经的输入。有几种药物可以调节弓状核和下丘脑及大脑其他区域的促阿片内皮质素神经元的活性,从而减少食物摄入并增加能量消耗。GLP-1 在肠道中合成,作用于迷走神经传入神经、脑干和下丘脑。伏隔核参与了食物刺激感知引发的食物摄入量的正反馈,对神经信号做出反应,促进食物摄入。黑色箭表示刺激信号,红色箭表示抑制信号。αMSH,黑素细胞刺激激素;AGRP,刺豚鼠相关肽;B,安非他酮;CART,与可卡因和安非他明相关的转录;D1R,多巴胺 1 受体;D2R,多巴胺 2 受体;GABA,γ-氨基丁酸;GHSR,生长激素促分泌激素(胃饥饿素)受体;GLP-1,胰高血糖素样肽-1;GLP-1R,胰高血糖素样肽-1 受体;Lc,洛卡塞林;Lg,利拉鲁肽;MC3R,黑素皮质素-3 受体;MC4R,黑素皮质素-4 受体;N,纳曲酮;NPY,神经肽 Y;P,芬特明;POMC,促阿片内皮质素;PVN,室旁核;T,托吡酯;μOR,μ-阿片类受体[From Bessesen DH, Van Gaal LF. Progress and challenges in anti-obesity pharmacotherapy. Lancet Diabetes Endocrinol. 6(3):237-248.]

时间的生活方式和饮食干预的随机研究——大庆研究,始于 1986 年在中国进行。576 名糖耐量受损的成年人被随机分配到对照组或三种干预措施中的一种(饮食、运动或饮食加上锻炼)。最近的更新是研究开始后 30 年,94％的受试者随访。联合干预组的糖尿病发病时间延迟 3.96 年,且有较少的心血管事件(HR 0.74,95％ CI 0.59～0.92,$P=0.006$)、心血管死亡(HR 0.67,95％ CI 0.48～0.94,$P=0.0022$)及全因死亡(HR 0.74,95％ CI 0.61～0.89,$P=0.0015$),同时平均预期寿命增加了 1.44 岁(95％ CI 0.20～2.68,$P=0.023$)(图5.4)[13]。

人一生中生活方式和饮食将永远是减肥管理的基石,也是整体健康的关键组成部分。但多项研究表明,仅凭这一点很难显著改变与肥胖相关的主要并发症。经济、社会及干预鼓励和支持全民健康饮食和增加体育运动可能是全民水平良好体重管理的唯一方法,尤其是年轻群体。

(三)减肥手术和医疗器械

两种最常见的减肥手术干预方法是袖状胃切除术和 Roux-en-Y 胃旁路术。Roux-en-Y 胃旁路术是最有效的减肥疗法,1 年时体重减轻高达 40％,5 年时体重持续减轻超过 25％。袖状胃切除术的体重减轻略低于 Roux-en-Y 术式,但 1 年仍可减轻 30％,5 年仍可减轻20％以上。袖状胃切除术相对于 Roux-en-Y 术更简单,并发症更少,因此更为普遍。

已经有一项减肥手术与药物治疗的随机试验,以及几项大型观察性研究。手术治疗和药物治疗可有效治疗糖尿病的研究(The Surgical Treatment and Medications Potentially Eradicate Diabetes Efficiently,STAMPEDE)随机选取 150 名糖尿病患者接受单独强化药物治疗或药物治疗加 Roux-en-Y 胃旁路术或袖状胃切除术。该研究的主要结果是使用或不使用糖尿病药物达到糖化血红蛋白(hemoglobin A1c)低于 6％。经过 5 年的随访,只有 2％的药物治疗组达到了主要终点,而胃旁路术患者为 29％,袖状胃切除术患者为23％。手术后糖化血红蛋白的绝对降低率为 2.1％,而药物治疗后为

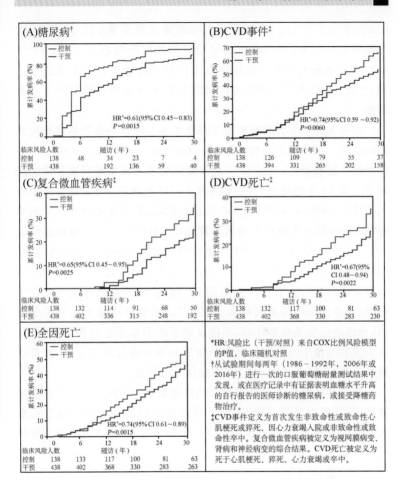

图 5.4 30 年的强化生活方式干预来预防糖尿病——大庆研究

对照组和干预组在 30 年随访中糖尿病累积发病率的 Kaplan-Meier 图 (A)，心血管疾病（CVD）事件（B），复合微血管疾病（C），CVD 死亡（D），全因死亡率（E）[From Gong，Q，Zhang P，Wang J，et al. Morbidity and mortality after lifestyle intervention for people with impaired glucose tolerance：30-year results of the Da Qing Diabetes Prevention Outcome Study. Lancet Diabetes Endocrinol 2019；7（6）：452-461.]

$0.3\%(P=0.003)$。胃旁路手术的体重减轻最大（23.3kg），其次是袖状胃切除术（18.6kg），远远超过单独的药物治疗 5.3kg（$P<0.05$）[14]。本研究没有对临床终点事件及心血管事件发生率进行比较；然而，持续减肥所带来的代谢改变效果会对临床预后产生重要影响。

两项大型观察性研究报道了减肥手术与降低心血管事件风险之间的关联。瑞典减肥研究（The Swedish Obese Subjects，SOS）是一项前瞻性非随机研究，包括 4047 名接受减肥手术或常规标准护理的受试者。在 15 年的随访中，手术组患者的体重减轻 16%，新发糖尿病风险降低 78%，心血管死亡、心肌死亡风险、心肌梗死或者卒中风险降低 33%，而且全因死亡的风险降低了 24%[15,16]。另一项观察性研究是一项针对 2287 名接受手术患者和 11 435 名糖尿病和 BMI 匹配的对照组进行的队列研究，发现代谢手术与近 15% 的体重减低相关，与糖化血红蛋白绝对值降低超过 1% 相关，同时会降低全因死亡率41%，使心力衰竭的风险降低了 62%[17]。尽管样本量大并有扩展随访，但这些研究是观察性的，不能证明手术和结果之间的因果关系。在大多数指南中推荐适合肥胖的糖尿病患者进行减肥手术，改善血糖血压指标，降低血脂水平，提高整体生活质量。

有几种医疗设备被批准用于治疗肥胖，通过不同的机制来实现减肥，包括胃内球囊、可增加饱腹感的神经刺激系统和外部引流系统。与安慰剂相比，这些设备使体重减轻不足 10%，并可带来多种相关并发症[18]。

（四）药物治疗

对任何一个肥胖患者都应考虑进行药物治疗，包括肥胖（BMI≥30 kg/m²）或超重（BMI≥25 kg/m²）并有与体重相关疾病，如糖尿病、脂肪肝或睡眠呼吸暂停的患者。不幸的是，很少有关于减肥药物的头对头研究，因此确定哪种药物最"有效"仍然是一个临床挑战。此外，大多数减肥研究都是在相对年轻和健康的人群中进行的，其持续时间通常不超过一年，并受到高停药率的影响（由于疗效差或药物不良反应）。实际上，如果患者在 12 周内没有实现至少 5% 的体重减轻,那么他们就不太可能从长期治疗中获益。药物治疗是排除了饮食和生活方式的研究。由于肥胖是一种具有多个潜在病理生理轴的异质性疾病,不同患者的反应可能由于药物的作用机制而有个体化的反应。因此,患者通常通过几种不同种类的药物进行尝试,以确定最有效的药物。

1. 奥利司他　奥利司他抑制胃和胰腺脂肪酶,从而阻止脂肪水解和吸收,增加粪便油脂排泄。在正常饮食时,奥利司他可以抑制从脂肪中吸收 25%～30% 的热量。奥利司他较安慰剂 1 年体重减轻仅约 3%,但在一项针对 3304 例肥胖或超重患者的随机试验中,奥利司他在随访 4 年后降低了糖尿病的发病率(奥利司他组为 6.2%,安慰剂组为 9%)[19]。在另一项对 892 名受试者进行的研究中,与安慰剂相比,奥利司他 120mg 每日 3 次可导致空腹低密度脂蛋白(LDL)胆固醇水平降低 8mg/dl[20]。患者必须服用多种维生素来弥补脂溶性维生素的吸收不良。由于奥利司他没有被吸收而没有全身不良反应,但其作用机制可能导致粪便紧急情况、尿失禁和胃肠胀气,这往往限制患者依从性。奥利司他草酸盐诱导的急性肾损伤也有报道,可能是由于肠内钙的结合导致更高的草酸吸收。

2. 拟交感神经药物　拟交感神经药物通过增加去甲肾上腺素的释放或抑制其在中枢神经末梢的再摄取来促进早期饱腹感,从而诱导体重减轻。因为这些药物都与安非他明有关,它们也会增加血压和心率。FDA 批准了四种拟交感神经药物用于肥胖的短期治疗(12 周):芬特明、二乙基丙酮、苄非他明和苯二甲曲嗪。西布曲明是另一种也能阻断 5-羟色胺再摄取的拟交感神经药物,由于诱发心肌梗死和卒中的风险较高,因此退出市场[21]。由于不良反应和潜在的滥用,不推荐长期使用拟交感神经药物。芬特明是目前这类药物中最常用的处方药,也是美国最常用的减肥药物。在短期随机对照试验中,芬特明 30mg/d 比安慰剂组的体重减轻了 4%～6%。除了增加心率和血压外,这类药物还会导致失眠、紧张和口干。

3. 芬特明/托吡酯　2012 年,FDA 批准了芬特明和缓释抗精神病药物托吡酯的复合胶囊用于 BMI≥30kg/m² 或 BMI≥27 kg/m²

同时有至少 1 种体重相关并发症的肥胖患者。托吡酯是一种钠和钙通道的抑制药,也能抑制 γ-氨基丁酸(GABA)的作用,被认为有助于其他疾病领域的体重减轻。在几项专门的减肥研究中,这种组合似乎是市场上最有效的口服肥胖疗法,与安慰剂相比,1 年可减重 8.6%～9.3%。CONQUER 研究随机选取 2448 例患者接受安慰剂或芬特明/托吡酯联合治疗 56 周[22]。与 62% 的低剂量组及 21% 的安慰剂组患者相比,70% 的高剂量组患者体重减轻了 5%。56 周时体重减轻 10% 的各组患者相应比例分别为 48%、37% 和 7%(图 5.5)。最常见的不良反应是口干、便秘、失眠和头晕。由于芬特明的拟交感神经作用,这种联合治疗可增加心率,对已确诊的心血管疾病或高血压患者应谨慎使用。这种联合用药在妊娠期是禁忌的,因为婴儿在妊娠早期接触药物会使腭裂的风险增加。育龄妇女必须在开始前及用药期间每月进行妊娠检验。该药物应在风险评估和用药策略(Risk Evaluation and Medication Strategy,REMS)范围内被开出,并需要对医师和药师进行正式的培训和认证。

4. 洛卡塞林　洛卡塞林是一种选择性血清素(5HT)C2 受体激动药。2012 年,除低热量饮食及运动外它也被批准用于治疗肥胖。与非选择性血清 5-羟色胺能激动药如芬氟拉明和右芬氟拉明相比,洛卡塞林对 2C 受体具有高度的选择性,2C 受体与存在于心脏瓣膜上的 2A 和 2B 受体相比,它位于下丘脑的中心,这被认为是芬氟拉明和右芬氟拉明诱发瓣膜疾病和肺动脉高压的机制。

三项专业的减肥随机试验中评估了洛卡塞林对有无糖尿病患者的作用。在行为改变与洛卡塞林治疗超重和肥胖管理(Behavioral Modification and Lorcaserin for Overweight and Obesity Management,BLOOM)的研究中,3182 名肥胖或超重的受试者被随机分为洛卡塞林 10mg,每日两次或安慰剂组。1 年后,47.5% 的患者服用洛卡塞林和 23.3% 的安慰剂组患者体重减轻 5% 或更多,洛卡塞林组平均减轻 5.8kg,而安慰剂平均减轻 2.2kg。在 2472 例患者 1 年和 1127 例患者 2 年超声心动图随访检查中没有发现心脏瓣膜病的证据[23]。这项 BLOSSOM 研究中将 4008 名肥胖或超重患者随机分为每日两次、

(A)

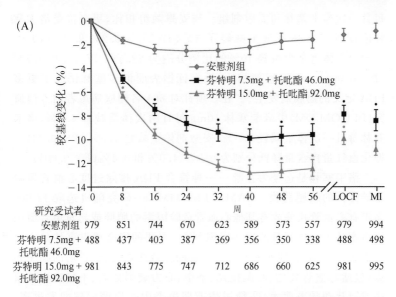

研究受试者

	0	8	16	24	32	40	48	56	LOCF	MI
安慰剂组	979	851	744	670	623	589	573	557	979	994
芬特明 7.5mg + 托吡酯 46.0mg	488	437	403	387	369	356	350	338	488	498
芬特明 15.0mg + 托吡酯 92.0mg	981	843	775	747	712	686	660	625	981	995

(B)

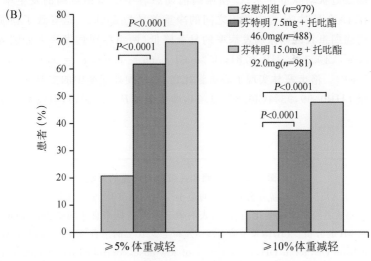

图 5.5　（续）

每日一次洛卡塞林和安慰剂组。与安慰剂组相比,更多接受洛卡塞林治疗的患者体重至少减轻了 5%(47.2%、40.2% 和 25%,$P <$ 0.001)。体重至少减轻 10% 的比例分别为 22.6%、17.4% 和 9.7% ($P <$ 0.001)。与安慰剂相比,没有证据表明洛卡塞林诱发了更多 FDA 定义的瓣膜病发生[24]。在一项针对 604 名糖尿病患者的专门研究(BLOOM-DM)中洛卡塞林 10mg 每日两次体重减轻 4.5%,洛卡塞林每日一次体重减轻 5.0%,安慰剂体重减轻 1.5%($P <$ 0.001)。糖化血红蛋白含量降低分别为 0.9%、1.0% 和 0.4%($P <$ 0.001)[25]。

洛卡塞林是迄今为止唯一一种符合 FDA 排除过度心血管风险指导方针的减肥药物。CAMELLIA-TIMI 61 研究随机选取 12 000 名患有心血管疾病或有其他心血管危险因素的肥胖或超重患者服用洛卡塞林 10mg,每日两次或安慰剂[26]。主要的安全终点事件是心血管疾病死亡、心肌梗死或卒中。主要的疗效终点为:①扩展的临床终点,包括心血管死亡、心肌梗死、卒中、心力衰竭住院、不稳定型心绞痛或冠状动脉重建术;②糖尿病前期患者中 2 型糖尿病的发生率。在 12 个月时,研究中两组之间的净重差异为 2.8kg。这导致了糖尿病前期患者的糖尿病发病率的显著降低(两组糖尿病发病率分别为 8.5%、10.3%,HR 0.81,95% CI 0.66 ~ 0.99,$P = 0.038$)(图 5.6)[26]。洛卡塞林实现了心血管死亡、心肌梗死或卒中的主要安全终点(HR0.99,95%CI0.85~1.14,非劣效性$P <$0.001),但没有显示

图 5.5　芬特明和托吡酯对体重的影响

(A)三种不同统计分析得出的最小二乘均值变化(95% CI)。通过访问为完成者绘制重量变化曲线;图表右侧显示的数据来自于对拟治疗 LOCF 和 MI 的分析。(B)体重下降至少 5% 和至少 10% 的患者[From Gadde KM, Allison DB, Ryan DH, et al. Effect of low-dose, controlled-release, phentermine plus topiramate combination on weight and associated comorbidities in overweight and obese adults(CONQUER):a randomised, placebo-controlled, phase 3 trial. Lanect 2011;377(9774):1341-1352.]

出扩大心血管终点的优势（洛卡塞林组 12.8％，安慰剂组 13.3％，HR 0.97,95％ CI 0.87～1.07，$P=0.55$）[26]。洛卡塞林也降低了原发性复合肾功能终点，包括结合新的或恶化的蛋白尿和其他肾功能不全的证据（HR 0.87,95％ CI 0.79～0.96，$P=0.006$）[27]。2020 年 2 月,FDA 要求洛卡塞林制造商自愿从美国市场撤出该减肥药物,因为一项安全临床试验显示,其增加癌症的发生率（洛卡塞林组 462 名患者发生癌症,发病率 7.7％,而安慰剂组 423 名患者发生癌症,癌症发病率 7.1％）。（https://www.fda.gov/drugs/drug-safety-andavailability/fda-requests-withdrawal-weight-loss-drug-belviq-belviq-xrlorcaserin-market）

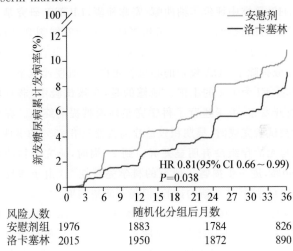

图 5.6　洛卡塞林与安慰剂预防糖尿病的发生

　　糖尿病事件的累计发病率。根据意向治疗方法,在基线时评估糖尿病前期患者的发生率。HR,危险度〔From Bohula EA,Scirica BM,Inzucchi SE,et al. Effect of lorcaserin on prevention and remission of type 2 diabetes in over-weight and obese patients（CAMELLIA-TIMI 61）:a randomised, placebo-controlled trial. Lancet 2018;392(10161):2269-2279.〕

5. 纳曲酮/安非他酮　2014 年,FDA 批准了阿片类拮抗药纳曲酮和去甲肾上腺素-多巴胺再摄取抑制药及尼古丁受体拮抗药安非他酮的联合治疗肥胖症。肥胖对比研究(The Contrave Obesity Research Ⅰ,COR-Ⅰ)将 1742 名患者随机接受两种剂量的纳曲酮/安非他酮与安慰剂的治疗[28]。只有 50％的患者真正完成了 56 周的治疗。体重的主要变化分别是安慰剂组的 1.3％,高剂量联合组的6.1％,低剂量联合组的 5.0％。安慰剂组共有 16％的患者体重下降了 5％或以上,而高剂量治疗组为 48％,低剂量治疗组为 39％达成了上述目标(图 5.7)。最常见的不良反应是恶心、头痛、便秘、头晕、呕吐和口干。收缩压也短暂升高了 1.5 mmHg。

LIGHT 研究中评价了纳曲酮/安非他酮,LIGHT 研究是一项探究心血管预后的试验,将 8910 名患者随机分为安慰剂和纳曲酮/安非他酮。近 1/3 的患者患有心血管疾病,大多数患有 2 型糖尿病。该试验充分排除了 FDA 规定的心血管死亡、心肌梗死或卒中的复合终点的 95％CI 为 1.4 的上限。遗憾的是,在该试验中,非盲的中期数据被公开发布,由于违背了科学完整性而被提前终止。在最后的分析中,在试验完成时,早期积极治疗的益处只有 25％的事件发生被减弱,但与无治疗组没有明显差异。到 26 周时,研究药物的停用率超过了 60％,进一步损害了研究的科学完整性[29]。由于违反了试验完整性,FDA 强制进行新的试验,但尚不清楚结果。

6. 胰高血糖素样肽(GLP)-1 受体激动药　GLP-1 是一种由肠道神经内分泌 L 细胞分泌的肠促胰岛素激素,刺激葡萄糖依赖的胰岛素分泌。GLP-1 除了增加胰岛素释放外,还有多种作用,包括抑制胰高血糖素释放、减缓胃排空、降低中枢食欲饱腹感和增加心率。几种不同的 GLP-1 受体激动药被批准作为每日或每周一次注射方案用于糖尿病的常规治疗,大部分为每日注射的药物。在被批准用于糖尿病的 GLP-1 受体激动药中,利拉鲁肽、度拉鲁肽、半鲁肽和阿比鲁肽在糖尿病患者的心血管结果试验中,已被证明可以减少心血管事件,特别是心血管死亡、心肌梗死和卒中[30]。在 GLP-1 受体激动药中,体重减轻的程度似乎依赖于药物种类和剂量,对于糖尿病患者在

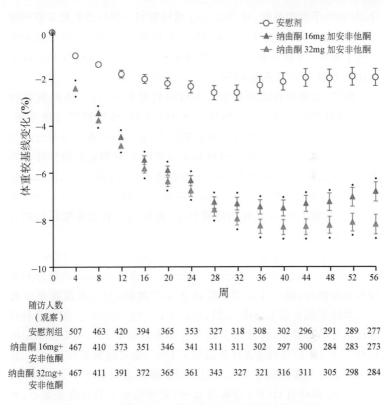

图 5.7　纳曲酮联合安非他酮与安慰剂组的体重变化

在超过 56 周的每次访问中,观察到的最小二乘法与基线体重和参与者数量的平均百分比变化。* 与安慰剂相比,$P<0.0001$[From Greenway FL, Fujioka K,Plodkowski RA,et al. Effect of naltrexone plus bupropion on weight loss in overweight and obese adults(COR-I):a multicentre,randomised,double-blind,placebo-controlled,phase 3 trial. Lancet 2010;376(9741):595-605.]

减肥和降低糖化血红蛋白方面似乎比其他药物更有效。

一种 GLP-1 受体激动药利拉鲁肽已被批准用于治疗糖尿病患者和非糖尿病患者的肥胖,使用的剂量高于治疗糖尿病。SCALE 临床试验随机选取 3731 名超重或肥胖的无糖尿病患者,为期 56 周的治疗,分别给予利拉鲁肽,每日 3.0mg 或安慰剂。利拉鲁肽较安慰剂减去体重 5.6kg,降低血压 2.8mmHg。利拉鲁肽组中超过 63% 的患者减轻了至少 5% 的体重,而安慰剂组仅为 27.1%,体重减轻 10% 以上的比例分别为 33.1% 和 10.6%[31]。

SCALE 糖尿病试验在 846 例糖尿病患者中,除了低热量饮食外,还随机选择了 3.0 mg 每日,1.8 mg 每日,或安慰剂三种方案。在服用 3.0mg、1.8mg 和安慰剂的情况下,获得的体重减少量分别为 6.0%、4.7% 和 2.0%,因此两种剂量方案的安慰剂减去值估计分别为 4% 和 2.7%。3mg 组有 54.3% 的人体重减轻超过 5%,1.8mg 组有 40.4%,安慰剂组有 21%。10% 的减重分别为 25.2%、15.9% 和 6.7%。总的来说,在几种减肥药物中,糖尿病患者比非糖尿病患者减肥效果差[32]。

在 SCALE 肥胖和糖尿病前期研究(In the SCALE Obsity and Prediabetes study)中,2254 例患者被随机分为每天 3mg 的肥胖剂量组和安慰剂组,随访 160 周。经过 3 年的随访,利拉鲁肽降低了近 80% 的糖尿病发病率(HR 0.21,95% CI 0.13～0.34)。在接受利拉鲁肽治疗的患者中,有近 50% 的患者体重减轻了 5%,而安慰剂组的只有 24%;有 25% 的患者体重减轻了 10%,而安慰剂组只有 10%;有 11% 的患者体重减轻了 15% 以上,而安慰剂组只有 3%(图 5.8)[33]。利拉鲁肽(和所有 GLP-1 受体激动药)最常见的不良反应是恶心、腹泻、便秘和呕吐。

其他几种 GLP-1 受体激动药正在被评估用于治疗肥胖。在一项针对 957 例糖尿病或非糖尿病患者的剂量范围研究中,增加皮下司美格鲁肽的剂量比安慰剂或利拉鲁肽 3.0 mg 更显著地减轻了体重。司美格鲁肽最高剂量组体重变化 16.3%,利拉鲁肽 3.0 mg 组为 7.8%,安慰剂组为 2.3%。与安慰剂相比,心率每分钟增加 4～6 次,收缩压降低 4 mmHg(图 5.9)[34]。正在进行的一项司美格鲁肽对超重或肥胖患者心血管结果的影响(SELECT)试验研究(ClinicalTrials. gov Identifier:NCT03574597),该试验每周一次对司美格鲁肽对非糖尿病患者心血管益处的潜力进行测试。

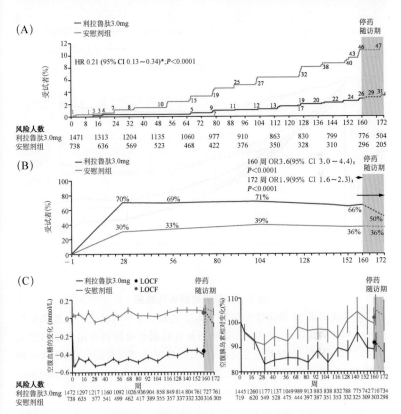

图 5.8 利拉鲁肽 3.0 mg 与血糖状态

(A)Kaplan-Meier 估计试验过程中被诊断为 2 型糖尿病的受试者比例。血糖状态的定义依据美国糖尿病协会 2010 年标准。所有被诊断为糖尿病的人在筛查时都有糖尿病前期,除了安慰剂组中的一个血糖正常的人。图表上的数字显示了 172 周内被诊断为糖尿病的累计人数。(B)在 172 周内血糖恢复正常的糖尿病前期筛查参与者的比例。(C)172 周期间空腹血糖和空腹血清胰岛素的变化。空腹血糖的变化可转化为糖化血红蛋白变化的类似对应模式。所示数据为以最小二乘均值(空腹血糖)或 95% CI(空腹胰岛素)观察到的平均值。LOCF,上一个观察的延续;OR,比值比;* 来自主要 Weibull 分析[From le Roux CW,Astrup A,Fujioka K,et al. 3 years of liraglutide versus placebo for type 2 diabetes risk redution and weight management in individuals with prediabetes:a randomised,double-blind trial. Lancet 2017;389(10077):1399-1409.]

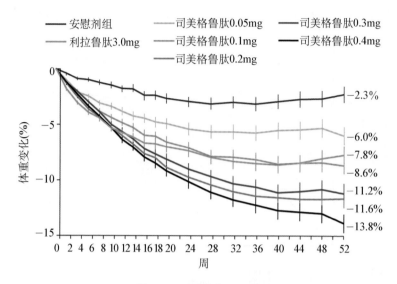

图 5.9 用司美格鲁肽减肥

从基线到第 52 周体重的估计平均变化和观察平均变化。误差条是标准差。估计的变化(主要端点)是利用缺失数据的跳转到引用多重归因的 ANCONA 模型。观察到的变化没有归因,使用 52 周(试验中)的所有可用数据或仅使用仍在治疗中的数据[From O'neil PM, Birkenfeld AL, McGowan B, et al. Efficacy and safety of semaglutide compared with liraglutide and placebo for weight loss in patients with obesity: a randomised, double-blind, placebo and active controlled, dose-ranging, phase 2 trial. Lancet 2018; 392 (10148):637-649.]

LY3298176 是一种双 GLP-1/抑胃肽(GIP)激动药,在一项 2 期剂量范围的研究中对 555 例 BMI 在 $23\sim50$ kg/m² 之间的糖尿病患者进行了测试。26 周时,LY3298176 最高剂量组的体重减轻了 11.3%,而安慰剂组的体重减轻了 0.4%。相比之下,GLP-1 受体激动药度拉糖肽的活性比对照组体重减轻了 2.7%。与安慰剂组无变化相比,LY3298176 最高剂量组血红蛋白降低了 2.4%(图 5.10)[35]。

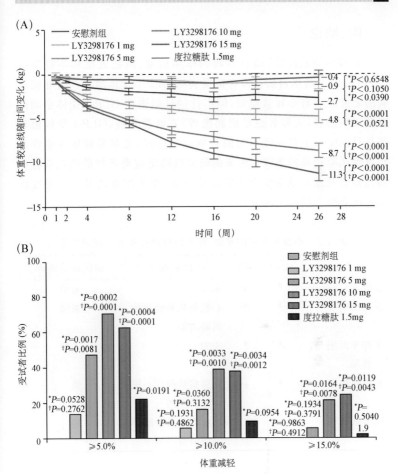

图 5.10　GLP-1/GIP 双激动药 LY3298176 的体重和 HbA1c 效应

第 26 周使用 LY3298176 治疗的体重结果。(A)混合效应模型用于治疗数据集上修改的治疗意图(mITT)的重复测量分析。数据均为最小二乘均值,有 SE 误差条。(B)上次观察延续了治疗数据集上修改的治疗意图终点数据。* P 值和安慰剂。† P 值和 1.5mg 的度拉糖肽[From Frias JP,Nauck MA,Van J,et al. Efficacy and safety of LY3298176,a novel dual GIP and GIP-1 receptor agonist,in patients with type 2 diabetes:a randomised,placebo-controlled and acctive comparator-controlled plase 2 trial. Lancet 2018;392(10160):2180-2193.]

四、结论

有多种减肥药物,均有不同的作用机制、减肥效果和不良反应(见表 5.2)。虽然目前还没有证据表明 GLP-1 受体激动药对非糖尿病的肥胖患者有心血管益处,但广泛的证据表明 GLP-1 受体激动药对糖尿病患者(大多数也是肥胖患者)心血管有益,GLP-1 受体激动药是目前临床上最具吸引力的药物减肥选择,尤其是糖尿病患者或心血管风险较高的患者。未来的研究以确定这类药物的潜在获益机制和需要开发其他安全有效的治疗方法,作为肥胖及其相关并发症的更社会性方法的一部分。

表 5.2　心血管方面的考虑:肥胖治疗对心率和血压的影响

药物	心率	血压	心血管效果	糖尿病的预防
芬特明/托吡酯	↑	↓	未知	未知
西布曲明	↑	↑	心肌梗死和猝死的风险增加	未知
丁胺苯丙酮/纳曲酮	↑	↑	未知	未知
利拉鲁肽	↑	↓	糖尿病给药的心脏保护作用	是
洛卡塞林	↓	↓	心血管的风险既不增加也不减少	是

参考文献

完整的参考文献可在 www.expertconsult.com 上查阅。

第6章

调脂药物

ALIZA HUSSAIN · CHRISTIE M. BALLANTYNE

一、引言

众所周知,血清胆固醇水平与动脉粥样硬化性心血管疾病(atherosclerotic cardiovascular disease,ASCVD)发病相关,而低密度脂蛋白胆固醇(low-density lipoprotein cholesterol,LDL-C)是动脉粥样硬化的主要促成因素。多项里程碑式的随机对照降脂治疗研究一致表明 LDL-C 浓度的降低减少了 ASCVD 的发生风险[1-3]。由于其在广大区域易得性,存在有力的临床证据和相对的安全性,他汀类药物作为一种控制血脂的药物手段,正逐渐为大众所接受。此外,通过他汀类药物的强化治疗积极降低 LDL-C 水平,已被证实可以大大降低心血管疾病发病率和死亡率。因此,胆固醇水平的测定,特别是 LDL-C 水平,在心血管风险的评估和降脂治疗有效性评估中都是不可或缺的环节。

心血管风险评估除了需要全面了解血脂谱,还需要对在动脉粥样硬化中起关键作用的其他"传统"危险因素有充分的了解。汇集队列方程,最早呈现于 2013 年美国心脏病学学院(ACC)/美国心脏协会(AHA)胆固醇指南,是一个整合了主要的"传统"风险因素的风险预测工具[4]。它主要通过吸烟、高血压、血糖代谢障碍、年龄和血脂谱计算 10 年内 ASCVD 发病风险(表 6.1)。这个方程是来源于五个不同的社区队列,对美国不同种族人群具有广泛的代表性。欧洲指南推荐使用系统性冠状动脉风险评估(Systematic Coronary Risk Evaluation,

SCORE)系统来进行 10 年内 ASCVD 发病风险预测,其数据来源于具有代表性的欧洲大型队列数据集[5]。患者 10 年内患心血管疾病(cardiovascular disease,CVD)的绝对风险决定了调脂治疗的积极程度。自 2013 年 ACC/AHA 指南发布以来,大量个体化风险评估方面的研究发现了几个与动脉粥样硬化密切相关的其他风险因素,赋予个体更高的风险状态。2018 AHA/ACC 血胆固醇管理指南[6]对这些"风险增强因素"(表 6.1)做出了定义,以对患者进行更个体化的风险评估和治疗[6]。

与全身性炎症相关的情况,如代谢综合征、慢性肾疾病和高敏 C 反应蛋白(hs-CRP),参与了动脉粥样硬化发病机制,增加了动脉粥样硬化事件易感性。此外某些个体特征,如过早绝经、种族特性和 ASCVD 早发家族史,也与风险增高相关。除了标准脂质谱外,还有两个脂质相关指标,载脂蛋白 B(apo B)[7]和脂蛋白(a)[Lp(a)][8]也可用于风险评估,特别是在高三酰甘油血症和(或)LDL-C>160 mg/dl 的情况下。2019 欧洲心脏病学会(ESC)/欧洲动脉粥样硬化学会(EAS)血脂异常管理指南[9]中提到了其他可能增加风险的特征,包括社会剥夺(卫生资源分配不均)、肥胖和中央型肥胖、缺乏体力活动、社会心理压力(包括极度疲惫)、主要精神疾病、心房颤动、左心室肥厚、梗阻性睡眠呼吸暂停综合征和非酒精性脂肪肝。

医师可以针对早期危险因素对年轻患者进行长期心血管健康指导,然而中老年患者可能需要更强化的关切,因为他们面临近期患冠心病的风险。有效的降脂治疗策略应考虑以下事项:①详细评估个体化 CVD 风险,不仅包括脂质参数,还包括遗传及获得性危险因素;②回顾生活方式及习惯(饮食、锻炼、烟草使用),以给予健康饮食、体重指数和加强锻炼等个体化的建议;③高强度治疗以达到极低的 LDL-C 水平可能获益,即"越低越好";④新型降脂药及其降低 CVD 风险的作用不断得到认知。这些发展转化为临床实践,带来进一步改善患者心血管结局的潜力。

调脂治疗包括以下几类药物,即他汀类、胆固醇吸收抑制药、前蛋白转化酶枯草杆菌/kexin9 型(PCSK9)抑制药、胆汁酸螯合剂、贝特类和烟酸(图 6.1)。上述药物均可降低 LDL-C。

表6.1 ASCVD的传统危险因素和风险增加因素[6]

传统危险因素(汇集队列方程因子)
年龄
吸烟情况
血压
糖尿病
血清总胆固醇
血清高密度脂蛋白胆固醇
风险增加因素
早发ASCVD家族史(男性,年龄<55岁;女性,年龄<65岁)
原发性高胆固醇血症[LDL-C,160~189 mg/dl(4.1~4.8 mmol/L);非 HDL-C,190~219 mg/dl(4.9~5.6 mmol/L)]
代谢综合征
慢性肾病
慢性炎症,如银屑病、风湿性关节炎,或HIV/AIDS
ABI<0.9
有过早绝经史(40岁前)及孕期相关增加后期ASCVD风险的怀孕史, 如先兆子痫
高危人种/种族(如南亚裔)
与ASCVD增加相关脂质/生物标志物:
-持续升高的原发性高三酰甘油血症(≥175 mg/dl)
-其他可检测指标:
◦ 高敏反应蛋白升高(≥2.0 mg/L)
◦ Lp(a)升高(≥50mg/dl 或≥125nmol/L)
◦ apoB升高(≥130mg/dl)

ABI(ankle-brachial index),踝臂指数;AIDS(acquired immunodeficiency syndrome),艾滋病/获得性免疫缺陷综合征;apoB(apolipoprotein B),载脂蛋白B;ASCVD(atherosclerotic cardiovascular disease),动脉粥样硬化性心血管疾病;HDL-C(high-density lipoprotein cholesterol),高密度脂蛋白胆固醇;HIV(human immunodeficiency virus),人类免疫缺陷病毒;LDL-C(low-density lipoprotein cholesterol),低密度脂蛋白胆固醇;Lp(a)[lipoprotein (a)],脂蛋白(a)。Adapted from AHA/ACC/AACVPR/AAPA/ABC/ACPM/ADA/AGS/APhA/ASPC/NLA/PCNA Guideline on the management of blood cholesterol[6],page 34.

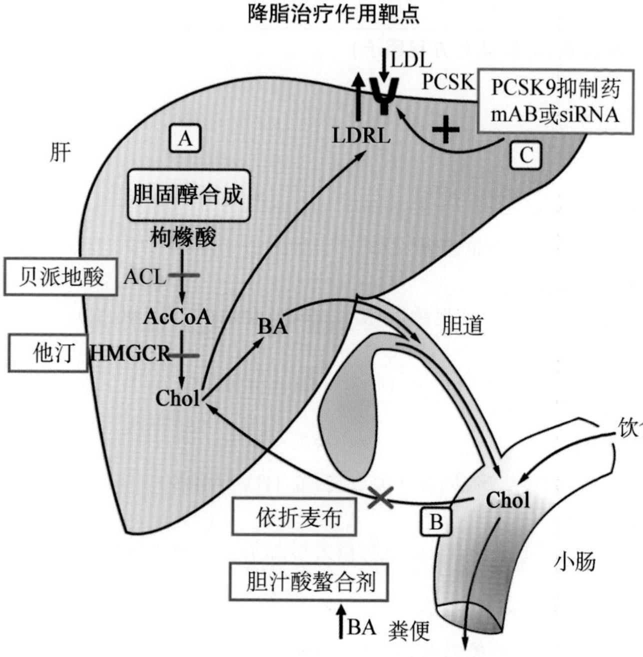

降脂治疗作用靶点

图 6.1 降脂治疗的靶点

降胆固醇药物通过各自不同的机制增加低密度脂蛋白受体（LDLR）。作用靶点包括：(A)肝，枸橼酸盐通过 ATP 枸橼酸裂解酶（ATP citrate lyase，ACL)转变为乙酰辅酶 A(acetyl-CoA,AcCoA)，后者是合成脂肪酸(FA)和胆固醇(Chol)的原料。贝派地酸抑制 ACL 的活性。他汀抑制 3-羟基-3-甲基戊二酰辅酶 A 还原酶(HMGCR);(B)小肠，依折麦布阻断小肠上皮细胞对饮食中胆固醇的吸收。胆汁酸螯合剂与肠腔内胆汁酸(BA)结合，阻断回肠末端肠肝循环，从而减少胆固醇运输到肝。以上 A 和 B 两种途径使细胞内胆固醇减少，会引起 LDLR 合成上调;(C)前蛋白转化酶枯草杆菌/kexin9 型(PCSK9)抑制药增加 LDLR 的再循环利用，包括单克隆抗体(monoclonal antibodies，mAB)及小干扰 RNA(small interfering RNA,siRNA)。PCNA Guideline on the management of blood cholesterol[6],page 34.

二、炎症和动脉粥样硬化

(一)概述

动脉粥样硬化发生发展伴随着动脉管壁的慢性炎症过程,而这种炎症起源于脂质的异常聚集和随之带来的不良免疫反应[10]。血循环中的 LDL 进入动脉壁,通过与细胞外基质中的蛋白聚糖反应留存在内皮下,触发了动脉粥样硬化过程(图 6.2)。内皮下 LDL 在活性氧因子(species)或炎症细胞释放的髓过氧化物酶、脂加氧酶等的作用下,发生一系列的氧化修饰过程。氧化 LDL 反过来会进一步加剧免疫和炎症反应,增加化学趋化分子、细胞因子、黏附分子生成,后者诱发内膜下免疫细胞浸润[11]。随后内皮功能异常会使循环中的单核细胞和 T 淋巴细胞更容易地侵入内膜下,其中侵入内膜下单核细胞会转化为巨噬细胞。活化的巨噬细胞和 T 细胞释放多种调节因子,共同加剧血管壁的炎症和氧化[12]。巨噬细胞通过包括 CD36 在内的细胞表面受体吞噬氧化后的 LDL 形成泡沫细胞。因此循环中的 LDL 水平增高会促进动脉粥样硬化形成和 ASCVD 的发生[13]。

严重高脂血症和餐后的血脂升高会使循环中的单核细胞被活化,摄取脂质形成"泡沫单核细胞",促进动脉粥样硬化形成[14]。动脉粥样硬化的进展以平滑肌细胞增生和基质金属蛋白酶生成为特征,后者促进细胞外基质中弹性纤维和胶原蛋白的降解。典型的成熟斑块包括坏死的富含脂质的核心以及覆盖其上的薄弱的纤维帽。巨噬细胞、T 细胞和巨细胞等炎症细胞释放各种酶类和促炎症因子,促进纤维帽的降解,使成熟斑块更容易破裂[15]。

(二)C 反应蛋白

C 反应蛋白(CRP)已经成为学术界关注的焦点,它是一种由白细胞介素-6 诱导,由肝合成的广谱炎性介质。这种炎性因子是一种"风险增强因子",它用于根据传统风险因素评估的处于临界点或中度风险(10 年内发病风险 5%～20%)的人群的进一步评估[6]。超敏C 反应蛋白(hs-CRP)水平<1mg/L 属于低风险人群,而>3mg/L 则被判定为高风险人群,相较于低风险群体其心血管病相关风险提升

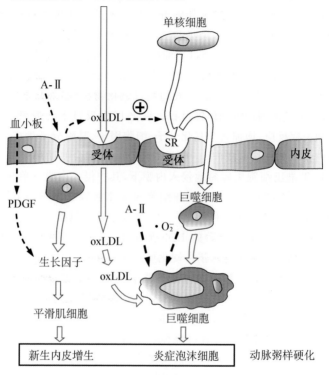

图 6.2　脂蛋白在动脉粥样硬化形成中的作用

　　动脉粥样硬化是一种由致动脉粥样硬化含载脂蛋白 B 的脂蛋白{包括低密度脂蛋白(LDL),富含三酰甘油脂蛋白(TGRL:乳糜微粒、极低密度脂蛋白及其残余颗粒),脂蛋白(a)[Lp(a)]和促炎因子[氧化 LDL (oxLDL)],血管紧张素-Ⅱ(AⅡ)等}参与的一种炎症过程。OxLDL 被内皮细胞表面清道夫受体(scavenger receptors,SR)摄取,循环中单核细胞浸润到血管内皮下分化为巨噬细胞,后者吞噬 oxLDL 转变成富含脂质的泡沫细胞。血小板源性生长因子(platelet-derived growth factor,PDGF)诱导平滑肌细胞增殖,由此形成新生内皮增生。

了约双倍的水平。C 反应蛋白的升高往往与肥胖、代谢综合征相关，并可以通过减肥、增加体育运动和戒烟等方式来有效降低。在 JUPI-TER 研究[16]（The Justification for the Use of Statins in Prevention:an Intervention Trial Evaluating Rosuvastatin,预防用他汀的意义，一项评测瑞舒伐他汀的干预队列研究）中，作者针对一个未发病的健康人群进行了研究，他们由于年龄、高超敏 C 反应蛋白（＞2mg/L）及一项其他的危险因素而被判断为 ASCVD 风险增加。在低 LDL-C 亚组中，超敏 C 反应蛋白水平仍可以鉴别出 ASCVD 风险增加的个体。本实验中，每日服用 20mg 瑞舒伐他汀可使患者 LDL-C 平均水平＜50mg/dl，且相比于队列中其他组心血管疾病发病率和死亡率都得到了大幅的下降[17]。

三、预防与危险因素

(一)一级预防

评估 CVD 的总体风险是预防的基础步骤。一般而言，无已知冠心病的患者较已经有 CVD 的患者事件的发生风险更低，同时他们通过降脂治疗获得的绝对风险降低也逊于已经有 CVD 病史的患者。需要根据 CVD 的总体风险评估决定是否启动降脂治疗。2018AHA/ACC 胆固醇指南[6]，通过汇集队列方程评估 10 年 ASCVD 发病风险。40－75 岁成人一级预防中根据 10 年 ASCVD 发病风险百分比分为低风险（＜5％）、边缘风险（5％～7.5％）、卒中风险（7.5％～20％）和高风险（≥20％）四组。2019 ESC/EAS 血脂异常指南[9]，从另一角度将人群根据冠脉风险系统评估分为低风险（计算 SCORE＜1％），中等风险（计算 SCORE≥1％但＜5％），高风险（计算 SCORE≥5％但＜10％）或极高风险（计算 SCORE≥10％）四组。某些单一风险因素明显升高的患者，包括家族性高脂血症（LDL-C＞190 mg/dl 或 TC＞310mg/dl），严重高血压（血压≥180/110mmHg），或者 eGFR＜60 ml/（min·1.73m²）的中度慢性肾病的患者，不计冠脉风险 SCORE 评分直接归入高风险。极高风险的个体按照二级预防来对待。生活方式的干预（饮食调整、戒烟、增加体力活动）是最先的干预措施,在许多患者中可以有效降低胆固醇。近十年来有关他汀的临床试验证实,他汀治疗具有良好的安全性,并且在排除了其他一系列心血管危险因素影响外仍可以降低临床事件发生率,即使在日本这样的低心血管危险人群[18]。按照目前 2018 AHA/ACC 胆固醇指南[6],对于边缘到高风险的个体推荐采取生活方式干预和他汀治疗,10 年 CVD 发病的绝对风险决定了降脂治疗的力度。对于卒中风险的个体推荐中等强度他汀治疗,使 LDL-C 降低 30%~49%;而对于高风险的个体推荐高强度他汀治疗,使 LDL-C 降低≥50%[9]。2019 ESC/EAS 血脂异常指南,推荐对于 LDL-C 持续>100mg/dl 的卒中风险个体和 LDL-C 持续>116mg/dl 的低风险个体在生活方式干预的基础上考虑降脂治疗。对于高风险的个体,推荐在生活方式干预基础上启动他汀治疗使 LDL-C 较基础值降低 50%且 LDL-C<70mg/dl(Ⅱa 类)。HOPE-3(The Heart Outcomes Prevention Evaluation-3)试验结果显示,在不同的大样本人群中,他汀对于中等风险的个体降低 ASCVD 的风险获益超过治疗所致的风险[19]。而对于高风险组或者具有 JUPITER trial[16,20] 卒中风险增强因子的个体,可以从高强度他汀治疗中获益,以获得更大的 LDL-C 降低幅度和 ASCVD 风险降低。然而,降脂药物在一级预防降低 ASCVD 风险治疗中的应用,从经济和伦理角度考虑其风险效益比尚在争论中[21]。

(二)二级预防

2018 AHA/ACC 指南支持对于已经有冠心病或其他 ASCVD(包括外周血管疾病、卒中和主动脉瘤)的患者进行强化降脂治疗,LDL-C 降到 70 mg/dl(1.8 mmol/L)以下,为了达到 LDL-C 的进一步降低,可以加用依折麦布,对于极高风险 ASCVD 患者可以加用 PCSK9 抑制药。极高风险 ASCVD 定义为具有多个主要 ASCVD 事件病史或者一个主要 ASCVD 事件同时具有多项高危因素。危险因素包括年龄≥65 岁、家族性高胆固醇血症病史、除主要事件外的冠状动脉旁路移植或介入治疗病史、糖尿病、高血压、慢性肾病[eGFR 15~59 ml/(min·1.73 m²)]、吸烟史、服用最大可耐受他汀和依折麦布治疗后持续 LDL-C≥100 mg/dl 和充血性心力衰竭。

与之比较,2019 ESC/EAS 血脂异常指南对极高危人群采取了更宽泛的定义,包括了任何临床或影像学确证的 ASCVD 患者。不仅包括了 2018 AHA/ACC 指南定义中确定的二级预防人群,还包括了伴有终末器官损害的糖尿病患者、即使没有确诊 ASCVD 的中重度慢性肾病患者[eGFR<30 ml/(min·1.73 m^2)]、有 ASCVD 或另外一种主要危险因素的家族性高胆固醇患者、计算 SCORE≥10% 个体(按照汇集队列方程,大致等同于 10 年发生 ASCVD 事件风险为 30%)。此外,不同于 AHA/ACC 指南确定的对于极高危患者加用非他汀类降脂药以达到治疗靶点 70 mg/dl,ESC/EAS 指南推荐更为积极的降脂方案。提出 LDL-C 把目标值较基础值降低 50% 以下并且绝对数值<55 mg/dl(Ⅱa 类)。在所有 ASCVD 患者(即使没有近期 ASCVD 事件)他汀基础上加用依折麦布,仍不达标者加用 PCSK9 抑制药。该目标值的确立基于 PCSK9 抑制药大型试验中取得的强效的 LDL-C 降低幅度[22,23]。对于已经有 ASCVD 病史并且 2 年内再次发生血管事件的患者,考虑更积极的降脂方案,将 LDL-C 水平降低到<40 mg/dl。

最大耐受强度他汀治疗目前仍是降脂治疗的基石,近期越来越多的试验提供了令人信服的证据证实,在他汀基础上加用依折麦布或 PCSK9 抑制药,会使 LDL-C 进一步降低,并可以实现临床获益。上述试验包括 IMPROVE-IT 研究[24](Improved Reduction of Outcomes:Vytorin Efficacy International Trial,进一步降低终点事件:依折麦布疗效国际试验)、FOURIER 研究[22](Further Cardiovascular Outcomes Research with PCSK9 Inhibition in Subjects with Elevated Risk,PCSK9 抑制药进一步改善高风险人群心血管预后的研究)、ODYSSEY 研究[23](Evaluation of Cardiovascular Outcomes after an Acute Coronary Syndrome During Treatment with Alirocumab,阿利西尤单抗用于急性冠脉综合征心血管预后评价)。尽管降脂治疗使 LDL-C 浓度降低在心血管风险因素控制中占有重要的组分;但血压控制、饮食调整、增加运动、减肥、戒烟和糖尿病治疗在总体风险控制中的作用不可或缺。

四、血脂谱

(一)总胆固醇和低密度脂蛋白胆固醇

最佳的总胆固醇水平应该<150 mg/dl(3.9 mmol/L)[6],但应强调胆固醇水平只是患者总体风险的一部分。而 LDL-C,而不是总胆固醇,才是治疗的真正靶点。2018 AHA/ACC 和 2019 ESC/EAS 指南都强调把降低 LDL-C 作为治疗的主要目标。

LDL-C 每降低 40 mg/dl(1 mmol/L),血管事件发生降低 22%[25]。目前的总体共识是"LDL-C 越低越好"。在一项大型荟萃分析中,胆固醇治疗协作组织提出更高强度他汀治疗带来更低的 LDL-C 水平,会使发生心血管事件的风险进一步降低,积极地降低 LDL-C 2～3 mmol/L(80～120 mg/dl)会使风险降低 40%～50%。同样,PROVE IT 研究[26](the Pravastatin or Atorvastatin Evaluation or Infection Therapy,普伐他汀和阿托伐他汀抗炎治疗评价)结果提示,在近期急性冠脉综合征患者中,平均 LDL-C 62 mg/dl(1.60 mmol/L)的强化他汀治疗组较 LDL-C 95 mg/dl(2.46 mmol/L)的中等强度他汀对照组更好的临床获益。在一级预防中,JUPITER 研究也支持同样的理论:LDL-C 水平<50 mg/dl 治疗亚组与安慰剂组相比心血管事件相对风险降低 65%,总体治疗组相对风险下降 44%[16]。在一项稳定性冠心病且 hs-CRP 低值人群做的研究中,高剂量他汀治疗使 LDL-C 降低到 79mg/dl 有助于减低动脉粥样硬化斑块体积[27]。另一项研究提示,LDL-C 水平 75 mg/dl(2 mmol/L)是维持动脉粥样硬化斑进展或消退的界点[28]。

既往学者一直对于是否存在 LDL-C 降低的一个临界点,低于这个界点不会带来进一步获益存在着争论。最近的临床试验很大程度上结束了这个争论。IMPROVE-IT[24] 研究提示平均 LDL-C 水平 54 mg/dl 较 70 mg/dl 会带来令人信服的临床获益。此外,LDL-C 即使降到很低的水平(<30 mg/dl)也是安全的,事实上这些患者不良事件发生率最低。同样,FOURIER 研究[22](后面还会提到)中 LDL-C 水平<20 mg/dl 组与 LDL-C>100 mg/dl 组相比,包括心血管死亡、心肌梗死和卒中在内的总事件发生率是最低的[5.7% vs. 7.8%；危险比（HR）0.69；95% 可信区间（CI）0.56～0.85；$P < 0.0001$]。安全性方面，LDL-C 降低达到最大药效后 4 周停药率和严重不良反应发生率并无显著性差异。1839 例 LDL-C 水平达到超低水平（<15 mg/dl）的受试者心血管事件进一步降低，同时没有任何严重的不良反应。然而，需要注意上述数据限于 2.2 年的随访期。一项开放标签延续研究（FOURIER-OLE；NCT02867813）[29] 目前正在美国和欧洲进行以确定 5 年期的安全性。

基于大量的数据，2018 AHA/ACC 指南再次提出二级预防中血胆固醇控制靶点[6]。LDL-C≥70mg/dl 是 ASCVD 患者应该达到的靶目标，为达到这个目标应考虑联合非他汀降脂药。

（二）高密度脂蛋白胆固醇

高密度脂蛋白（high-density lipoprotein，HDL）被认为可以通过两种途径帮助清除病态动脉壁内泡沫细胞内的胆固醇：①直接通过 B 类 I 型清道夫受体（SR-B I）转运胆固醇酯至肝；②通过转运胆固醇至含 apoB 的脂蛋白替换出三酰甘油（逆转运由胆固醇酯转运蛋白介导的胆固醇转移），HDL 也被推测具有抗炎症和抗氧化的作用[30]。

HDL-C 水平降低是 CHD 的很强的独立危险因素[31]。大量观察性研究显示 HDL-C 水平与心血管事件发生呈负相关[32]。CARE 研究（Cholesterol and Recurrent Events，胆固醇和复发事件）显示，HDL-C 每降低 10 mg/dl，心血管风险增加 10%[33]。升高 HDL-C 水平具有心血管保护作用，HDL-C 水平≥60 mg/dl（1.6mmol/L）被视为保护性因素。低 HDL-C 通常伴随着其他脂质异常，比如高三酰甘油，但目前没有足够证据支持对这些脂质成分分别治疗。在 AIM-HIGH 研究（The Atherothrombosis Intervention in Metabolic Syndrome with Low HDL/High Triglycerides；Impact on Global Health Outcomes，代谢综合征伴低 HDL-C/高 TG 动脉粥样硬化干预和对整体健康结局影响研究）中，观察已经通过他汀治疗基线平均 LDL-C 水平为 71 mg/dl 的 CHD 患者，加用烟酸治疗升高 HDL-C 水平，未显示进一步心血管获益[34]。此外，升高 HDL-C 的基因变异并未降低心血管事件风险[35]。尽管美国和欧洲指南没有提出 HDL-C 的靶目标值,但仍推荐尽可能通过改善生活方式(增加体力活动、少量饮酒、减肥、戒烟)来升高低水平的 HDL-C。

低水平 HDL-C 是致动脉粥样硬化血脂异常的一部分,通常伴随着另外两种脂质成分——三酰甘油和小而密 LDL 颗粒的升高。致动脉粥样硬化血脂异常是独立危险因素[36],经常见于代谢综合征、2型糖尿病和早发性冠心病。改善生活方式,配合服用 omega-3 脂肪酸或贝特类药物被推荐为此类血脂异常的主要干预方式。

(三)三酰甘油

尽管冠心病患者三酰甘油通常增高,但其在动脉粥样硬化发生中的特异性作用一直有争议,因为高三酰甘油血症通常伴随着肥胖、高血压和糖尿病。从流行病学角度看,即使经 HDL-C 调整后,高三酰甘油血症可以是独立危险因素[37]。PROVEIT 研究中,尽管 LDL-C 大幅度下降,三酰甘油<150 mg/dl(1.6 mmol/L)仍与降低心血管风险有关[38]。AHA 定义正常空腹三酰甘油水平为<150 mg/dl,最佳水平为<100 mg/dl[39]。2018 AHA/ACC 指南[6]定义两种三酰甘油升高:轻度高三酰甘油血症[空腹或非空腹三酰甘油 150~499 mg/dl(1.6~5.6 mmol/L)]和重度高三酰甘油血症[空腹三酰甘油≥500mg/dl (5.6 mmol/L)](图 6.3)。指南推荐对于轻度高三酰甘油血症首先通过强化饮食和生活方式改善干预,而不是启动药物治疗来降低三酰甘油。重度高三酰甘油血症应该更多关注胰腺炎的危险,推荐应用更可靠的降低三酰甘油的治疗,如烟酸和 omega-3 脂肪酸[39]。

REDUCE-IT 研究(The Reduction of Cardiovascular Events with Icosapent Ethyl Intervention Trial,二十碳五烯酸高纯度鱼油 EPA 减少心血管事件国际试验)结果公布于 AHA/ACC 指南发布之后,因此未被纳入指南。其结果显示 EPA 可以降低已确诊 ASCVD 或糖尿病伴中度高三酰甘油 EPA 血症患者的心血管风险,包括心血管死亡[40]。后续发表的 2019 ESC/EAS 指南推荐三酰甘油 135~499 mg/dl 的高风险患者在他汀基础上加用 Omega-3 脂肪酸(二十碳五

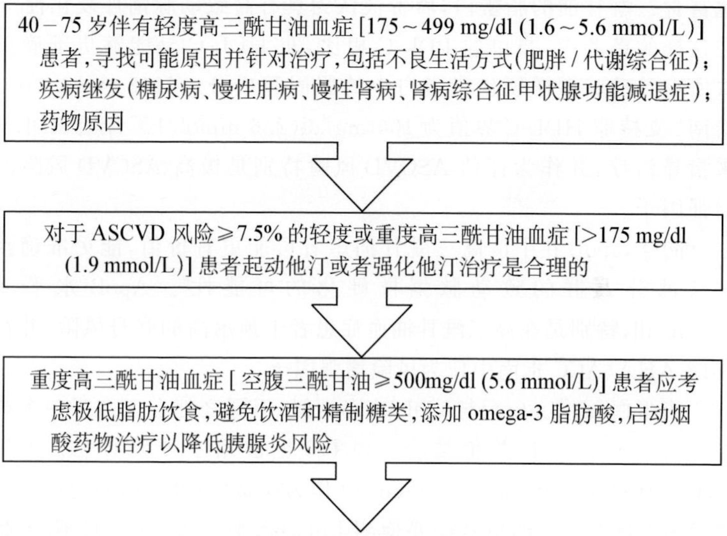

40－75 岁伴有轻度高三酰甘油血症 [175～499 mg/dl (1.6～5.6 mmol/L)] 患者，寻找可能原因并针对治疗，包括不良生活方式（肥胖 / 代谢综合征）；疾病继发（糖尿病、慢性肝病、慢性肾病、肾病综合征甲状腺功能减退症）；药物原因

对于 ASCVD 风险≥7.5% 的轻度或重度高三酰甘油血症 [>175 mg/dl (1.9 mmol/L)] 患者起动他汀或者强化他汀治疗是合理的

重度高三酰甘油血症 [空腹三酰甘油≥500mg/dl (5.6 mmol/L)] 患者应考虑极低脂肪饮食，避免饮酒和精制糖类，添加 omega-3 脂肪酸，启动烟酸药物治疗以降低胰腺炎风险

图 6.3　高三酰甘油的控制

2018 AHA/ACC 胆固醇指南：为了预防 ASCVD，高三酰甘油血症的治疗包括生活方式干预，控制继发的血脂异常，必要药物治疗。严重高三酰甘油血症患者有胰腺炎风险，因此需要药物治疗。ASCVD，动脉粥样硬化心血管病（Data from Grundy SM, Stone NJ, Bailey AL, et al. 2018 AHA/ACC/AACVPR/AAPA/ABC/ACPM/ADA/AGS/APhA/ASPC/NLA/PCNA Guideline on the management of blood cholesterol：A report of the American College of Cardiology/American Heart Association task force on clinical practice guidelines. J Am Coll Cardiol 2019；73；e285-e350.）

烯酸 4 g/d)（Ⅱa 类)[9]。国际脂质协会（NLA)[41] 和美国糖尿病协会（ADA)[42] 也做了同样的推荐（见下文）。

（四）其他脂蛋白和脂蛋白载体

LDL 和极低密度脂蛋白（very-low-density lipoprotein VLDL）中的胆固醇总称非 HDL-C，是心血管风险的强预测因子[43]，特别是在高三酰甘油和糖尿病患者中。升高的三酰甘油来自于 VLDL 和其他富含三酰甘油的脂蛋白,后者被认为具有高致动脉粥样硬化性[43]。在这样的患者中,与单独 LDL-C 相比,非 HDL-C 是能够更准确反映所有致动脉粥样硬化脂蛋白中的胆固醇成分。2018 AHA/ACC 指南[6]支持非 HDL-C 界值为 100 mg/dl(2.6 mmol/L),结合 LDL-C 来指导治疗,并作为评估 ASCVD 风险特别是极高 ASCVD 风险的增强因子。

同样,apoB 在中度高三酰甘油患者可能更有价值,能更准确预测这部分人群的致动脉粥样硬化的可能性[6]。ApoB 水平≥130mg/dl,特别是在高三酰甘油血症患者中预示高的终身风险,并在 2018 AHA/ACC 指南中作为风险增强因子[6]。

脂蛋白(a)[Lp(a)]与 LDL 结构类似,不同之处在于多了一个载脂蛋白(a)与 apoB 共价结合。Lp(a)也被用于风险评估。2018 AHA/ACC 指南将 Lp(a)≥50mg/dl 作为风险增强因子,并建议有早发 ASCVD 家族史的患者需要检测 Lp(a)水平[6]。2019 ESC/EAS 脂质异常指南推荐所有成人都应该检测 Lp(a)。遗传获得的超高的 Lp(a)水平>180mg/dl 的患者,余生 ASCVD 风险等同于杂合子家族性高胆固醇血症[9]。

五、特殊人群的血脂

(一)代谢综合征

代谢综合征包括了一系列危险因素(图 6.4)的组合,无论 LDL-C 水平如何,均与冠心病的发病率和死亡率密切相关[44-46]。代谢综合征的根本病理学基础是肥胖和胰岛素抵抗,发病与年龄和糖尿病正相关。2018 AHA/ACC 胆固醇指南将代谢综合征列为风险增强因素(见表 6.1),对一级预防降脂治疗的启动时机和剂量滴定有影响。代谢综合征的一线治疗是控制体重和加强体力活动。应该控制 LDL-C 和非 HDL-C 水平,升高 HDL-C 水平,虽然后者尚未被证实有临床获益。

(二)继发性血脂异常

尽量治疗和纠正可以引起血脂异常的疾病和生活方式,包括治

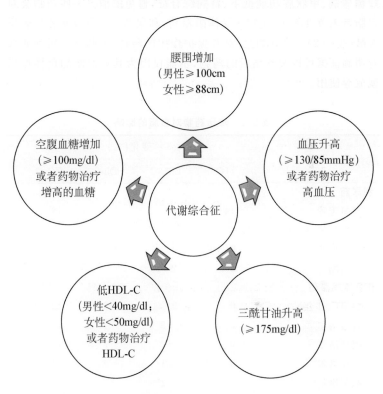

图 6.4　代谢综合征

　　代谢综合征是一系列危险因素的组合,包括中心型肥胖、胰岛素抵抗、高三酰甘油血症、低 HDL-C 和高血压,增加 ASCVD 和糖尿病的发病风险。2018 AHA/ACC 胆固醇指南中定义代谢综合征满足图中所列危险因素中的三种即可诊断(Data from Grundy SM,Stone NJ,Bailey AL,et al. 2018 AHA/ACC/ ACVPR/AAPA/ABC/ACPM/ADA/AGS/APhA/ASPC/NLA/PCNA Guideline on the management of blood cholesterol:A report of the American College of Cardiology/American Heart Association task force on clinical practice guidelines. J Am Coll Cardiol 2019;73:e285-e350.)

疗糖尿病、甲状腺功能低下、肾病综合征,避免酗酒。一些药物会对血脂带来负性作用,包括 β 受体阻滞药、利尿药[47-52]、孕激素和口服维A酸(表 6.2)。尽管如此,对有保护作用的药物,尤其是心肌梗死后有明确证据可以改善预后的药物,不能仅因为其对血脂的负性作用就放弃使用。

表 6.2　降压药物对血脂的影响

药物	变化(%)			
	TC	LDL-C	HDL-C	TG
利尿药				
氢氯噻嗪[47]	14	10	2	14
低剂量氢氯噻嗪[48 a]	0	0	0	0
吲达帕胺[49]	0(＋9)	0	0	0
螺内酯[50]	5	?	?	31
β 受体阻滞药				
整组(＞1 年)[51]	0	0	－8	22
普萘洛尔[47]	0	－3	－11	16
阿替洛尔[47]	0	－2	－7	15
美托洛尔[47]	0	－1	－9	14
醋丁洛尔[48 a]	－3	－4[b]	－3	6
吲哚洛尔[47]	－1	－3	－2	7
α 受体阻滞药				
整组	－4	－13	5	－8
多沙唑嗪[48 a]	－4[b]	－5[b]	2	－8
αβ-受体阻滞药				
拉贝洛尔[47]	2	2	1	8
卡维地洛[52]	－4	?	7	－20
CCBs				
整组[47]	0	0	0	0
氨氯地平[48 a]	－1	－1	1	－3

（续 表）

药物	变化（%）			
	TC	LDL-C	HDL-C	TG
ACEI				
整组	0	0	0	0
依那普利[48]	−1	−1	3	−7
ARB				
氯沙坦[49]	(0)[c]	(0)[c]	(0)[c]	(0)[c]
中枢神经抑制药				
甲基多巴＋氢氯噻嗪	0	0	0	0

　[a] 氢氯噻嗪 15 mg/d；醋丁洛尔 400 mg/d；多沙唑嗪 2 mg/d；氨氯地平 5 mg/d；依那普利 5 mg/d；安慰剂校正数据。[b] <0.01 安慰剂对照随访 4 年。[c] 无长期观察数据。

　　ACEI（angiotensin-converting enzyme inhibitor），血管紧张素转换酶抑制药；ARB（angiotensin receptor blockers），血管紧张素受体抑制药；CCBs（calcium channel blockers），钙离子受体拮抗药；HDL-C（high-density lipoprotein cholesterol），高密度脂蛋白胆固醇；LDL-C（low-density lipoprotein cholesterol），低密度脂蛋白胆固醇；TC，总胆固醇；TG，三酰甘油。

　　1. β受体阻滞药　该类药物有降低 HDL-C 和增高三酰甘油的趋势，具有高内在拟交感活性或高心脏选择性的 β 受体阻滞药可能效果较小或没有效果（如兼具 α 受体阻滞作用的卡维地洛）。β 受体阻滞药还会影响糖代谢，因此用于年轻患者时会有所顾虑。尽管如此，有强证据支持 β 受体阻滞药对心肌梗死后和心力衰竭患者有保护作用。他汀可以拮抗 β 受体阻滞药对血脂的负面影响。在稳定劳力型心绞痛治疗中，与 β 受体阻滞药相比，钙离子拮抗药对三酰甘油和 HDL-C 有正面有利的作用。对于高血压患者，血管紧张素转换酶抑制药、血管紧张素受体拮抗药和钙离子拮抗药对脂质的影响是中性的。

　　2. 利尿药　该类药物会升高三酰甘油，并且有升高总胆固醇的倾向,除非低剂量使用。ALLHAT 研究(In the Antihypertensive and Lipid-Lowering Treatment to Prevent Heart Attack Trial,抗高血压和降脂治疗预防心肌梗死试验)中,12.5～25mg 氯噻酮每日一次持续 5 年,可使总胆固醇升高 2～3 mg/dl[53]。ALPINE 研究中(In the Antihypertensive Treatment and Lipid Profile in a North of Sweden Efficacy Evaluation,瑞典北部人群抗高血压治疗和脂质有效评价)显示,每日口服氢氯噻嗪 25mg,其中大部分患者同时服用阿替洛尔,可使三酰甘油和 apoB 升高,HDL-C 水平降低[54]。

3. 口服避孕药　对于有缺血性心脏病或者有吸烟等危险因素的患者给予避孕药时,高剂量雌激素的致动脉粥样硬化作用值得重视。绝经后妇女的激素替代治疗的心血管获益目前未被临床试验证实。

(三)糖尿病患者

糖尿病患者是心血管高危组,需要更严格地控制其他危险因素。与无糖尿病相应匹配年龄组相比,心肌梗死发生率 35－54 岁女性组为 5 倍,35－54 岁男性组为 2 倍多[55]。因此,2018 AHA/ACC 胆固醇指南将 2 型糖尿病列为单独危险组[6],2019 ESC/EAS 指南将 2 型糖尿病无论 SCORE 直接列为高危组[9]。两部指南均推荐在生活方式改善的基础上给予他汀降脂治疗。近年来,认识到越来越多的冠心病和糖尿病共同发病机制,心脏病学专家和内分泌专家需要更多的联合面对共同的风险[56]。糖尿病患者更多的是小而密 LDL 颗粒增多,甚至 LDL-C 水平相对正常。

关于 14 项至少随访 2 年的随机试验的荟萃分析显示,降脂药物治疗无论在糖尿病组还是非糖尿病组均可以显著降低心血管风险[57]。CARDS 研究(The Collaborative Atorvastatin Diabetes Study,阿托伐他汀与糖尿病协作研究)是一项多中心随机一级预防试验,给予至少合并一项危险因素的糖尿病患者 10mg 阿托伐他汀或安慰剂,该试验因为他汀治疗的明显临床优势提前终止[58]。结合 HPS 研究[59](Heart Protection Study,心脏保护研究)大型亚组分析和 ASCOTLLA 研究[60](Anglo-Scandinavian Cardiac Outcomes Trial-

Lipid-Lowering Arm,盎格鲁-斯堪的那维亚心脏终点研究降脂分支)结果,大量证据支持在所有糖尿病患者中在改善生活方式和降压治疗基础上,还应加用他汀降脂治疗。对于四项随机双盲对照一级预防研究的荟萃分析结果[61]显示,中等强度他汀治疗降低 10 187例受试者心血管风险 25%,在 1 型糖尿病和 2 型糖尿病患者中受益无差别。

近期的试验提供证据证实非他汀药物联合他汀药物降脂治疗进一步降低糖尿病患者心血管风险。在 IMPROVE-IT 研究中,在近期急性冠脉综合征的患者(27%合并糖尿病)中,在他汀治疗基础上加用依折麦布,糖尿病组与非糖尿病组相比,心血管的绝对和相对受益更加明显[62]。FOURIER 研究糖尿病亚组分析显示依洛尤单抗较安慰剂组降低 LDL-C 水平的程度与非糖尿病组相似(糖尿病组降低57%;非糖尿病组降低 60%)[63]。ODYSSEY 心血管结局研究中,进行了同样的亚组分析,分为糖尿病组($n=5444$;29%),糖尿病前期($n=8246$;43%)和正常血糖组($n=5234$;28%),平均随访 2.8 年,与具有更高基线风险的非糖尿病组相比,阿利西尤单抗治疗使糖尿病组的心血管事件绝对风险降低 2 倍[64]。同样,在 REDUCE-IT 研究中,30%的受试者有糖尿病并至少合并另外一种传统的危险因素,三酰甘油同时水平增高,Ω-3 脂肪酸治疗组与安慰剂组相比,显著减少包括心血管死亡在内的缺血性事件。[40] 基于此研究,美国糖尿病学会(ADA)更新建议,对于已经加用他汀但三酰甘油仍高(134 ～499mg/dl)的糖尿病患者加用 Ω-3 脂肪酸[42]。NLA[41] 和 2019 ESC/EAS 指南做了同样的推荐[9]。

(四)老年人

尽管胆固醇和冠心病之间的联系随着年龄的增长会有所减弱,医师仍会将血脂列为老年人可调整的危险因素。年龄本身就是强危险因素,再者另外一个危险因素高血压会随着年龄增长,因此临床上老年人冠心病的绝对风险更高。此外,对于老年人风险因素评估要考虑终身暴露的累积效应。PROSPER 研究(the Prospective Study of Pravastatin in the Elderly at Risk,普伐他汀对于危险老年人的预后研究)发现老年人他汀治疗可使冠心病风险降低,但对全因死亡未发现获益(普伐他汀部分还有详述),该研究由于随访 3 年,时间过短,未显示脑血管疾病发病风险降低[65]。最近发表的对于 JUPITER 和 HOPE-3 研究的荟萃分析显示,瑞舒伐他汀使非致死性心肌梗死、非致死性卒中和心血管死亡的相对风险减少 26%,且减少 ASCVD 发生的获益在≤70 岁组和>70 岁组两组间无差别[66]。此外,>70 岁组的老年组有更高的事件发生率,相对风险降低相似,也就是意味着他汀在老年组带来更多的绝对风险下降,因此与年轻患者相比,老年患者需要治疗(NNT)以预防事件的数量较少。另一项荟萃分析同样支持在 70-80 岁成人降脂治疗进行一级预防[67-69]。SAGE 研究(The Study Assessing Goals in the Elderly,老年人评估目标研究)确认了在老年稳定性冠状动脉疾病每天 80mg 阿托伐他汀强化他汀治疗的安全性和受益,但未显示强化他汀与中等强度他汀相比在一年内减少总缺血事件一级终点的优势[70]。然而对于超过 80 岁的老老年患者的数据鲜见。此外,由于进行性虚弱、多种并发症、认知功能障碍、合并多种用药及药代动力学改变,老年人更容易发生他汀相关风险。因此 2018 AHA/ACC 指南建议在高危老年患者谨慎应用他汀,在启用他汀之前根据临床情况判断风险效益比,并且医患双方应充分讨论[6]。2019 ESC/EAS 血脂异常指南推荐在高危以上>75 岁的患者启动他汀治疗,同时建议以低剂量起始治疗,逐步滴定剂量以使 LDL-C 达标[9]。对于用药风险大于获益,预期寿命有限的患者不建议启动他汀治疗,已经服用他汀的这类患者减少剂量。

(五)女性

与男性相比,除了 80 岁以上组,女性在各年龄段冠心病的发病风险更低。女性较男性发病延迟 10~15 年,可能原因包括 LDL-C 升高更慢、较高的 HDL-C,还有目前机制不明的基因相关心脏保护性因素,不是简单的绝经前和绝经后的问题。在如 HPS 样的大型他汀试验中,女性和男性相对风险降低程度相似[59]。MEGA 研究(In the Management of Elevated Cholesterol in the Primary Prevention Group of Adult Japanese,控制高脂血症在日本成年人一级预防中作用）中，在低风险日本患者中应用低剂量普伐他汀（10～20 mg/d），其中69%为女性，与男性相比，女性冠心病风险降低略微低于男性，可能是因为女性组相对低的发病率[18]。JUPITER研究[16]中，纳入6801名女性（占研究人群的38%），女性与男性风险降低相似，主要是再次血管重建和不稳定心绞痛的降低。JUPITER研究者所做的一项荟萃分析发现，他汀在女性一级预防中减低心血管事件风险1/3[71]。

AHA/ACC指南[6]提出，一些女性特异性的状况可能改变其心血管疾病的基线风险，帮助制定生活方式改善和降脂治疗策略。这些状况包括孕期相关并发症（妊高征、先兆子痫、妊娠期糖尿病、早产和低体重儿）和过早停经，上述情况会增加未来心血管疾病风险，预示更高的心血管发病率和死亡率[72-75]。

（六）孕妇

总的来说，由于胆固醇在胎儿发育中发挥重要作用，降脂药物对于孕妇是绝对或相对禁忌的。胆汁酸螯合剂是最安全的，避免应用他汀药物。（见他汀部分"禁忌证和孕期警告"）。

六、脂质异常的饮食和其他非药物治疗

生活方式改善和危险因素控制

非药物饮食疗法对于初发的高脂血症是基本的控制措施，往往作为基本治疗就能满足需要，同时辅以减肥、锻炼、控制饮酒、戒烟、治疗高血压和糖尿病。有规律的锻炼有助于增加胰岛素敏感度，减少2型糖尿病的发生。严格执行推荐的包括饮食在内的健康生活方式，可以显著减少70岁以下患者的冠心病发病率[76]。不管怎样，要想达到预防冠心病的发生甚至逆转冠脉病变的目标，需要高强度的生活方式修正。

1. 饮食　饮食调整无疑是调脂治疗的基石。2018 AHA/ACC血胆固醇控制指南为医师提供了具有证据支持的可改善心血管健康的饮食建议[6]。指南强调饮食应该富含营养，富含心血管保护作用的

脂肪,避免进食过多热量、饱和反式脂肪和精制的含糖类食物。被广泛使用并被 ACC/AHA 支持的两种饮食类型为地中海饮食和 DASH(Dietary Approaches to Stop Hypertension,降压饮食路径)研究中的饮食模式[77]。

DASH 饮食模型最初提出是为了控制血压。强调多进食水果、蔬菜和低脂奶制品:包括全麦谷物、家禽、鱼类和坚果;减少摄入饱和脂肪、红肉、甜食和加糖的饮料。OmniHeart 研究[78](The Optimal Macronutrient Intake Trial for Heart Health)比较了三种饮食:富含碳水化合物饮食(类似初始的 DASH 饮食)、富含蛋白质饮食(约一半来源于植物)和富含不饱和脂肪饮食(主要为单不饱和脂肪)。每种饮食同初始的 DASH 饮食一样,均可降低 LDL-C 和三酰甘油。

相比较而言,典型的地中海饮食模式是乳制品、红肉及加工肉类含量少,橄榄油和海产品含量高,并包括适量饮用葡萄酒。食用脂肪量占总能量摄入的 32%~35%。与 DASH 饮食模式相同,地中海饮食限制饱和脂肪摄入,但包含相对较多的单不饱和脂肪和多不饱和脂肪摄入,特别强调 Ω-3 脂肪酸应用。水果、蔬菜和全麦谷物可以提供高含量的食用纤维摄入。PREDIMED 试验(Prevención con Dieta Mediterránea,地中海饮食的预防保健作用)[79] 中,将近 7500 例有高危心血管风险的成年患者,严格遵守地中海饮食,添加橄榄油或者坚果,减少主要心血管事件(卒中和心脏事件)仅 1/3。对该饮食结构坚持得越好,生存率越高[80]。

2. 体力活动 除了饮食调整,医师应该建议患者每周进行规律的体力活动以减少心血管疾病的发生。2018 AHA/ACC 指南[6] 推荐每周至少进行 120min 有氧运动(每周 3~4 次,每次 40min),并应包括温和、中等和激烈不同活动强度的运动形式。DPP 研究(Diabetes Prevention Program,糖尿病预防计划)15 年随访显示,通过增加锻炼和减轻体重强化干预生活方式,可以预防糖尿病的发生及其后续微血管病变的并发症[81]。

七、血脂异常药物治疗

（一）他汀：3-羟基-3-甲基戊二酰辅酶 A 还原酶抑制药

他汀类药物在多项大型临床试验中显示出临床结局获益、可预估的降低 LDL-C 效果及相对少见的不良反应，因此确立了其作为冠心病一级和二级预防中首选药物的地位。目前可用的他汀包括洛伐他汀、普伐他汀、辛伐他汀、氟伐他汀、阿托伐他汀、瑞伐他汀和匹伐他汀。所有的他汀都通过抑制 3-羟基-3-甲基戊二酰辅酶 A 还原酶（HMG-CoA）减少肝胆固醇合成，从而有效地减少总胆固醇和 LDL-C，通常可以升高 HDL-C，长期的安全性和有效性得到确认。目前大多为非处方药，方便易得。里程碑式的（4S）研究（Scandinavian Simvastatin Survival Study，斯堪的纳维亚辛伐他汀生存研究）显示，辛伐他汀在二级预防中可减少总死亡率和冠脉事件发生[82]。紧随其后，在高风险男性患者应用普伐他汀进行一级预防的 CARE 研究，再次证实了这一结论[83]。有研究证实，在 LDL-C 水平处于美国平均水平的人群应用他汀进行一级预防即可获益[84]。他汀不仅是通过逆转动脉粥样硬化斑块，还可通过改善内皮功能、抑制血小板活化、降低纤维蛋白原（与三酰甘油水平密切相关）或抑制炎症等多种途径实现获益[85]。

1. 他汀药物适应证

（1）预防 ASCVD：表 6.3 所列大型他汀试验显示，他汀类药物无须置疑地在一级和二级预防中起到减少心血管终点事件，减少总死亡率的作用，从减少任何一例设定的主要终点事件所需要治疗的人数（NNT）来看，具有成本效益，特别在二级预防中更获益。临床诊断 ASCVD 的患者，他汀作为整体治疗策略的一部分有助于减慢冠状动脉粥样硬化的进展。对于原发性高胆固醇血症、纯合子家族性高胆固醇血症或混合型高脂血症，他汀可以降低总胆固醇、LDL-C、apoB 和三酰甘油水平。

（2）预防脑卒中和短暂性脑缺血发作：有脑卒中史或冠心病史的患者为等危症，均需要考虑他汀治疗。CARDS 研究[58]证实仅每日 10 mg 阿托伐他汀就可以使糖尿病患者脑卒中风险减低 48%。在

表 6.3 主要的他汀结局性试验研究

试验名称 他汀种类 一或二级预防	胆固醇基线水平（平均值）	随访期限和例数	对照组事件（%）	他汀组不良事件（%）	绝对风险降低（ARR）	每次试验需要治疗例数（NNT）
4S[82] 辛伐他汀 40mg 二级预防	260 mg/dl (6.75 mmol/L)	5.4年,中位数 (安慰剂:2223; 他汀:2221)	总死亡 一级预防:256 (11.5%) 二级预防:502 (22.6%)	182(8.2%) 353(15.9%)	74(3.3%) 149(30%)	30(162/年) 15(80/年)
WOSCOPS[83] 普伐他汀 一级预防	272 mg/dl (7.03 mmol/L)	4.9年,平均数 (安慰剂:3293; 他汀:3302)	死亡:135(4.1%) 一级终点事件:248(7.5%)	106(3.2%) 174(5.3%)	29(0.9%) 74(2.2%)	114(558/年) 45(217/年)
AFCAPS/ TexCAPS[84] 洛伐他汀 一级预防	221 mg/dl (5.71 mmol/L)	5.2年,平均数 (安慰剂:3301; 他汀:3304)	冠心病死亡:15 (0.5%) 急性心肌梗死[a]:81(2.5%) 一级终点事件:183(5.5%)	11(0.3%) 45(1.4%) 116(3.5%)	4(0.12%) 39(1.3%) 67(2.0%)	826(4295/年) 85(441/年) 49(256/年)

（续 表）

试验名称 他汀种类 一或二级预防	胆固醇基线水平（平均值）	随访期限和例数	对照组事件（%）	他汀组不良事件（%）	绝对风险降低（ARR）	每次试验需要治疗例数（NNT）
HPS[58] 辛伐他汀 40 mg 冠心病 65%	228 mg/dl (5.9 mmol/L)	5 年,平均数 (安慰剂:10 267; 他汀:10 269)	死亡率:1507 (14.7%) 血管死亡: 937(9.1%) 总心肌梗死: 1212(11.8%)	1328(12.9%) 781(7.6%) 898(8.7%)	179(1.8%) 156(1.5%) 314(3.1%)	56(280/年) 66(330/年) 32(160/年)
PROSPER[65] 普伐他汀 高风险老人	221 mg/dl (5.7 mmol/L)	3.2 年,平均数 (安慰剂:2913; 他汀:2891)	主要终点事件: 冠心病死亡, 非致死性肌 梗死或卒中: 473(16.2%)	408(14.1%)	65(2.1%)	48(152/年)
ASCOT-LLA[86] 阿托伐他汀 10 mg 一级预防;高血压	212 mg/dl (5.48 mmol/L)	3.3 年,中位数 (安慰剂:5137; 他汀:5168)	主要终点:(非致 死性心梗+冠 心病死亡:154 (3.0%)	100(1.9%)	54(1.1%)	90(297/年)

（续　表）

试验名称 他汀种类 一或二级预防	胆固醇基线水平（平均值）	随访期限和例数	对照组事件（%）	他汀组不良事件（%）	绝对风险降低（ARR）	每次试验需要治疗例数（NNT）
PROVE IT[26b] 阿托伐他汀 80 mg；普伐他汀 40 mg 近期 ACS，二级预防	180 mg/dl (4.65 mmol/L)	2 年，中位数（普伐他汀:2063；阿托伐他汀:2099）	主要复合终点（死亡＋心血事件；普伐他汀,543(26.3%)	阿托伐他汀 470(22.4%)	73(3.7%)	29(58/年)
JUPITER[16] 瑞舒伐他汀 20 mg 一级预防	186 mg/dl (4.81 mmol/L)	1.9 年，中位数（安慰剂:8901；瑞舒伐他汀:8901）	主要复合终点（MI、卒中、再次血运重建、因心绞痛住院、心血管死亡）:251(2.8%)	142(1.6%)	109(1.2%)	29(5/年)[c]

a 估算值。

b PROVE IT 阿托伐他汀与普伐他汀做对比，非和安慰剂比较。

c 心肌梗死、卒中或死亡的复合终点[16]。

ACS，急性冠脉综合征；MI，心肌梗死。

SPARCL(Stroke Prevention by Aggressive Reduction in Cholesterol Levels,强化降胆固醇治疗预防卒中)研究中[87],高剂量阿托伐他汀(80 mg/d)在有脑卒中或短暂性脑缺血发作史而没有临床缺血性心脏病的患者中可显著减少致死性和非致死性卒中(绝对风险降低2.2%,HR 0.84)及主要心血管事件(绝对风险降低 3.5%,HR 0.80)。上述获益的价值超过了非致死性出血性卒中轻度增加的风险(22/2365;绝对风险增加 0.9%)[87]。一项纳入 120 000 余例患者的荟萃分析显示,与他汀类药物相关的有效降低缺血性卒中和相关死亡率的作用与低密度脂蛋白的降低程度无关,[88] 这表明卒中的减少与他汀类药物的多效性作用有关。然而,PCSK9 抑制药也被证实可以减少卒中的发生(见后)。

2. 如何确定他汀治疗强度 一项纳入 90 000 余例临床血管疾病患者的荟萃分析研究显示,应用标准剂量他汀治疗显著减少心血管事件发生[3]。文章作者估算 LDL-C 每降低 1mmol/L(约 40mg/dl),可以使 5 年内严重冠状动脉事件相对风险降低约 1/5,绝对风险的降低依赖于初始的风险水平。推断持续 5 年的他汀治疗可以减低主要血管事件发生将近 1/3。一项新近发表的荟萃分析,纳入 170 000 余名受试者,比较了在同一组患者中应用高强度和中强度他汀的效果,结果显示高强度他汀治疗进一步降低主要心血管事件发生率,在高强度他汀治疗试验中 LDL-C 降低的绝对数值带来持续成比例的风险降低[25]。这些证据支持在高风险患者中,在不增加肌病的前提下,尽量争取 LDL-C 的最大降幅的策略。

对极高剂量他汀的获益和可能的危害,一项关于极高剂量他汀不良反应的回顾性研究显示,癌症的风险小幅增加(5 年只增加了1.5%[89])。然而,一项研究分析了 6000 余名 LDL-C<60 mg/dl 的患者,其中 LDL-C 极低组(<40 mg/dl)生存率更高,而且并不伴随有癌症和横纹肌溶解的增加[90]。极高剂量他汀确定会增加肌病的发生,特别是应用高剂量辛伐他汀。中等强度以上他汀治疗导致新发糖尿病比较普遍(见"警告项")。

3. **警告项**

(1)肝损害,肌病,新发糖尿病和认知不良反应:2012 年 FDA 修改了他汀的说明书[91,92],建议服用他汀前需要检查肝功能,但不必再对肝功能进行规律的周期性监测,因为他汀引起的重度肝损伤罕见。保留了对于肌病和横纹肌溶解的警告。对骨骼肌的不良反应可以表现为肌肉疼痛,有客观依据的肌病乃至严重的肌肉细胞崩解,后者可以引起肌红蛋白尿导致致死性肾衰竭。血肌酸激酶高于正常水平 10 倍以上诊断为肌病。应该警告患者一旦出现肌肉疼痛、肌肉触痛或乏力,应立即报告医师并停止服用他汀。停药后肌酸激酶通常会恢复正常,此后可以在监测下尝试应用更低剂量,或者更换低剂量氟伐他汀,或者隔日服用低剂量瑞舒伐他汀,或者改用非他汀治疗[93]。一项试验加用辅酶 A 可能有助于降低肌肉不良反应。然而在 HPS 研究中,每一治疗组中有 10 000 余名患者,5 年肌病发生率在他汀治疗组仅为 0.11%,对照组为 0.06%,横纹肌溶解症在他汀治疗组为 0.05%,对照组为 0.03%[59]。虽然在临床实践中,患者有关肌肉不适主诉较为常见[89,93],但真正的肌病在报道的临床调查中并不多见,横纹肌溶解更为罕见[94]。致死性病例极为罕见,为每百万处方患者发生 0.2 例以下[95]。肌病的风险更多发生在高剂量辛伐他汀(见辛伐他汀)的患者,以及同时服用贝特类降脂药、烟酸类、环孢素、红霉素或唑类抗真菌药的情况。虽然并未被列入禁忌,他汀和贝特类联合应用会提高肌病的发生率约 0.12%[96],医师被告诫应谨慎应用,留意风险。

(2)与蛋白酶抑制药相互作用潜在增加肌病是来自 FDA 的警告(按照字母顺序排列他汀)[92]

①阿托伐他汀:应用特拉匹韦和利托那韦时谨慎应用阿托伐他汀;应用洛匹那韦＋利托那韦时阿托伐他汀应用最小剂量;应用地瑞那韦＋利托那韦/福沙那韦,福沙那韦＋利托那韦,沙奎那韦＋利托那韦,阿托伐他汀剂量不超过 20 mg/d;应用奈非那韦时,阿托伐他汀剂量不超过 40 mg/d。

②氟伐他汀:没有相关数据。

③洛伐他汀:服用人类免疫缺陷病毒(HIV)蛋白酶抑制药波普瑞韦或特拉匹韦的患者禁用洛伐他汀。

④匹伐他汀:没有相关数据。

⑤普伐他汀:没有相关数据。

⑥瑞舒伐他汀:应用阿扎那韦＋利托那韦,洛匹那韦＋利托那韦者,瑞舒伐他汀剂量不超过 10mg/d。

⑦辛伐他汀:服用 HIV 蛋白酶抑制药波普瑞韦或特拉匹韦的患者禁用洛伐他汀。

因此,对于应用 HIV 和丙肝病毒蛋白酶抑制药的患者,普伐他汀和匹伐他汀是最安全的,而辛伐他汀安全性最低。

(3)新发糖尿病:是最近发现的一种他汀不良反应,最早报道于瑞舒伐他汀,目前认识到是所有高剂量他汀面临的共同问题。一项纳入 13 项临床试验 91 140 名受试者的荟萃分析显示,他汀治疗引起新发糖尿病的轻度增加(9%,OR 1.09;95% 可信区间 CI 1.02～1.17)[97]。基于上述数据,255 名患者应用他汀治疗 4 年出现,导致 1 例额外的糖尿病,而防止了 5.4 例冠状动脉事件(冠心病死亡,非致死性心肌梗死)发生。另一项荟萃分析纳入五项研究,32 752 名无糖尿病病史的受试者,比较了强化他汀与中等强度他汀的不同结局。该研究显示,新发糖尿病的 NNT(需治数)为 498,而减少心血管事件的 NNT 为 155[98]。因此相关的获益风险比为 3:1。一项纳入 161 808 名绝经后妇女的观察性研究发现,他汀明显增加新发糖尿病(48%,多变量调整 HR 1.48;95% CI 1.38～1.59)[99]。由于证据的综合累积,FDA 在所有他汀说明书增加了有关增加糖尿病、升高糖化血红蛋白和空腹血糖的描述。[91]

另外,基于上市后研究,其他可能出现的不严重或可逆性的认知方面相关不良反应(健忘/意识模糊等)也增加到他汀的说明书中[91]。然而,在纳入 5804 名受试者的 PROSPER 研究中,对于认知功能下降进行了再评价,在 3 年的随访期内未发现普伐他汀和安慰剂之间的差异[100]。一项系统回顾和荟萃分析也未发现他汀与安慰剂在程序记忆、注意力和反应力等认知表现方面的差异[101]。

（4）禁忌证与妊娠期警告：他汀类药物禁用于活动性肝病或者原因不明的血清转氨酶持续性增高的患者。胆固醇对胎儿发育至关重要，因此不得给妊娠期及备孕妇女开他汀类药物。他汀可以被分泌到乳汁中，因此服用他汀的妇女不宜哺乳。备孕妇女需在受孕前6个月停止服用他汀。如果正在服用他汀药物治疗的妇女意外怀孕，应停止服用他汀，并告知对胎儿的潜在风险。

4. 洛伐他汀（Altoprev，洛伐他汀缓释剂，美降之）　是第一个被批准进入美国市场销售的他汀类药物，也是第一个通过一般途径可以得到的他汀药物。在里程碑式 AFCAPS/Tex（Air Force/Texas Coronary Atherosclerosis Prevention Study，得克萨斯州空军冠状动脉粥样硬化预防研究）一级预防研究中，在当时被认为基线 LDL-C 水平"正常"（221 mg/dl；5.71 mmol/L），而 HDL-C 水平减低（36 mg/dl；1.03 mmol/L）的美国一般人群中，洛伐他汀减少包括心肌梗死在内的心脏事件达 37%[84]。

剂量、效果和不良反应：通常洛伐他汀的起始剂量为 20mg，每天一次，与晚餐同服，可加量到 80mg 每日一次或分两次服用。鉴于与肝细胞色素 P-450 3A4（CYP3A4）底物强抑制药同时服用增加肌病的发生，2012 年 FDA 修改了洛伐他汀的说明书，增加了新的禁忌证和与特定药物同服时的剂量限制[91]。洛伐他汀禁止与伊曲康唑、酮康唑、泊沙康唑、红霉素、克拉霉素、泰利霉素、HIV 蛋白酶抑制药、波普瑞韦、特拉匹韦和奈法唑酮。关于药物间相互作用，应避免与环孢素和吉非贝齐（诺衡）同服。同时服用达那唑、地尔硫䓬或者维拉帕米的患者，洛伐他汀剂量不超过每日 20mg；同时服用胺碘酮的患者，洛伐他汀剂量不宜超过 40mg。避免大量饮用西柚果汁。洛伐他汀与常用的降压药物及地高辛没有显著的相关作用。关于他汀类药物共有的肝毒性、肌病及横纹肌溶解的警告同样适用于洛伐他汀。

5. 氟伐他汀（来适可，来适可缓释片）　是 FDA 批准的首个人工合成他汀药物。在 LCAS（Lipoprotein and Coronary Atherosclerosis Study，脂蛋白和冠状动脉粥样硬化研究）研究中，氟伐他汀可以在 LDL-C 水平轻中度增加的患者中抑制冠心病的进展[102]。LIPS（Lescol

Intervention Prevention Study,来适可干预预防研究)研究显示,对于胆固醇处于平均值的经皮冠状动脉介入术(PCI)后患者,早期给予氟伐他汀减少再发冠脉事件[103]。

剂量、效果和不良反应:氟伐他汀的剂量单位为 20～80mg/d,晚上或睡前服用。推荐起始剂量取决于 LDL-C 需要降低的幅度。氟伐他汀主要经过 CYP2C9 同工酶代谢,使其与那些竞争 CYP3A4 途径的药物相互作用小,比如贝特类药物。苯妥英钠和华法林经 CYP2C9 途径代谢,氟伐他汀与之同服增加风险。关于他汀类药物共有的肝毒性、肌病及横纹肌溶解的警告同样适用于氟伐他汀。

6. 普伐他汀(普拉固) WOSCOPS(West of Scotland Coronary Prevention Study,苏格兰西部冠心病预防研究)一级预防研究显示,普伐他汀显著降低高风险男性冠心病的发病率和死亡率[83]。在 LIP-ID(Long-term Intervention with Pravastatin in Ischemic Disease,缺血性疾病长期应用普伐他汀干预)二级预防试验中,普伐他汀治疗减少全因死亡风险 22%($P<0.001$),同时减低非致死性心肌梗死、冠心病死亡、卒中和再次冠脉血运重建术风险[104]。PROVE IT 研究中,普伐他汀每天 40mg 对于降低 LDL-C 水平和减少临床事件的效果逊于阿托伐他汀每天 80mg[26]。PROSPER 试验,纳入平均胆固醇水平为 212mg/dl(5.7mmol/L)的冠心病高危老年患者,发现普伐他汀每日 40mg 减少冠心病死亡相对风险 24%($P=0.043$),获益主要来自于二级预防,在一级预防中未见显著性差异[65]。而 PROSPER 试验还提示了普伐他汀增加癌症的发生。WOSCOPS 研究后的长期随访未发现试验后 10 年内[105] 和 20 年内[106] 癌症发病率的增加[3]。

(1)适应证:除了前述的经典适应证外,普伐他汀被批准用于高胆固醇血症患者的一级预防以减少心肌梗死、再次血管重建和心血管死亡的风险。用于既往心肌梗死病史患者,通过减少冠心病死亡、再发心肌梗死、再次血管重建、卒中和短暂性缺血发作降低总死亡率。

(2)剂量和效果:推荐普伐他汀的起始剂量为每日 40mg,可以在任意时间定时服用,如果需要可增加剂量到每日 80mg。与其他他汀一样,肝损害和肌病罕见。

（3）严重不良反应、注意事项和禁忌证:与其他他汀相同。普伐他汀与地高辛没有相互作用。普伐他汀不通过 CYP3A4 途径代谢,与红霉素和酮康唑等制剂同服风险较低。更重要的是,普伐他汀与抗反转录病毒药物间无相互作用。

7. 辛伐他汀(舒降之)

（1）主要临床试验:里程碑式的 4S 研究为他汀得到广泛认可铺平了道路,奠定了他汀治疗的基石地位。该研究纳入 4444 名胆固醇水平严重增高的患者,大多数患者有既往心肌梗死病史,随访 4 年,辛伐他汀降低 LDL-C 水平 35%,降低总死亡率 30%,降低心源性死亡 42%,减少再次血运重建 37%[82]。没有证据表明自杀或暴力死亡的增加,此前被认为是降低胆固醇的潜在危险。辛伐他汀和安慰剂组之间的差距在治疗 1~2 年后开始出现,并且大多数曲线在随访 4 年时还在持续分开。试验后的长期随访至最长达 8 年,结果显示受益依然维持[107]。HPS 研究评价了辛伐他汀和安慰剂对 20 536 名按照当时指南不需要药物干预的高风险患者的疗效[59]。该研究纳入血清胆固醇水平 ≥135mg/dl(3.49 mmol/L) 的 40－80 岁患者。只有 65% 的患者在基线时有冠心病史,HPS 包含很多高风险的"一级预防"个体(n=7150),虽然没有冠心病史,但多数有冠心病等危症,包括糖尿病、外周血管疾病或脑血管疾病。辛伐他汀减少任一主要血管事件发生率 24%(P<0.0001),减少总死亡率 13%(P<0.0003),减少任一血管相关性死亡 17%。没有观察到治疗相关的安全性问题,肌病的发生率只有 0.01%。在基线 LDL-C 水平低于 116mg/dl(3mmol/L)组和高于该数值组的患者中观察到同样获益,支持是否启动他汀治疗更多取决于临床风险,而非基线血脂水平,对于高风险患者不管基线 LDL-C 水平是多少,都应启动他汀治疗。SEARCH (Study of the Effectiveness of Additional Reductions in Cholesterol and Homocysteine,降低胆固醇和同型半胱氨酸疗效研究)研究中,12 064 名受试者随机分配到每日辛伐他汀 80mg 或 20mg 治疗组[108]。与以前试验结论相似,LDL-C 水平进一步降低 13.5 mg/dl(0.35mmol/L),带

来主要血管事件减少 6%。然而每日辛伐他汀 80mg 导致肌病发生率增加,因此致使 FDA 做了新的推荐(见后文)。

(2)适应证:辛伐他汀对于冠心病和高胆固醇血症患者有额外和明确的适应证。①减少冠心病相关和总的死亡率;②减少非致死性心肌梗死;③减少再次心脏血运重建术;④减少卒中和短暂性脑缺血发作。辛伐他汀同时可以升高高胆固醇血症和混合型高脂血症患者 HDL-C 水平,并没有声称其作用与降低 LDL-C 水平无关。基于 HPS 研究结果,FDA 于 2003 年批准修改的说明书,强调启动治疗更多取决于高风险状态,而非仅基线血脂水平。对于冠心病患者和冠心病高风险者,在调整饮食的同时启动辛伐他汀治疗。

(3)剂量、不良反应和安全性:辛伐他汀的起始剂量为 20mg,每日一次,晚上服用。4S 研究中,起始剂量为 20mg 每天一次,晚餐前服用。如果治疗 6 周胆固醇降低不理想,增加到每天 40mg(37% 受试者)[82]。HPS 研究中,高风险患者的起始剂量为 40mg/d。以前的最大剂量每天 80mg 目前被证实可引起肌病发生率大量增加,因此 FDA 建议患者不宜从 80mg/d 起始治疗或加量到此剂量。已经服用 80mg/d 的患者需要严密监测肌病的发生。FDA 建议为了减少辛伐他汀相关肌病发生,需避免与也通过肝酶 CYP3A4 代谢的康唑类药物(伊曲康唑、酮康唑、泊沙康唑)、某些抗生素(红霉素、克林霉素、泰利霉素)、奈法唑酮、吉非贝齐、环孢素和达那唑同时服用[91,92]。FDA 明确指出辛伐他汀禁忌与 HIV 蛋白酶抑制药波普瑞韦和特拉匹韦同时服用[92]。同时服用胺碘酮、维拉帕米或地尔硫䓬的患者,服用辛伐他汀剂量不宜超过每日 10mg。同时服用氨氯地平和雷诺嗪的患者,辛伐他汀剂量不宜超过每日 20mg。不宜开出每日 80mg 的剂量[91,109]。

为期 11 年的 HPS 随访研究发现,辛伐他汀的癌症发病率、癌症死亡率或其他非血管死亡率没有增加[110]。因此,最初对他汀类药物长期安全性的担忧已经消除[111]。

8. 阿托伐他汀(立普妥)

(1)二级预防:阿托伐他汀是经试验最好和最常用的他汀类药物

之一。减轻心肌缺血和强化降低胆固醇试验（The Myocardial Ischemia Reduction and Aggressive Cholesterol Lowering，MIRACL）[112] 和 "PROVE IT"试验[26] 验证 ACS 后的早期高剂量（每日 80mg）阿托伐他汀治疗具有临床益处。在 MIRACL 试验中，与安慰剂相比，阿托伐他汀对症状性缺血的相对风险显著降低[112]。在超过 4000 多例患者的大型"PROVE IT"试验中，与普伐他汀（每日 40mg）相比，阿托伐他汀将 LDL-C 降低至 62mg/dl（1.60mmol/L），并降低了复合主要终点[26]。在积极降脂降低逆转动脉粥样硬化（Reversal of Atherosclerosis with Aggressive Lipid Lowering，REVERSAL）试验中，对于稳定冠心病患者，阿托伐他汀与普伐他汀同样强烈降低 LDL-C，并可降低动脉粥样硬化体积[27]。在 TNT 试验（Treating to New Targets，TNT）中，高剂量阿托伐他汀（每日 80mg）平均将 LDL-C 从约 100mg/dl（2.6mmol/L）降低到 77mg/dl（2mmol/L），与低剂量阿托伐他汀（每日 10mg）相比，主要心血管事件下降了 22%[113]。在一项 8888 例既往心肌梗死患者参与的 IDEAL 研究（the Incremental Decrease in Endpoints through Aggressive Lipid lowering，IDEAL）[114] 中，与辛伐他汀每日服用 20mg 相比，阿托伐他汀每日服用 80mg 减少了任何冠状动脉事件的次要终点。然而，主要冠状动脉事件的主要终点在治疗组之间没有差异，死亡率也没有降低。阿托伐他汀组最终 LDL-C 水平为 81mg/dl（2.1mmol/L），辛伐他汀组为 100mg/dl（2.6mmol/L），一定程度上也支持"越低越好"假说，代价是导致停药的不良事件发生率是其 2 倍（阿托伐他汀为 9.6%，辛伐他汀为 4.2%）[114]。

（2）一级预防：ASCOT-LLA 评估了与安慰剂对比时，10 305 例高血压患者服用阿托伐他汀剂量为每日 10mg 时的临床效果，这些患者的平均总胆固醇为 212mg/dl（5.5mmol/L），平均 LDL-C 为 130mg/dl（3.4mmol/L），是心血管疾病的高危人群[86]。最初计划为期 5 年的随访，但由于明显的益处而提前结束。阿托伐他汀将心血管事件的相对风险降低了 36%（$P=0.0005$）和将卒中的相对风险降低了 27%（$P=0.024$）。对总体较低的死亡率无影响，不良事件率在治疗组间也无差异。在关于高危糖尿病患者的"CARDS"研究也同样被提前停止,因为与安慰剂相比,接受阿托伐他汀每日 10mg 治疗的患者的临床终点有所改善[58]。一项来自 TNT 研究的分析表明,阿托伐他汀可改善肾病患者的肾小球滤过率[115]。

(3)指征:除了类别适应证(见前述),阿托伐他汀还被 FDA 批准用于具有多种危险因素的患者的一级预防,以降低心肌梗死、卒中、血运重建或心绞痛的风险。对于 2 型糖尿病和多种危险因素患者的一级预防,阿托伐他汀可用于减少心肌梗死和卒中。对于冠心病患者,阿托伐他汀可用于减少非致死性心肌梗死、卒中、血运重建、充血性心力衰竭导致的住院和心绞痛。

(4)剂量、效果和不良反应:阿托伐他汀有 10mg、20mg、40mg 和 80mg 不同规格的片剂,可以每天任何时候服用一次,不与进食冲突。ASCOT[86] 和 CARDS[58] 建议每日仅服用 10mg 的剂量有助于预防临床事件[4]。"PROVE IT"研究表明,高剂量阿托伐他汀(每日 80mg)可降低 LDL-C 至极低水平,并降低近期 ACS 患者的临床事件[26]。10mg 起始剂量的阿托伐他汀可明显地降低总胆固醇、LDL-C、载脂蛋白 B 和三酰甘油,并适度增加 HDL-C。开始治疗后 2~4 周应检查血脂水平,并相应调整剂量。与其他他汀类药物一样,肝损伤和肌病是罕见但严重的不良反应。

(5)药物的相互作用:使用肝酶 CYP3A4 强效抑制药的患者,如酮康唑、红霉素或 HIV 蛋白酶抑制药,原则上不应给予任何通过该酶代谢的他汀类药物(阿托伐他汀、氟伐他汀、洛伐他汀)。具体来说,FDA 警告如下。避免阿托伐他汀与替普那韦和利托那韦联用,使用最低剂量的洛匹那韦和利托那韦,并谨慎使用其他抗反转录病毒药物[92]。红霉素抑制肝酶 CYP3A4,使血液阿托伐他汀水平升高约 40%。与氯吡格雷的相互作用尚未见临床表现[116]。阿托伐他汀会增加血液中一些口服避孕药的水平。与华法林没有相互作用。其他药物的相互作用类似于其他他汀类药物,包括与贝特类和烟酸的联合治疗。

9. 瑞舒伐他汀(可定) 瑞舒伐他汀是一种亲水化合物,其在肝中的作用部位具有高摄取和选择性,导致总胆固醇和 LDL-C 的显著降低。瑞舒伐他汀的半衰期约为 19h,可以在一天中的任何时候服用。它不被 CYP3A4 系统代谢,从而减少某些关键药物相互作用的风险。然而,与抗反转录病毒药物也有相互作用。

(1)主要试验:一项评估瑞舒伐他汀对血管内超声检测的冠状动脉粥样硬化斑块影响研究(A Study to Evaluate the Effect of Rosuvastatin on Intravascular Ultrasound-Derived Coronary Atheroma Burden,ASTEROID),通过对 349 例冠状动脉粥样硬化患者进行的研究发现,高强度瑞舒伐他汀(每日 40mg)使患者的平均 LDL-C 达到 61mg/dl(1.6mmol/L),HDL-C 增加 14.7%,血管内超声测量冠状动脉粥样硬化消退[117]。在测量对动脉内膜厚度的影响 METEOR 研究(A Study Measuring Effects on Intima Media Thickness:an Evaluation of Rosuvastatin)中,在有颈动脉内膜-内侧适度增厚和平均 LDL-C 值为 154mg/dl 的低风险男性中,瑞舒伐他汀每日 40mg 服用 2 年显著降低了颈动脉粥样硬化的进展率[118]。JUPITER 研究结果已经确定了瑞舒伐他汀在一级预防中的疗效,特别是对于由于 hs-CRP 水平升高但 LDL-C 水平较低而风险增加的个体[16]。该研究招募了 17 802 名无心脏病和糖尿病的中年人,其平均 LDL-C<130mg/dl 和 hs-CRP≥2mg/L,比较瑞舒伐他汀 20mg 和安慰剂,1.9 年后因疗效而停用。瑞舒伐他汀将 LDL-C 水平降低了 50%,中位数为 55mg/dl。与安慰剂相比,hs-CRP 水平降低了 37%,即主要心血管事件相对降低了 44%,全因死亡率降低了 20%[16]。

(2)指征:除了其类别适应证外,瑞舒伐他汀还对血清中水平升高的三酰甘油患者具有良好的作用,并表明可减缓动脉粥样硬化的进展。基于 JUPITER 研究,在一级预防中,瑞舒伐他汀可以降低因年龄、hs-CRP≥2mg/L 和一个额外的心血管危险因素而风险增加导致发生卒中、心肌梗死和血运重建的概率。瑞舒伐他汀可以安全地用于收缩期心力衰竭,没有任何明确的抗心衰益处[119]。

(3)剂量、效果和不良反应:瑞舒伐他汀有 5mg、10mg、20mg 和 40mg 片剂规格。通常的起始剂量是每日 10mg(亚洲患者为 5mg),无论有没有进食。在此剂量下,原发性高胆固醇血症患者预期的

LDL-C 降低 52%，HDL-C 增加约 10%，三酰甘油降低约 24%。对于高龄或肾功能不全的患者，瑞舒伐他汀的推荐起始剂量为每日 5mg。在肾病患者中，瑞舒伐他汀可增加至每日 10mg；在此剂量下，瑞舒伐他汀没有增加终末期肾病患者的不良事件和降低脂质参数，尽管它对心血管预后没有影响[120]。在同时接受环孢素治疗的患者中，瑞舒伐他汀应限制在每日 5mg 以内。瑞舒伐他汀联合使用吉非贝齐应限制在每日 10mg。它的不良反应和警惕事项与其他他汀类药物相似。最大 40mg 剂量的瑞舒伐他汀主要针对每日 20mg 反应不足的患者。在 JUPITER 试验中，瑞舒伐他汀首次发现了新发糖尿病增加的风险，随后扩展到其他他汀类药物[16]。一项对他汀类药物试验的大型荟萃分析发现，他汀类药物治疗的患者患糖尿病发病风险增加了 9%，而根据 JUPITER 研究和其他两项临床试验的结果，瑞舒伐他汀的风险为 18%[97]。有不常见的蛋白尿和显微镜下血尿的报道，40mg 剂量的频率可能更高。

（4）药物相互作用：与氟伐他汀一样，瑞舒伐他汀通过 CYP2C9 同工酶代谢，因此不太可能与使用 CYP3A4 途径的常用药物（如酮康唑或红霉素）相互作用。美国 FDA 警告说，阿扎那韦联合利托那韦或洛西那韦联合利托那韦的瑞舒伐他汀的剂量应限制在每天 10mg[92]。与华法林相互作用是一种风险。尽管非诺贝特看起来是安全的，但他汀类药物对贝特或烟酸联合治疗的标准警告仍然存在。环孢素或吉非贝齐与瑞舒伐他汀联合给药导致瑞舒伐他汀从循环中的清除率降低；因此，应减少瑞舒伐他汀的剂量。抗酸药（氢氧化铝和氢氧化镁的组合）可降低瑞舒伐他汀的血浆浓度，应在瑞舒伐他汀后 2h 服用，而不是在瑞舒伐他汀前服用。

10. 匹伐他汀（Livalo）　是一种低剂量他汀类药物，在非劣效性研究中表明，等剂量下可产生与阿托伐他汀和辛伐他汀相当的 LDL-C 降低效能，大于普伐他汀[121]。它也对 HDL-C 和三酰甘油有良好的影响。JAPAN-ACS 研究（The Japan Assessment of Pitavastatin and Atorvastatin in Acute Coronary Syndrome）表明，匹伐他汀减少了与阿托伐他汀相似的斑块体积[122]。血管镜检查和血管内超声证实匹伐他汀治疗冠状动脉斑块的稳定和回归试验(the Stabilization and Regression of Coronary Plaque Treated with Pitavastatin Proved by Angioscopy and Intravascular Ultrasound,TOGETHAR)[123],血管内超声评估匹伐他汀可改善 ACS 患者冠状动脉节段的斑块组成。高剂量与低剂量匹伐他汀在日本治疗稳定型冠心病患者研究(High-Dose Versus Low-Dose Pitavastatin in Japanese Patients with Stable Coronary Artery Disease,REAL-CAD),是一项大型前瞻性多中心临床试验,其中 13 054 名日本稳定型冠心病患者随机接受匹伐他汀每日4mg(高剂量)或匹伐他汀每日 1mg(低剂量),证实了高剂量与低剂量相比,匹伐他汀安全且显著降低了亚洲患者的心血管事件[124]。

(1)适应证、剂量、效果和不良反应:匹伐他汀作为饮食的补充协同降低升高的原发性高脂血症或混合血脂异常患者的总胆固醇、LDL-C、apoB 和三酰甘油水平,并增加 HDL-C。它有 1mg、2mg 和4mg 片剂规格,通常起始剂量为每日任何时间服用 2mg,最大剂量为每日 4mg。对于肾病患者,推荐的起始剂量为每日 1mg,最多为每日2mg。根据剂量的不同,匹伐他汀有望将 LDL-C 降低 31%~45%,使三酰甘油降低 13%~22%,并使 HDL-C 增加 1%~8%。匹伐他汀的不良反应和警告和其他他汀类药物相似。

(2)药物的相互作用:匹伐他汀不是 CYP3A4 的底物,因此它可能不太可能与抑制 CYP3A4 系统的药物相互作用。它以最低程度被CYP2C9 代谢,对药物清除几乎没有临床影响。重要的是,与抗反转录病毒药物没有相互作用。它主要通过葡萄糖醛酸化代谢,因此吉非贝齐和其他贝特类药物的同时使用应谨慎,因为吉非贝齐有可能抑制葡萄糖醛酸化和他汀类药物的清除[125]。由于联合环孢素用药使匹伐他汀的清除率降低,所以限制环孢素的适用;由于同样的原因,联合红霉素和利福平用药时,应减少匹伐他汀的剂量。匹伐他汀尚未与蛋白酶抑制药复合制剂洛匹那韦-利托那韦进行研究,因此不应与此联合使用。与其他他汀类药物一样,与烟酸和贝特类药物联合治疗会增加肌病的风险。

(3)联合治疗:尽管有效的他汀类药物治疗广泛存在,但观察性研究表明,16%～53%的患者在临床实践中未能达到其推荐的 LDL-C 靶点[126,127],即使在理想服用他汀类药物的患者中,发生主要血管事件的风险也只降低了 1/3 左右[3]。这些限制性可能是由于起始剂量不足或未进行高滴定治疗,对他汀类药物的 LDL-C 反应差或药物依从性问题,特别是因不良反应而不能耐受他汀类药物推荐强度的患者[128]。最近将他汀类药物联合依折麦布(IMPROVE-IT[24])、PCSK9 抑制药(FOURIER[22] 和 ODYSSEY[23])及最近的二十碳五烯酸乙酯(REDUCE-IT[40])大型结果研究[24] 为二级预防的联合策略提供强有力的支持。2018 年 AHA/ACC 指南[6] 和 2019 年的 ESC/EAS 指南[9] 建议对他汀类药物不耐受已最大限度地耐受他汀类药物高危患者或他汀无反应的患者中进行二级预防连续添加非他汀类药物脂质修饰药物依折麦布和 PCSK9 抑制药。此外,虽然肌病的风险增加是以前联合治疗的可怕并发症,但肌病是罕见的事件[129,130]。关于联合治疗的两个保留意见是缺乏关于一级预防的数据,以及关于 PCSK9 抑制药的经济可行性和长期安全性,这仍在确定中(稍后讨论)。

(二)胆固醇吸收抑制药:依折麦布(Zetia、Vytorin、Nexlizet)

虽然他汀类药物仍然是治疗高胆固醇血症和 ASCVD 二级预防的主要药物,但最近的数据表明,依折麦布可能是降脂药物的一个有价值的补充。胆固醇吸收抑制药选择性地中断肠道对胆固醇和植物甾醇的吸收。依折麦布作用于小肠的刷状边界,抑制胆固醇的吸收,导致肠道胆固醇向肝的输送减少[131],从而减少肝中胆固醇,增加血液中胆固醇的清除率。这种机制是对他汀类药物的补充。依折麦布的半衰期为 22h,不被 CYP 系统代谢。

对 8 项随机、双盲、安慰剂对照试验进行的荟萃分析发现,依折麦布作为单药治疗时,LDL-C 水平显著降低了 18.5%[132]。依折麦布与他汀类药物联合使用已被证明不仅可以有效地降低 LDL-C 水平,而且还可以预防心血管事件。早期试验表明,他汀类药物和依折麦布联合治疗比他汀类药物单一治疗更能使 LDL-C 降低 12%～19%[133]。通过血管内超声评价胆固醇吸收抑制药或合成抑制药的斑块回归试验(The Plaque Regression With Cholesterol Absorption Inhibitor or Synthesis Inhibitor Evaluated by Intravascular Ultrasound，PRECISE-IVUS)[134] 在冠心病患者证实经连续血管内超声评估，依折麦布联合阿托伐他汀的患者表现大于单药治疗的患者(78%：58%；$P=0.004$)。然而，依折麦布和辛伐他汀治疗高胆固醇血症增强动脉粥样硬化回归研究(the Ezetimibe and Simvastatin in Hypercholes-terolemia Enhances Atherosclerosis Regression，ENHANCE)[135]，依折麦布和辛伐他汀联合治疗家族性高胆固醇血症的患者颈动脉粥样硬化没有显著改善，尽管与辛伐他汀单药治疗相比，LDL-C 降低幅度更大。

心脏和肾保护研究(The Study of Heart and Renal Protection，SHARP)[136]，是第一个使用他汀类药物和依折麦布联合治疗评估心血管结果的主要试验。在平均 5 年随访期内，与安慰剂相比，许多 CKD 患者中服用辛伐他汀每日 20mg 加依折麦布每日 10mg 后显著降低了 LDL-C 水平[治疗组间 33mg/dl(0.85mmol/L)差异]和心血管事件发生率(11.3%：13.4%，比率比 0.83，绝对风险降低 2.1%，NNT48)。然而，由于该研究缺乏仅使用他汀类药物的比较组，目前尚不清楚添加依折麦布的益处是否与他汀类药物降低 LDL 的作用无关。值得注意的是，这项研究同样可以很好地证明在透析患者中他汀类药物的降血脂作用[137]。FDA 更新了依折麦布的处方信息，包括来自 SHARP 的数据。虽然 FDA 批准 CKD 作为一种新的适应证，依折麦布-辛伐他汀可联合治疗，但不含辛伐他汀的依折麦布没有被批准，因为辛伐他汀和依折麦布的相对贡献在试验中没有被评估。

IMPROVE-IT 是第一个提供令人信服证据的试验，该试验表明在高风险的患者中，非他汀类药物与他汀类联合治疗比他汀类药物单独治疗更能减少心血管事件[24]。已知冠心病患者，其特征为近期心肌梗死或 ACS 后 10d 内，LDL-C 水平较低[＜125mg/dl(3.2mmol/L)]，被随机分配到依折麦布联合使用辛伐他汀治疗或辛伐他汀单药治疗，随访时间平均为 6 年。联合治疗组主要心血管事件发生率显著降低 32.7%(辛伐他汀单药治疗组为 34.7%；绝对风险降低 2.0%；HR

0.936;95% CI 0.89～0.99;$P=0.016$),但死亡率无差异。两组的不良反应相似,表明依折麦布的安全性。IMPROVE-IT 的研究结果的应用有两方面。首先,它支持了 LDL-C 水平"越低越好",以降低心血管风险的理论;其次,它显示了依折麦布对他汀类药物在降低 LDL-C 和减少心血管事件方面都有显著的附加作用。

IMPROVE-IT 的超分析显示,在试验的第一年内,糖尿病患者的 LDL-C 降低更大:辛伐他汀-依折麦布组降低了 43mg/dl(1.1mmol/L),而辛伐他汀单药治疗组降低 23mg/dl(0.6mmol/L)[62]。依折麦布的加入也赋予了高危糖尿病患者更大的心血管保护作用。因此,对于不能耐受高强度他汀类药物或那些需要大幅降低 LDL-C 的高危糖尿病患者,他汀类药物和依折麦布联合治疗是一种有效选择。

开放标签 75 岁及以上老年人预防动脉粥样硬化依折麦布降脂试验(the open-label Ezetimibe Lipid Lowering Trial on Prevention of Atherosclerosis in 75 or Older,EWTOPIA75)的结果显示,超过 5 年的随访期观察 4000 名无冠心病病史但 LDL-C 水平≥140mg/dl 合并其他一个或多个心血管危险因素(包括糖尿病、高血压、既往脑梗死或外周动脉疾病)的日本老年患者,接受依折麦布单药治疗的患者的心血管事件明显低于未接受依折麦布治疗的患者[138]。

1. 指征 目前 FDA 批准的依折麦布的适应证包括用于原发性高胆固醇血症(杂合子家族性和非家族性),作为单药治疗或与他汀类药物联合治疗,并作为降低升高的总胆固醇、LDL-C 和载脂蛋白 B 饮食治疗的辅助治疗。阿托伐他汀或辛伐他汀联合治疗被批准用于纯合子家族性高胆固醇血症的降脂治疗,或作为其他降脂治疗(如低密度脂蛋白单独)的辅助治疗,或者没有其他治疗方法。依折麦布与非诺贝特联合使用,以降低混合型高脂血症患者总胆固醇、LDL-C、载脂蛋白 B 和非高密度脂蛋白-C 的升高。FDA 还批准了依折麦布作为饮食的辅助治疗,以降低纯合子家族性肌醇血症患者升高的谷甾醇和菜油甾醇水平。2018 年 AHA/ACC 的指南[6]和 2019 年的 ESC/EAS 指南[9]建议对无法通过最大耐受量他汀类药物治疗获得推荐的 LDL-C 治疗水平的 ASCVD 患者使用依折麦布作为附加治疗,特别是非常高危患者。2019 年 ESC/EAS 指南[9] 将依折麦布作为附加治疗的使用扩展到他汀类药物,特别在一级预防中患者也无法达到为特定风险水平(Ⅰb 类)设定的个体化 LDL-C 目标。

2. 剂量和效果　依折麦布的推荐剂量为 10mg,每日一次,无论是否进食。它可以与他汀类药物同时服用。作为固定剂量单药治疗,依折麦布可降低 LDL-C 约 18%,对三酰甘油和 HDL-C 有适度的有益作用,没有明显的安全性问题。轻度肝功能不全患者不需要调整剂量,但未验证依折麦布对中度或重度肝功能不全患者的影响。对肾功能不全患者或老年患者无须调整剂量。作为联合治疗,依折麦布和他汀类药物的脂质作用似乎是相加的。例如,联合使用普伐他汀 10~40mg,LDL-C 下降了 34%~41%,三酰甘油下降了 21%~23%,HDL-C 升高了 7.8%~8.4%,安全性与单独使用普伐他汀相似[139]。与树脂同时给药可降低依折麦布的生物利用度;因此,与树脂联合用药应提前 2h 及以上,或 4h 及以上后服用依折麦布。FDA 关于使用辛伐他汀减少肌病的建议也适用于复合制剂辛伐他汀-依折麦布(Vytorin)。简而言之,辛伐他汀-依折麦布不应与康唑类药物、一些抗生素、HIV 蛋白酶抑制药、环孢素和吉非贝齐一起使用[93]。

(三)前蛋白转化酶枯草溶菌素 9(proprotein convertase sub-tilisin/kexin type 9,PCSK9)抑制药(Repatha、Praluent)

PCSK9 抑制药已被证明是最有效地降低低密度脂蛋白类药物。FDA 已经批准了这类用于减少 LDL-C 药物和二级预防的两种单克隆抗体——依洛尤单抗(Repatha)和阿利西尤单抗(Praluent)。

PCSK9 是一种肝蛋白酶,它附着于低密度脂蛋白受体并将其与溶酶体结合,促进低密度脂蛋白受体的降解[140]。PCSK9 抑制药结合并灭活细胞外 PCSK9,并阻止其与 LDL 受体的相互作用,从而阻止 LDL 受体转运到溶酶体,增加肝细胞表面可用于清除 LDL 的低密度脂蛋白受体的数量[141],这反过来又降低了血液中的 LDL-C 水平。此外,PCSK9 抑制药可显著降低总胆固醇、apoB、甘油三酯和 Lp(a)。

尽管他汀类药物被广泛使用,但很大一部分高危患者无法达到预期的 LDL-C 水平,并存在残留风险。此前,对于接受了他汀类药物最大耐受性治疗,或对他汀类药物治疗不耐受,或有严重高胆固醇血症的患者来说选择有限。PCSK9 抑制药依洛尤单抗和阿利西尤单抗在多个 Ⅲ 和 Ⅳ 期临床试验中显示,在广泛的 CVD 风险、预处理 LDL-C 水平和背景治疗中 LDL-C 显著且一致降低 50%～70%,并作为单药治疗(MENDEL-2[142]、ODYSSEY COMBO I[143]),作为他汀类药物治疗的一种附加治疗(LAPLACE-2[144]、ODYSSEY CHOICE I[145]),或在杂合子家族性高胆固醇血症患者中广泛研究(RUTHERFORD-2[146]、ODYSSEY-FH[147])。

在他汀类不耐受受试者应用抗 PCSK9 抗体后的目标实现(The Goal Achievement After Utilizing an Anti-PCSK9 Antibody in Statin Intolerant Subjects 3,GAUSS-3)[3] 随机临床试验,也显示了对肌肉相关他汀类药物不耐受患者对 PCSK9 抑制药治疗的耐受性[148]。这些药物可作为降低 LDL-C 的辅助治疗和替代治疗,并开创了一个降脂治疗的新时代。

来自两个大型具有里程碑意义的试验 FOURIER[22] 以及 ODYSSEY OUTCOMES[23] 显示,与他汀类药物单药治疗相比,和依洛尤单抗或阿利西尤单抗联合使用时减少 ASCVD 事件,并为其临床安全性和有效性提供了强有力的证据。FOURIER 是一项大型随机、双盲、安慰剂对照临床试验,研究依洛尤单抗联合高强度或中强度他汀类药物治疗稳定临床 ASCVD 患者中的有效性和安全性[22]。患者随机接受依洛尤单抗或安慰剂皮下注射 26 个月。27 564 例患者中,大多数(69.3%)服用高强度他汀类药物,30.4% 服用中等强度他汀类药物,5.2% 服用依折麦布类药物。在 48 周时,与安慰剂相比,依洛尤单抗的 LDL-C 水平比基线降低了 59%,平均绝对值降低了 56mg/dl。主要疗效终点包括心血管疾病死亡、心肌梗死、卒中、不稳定型心绞痛住院或冠状动脉重建术,在注射依洛尤单抗组发生率为 9.8%,在安慰剂组中发生率为 11.3%,表明依洛尤单抗使风险降低了 15%(HR 0.85;95% CI 0.79～0.92;$P < 0.001$),NNT 为 74。对不稳定型心绞痛、心血管死亡或全因死亡住院未观察到影响,但发生非致死性心肌梗死(HR0.73;95% CI 0.65～0.82,$P < 0.001$)、非致

死性卒中（HR0.79；95％CI 0.66～0.95；$P=0.01$）和冠状动脉重建术（HR0.78；95％CI 0.71～0.86；$P<0.001$）的风险显著降低。

ODYSSEY OUTCOMES 评估了 18 924 名纳入试验后一年内发生 ACS 的患者服用最大的耐受性他汀类药物后添加阿利西尤单抗在心血管事件的疗效[22]，在 48 周时，阿利西尤单抗与安慰剂相比，LDL-C 水平降低了 54.7％，绝对值降低了 48.1mg/dl。接受阿利西尤单抗治疗的患者主要心血管事件显著减少；主要复合终点包括综合心血管死亡、心肌梗死、卒中或不稳定心绞痛住院，阿利西尤单抗组发生率为 9.5％，安慰剂组为 11.1％，导致风险降低 15％（HR0.85；95％CI 0.78～0.93 $P=0.0003$）和 NNT 为 62。非致死性心肌梗死（6.6％ vs.7.6％；$P=0.006$）、卒中（1.2％ vs.1.61；$P=0.01$）和全因死亡（3.5％ vs.4.1％；nominal $P=0.026$）也显著降低，但心血管死亡率无差异。这是第一次试验显示添加非他汀类药物有死亡率下降。阿利西尤单抗显著减少了总死亡，而单独分析的心血管死亡或非心血管死亡并没有显著减少。非致命性心血管事件的患者发生心血管疾病和非心血管疾病死亡的风险均有所增加。因为阿利西尤单抗减少了总的非致死性心血管事件（$P<0.001$），作者假设这可能减轻了心血管疾病和非心血管疾病死亡的数量，从而导致了总死亡率的减少[149]。

外周动脉疾病患者是一个非常高危的群体，而且往往治疗不足。一项 FOURIER 研究亚分析[150]表明，依洛尤单抗减少了主要不良心血管事件和主要不良肢体事件。在有外周动脉疾病史的患者中，主要不良肢体事件定义为急性肢体缺血、主要部位截肢或紧急外周血运重建。此外，外周动脉疾病患者亚组从阿利西尤单抗治疗中获益最多，因为该亚组在不良心血管和不良肢体事件中绝对风险降低最大。依洛尤单抗还降低了所有患者的主要不良肢体事件风险，无论基线时外周动脉疾病诊断如何，下肢事件的减少与已达到的 LDL-C 水平成正比，LDL-C 最低为 10mg/dl。因此，应强烈考虑 PCSK9 抑制药治疗，以降低心血管和外周动脉疾病事件的风险。

1. 指征　FDA 批准阿利西尤单抗（Praluent）和依洛尤单抗

(Repatha)用于杂合子家族性高胆固醇血症的成年患者或在饮食和最大耐受性他汀类药物治疗后还需要额外降低 LDL-C 的临床症状显著的 ASCVD 患者。依洛尤单抗也已被批准用于纯合子家族性高胆固醇血症患者。基于 FOURIER 和 ODYSSEY OUTCOMES 研究结果,FDA 还批准对于确诊 CVD 患者,使用阿利西尤单抗和依洛尤单抗来降低心肌梗死、卒中和因不稳定心绞痛住院的风险。2018 年 AHA/ACC 指南就管理血液胆固醇建议将 PCSK9 抑制药作为治疗极高风险的已最大耐受他汀类药物和依折麦布的 ASCVD 患者的 Ⅱa 类推荐,以及已最大耐受他汀类药物和依折麦布的杂合性家族性高胆固醇血症患者一级预防的 Ⅱb 类推荐[6]。这些建议是基于与成本效益、保险覆盖范围、可负担性和患者接受皮下给药相关的问题。然而,指南发表后,两种药物的价格被各自的制药公司降低了 60%。另一方面,随后发表的 2019 年 ESC/EAS 血脂异常指南[9] 建议,如果不能使用他汀类药物和依折麦布(Ⅱa 类)来达到 LDL-C<55mg/dl,则应在有 ASCVD 病史的患者中使用 PCSK9 抑制药,即使该事件不是最近的。

2. 剂量和不良反应　阿利西尤单抗每 2 周皮下给药 75mg,可增加至 150mg;或者,根据患者的偏好,阿利西尤单抗也可每 4 周一次给药 300mg。依洛尤单抗每 2 周皮下给予 140mg 或每 4 周 420mg。来自多个大型临床试验的汇总数据[151] 结果表明,这些药物与安慰剂相比,耐受性良好,严重不良反应没有差异。对于阿利西尤单抗和依洛尤单抗,临床试验中报道的最常见的不良反应是注射部位反应(红斑、瘙痒、肿胀、疼痛或压痛)、鼻咽炎和上呼吸道感染。导致停药最常见的不良反应是阿利西尤单抗过敏反应、肌痛、恶心和依洛尤单抗导致的头晕。PCSK9 抑制药似乎比他汀类药物更少引起肌肉相关不良反应,而且似乎不会引起肌肉毒性或肝酶升高。PCSK9 结合抗体对心血管高危人群认知健康影响的评价研究(The Evaluating PCSK9 Binding Antibody Influence on Cognitive Health in High Cardiovascular Risk Subjects,EBBINGHAUS)[152],在一组来自 FOURIER 的患者亚组中发现,接受依洛尤单抗或安慰剂或他汀类药物的患者的认知功能没有显著差异。

3. 发展中的药物：英克司兰　与针对 PCSK9 的单克隆抗体相比，英克司兰是一种新型的、合成的、小干扰的双链 RNA（siRNA）分子，可抑制肝细胞内 PCSK9 的合成。siRNA 在细胞内与 RNA 诱导的沉默复合物结合，影响 mRNA 转录后的降解，从而阻止翻译。英克司兰是一种长效的、针对编码 PCSK9 的 mRNA 合成的 siRNA。它与三触角型 N-乙酰半乳糖胺结合，这些糖类与大量的肝表达的去唾液酸糖蛋白受体结合，导致英克司兰特异性地摄取到肝细胞中[152a]。正如前面提到的 PCSK9 抑制药一样，任何降低 PCSK9 循环水平的治疗方法都提供了一种控制血浆 LDL-C 水平的额外途径。这在临床实践中尤为重要，因为个体对他汀类药物的反应存在显著差异，许多处于风险或 ASCVD 患者未能达到 LDL-C 目标或对他汀类药物不耐受。这些人可能通过其他治疗方法额外降低 LDL-C 中受益，这在 FOURIER 和 ODYSSEY OUTCOMES 试验中得到了证明[22,23]。

在两项随机、单盲、安慰剂对照，受试人群为健康成年志愿者的英克司兰 I 期研究，显示呈剂量依赖性循环 PCSK9 和 LDL-C 水平长期平均降低，并且与安慰剂的安全性和耐受性相似[152b,152c]。ORION-1 是第一个 II 期、多中心、双盲、安慰剂对照、多项递增剂量英克司兰试验，在 501 例有 ASCVD 病史或高危患者中进行[152d]。2 剂 300mg 方案后，LDL-C 和 PCSK9 水平下降最大，在服用 180d 时分别下降 52.6% 和 69.1%。11% 接受英克司兰的患者和 11% 的接受安慰剂的患者发生了严重不良事件。一项对 ORION-1 的随访研究，参与者在首次注射英克司兰后 1 年进行随访，显示在 1 年内 LDL-C 持续减少，英克司兰和安慰剂之间的不良事件发生率相似[152e]。

ORION-9（NCT0339712）、ORION-10（NCT03399370）和 ORION-11（NCT03400800），旨在评估依西兰（inclisiran）在 ASCVD 和 LDL-C 升高患者（尽管 LDL-C 降低疗法的最大耐受剂量），以及家族性高胆固醇血症患者的安全性和有效性[152f-152h]。有三项研究都证明，与安慰剂相比，依西兰显著降低了 LDL-C 和 PCSK9 水平，且具有可接受的不良反应。在 ORION-9 中，一项 482 例患者的随机试验，对于已经在服用他汀类药物和依折麦布的杂合性家庭性高胆固醇血症,在第 1、第 90、第 270 和 450 天皮下注射依西兰 300mg,在降低 LDL-C[152f] 方面优于安慰剂,在 18 个月的随访中,每年 2 次注射依西兰(300mg)可使 LDL-C 降低 56%;两组患者的严重不良反应和治疗后的不良反应类似[152g]。ORION-11 在 1617 例患有 ASCVD 或 AS-CVD 高危的欧洲患者中显示出类似的结果,这些患者在第 1、第 90、第 270 和 450 天接受 300mg 的英克司兰治疗,并且在 18 个月内 LDL-C 降低了 50%;整体 ORION-11 中安慰剂组和英克司兰组不良事件情况相似[152h]。正在进行的 ORION-4(NCT03705234;HPS-4/TIMI 65/ORION-4)旨在评估 15 000 例 ASCVD 患者的心血管结局;初步成果预计在 2024 年,最终完成时间为 2049 年[152i]。

（四）贝哌地酸[Nexletol、Nexlizet（美国）；Nilemdo、Nustendi（欧盟）]

贝哌地酸是近年来批准的一种非他汀类药物,主要抑制肝胆固醇生物合成。贝哌地酸主要在肝中转化为活性部分,并抑制三磷腺苷枸橼酸裂解酶(ACL,是胆固醇生物合成途径中 HMG-CoA 还原酶上游的一种酶)[152j],从而使肝胆固醇合成减少,LDL 受体表达上调,增加血液中 LDL-C 的清除。贝哌地酸只能被 ACSVL1 酶转化为活化部分,该酶存在于肝细胞中,而不存在于骨骼肌中[152k]。因此,根据其药理特性,贝哌地酸可能不易造成严重的骨骼肌不良反应。

通过贝哌地酸降低胆固醇抑制 ACL 酶方案(Cholesterol Lowering via Bempedoic Acid,an ACL-inhibiting Regimen,CLEAR)是一个五项随机、双盲、安慰剂对照、平行组、多中心 Ⅲ 期临床试验,在 3623 名参与者中确定了贝哌地酸的安全性、耐受性和降低 LDL-C 的疗效[152l]。这些试验中最大的一个,即"CLEAR Harmony",只纳入了 2230 例 ASCVD 和(或)杂合家族性高胆固醇血症患者(85% 使用中高强度他汀类药物),在 52 周的随访中,贝哌地酸使 LDL-C 显著降低了 16.5%,与安慰剂组相比,并没有导致更高的总体不良事件发生率[152m]。在 CLEAR Tranquility 试验中,269 例接受稳定背景治疗和开放标签的依折麦布 10mg 的他汀类药物不耐受患者,随机接受贝哌地酸 180mg 或安慰剂 12 周,贝哌地酸+依折麦布组的 LDL-C 降幅较安慰剂+依折麦布组高达 28.5%[152n]。在另一项Ⅲ期临床试验(不是 CLEAR 项目的一部分)中,对 301 例以最大耐受他汀类药物背景治疗的高胆固醇血症和 ASCVD 和(或)杂合家族性高胆固醇血症的患者(35%高强度他汀类药物,35%无他汀类药物)进行了对贝哌地酸 180mg+依折麦布 10mg 固定剂量联合片的安全性和有效性评估。与第 12 周的安慰剂相比,固定剂量联合治疗使 LDL-C 降低了38%,与贝哌地酸、依折麦布或安慰剂相比总体上的安全性相似[152o]。正在进行的 CLEAR 结局试验(NCT02993406)是一项由心血管事件驱动的、多国家、随机、双盲、安慰剂对照研究,约 12 600 例患者,估计研究时间为 4.75 年[152p]。

1. 适应证　贝哌地酸是饮食治疗和最大耐受剂量的他汀类药物治疗的辅助药物,用于治疗患有杂合家族性高胆固醇血症或已确诊需要额外降低 LDL-C 的动脉硬化性心血管疾病的成年患者。欧洲药品管理局的适应证中还包括用于不能耐受他汀类药物的患者。

2. 用量、疗效与不良反应　该药可使用含有 180mg 贝哌地酸的单一片剂或含有 180mg 贝哌地酸和 10mg 依折麦布的复方片剂。口服,每天 1 次,是否与食物同服均可。复方片剂禁用于已知对依折麦布过敏的个体。贝哌地酸可能增加血液尿酸水平,并可能导致痛风,特别是有痛风病史的患者。贝哌地酸治疗也可能与肌腱断裂的风险增加有关,大于 60 岁、服用皮质类固醇或氟喹诺酮类药物、肾衰竭和此前有肌腱疾病史的患者更容易发生肌腱断裂。在贝哌地酸的临床试验中,最常见的不良反应是上呼吸道感染、肌肉痉挛、高尿酸血症、背痛、腹痛或不适、支气管炎、四肢疼痛、贫血和肝酶升高;尽管报道的不良反应越来越少,但包括良性前列腺增生和心房颤动在内的不良反应仍高于安慰剂组。对于贝哌地酸/依折麦布联合用药,最常见的不良反应在贝哌地酸或依折麦布临床试验中并未观察到,而发生率高于安慰剂组的不良反应是尿路感染、鼻咽炎和便秘。

贝哌地酸治疗与治疗的前四周内实验室检测的持续变化有关,包括肌酐、血尿素氮、血小板计数、肝酶和肌酸激酶增加,血红蛋白和白细胞减少。实验室异常通常在停止治疗后恢复到基线。哺乳期不应服用贝哌地酸。怀孕的患者应咨询其医疗服务提供者,询问是否在妊娠期继续接受治疗。贝哌地酸在 18 岁以下患者中的安全性和有效性尚未确定。高龄、轻中度肾损害或轻度肝损害患者不需要调整给药剂量;对于中度肝损害患者,贝哌地酸也不需要调整剂量,但中度或重度肝损害患者不推荐使用贝哌地酸/依折麦布复方片剂。

3. 药物相互作用　贝哌地酸与辛伐他汀或普伐他汀同时使用,会导致辛伐他汀或普伐他汀浓度升高,并可能增加他汀相关性肌病的风险,应避免贝哌地酸与>20 mg 的辛伐他汀或>40 mg 的普伐他汀同时使用。贝哌地酸/依折麦布复方片剂与环孢素联合使用时应谨慎,因为增加依折麦布和环孢素的暴露,应监测环孢素的浓度,并应仔细考虑联合使用的潜在风险/效益比。不推荐贝哌地酸/依折麦布复方片剂与非诺贝特以外的纤维酸类药物联合使用。非诺贝特和依折麦布可能增加胆固醇排泄到胆汁,从而导致胆石症;如果怀疑有胆石症,则需要进行胆囊研究,并应考虑替代降脂治疗方法。贝哌地酸/依折麦布复方片剂与考来烯胺同服可降低依折麦布的浓度,这可能会降低疗效;应该在服考来烯胺后,间隔 2~4h,再服贝哌地酸/依折麦布复方片剂。

(五)Ω-3 脂肪酸(鱼油;Lovaza、Vascepa、Epanova)

Ω-3 脂肪酸是一类主要的多不饱和脂肪酸。研究表明,Ω-3 脂肪酸一般会降低高脂血症患者的血液三酰甘油和 VLDL 水平,但对极高三酰甘油患者可能没有疗效或可能增加 LDL-C。高剂量补充剂(2~44g/d)的这些效果最显著的。Ω-3 脂肪酸的两种主要类型是二十碳五烯酸(EPA)和二十二碳六烯酸(DHA)。EPA 和 DHA 已被证明可以通过产生分解蛋白[153]和减少促炎化合物[154,155]来减少炎症。报道的许多其他对预防动脉粥样硬化的有益作用与内皮功能、氧化应激、泡沫细胞形成、斑块形成/进展、血小板聚集、血栓形成和斑块破裂有关[156,157]。DHA 是大脑中发现的主要多不饱和脂肪酸,对大脑的发育和功能很重要。

在多中心、安慰剂对照、随机、双盲、12 周的开放标签扩展(the

Multi-center, Placebo-controlled, Randomized, Double-blind, 12-Week Study with an Open-label Extension, MARINE)试验[158]中, 空腹三酰甘油水平在500～2000mg/dl的高空腹三酰甘油成人患者中, 每日服用 EPA 乙酯(二十碳五烯酸乙酯)4g 治疗 12 周的患者经安慰剂调整后的三酰甘油中值降低了 33%, 具有统计学意义($P<0.0001$), LDL-C 水平略有下降(5%)。此外, 每天使用二十碳五烯酸乙酯 4g 治疗后, 非 HDL-C(18%)、总胆固醇(16%)、VLDL-C(29%)和 apoB(8.5%)的经安慰剂调整后的中位值较基线显著降低。

在 ANCHOR[159]中对二十碳五烯酸乙酯的疗效也进行了评估, ANCHOR 是一个针对三酰甘油水平在 200～500 mg/dl、LDL-C 水平在 40～100 mg/dl, 接受他汀类药物治疗的高危患者($n=702$)进行的 III 期安慰剂对照随机临床试验。每天服用 4g 二十碳五烯酸乙酯治疗 12 周后, 安慰剂调整后三酰甘油水平的中位数显著变化为21.5%($P<0.0001$)。

过去评估鱼油补充剂或低剂量 Ω-3 脂肪酸作用的临床试验显示, 它在预防心血管事件方面的结果不一, 且无明显的益处。然而, 日本 EPA 脂质干预研究(the Japan EPA Lipid Intervention Study, JELIS)[160]和 REDUCE-IT[40]都提供了有价值的发现, 以支持 EPA 作为他汀类药物的补充对高危患者的临床益处。在 JELIS[160]中, 18 645 例患有高胆固醇血症的日本患者被随机分配接受低强度他汀类药物治疗加 EPA 1.8 g/d 或单独接受他汀类药物治疗(没有安慰剂组)。与单独接受他汀类药物治疗组相比, 接受 EPA 联合他汀类药物治疗组的主要冠状动脉事件风险显著降低了 19%。REDUCE-IT 是第一个大型跨国心血管结局研究, 从该研究中获得了额外的证据来评估处方 EPA 疗法作为他汀类药物的补充的效果。超过 8000名尽管他汀类药物治疗稳定, 但仍有残余高三酰甘油血症(空腹三酰甘油至少为 135 mg/dl)的高心血管风险患者, 被随机分为服用 2g 二十碳五烯酸乙酯或安慰剂, 每天两次(总日剂量为 4 g)。二十碳五烯酸组患者心血管事件主要终点(心血管死亡、非致命性心肌梗死、非致命性卒中、冠状动脉血运重建或不稳定性心绞痛)的风险显著降低,发生在二十碳五烯酸乙酯组的风险为 17.2%,安慰剂组的风险为 22.0%($P<0.001$),绝对风险降低 4.8%。与安慰剂相比,二十碳五烯酸乙酯组的心血管死亡也显著减少(分别为 4.3%和 5.2%;$P<0.001$)[40]。

1. **适应证** FDA 批准使用两种处方浓度的 Ω-3 脂肪酸,即 Ω-3 酸乙酯(Lovaza)和二十碳五烯酸乙酯(Vascepa),每日 4g 的剂量来治疗严重的高三酰甘油血症(三酰甘油水平≥500mg/dl)。第三种配方 Ω-3 羧酸(Epanova)正在一项长期结果研究中进行评估,以评估 Epanova 降低高三酰甘油血症高心血管风险患者(STRENCE)的他汀类药物残留风险,该研究因获益可能性低而停止[161]。

每克 Ω-3 酸乙酯胶囊含有≥900mg 的 Ω-3 脂肪酸乙酯,主要是 EPA(约 465mg)和 DHA(约 375mg)的乙酯组合,而二十碳五烯酸乙酯只含有 EPA,不含 DHA。Ω-3-酸乙酯和二十碳五烯酸乙酯的建议日剂量为 4g,分两次与食物同服。每克 Ω-3 羧酸含有 850mg 多不饱和脂肪酸,包括多种 Ω-3 脂肪酸(EPA 和 DHA 含量最高)。EPA 和 DHA 都能降低三酰甘油水平;但 DHA 也会升高 LDL-C 水平[162]。

FDA 还批准二十碳五烯酸乙酯作为他汀类药物的辅助疗法,用以降低已确诊 ASCVD 或糖尿病患者,以及≥2 个风险因素且三酰甘油水平升高大于 150 mg/dl 的成人发生 ASCVD 事件的风险。这是第一种也是唯一一种 FDA 批准的药物,除了降低高危患者的胆固醇治疗外,还可以降低心血管风险。2019 年 ESC/EAS 指南[9]建议已接受高强度或最大耐受性的他汀类药物治疗(Ⅱa 类),三酰甘油仍在 135~499mg/dl 范围内的高危患者每天增加 4g 二十碳五烯酸乙酯。NLA 发表了一份科学声明[41],同时 ADA 修改了其护理标准[42],批准在患有临床 ASCVD 或伴有其他心血管危险因素的糖尿病的个人中使用二十碳五烯酸乙酯来治疗升高的三酰甘油,以作为他汀类药物的补充。

2. **不良反应** 由于 Ω-3 脂肪酸是从鱼油中提取的,所以对鱼类过敏和(或)贝类过敏的患者应该谨慎使用。一些数据表明,Ω-3 脂肪酸可能会延长出血时间;因此,同时服用 Ω-3 脂肪酸和其他影响凝血的药物的患者应定期监测。在临床试验中,接受 Ω-3 脂肪酸治疗的患者出现的治疗不良事件与安慰剂组相似。在 REDUCE-IT 中[40],最常见的不良反应是关节痛(二十碳五烯酸乙酯为 2.3%,安慰剂为 1.0%);与安慰剂相比,服用二十碳五烯酸乙酯的其他常见不良反应包括外周水肿(分别为 6.5% 和 5.0%)、便秘(5.4% 和 3.6%)和心房颤动(5.3% 和 3.9%)。与安慰剂组相比,二十碳五烯酸乙酯组因心房颤动或扑动而住院的患者比例更高(3.1% vs. 2.1%,$P = 0.004$)。服用二十碳五烯酸乙酯的患者心搏骤停、猝死和心肌梗死的发生率降低。二十碳五烯酸乙酯组的严重不良出血事件发生率为 2.7%,安慰剂组 2.1%($P = 0.06$),但二十碳五烯酸乙酯组的贫血率明显低于安慰剂组(4.7% vs. 5.8%,$P = 0.03$)。

(六)贝特类:纤维酸衍生物

贝特类药物在降低三酰甘油方面非常有效,但一般来说,没有一种贝特类药物能像他汀类药物或 PCSK9 抑制药那样降低 LDL-C。他汀类药物已在广泛的 LDL-C 水平上显示出临床疗效,与他汀类药物不同的是,贝特类药物主要减少 HDL-C[<40 mg/dl(1.0 mmol/L)]和高三酰甘油[≥200 mg/dl(2.2 mmol/L)]患者的心血管事件。贝特类的主要作用是降低三酰甘油水平,降低致动脉粥样硬化的富含三酰甘油的脂蛋白,以及小而致密的 LDL 颗粒的浓度。因此,它们适用于动脉粥样硬化性血脂异常[163]。贝特类药物是降低血浆三酰甘油水平极高患者患胰腺炎风险的一线治疗药物[164],在三酰甘油水平较低或低 HDL-C 原发性血脂异常时可能有用[165]。

在分子水平上,贝特类药物是核转录因子过氧化物酶体增殖物激活受体 α(PPAR-α)的激动药,刺激脂肪酸氧化酶的合成,从而降低 VLDL 三酰甘油[163]。尽管所有贝特类药物都属于同一类药物,但由于氯贝丁酯(不利)和吉非贝齐(有利,见下文)的大规模试验结果截然不同,因此化合物之间的结构差异似乎很重要。

1. 他汀类药物与贝特类药物联合 在一级预防中,对于严重高胆固醇血症或有明显三酰甘油升高的家族性合并高脂血症患者,他汀类药物和贝特类药物联合使用是一种选择。他汀类药物可有效降低 LDL-C,而贝特类药物可降低三酰甘油和富含三酰甘油的脂蛋白。通过 CYP3A4 代谢的他汀类药物在红霉素、唑类抗真菌药物和抗反转录病毒药物联合治疗期间与贝特类药物发生不良反应的风险更大[166]。合理的组合是通过非竞争性途径代谢的他汀类药物和贝特类药物,如氟伐他汀或瑞舒伐他汀与非诺贝特联合。

2. 等级警告 对于这类药物有 5 个警告或保留意见。首先,早期服用氯贝丁酯的试验表明,贝特类药物可能会增加死亡率。这种担心还没有在其他贝特类药物的试验中得到证实,而吉非贝齐已经显示出显著的冠状动脉益处。其次,可能会发生肝毒性,对 10 项安慰剂对照试验的综合分析显示,服用非诺贝特的患者中有 5.3% 的患者转氨酶升高,而服用安慰剂的患者中这一比例为 1.1%[167]。第三,胆石症也是一种风险,因为贝特类药物的作用部分是通过增加胆汁中胆固醇的分泌;然而,在退伍军人管理高密度脂蛋白胆固醇干预试验(the Veterans Affairs High-Density Lipoprotein Cholesterol Intervention Trial,VA-HIT)[165] 中没有发现这一点。第四,贝特类药物与口服抗凝药联合使用时有重要的相互作用;因此,华法林的剂量需要减少约 30%。第五,应避免与他汀类药物联合治疗,除非对血脂的潜在有益影响超过竞争性抑制 CYP3A4 使他汀类新陈代谢降低导致肌病风险的增加。

3. 非诺贝特(Tricor、Trilipix、Lipofen、Antara、Lofibra) 非诺贝特是一种在组织中转化为非诺贝酸的前药。FDA 批准的适应证是作为饮食的辅助治疗,降低 LDL-C、总胆固醇、三酰甘油和载脂蛋白 B,以及在患有严重的高三酰甘油血症或混合性血脂异常时升高 HDL-C。尽管用于治疗高三酰甘油血症,但其对高三酰甘油水平(通常超过 1000 mg/dl)患者的胰腺炎风险的影响尚未得到很好的研究。Trilipix 配方含有非诺贝酸而不是酯,可以联合他汀类药物治疗混合性血脂异常。Tricor 有 48mg 和 145mg 的片剂可供选择,每天服用一次 48~145mg(半衰期为 20h),与食物一起服用,以优化生物利用度。其他配方略微改变了剂量。在开始治疗之前,需要排除或治疗易感疾病,如肥胖、糖尿病、慢性肝病、肾病综合征和甲状腺功能减退[6]。糖尿病动脉粥样硬化干预研究（The Diabetes Atherosclerosis Intervention Study，DAIS）表明，非诺贝特治疗 2 型糖尿病患者可减少动脉粥样硬化进展，心血管事件减少趋势不明显[168]。非诺贝特干预和糖尿病事件降低（The Fenofibrate Intervention and Event Lowering in Diabetes，FIELD）研究同样试图评估非诺贝特对 2 型糖尿病患者心血管事件的影响，但未能显示对冠心病事件主要终点（MI 和 CHD 死亡）的益处，可能是因为研究设计允许在安慰剂和非诺贝特治疗组中开始他汀类药物治疗[169]。尽管有这些无效的发现，但 FIELD 确实显示出总心血管事件的减少，主要原因是非致命性心肌梗死和再血管化的显著减少，以及高三酰甘油和低高密度脂蛋白胆固醇亚组的主要终点显著受益。控制糖尿病心血管风险（The Action to Control Cardiovascular Risk in Diabetes Lipid，ACCORD Lipid）试验是在 5500 例接受他汀类药物治疗的 2 型糖尿病患者中进行的，他们被随机分为非诺贝特和安慰剂两组[170]。与单独使用他汀类药物相比，非诺贝特和他汀类药物联合治疗并没有显著减少主要心血管事件（HR 0.92；95%CI 0.79～1.08；$P=0.32$），并且除基线时 HDL-C 水平较低且三酰甘油水平较高的亚组患者以外，联合用药未发现心血管益处。对其他三项贝特类试验[包括赫尔辛基心脏研究、苯扎贝特脑梗死预防研究（the Bezafibrate Infarction Prevention study，BIP）和 FIELD]的事后分析，同样表明贝特类药物对动脉粥样硬化性血脂异常的患者有益[170]。因此，累积的大量证据表明，在大多数糖尿病患者中，预防大血管并发症的首要降脂疗法仍然是他汀类药物。

减肥、增加锻炼和消除过量酒精是全面控制三酰甘油水平的基本步骤。非诺贝特与环孢素联合用药可能会导致肾损害，使非诺贝特排泄减少和血药浓度升高。口服香豆素类抗凝药的患者要谨慎使用；抗凝药的剂量可能需要调整。动物数据表明，怀孕期间会产生有害影响。避免用于哺乳期母亲（动物可能致癌）。老年人或肾功能不全（肾排泄）患者需谨慎使用。

4. 吉非贝齐（Lopid）

（1）重大试验：吉非贝齐用于大型一级预防赫尔辛基心脏病研

究,对 4081 名明显健康的伴有中度高胆固醇血症(non-HDL-C≥200 mg/dl)的男性进行了 5 年的观察[171]。吉非贝齐每天两次 600mg 导致 HDL-C 显著升高(10%),总胆固醇、LDL-C 和非 HDL-C 分别降低 11%、10%和 14%,三酰甘油大幅降低(43%),冠状动脉事件(致命性和非致命性心肌梗死和心脏性死亡)减少 34%。虽然治疗组之间的总死亡率没有差异,但这项研究并不能评估死亡率。一项开放标签的随访研究发现,13 年后死亡率有所下降[172]。尽管贝特类药物治疗存在胆结石形成的理论风险,但在研究期间没有任何报告。

VA-HIT 是一项针对 2531 例冠心病患者的二级预防试验,其主要异常为低 HDL-C[<40mg/dl(1mmol/L)],平均值为 32mg/dl[165]。LDL-C 的进入标准为 140 mg/dl(3.6 mmol/L),平均值为 112 mg/dl。5 年来,服用吉非贝齐的患者的 HDL-C 平均比安慰剂高 6%,三酰甘油平均低 31%,总胆固醇比安慰剂低 4%,而平均 LDL-C 水平在治疗组之间没有差异。使用吉非贝齐后,非致命性心肌梗死或冠状动脉死亡的主要结果降低了 22%(吉非贝齐组事件发生率为 17.3%,安慰剂组为 21.7%,$P<0.001$)。5 年 NNT 为 23,与主要的他汀类药物试验结果相当。必须指出的是,在这项临床试验中,吉非贝齐只是作为单一疗法进行研究,而不是作为他汀类药物的补充。因此,由于他汀类药物目前是一线选择,而其他多种药物作为一种辅助治疗显示出好处(前面讨论过),吉非贝齐的临床应用可能有限。

(2)剂量、不良反应、禁忌证:吉非贝齐目前在美国被批准用于治疗严重的高三酰甘油血症和混合性血脂异常(LDL-C 升高、HDL-C 降低和三酰甘油升高)。剂量为 1200mg,分两次在早餐和晚餐前 30min 服用。禁忌证包括肝或严重肾功能不全、既往存在的胆囊疾病(可能有胆结石增加的风险,在 VA-HIT 中未发现),以及与辛伐他汀、瑞格列奈、达沙布韦或塞来昔帕联合用药。需要考虑药物之间的相互作用。因为吉非贝齐具有高度的蛋白质结合力,所以可以增强华法林效能。当与他汀类药物联合使用时,肌病合并肌红蛋白尿的风险增加,急性肾衰竭的风险进一步增加。

5. 苯扎贝特　苯扎贝特(英国的 Bezalip;美国不提供)与吉非贝

齐在总体疗效、不良反应和血脂变化方面相似。在贝特类药物中,苯扎贝特是独一无二的,它也是一种 PPAR-γ 激动药,因此理论上可以刺激调节葡萄糖代谢的酶。因此,服用苯扎贝特后,血糖往往会下降,这对糖尿病或糖代谢异常的患者可能是有用的。在冠心病患者中,苯扎贝特延缓胰岛素抵抗的发展[173]。与其他贝特类药物一样,可能增强华法林效能,并且最好避免与他汀类药物联合治疗。此外,还可发生肌炎、肾衰竭、脱发和性欲丧失。苯扎贝特的剂量是 200mg,每天 2～3 次;然而,每天一次几乎同样有效,而且有缓释制剂可用(在英国:Bezalip-Mono,每天 400mg 一次)。血浆肌酐的升高是非常常见的,其后果尚不清楚。苯扎贝特的主要局限性是,没有吉非贝齐和他汀类药物重大长期结果试验提供的明确结论。在纳入 3090 例既往有心肌梗死或心绞痛且低 HDL-C 伴 LDL-C 轻度升高的患者的 BIP[174] 研究中,苯扎贝特使 HDL-C 升高 18%,三酰甘油降低 21%,但致死性或非致命性心肌梗死或猝死的主要终点两组间没有显著差异(苯扎贝特组为 13.6%,安慰剂组为 15.0%;$P = 0.26$),除了最初三酰甘油水平≥200 mg/d 的亚组患者外[174]。

(七)胆酸螯合剂:树脂(Questran、Welchol、Colestid)

胆酸螯合剂考来烯胺(Questran)、考来维仑(Welchol)和考来替泊(Colestid)与胆汁酸结合,促进胆汁酸分泌到肠道,导致肝胆固醇更多地流失到胆汁酸中,使肝细胞胆固醇耗竭。后者导致肝低密度脂蛋白受体的代偿性增加,增加 LDL 从循环中的清除,降低总胆固醇和 LDL-C。血浆三酰甘油可能会有短暂的代偿性升高,通常是温和的,但可能需要联合治疗或停用该药。考来维仑还有一个额外的 FDA 适应证,即在 2 型糖尿病治疗中用于血糖控制,如二甲双胍、磺脲类药物或胰岛素的联合治疗。使用树脂进行的主要结果试验是脂质研究诊所冠状动脉一级预防试验,在该试验中,考来烯胺适度降低了高胆固醇血症患者的冠心病(主要终点:冠心病死亡或非致命性心肌梗死),并改善了血脂状况,但对总体死亡率没有影响[175]。药物相互作用包括干扰地高辛、华法林、甲状腺素和噻嗪类药物的吸收,这些药物需要在螯合剂服用前 1h 或之后 4h 服用。维生素 K 吸收障碍可能导致出血和对华法林敏感。适口性差是主要问题。通常采用联合治疗，与他汀类药物合用可利用这两类药物的互补作用机制。树脂可能会增加三酰甘油，因此可能需要第二种药物，如烟酸或贝特类来降低三酰甘油。高三酰甘油血症患者应谨慎使用树脂。

（八）烟酸（Niacin、Niaspan）

在冠脉药物项目的 15 年随访中，烟酸是第一种被证明可以降低总死亡率的降血脂药物[176]。烟酸的基本作用可能是减少脂肪组织中游离脂肪酸的动员，从而减少肝合成脂蛋白脂质的底物。因此，脂蛋白分泌减少，LDL 颗粒，包括富含三酰甘油的 VLDL 减少。烟酸还会增加 HDL-C 和降低 Lp(a)。

在血管造影家族性动脉粥样硬化治疗研究（angiographic Familial Atherosclerosis Treatment Study，FATS）中，apoB≥125 mg/dl、冠心病和心血管家族史的男性接受洛伐他汀（20 mg，每日 2 次）或烟酸（1 g，每日 1 次），联合考来替泊（10 g，每日 3 次）治疗。两种方案对血脂的效果相同，血管造影测量的冠状动脉狭窄程度也有所减轻，但烟酸的不良反应更严重[177]。

AIM-HIGH 是一项研究心血管疾病患者在辛伐他汀中加入缓释烟酸的效果的结果实验，由于缺乏临床上有意义的疗效，该研究被提前停止[34]。对于已经接受降脂治疗达到平均 LDL-C 为 71mg/dl 的患者，烟酸在减少心血管事件方面没有表现出递增的益处；此外，在烟酸组中观察到缺血性卒中的原因不明的增加。36 个月后，治疗组之间的 HDL-C 差异只有 4 mg/dl；这项研究可能没有充分证明烟酸在他汀类药物治疗上的好处。

拉罗匹仑的开发是为了减少烟酸导致患者依从性差的不良反应，但已停止使用。在心脏保护研究 2-治疗高密度脂蛋白以降低血管事件发生率（the Heart Protection Study 2-Treatment of HDL to Reduce the Incidence of Vascular Events，HPS2-THRIVE）研究[178]中，作为一项大型多中心、双盲、对照临床试验，25 673 例既往 CVD 患者，均接受辛伐他汀 40mg 的降低低密度脂蛋白治疗，每天随机接受烟酸-拉罗匹仑缓释片（总共 2g 烟酸和 40mg 拉罗匹仑）或匹配的安慰剂。经过 4 年的中位随访,烟酸-拉罗匹仑组的 HDL-C 水平上升了 6 mg/dl,三酰甘油水平下降了 33 mg/dl,LDL-C 水平下降了 10 mg/dl。然而,在接受烟酸-拉罗匹仑治疗的患者和接受安慰剂治疗的患者之间,主要血管事件(非致命性心肌梗死、卒中、冠状动脉或非冠状动脉血运重建,或因冠状动脉原因死亡)的发生率没有显著差异(分别为 13.2% 和 13.6%,$P=0.29$)。在根据不同类型的血管疾病或糖尿病定义的所有亚组中,缺乏疗效的情况都是一致的。与安慰剂组相比,烟酸-拉罗匹仑组患者更容易出现糖尿病控制障碍(11.1% vs. 7.5%;$P < 0.001$)和糖尿病新诊断障碍(5.7% vs. 4.3%;$P < 0.001$)。烟酸-拉罗匹仑组有 25.4% 的患者停用研究药物,而安慰剂组的这一比例为 16.6%($P < 0.001$)。此外,烟酸-拉罗匹仑组与胃肠系统相关的严重不良反应[主要是出血和溃疡(4.8% vs. 3.8%)、肌病(3.7% vs. 3.0%;$P < 0.001$)、皮疹/溃疡(0.7% vs. 0.4%;$P = 0.003$)],以及过度出血事件[主要是胃肠道和颅内出血(2.5%:1.9%,$P < 0.001$)]和感染(8.0%:6.6%;$P < 0.001$)有关。

AIM-HIGH[34] 和 HPS2-THRIVE[178] 均未显示出烟酸在标准低密度脂蛋白治疗的基础上增加的临床益处,并对烟酸的安全性提出了质疑。随着他汀类药物被广泛接受,以及最近支持依折麦布和 PC-SK9 抑制药的安全性和临床益处的里程碑式试验,烟酸作为调脂疗法的作用已变得非常有限。

烟酸的剂量、不良反应和禁忌证。降脂所需剂量为每日最多 4g 速释(结晶)烟酸,起始量低(一日 2 次,100mg,随餐服用,以避免胃肠道不适),并逐渐增加,直到达到脂质目标,或出现不良反应。缓释制剂(Niaspan)以启动包的形式提供,可提升剂量以减少不良反应。烟酸缓释片的推荐剂量为每天 1～2g,睡前服用。由于剂量的不同,患者在速释和缓释制剂之间切换时必须小心。

烟酸有许多不良反应可通过小心增加剂量来减轻。烟酸会引起前列腺素介导的症状,如潮红、头晕和心悸。潮红是很常见的,随着时间的推移和缓释制剂的使用,潮红会减少;与食物一起服用烟酸也会减少潮红。消化性溃疡、糖尿病、肝病或有痛风病史的患者应慎重使用。糖耐量受损和血尿酸升高使人联想到噻嗪类药物的不良反应，其原因也不得而知。肝毒性可能与一些长效制剂（缓释制剂）有关，而潮红和瘙痒则会减少。肌病很少见。孕妇使用存在质疑。

（九）正在开发中的 Non-LDL-C 疗法

尽管 LDL-C 水平得到了很好的控制，但仍然存在相当大的心血管残留，流行病学和遗传学研究已经确定了其他脂质参数[179]，尤其是三酰甘油、富含三酰甘油的脂蛋白（VLDL，乳糜粒和残留物）[180] 和 Lp(a)[181] 在残余心血管风险中的作用，特别是在接受最大他汀类药物治疗的患者中。经过反义寡核苷酸抑制或 siRNA 的基因沉默技术的进展，通过降解特定基因的 mRNA 转录物来降低蛋白质产量和血浆脂蛋白水平，为靶向脂质参数提供了新的方法。如前所述，最新开发的药物已经被修改为针对肝，允许使用更低的剂量，与以前的给药方法相比，安全性得到了改善。对于非 LDL-C 靶点，单克隆抗体的药理学用途也在研究中。

1. 针对 Lp(a)　目前正在开发的针对 Lp(a) 的疗法包括针对 apo(a) 的 siRNA，称为 AMG 890（以前为 ARO-LPA；安进），它目前正在完成第一阶段测试（NCT0362666218[182]）并开始第二阶段试验，以及针对 apo(a) 的反义寡核苷酸叫作 TQJ230［以前为 AKCEA-APO(A)-L$_{Rx}$；诺华］。TQJ230 在 286 例已确诊脑血管病且 Lp(a) 水平升高的患者中进行的 II 期临床研究结果显示，Lp(a) 水平显著降低，并呈剂量依赖性，且未见任何严重不良反应，如血小板减少[183]。诺华公司正在进行一项名为 Lp(a) HORIZON（NCT04023552[184]）的 III 期心血管结果试验。

2. 针对三酰甘油　为了减少三酰甘油，基因沉默可以被用来靶向与富含三酰甘油的脂蛋白的产生或清除有关的蛋白，如 apoC-III（存在于富含三酰甘油的脂蛋白上）和血管生成素相关蛋白 3（angiopoetin-related protein 3，Angptl3），它抑制脂蛋白脂肪酶和富含三酰甘油的脂蛋白的分解代谢，从而降低循环中的三酰甘油水平。针对这些蛋白质的反义寡核苷酸和 siRNA 正在开发中。

Volanesorsen(AKCEA-APOCⅢ$_{Rx}$)是第二代反义寡核苷酸,用于降低循环中 apoC-Ⅲ和三酰甘油水平。在对 66 名家族性乳糜微粒血症综合征患者进行的Ⅲ期双盲、随机、52 周的 APPROACH 研究试验中,Volanesorsen 降低了平均三酰甘油水平 77%,而服用安慰剂的患者三酰甘油水平增加了 18%;血小板减少和注射部位反应是显著的不良事件[185]。Volanesorsen 的另一项Ⅲ期研究是在严重高三酰甘油血症患者(三酰甘油≥500mg/dl)患者中进行的 COMPASS 研究[186],该研究还包括家族性乳糜微粒血症综合征患者,基于这些研究,Volanesorsen 在欧盟而非美国被批准用于治疗家族性乳糜微粒血症综合征。Volanesorsen 正在接受进一步的Ⅲ期测试,即针对家族性乳糜粒微粒血症综合征患者的 APPROACH 开放研究[187] 和针对家族性部分脂肪营养不良患者的 BROADEN 研究[188]。

AKCEA-APOCⅢ-L$_{Rx}$ 是 Volanesorsen 的改进版本,是针对肝的第二代配体偶联反义寡核苷酸;它比 Volanesorsen 更有效,安全性也更好。在 67 名健康志愿者的Ⅰ/Ⅱa 期研究中,三酰甘油水平显著降低高达 77%,只有一次注射部位反应,没有血小板计数减少[189]。第二阶段结果预计在 2020 年[190],第三阶段研究正在进行中。

ARO-APOC3 是一种针对 apoC-Ⅲ的肝细胞靶向 siRNA。Ⅰ/Ⅱa 期试验的结果显示,在 16 周时,40 名健康志愿者的单次给药使血清 apoC-Ⅲ水平降低了 70%~91%,血清三酰甘油降低了 41%~55%[191]。一项包括高三酰甘油血症患者和家族性乳糜微粒血症综合征患者的Ⅰ期试验正在进行中[192]。

ANGPTL3 是另一个有希望降低三酰甘油的蛋白质靶点。依维苏单抗(REGN1500,再生元)是一种抗 ANGPTL3 的人类单克隆抗体,在健康成人的Ⅰ期试验中,可将空腹三酰甘油水平降低 70%,LDL-C 水平降低 23%[193]。在对 9 名纯合子家族性高胆固醇血症患者进行的一项小型Ⅱ期研究中,依维苏单抗使 LDL-C 降低 49%,三酰甘油降低 47%[194]。另一项Ⅱ期临床试验(NCT03175367)目前正在进行中,研究对象为 252 名杂合子家族性高胆固醇血症或高胆固醇血症合并 ASCVD 患者[195]。

AKCEA-ANGPTL3-L_{Rx}（辉瑞）是一种针对肝 ANGPTL3 的反义疗法，在 44 名健康成人的 I 期随机双盲安慰剂对照试验中，三酰甘油和 LDL-C 同样降低了 63%，没有任何严重的不良事件[196]。目前正在对家族性乳糜微粒血症综合征[197]、家族性部分脂肪营养不良[198]或 2 型糖尿病、高三酰甘油血症和非酒精性脂肪肝患者进行 II 期研究[199]。

ARO-ANG3 是辉瑞公司正在开发的针对 ANGPTL3 的肝细胞靶向 siRNA。I / IIa 期安全性和有效性数据显示，到第 16 周，正常健康志愿者的单次剂量导致 ANGPTL3 水平下降 43%～75%，三酰甘油水平下降 47%～53%，没有严重不良事件的报道[200]。

尽管这些正在开发的药物的发现是有希望的，但在这些新的、有针对性的基因沉默技术能够被评估用于临床实践之前，还需要来自大型心血管结果研究和长期安全性试验的证据。

八、总结

(一)一级预防

在心血管疾病的一级预防中，建议采用全球风险因素评估和纠正。血脂的致动脉粥样硬化成分，尤其是 LDL-C 是整体风险因素的重要组成部分，其他还包括年龄、性别、早产家族史等无法改变的因素，以及血压、饮食、吸烟、运动和体重等可以改变的因素（见表 6.1）。Pooled Cohort Equation 应用于指导治疗，并确定那些需要积极的生活方式改变和他汀类药物治疗的个体。对于心脏健康的饮食，目前推荐地中海饮食或 DASH 饮食。风险增强因素（见表 6.1）有助于识别风险增加的个体，这些个体可能从开始或最大限度地使用他汀类药物中获益最多。根据临床试验结果，理想的血液胆固醇和 LDL-C 水平似乎越来越低。

(一)二级预防

在二级预防中，通过高强度他汀类药物治疗严格降低 LDL-C，同时改变生活方式，是一个全面的风险因子调整计划的重要组成部分。2018 年 AHA/ACC 指南强烈建议将 LDL-C 阈值≥70 mg/dl 用于已确诊 ASCVD 的患者,通过添加依折麦布或(在非常高危的患者中)PCSK9 抑制药增强他汀类药物的治疗。在已经接受他汀类药物治疗并有残留高三酰甘油血症的患者中,强有力的证据支持添加二十碳五烯酸乙酯。所有患者必须强调严格的饮食调整和运动(每周至少 150min 的中等强度运动或 75min 的高强度运动)。

(三)糖尿病

在 2018 年 AHA/ACC 胆固醇指南中,糖尿病本身就被视为风险类别,因此这一高危群体需要积极降低风险。指南建议在 40-75 岁的糖尿病患者中开始使用中等强度的他汀类药物,而不考虑 LDL-C 水平。

(四)他汀类药物作为初始治疗

他汀类药物试验显示,总死亡率和心脏死亡率,以及主要不良心血管事件大幅降低,他汀类药物被推荐用于四个患者管理组(根据 2018 年 AHA/ACC 指南):①对已确诊的 ASCVD 患者进行二级预防;②严重高胆固醇血症患者(LDL-C≥190 mg/dl);③糖尿病患者;④一级预防。他汀类药物很少有严重的不良反应和禁忌证。在一级预防中,合并队列方程可用于风险分层,10 年风险＜5％被认为是低风险,5％~7.5％为临界风险,7.5％~20％为中风险,以及≥20％高风险。在中危组和高危组,他汀类药物治疗是合适的,后者首选高强度的他汀类药物(Ⅰ类推荐)。在边缘风险组,可以考虑风险增强因素(见表 6.1)来指导风险讨论。

(五)联合治疗

现在越来越多的人使用联合疗法来降低 LDL-C 和非 HDL-C。其原理是将具有不同作用机制的两种不同类别的药物结合起来,如他汀类药物和依折麦布,或者他汀类药物和 PCSK9 抑制药。最近的试验表明,这些联合用药有效地降低了 LDL,并减少了不良心血管事件。人们的共识是,在需要的时候,明智地使用联合疗法,可能会利大于弊。

其他调脂药物使用频率较低,因为它们缺乏增加临床益处的临床试验证据,并增加了不良事件的风险,包括贝特类、胆汁酸螯合剂和烟酸。贝特类和他汀类药物的联合使用增加了肌病和肝毒性的风险。烟酸通常不能很好地耐受，因为它有多种不良反应，包括潮红、瘙痒、皮疹和胃肠道问题。高三酰甘油患者对胆汁酸螯合剂需要谨慎。

(六)高三酰甘油血症

强化饮食和生活方式调整仍然是治疗三酰甘油升高的基石，尤其是对中度高三酰甘油血症患者[三酰甘油 150～499 mg/dl(1.7～2.3 mmol/L)]。必须评估和解决三酰甘油升高的次要原因，包括肥胖、代谢综合征、慢性肾或肝疾病、肾病综合征、糖尿病或甲状腺功能减退。三酰甘油水平超过 1000 mg/dl(11.3 mmol/L)会增加胰腺炎的风险，需要使用处方强度的 Ω-3 脂肪酸或贝特类药物进行治疗(见图 6.4)。

参考文献

完整的参考文献可在 www.expertconsult.com 上查阅。

第 7 章

抗炎药物

PETER LIBBY · AHMED A. K. HASAN* · ANJU NOHRIA

一、引言

　　炎症反应包括一系列的宿主防御和修复机制[1]。炎症过程在于击退微生物和病毒的入侵,有助于修复受损的组织。因此,炎症途径的运转对个体和物种的生存至关重要。然而,这些在感染或损伤中起保护作用的特有过程,一旦不适当地释放炎症物质,或者炎症反应未能消退,则会引起疾病。人口老龄化助长了慢性病的发展。通过卫生、疫苗接种、抗生素治疗和其他社会措施控制可传播疾病,使更多的人能够生存到多个器官系统形成慢性疾病的发展阶段。炎症途径导致了许多影响高龄人群的慢性疾病。炎症是多种疾病的病理机制,如痴呆症、关节炎、慢性肺及肾疾病,当然还有心血管疾病。因此,理解炎症与炎症抗争是预防和治疗许多与衰老相关的慢性疾病的关键。而且,人们逐渐认识到癌症的发生,以及许多癌症的生长、侵袭和转移与炎症途径有关[2]。

　　鉴于炎症在宿主防御和组织内环境稳定中的关键作用,炎症过程的干预措施需要精准的靶向和调节,以免不良后果超过潜在益处。抗炎策略长期以来一直有助于关节炎和呼吸道疾病的治疗,但调节

---

* Hasan 博士为 NHLBI/NIH 工作,本综述中表达的任何意见、发现和结论都是作者的看法,并不反映 NHLBI/NIH 的观点。

炎症的措施的到来在心血管疾病刚显示出希望。鉴于成功干预以调节治疗性炎症所需的微妙平衡，炎症生物学基础的背景为这项工作提供了一个框架。

二、炎症生物学的基本概念

炎症途径包括两种主要的形式，它们以相互依赖的方式进行进化（图 7.1）。先天免疫反应在进化早期就出现了。海星和鲨等海洋无脊椎动物具有先天免疫反应。先天免疫途径能够迅速动员，它们的触发因素包括被称为病原体相关分子模式（PAMP）的传染源产物。损伤或死亡的细胞可以释放先天免疫的触发因子，即所谓的损伤相关分子模式（DAMP）。这些信号与一系列模式识别受体相互作用，其中具有显著地位的是 Toll 样受体（TLR）。这些受体识别数百种或数千种不同的 DAMP 或 PAMP。尽管先天性免疫反应动员迅速，但它们相对强度较弱，因为它们的识别方式是一种相当有限的模式。

相反，适应性免疫反应在进化过程中出现得晚得多。适应性免疫的大多数分支都需要"学习"。特异性结构可以作为抗原，激发细胞或体液免疫反应。如蛋白质、糖类及某些脂质的特定结构可以产生适应性免疫反应。适应性免疫不但可以成百上千个结构作为触发因子，而且可以识别数百万甚至数十亿个结构。适应性免疫反应的"学习"有助于限制对自身结构的识别，从而最小化自身免疫反应。此外，抗体的亲和力和细胞对抗原反应的特异性也会随着时间的推移而增加。因此，与先天免疫反应相反，适应性免疫显示出高度的特异性和相当强大的能力，因为在遇到初始抗原刺激后，随着时间的推移，适应性免疫反应会发生微调。

单核-巨噬细胞是先天免疫的主要介导细胞，而淋巴细胞则引起适应性免疫反应。T 淋巴细胞构成细胞免疫的传入部分。T 淋巴细胞的几个重要亚类具有特定功能。辅助性 T 细胞 1（Th1）细胞以分泌特征性细胞因子免疫干扰素或干扰素-γ（IFN-γ）为特征，促进适应性免疫反应。Th2 淋巴细胞倾向于介导过敏反应。Th2 细胞分泌白细胞介素-4 和白细胞介素-10 作为标志性细胞因子。调节性 T 细胞

(Treg)分泌转化生长因子 β(TGF-β),可通过纤维化平息免疫反应和促进组织修复。B 淋巴细胞介导体液免疫并产生能够生成大量抗体的浆细胞。适应性免疫反应需要"学习"这一规则的一个例外,是 B1 淋巴细胞分泌"天然"抗体,其中一些抗体可以减轻实验中的动脉粥样硬化。B2 淋巴细胞倾向于加重适应性免疫反应。

虽然先天免疫在适应性反应之前就已经进化,但适应性免疫因子调节先天免疫[3]。先天性免疫细胞,如树突状细胞(单核-巨噬细胞的一个亲属),用于向 T 细胞提呈抗原,启动适应性免疫反应。Th1 细胞分泌的 IFN-γ 能强烈激活巨噬细胞。来自 Th2 细胞的细胞因子,如 IL-10,可以抑制巨噬细胞介导的先天免疫反应。这些例子说明了在复杂生物体内时刻进行的复杂串扰(图 7.1)。个体的炎症状态变化很大,取决于促炎、抗炎和促分解途径的复杂平衡。

在急性细菌感染中,快速动员的先天免疫系统反应迅速,引起发热和一系列有助于击退入侵病原的宿主防御机制,包括动员中性粒细胞。所有临床医师都熟悉的急性炎症反应的极端例子,革兰阴性菌败血症,说明了急性炎症反应无法阻挡的快速性与破坏性。暴发性心肌炎则说明了另一种影响心血管系统的急性炎症反应。

另一方面,困扰心血管系统的慢性疾病通常涉及更为温和的炎症反应,这种反应持续数月或数年,而不是像急性炎症那样持续数小时或数天。一个由巨噬细胞介导的慢性免疫反应的例子,肺结核,说明了慢性免疫反应的长期性和惰性。先天性和适应性免疫反应的交叉导致许多器官系统的慢性疾病,包括动脉粥样硬化,这是心血管系统慢性免疫反应破坏的一个例证。

三、炎症反应的刺激物

在心血管疾病的情况下,许多刺激可引发炎症反应(图 7.2)。动脉粥样硬化是心血管系统中研究得最深入的慢性炎症状态。尽管低密度脂蛋白(LDL)无疑在动脉粥样硬化中起着关键的作用,但它似乎不会主要通过引发炎症来发挥促动脉粥样硬化作用[4-6]。当先天性免疫系统的巨噬细胞在暴露于高浓度致动脉粥样硬化脂蛋白时会积

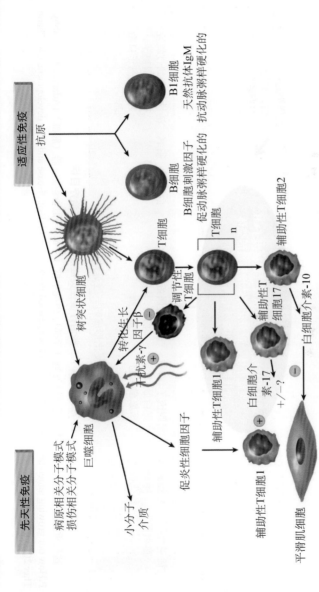

图 7.1 动脉粥样硬化形成过程中先天（左）和适应性（右）免疫途径的示意图 (From Libby P. The vascular biology of atherosclerosis. In: Zipes DP, Libby P, Bonow RO, Mann DL, Tomaselli GF, eds. Braunwald's Heart Disease, 11th ed.Philadelphia:Elsevier; 2018: 859-875; after Hansson G, Libby P,Schoenbeck U, Yan ZQ: Innate and adaptive immunity in the pathogenesis of atherosclerosis. Circ Res 2002;91:281.)

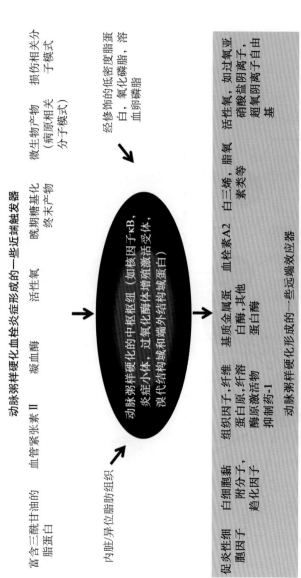

图 7.2 总结了一些治疗慢性炎症疾病的潜在治疗目标

这些重叠的类别分为三大类：近端触发器（顶部），中央中枢（中部）和远端效应器（底部）（Adapted from Libby P.How our growing understanding of inflammation has reshaped the way we think of disease and drug development. Clin Pharm Ther 2010;87:389-391.)

聚脂质并成为泡沫细胞,而未经修饰的 LDL 本身不会导致脂质过载。LDL 受体对细胞间胆固醇浓度反应灵敏。因此,除了经典的 LDL 受体外,细胞负载胆固醇还需要通过其他受体摄取含胆固醇的脂蛋白。这种清道夫受体倾向于识别经过氧化或糖基化修饰的 LDL 颗粒。因此,泡沫细胞的形成可能较少依赖于天然 LDL,而是来自其他致动脉粥样硬化脂蛋白的胆固醇。

尽管最初的证据表明氧化 LDL 是动脉粥样硬化情况下触发适应性免疫反应的可能抗原,但最近的数据表明,比起修饰 LDL,T 细胞更容易识别天然 LDL[7,8]。最后,一种通过增强低密度脂蛋白受体活性来降低低密度脂蛋白的干预措施,即 PCSK9 抑制药可减轻动脉粥样硬化事件,而不降低炎症生物标志物。这一观察结果强调了 LDL 本身充其量具有适度的促炎症特性的论点。

高血压和高血压介质可能涉及适应性和先天性免疫。高浓度的血管紧张素 Ⅱ 是一种典型的血管收缩激素,在多种高血压的发病机制中起着重要作用,它可以诱导参与动脉粥样硬化的各种细胞产生促炎性细胞因子 IL-6,包括平滑肌细胞[9,10]。相当多的实验证据支持适应性免疫参与高血压[11]。然而,抗炎药往往不会改善高血压患者的血压。事实上,非甾体抗炎药往往会轻度增加血压。这些发现反驳了炎症是慢性高血压的主要原因。

许多人认同氧化应激机制,尤其是氧化修饰脂蛋白作为动脉粥样硬化背景下先天性和适应性免疫反应的关键因素。然而,在严格进行的临床试验中,所有经过测试的抗氧化维生素和一些氧化途径抑制药,包括氧化低密度脂蛋白产生的抑制药,都未能减少心血管事件。再者,有大量的临床前证据和观察性研究表明,氧化应激和脂蛋白氧化并没有显示出作为治疗靶点的前景。这些观察结果削弱了氧化途径作为免疫和炎症反应始动因素的临床相关性。

大量实验和观察性流行病学文献支持各种传染源与动脉粥样硬化之间的相关性[12-14]。虽然病毒性心肌炎无疑是心血管疾病炎症触发因素的一个例子,但靶向感染因子在动脉粥样硬化中的普遍作用尚未被证明有效。虽然细菌和病毒可以刺激先天性免疫和适应性免疫,微生物产物可以作为 PAMP,但严格执行和适当规模的抗生素干预研究未能显示心血管事件的减少[15,16]。这些研究使用了几类抗生素,这些抗生素针对动脉粥样硬化实验和血清流行病学研究中涉及的微生物,如肺炎衣原体。大型随机临床试验中使用的药物类型包括大环内酯类药物(如阿奇霉素)和氟喹诺酮类药物(如加替沙星)。虽然各种病毒,尤其是疱疹病毒科,可以在包括动脉粥样硬化在内的许多人体组织中生存,但尚未报道有严格的证据表明病毒制剂在通常形式的人类动脉粥样硬化中可触发先天性和适应性免疫。在实验上,疱疹病毒可在鸟类中引起动脉粥样硬化样疾病(Marek 病)[17],而巨细胞病毒也可增强啮齿动物的动脉疾病[18]。

最近相当大的兴趣关注了微生物组作为心血管疾病促发因子的潜力[19]。基于一些有趣的实验结果表明,肠道微生物组能够产生可能促动脉粥样硬化的代谢物,如三甲胺 N-氧化物(TMAO)。这一结果能否外沿至临床仍需进一步探讨。

组织损伤可通过产生 DAMP 引起先天免疫反应(见图 7.1)。实验证据证实了梗死心肌产生的 DAMP 增强先天性免疫反应的可能性。例如,濒死的心肌细胞可以释放 DNA,通过干扰素调节因子 3(IRF3)介导的途径启动炎症反应[20]。心肌梗死可以动员全身炎症反应,从而增强远程炎症反应,包括先前存在的动脉粥样硬化病变[21]。这些途径涉及巨噬细胞的动员及其对组织损伤的反应(图 7.3)。这些例子说明了预先存在的动脉粥样硬化斑块对心肌造成的缺血性损伤如何引起和增强免疫反应。然而,这些途径很可能参与了先前存在疾病的炎症反应的增强,而不是证明其是始动原发性动脉粥样硬化斑块形成的病原。

最近的大量研究有力地证实脂肪组织可导致炎症状态,特别是内脏周围的异位脂肪沉积与男性样脂肪分布(男性型或"苹果"型)和先天免疫激活标志物[如 C 反应蛋白(CRP)]相关[22,23]。这些异位沉积脂肪组织与炎症细胞(包括巨噬细胞和 T 淋巴细胞)共同发挥效应。异位脂肪组织合成促炎症介质,如肿瘤坏死因子,可介导胰岛素抵抗。血管周围脂肪组织可能参与局部"由外而内"的炎症信号,从而促进血管疾病[23]。因此,通过药物或减肥手术减重可能减轻心血管

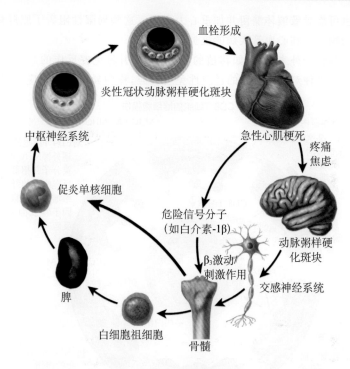

图 7.3　白细胞与缺血性心血管疾病的局部和全身炎症有关

　　急性心肌梗死的应激在动脉粥样硬化斑块中产生"回声"。急性心肌梗死引起疼痛和焦虑,引发交感神经系统兴奋。β₃ 肾上腺素能刺激从骨髓生态位动员白细胞祖细胞。这些祖细胞可以迁移到脾,在那里它们可以增殖以响应造血生长因子。促炎单核细胞随后离开脾进入动脉粥样硬化斑块,在那里它们促进炎症,从而使斑块更容易引发血栓形成,从而引发急性心肌梗死(From Libby P, Nahrendorf M, Swirski FK. Leukocytes link local and systemic inflammation in ischemic cardiovascular disease. J Am Coll Cardiol 2016;67:1091-1103.)

　　疾病的炎症反应。由于不良或脱靶效应,在这方面使用这些药物已被证明是相当具有挑战性的。例如,某些种类的减肥药会导致肺动脉高压或瓣膜性心脏病。过氧化物酶体增殖激活受体 γ(PPAR-γ)激动药、噻唑烷二酮类药物可能导致脂肪组织从内脏转移并重新分布,但也可能导致液体潴留并加重心力衰竭。这些局限性阻碍了肥胖症的药物治疗和心血管疾病的抗炎策略。

暴露于外来组织，如移植的器官，也可引起免疫反应的激活（图7.4）。这种对外来组织的适应性免疫反应，称为异体免疫反应，显然

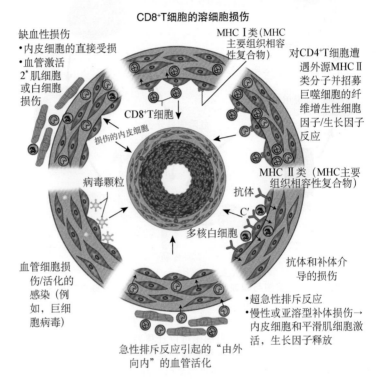

CD8⁺T细胞的溶细胞损伤

图 7.4　移植相关动脉硬化发病机制中的多种机制

所描述的每一种免疫和非免疫机制可能在不同程度上与个体患者有关。除了这些机制外，常见动脉粥样硬化形成的危险因素（血脂异常、吸烟、糖尿病、高血压等）无疑也适用于存在的情况。此外，移植物血管疾病可能与先前存在的供体动脉粥样硬化重叠。MHC，主要组织相容性复合体（Adapted from Libby P. Transplantation-associated arteriosclerosis：potential mechanisms. In：Tilney N，Strom T，eds. Transplantation Biology. Philadelphia，PA：Lippincott-Raven Publishers；1996：577-586.）

有助于实体器官移植的排斥反应。这是一个领域的治疗、免疫和炎症反应已证明，在心血管医学的实践上证明，同种异体排斥反应可以是超急性、急性或慢性的。针对预先形成的抗体介导超急性排斥反应，这个过程在移植后几分钟到几小时内发生。这种形式的同种异体移植排斥已成为相对罕见的实践，由于预期交叉配对致敏受体。急性排斥反应可以是细胞排斥或体液排斥。在急性细胞排斥反应中，T 细胞直接攻击供体心肌，引发炎症反应，导致心肌细胞坏死和移植物衰竭。针对移植血管的抗体介导是急性体液性排斥反应。

这种类型的排斥反应会导致局部补体激活，肝组织损伤和移植失败。移植物血管病也称为"慢性排斥"，是由于对移植物血管的免疫和非免疫反应，导致供者冠状动脉呈弥散性和向心性的狭窄，包括较小的心肌内分支（见图 7.3）。相对于慢性排斥反应，我们更倾向于称之为同种异体血管病，因为主要的免疫机制有很大的不同。$CD8^+$ T 细胞介导的心肌细胞溶解特性——与急性细胞性排斥反应有关。相反，$CD4^+$ T 细胞可能主导同种异体血管病病变动脉内膜增生性病变的发病机制。急性细胞和体液排斥导致早期移植死亡，而同种异体血管病通常导致晚期移植死亡[24]。移植免疫抑制可分为诱导和维持治疗（表 7.1）。诱导治疗包括抗胸腺细胞球蛋白或巴利昔单抗，可以在移植后短时间内给予，以使有肾毒性风险的患者能够早期控制类固醇剂量或推迟钙调素抑制药的引入。抗胸腺细胞球蛋白或巴利昔单抗可以降低急性排斥反应的风险，同时大大改变移植后的存活率或并发症[25]。维持免疫抑制包括终身治疗，联合使用皮质类固醇、环孢素或他克莫司和抗代谢物（硫唑嘌呤或霉酚酸酯）[26]。虽然这些强有力的适应性免疫反应抑制药大大减轻了急性移植排斥反应，但它们并没有缓解导致移植心脏长期存活的慢性炎症反应，而这种慢性炎症反应引起的移植血管疾病仍然是移植心脏寿命的主要挑战。自身抗原偶尔会触发免疫反应导致心肌炎，原因尚不清楚。炎症细胞介导的心肌坏死导致心肌损伤。心肌炎的病因很多，包括病毒（柯萨奇 B、细小病毒和腺病毒最常见）、药物（如蒽环类抗生素）、血液学（如嗜酸性粒细胞性心肌炎）和自体免疫性（如巨细胞性心肌炎）[28]。

表 7.1 心脏移植的免疫抑制治疗

药物	药理机制	适应证	潜在不良反应
抗胸腺细胞球蛋白(兔或马)	消耗 T 细胞,调节黏附和细胞信号分子,干扰树突状细胞功能,诱导 B 细胞凋亡及调节自然杀伤 T 细胞扩增的多克隆抗体	①急性排斥反应的预防 ②严重急性细胞排斥反应的治疗	中性粒细胞减少,血小板减少,过敏反应,严重细胞因子释放综合征,高钾血症,感染
巴利昔单抗	抑制 IL-2 介导的 T 细胞增殖的抗 IL-2 受体单克隆抗体	急性排斥反应的预防	过敏反应
皮质类固醇	抑制炎症基因的关键转录调节因子,包括 NF-κB 和 AP-1	①急性排斥反应的预防 ②急性细胞排斥反应的治疗	体液潴留,高血压,高血糖,肥胖,情绪和行为改变,感染,骨质减少,缺血性坏死,胃炎/穿孔,肌病,白内障
钙调神经磷酸酶抑制药(环孢素和他克莫司)	抑制钙调神经磷酸酶导致 IL-2 生成减少和 T 细胞增殖减少	急性排斥反应的预防	环孢素:肾功能不全,高血压,震颤,多毛,牙龈增生,感染 他克莫司:肾功能不全,高血压,震颤,高脂血症

（续　表）

药物	药理机制	适应证	潜在不良反应
抗代谢物（硫唑嘌呤，霉酚酸酯）	抑制从头嘌呤合成，从而限制 T 细胞和 B 细胞增殖	急性排斥反应的预防	硫唑嘌呤：白细胞减少，感染，恶性肿瘤，致畸 霉酚酸酯：中性粒细胞减少，纯红细胞再生障碍，恶性肿瘤，致畸，进行性多灶性白质脑病
mTOR 抑制药（依维莫司，西罗莫司）	抑制 mTOR，一种细胞因子驱动的 T 细胞增殖所需的关键调节蛋白。也抑制抗体的产生	急性排斥反应的预防	口腔炎，高三酰甘油血症，蛋白尿，肾功能不全，腹泻，皮疹，感染，非感染性肺炎

AP-1，激活蛋白-1；IL-2，白细胞介素-2；NF-κB，活化 B 细胞核因子 κ 轻链增强药。有关更多详细信息，请参见第 24 和 27 条参考文献。

关于心肌炎的免疫生物学知识来自两类动物实验：①柯萨奇病毒 B3 感染小鼠引起的心肌炎；②实验性自体免疫性自身免疫性疾病，由心肌肌球蛋白或来自心肌重链的心肌肽引起的小鼠免疫性心肌炎，或在具有卵清蛋白反应性 T 细胞的小鼠心肌中强制表达卵清蛋白[28]。

在病毒性心肌炎中，心肌损伤是由病毒的直接致细胞病变效应，还有宿主细胞免疫反应的激活引起。在急性感染过程中，NK 细胞通过阻止病毒复制，渗透到心肌中，在早期宿主反应中发挥关键作用。第二波浸润的白细胞，主要由 CD3+ T 细胞组成，与 CD68+ 巨噬细胞共存，在病毒感染后 7～14d 达到高峰。它们破坏感染的心肌细胞以促进病毒清除，随后的损伤暴露出隐匿性的细胞内抗原，如肌球蛋白衍生的肽，产生导致慢性炎症、纤维化和进展为扩张型心肌病的自身免疫性心脏特异性反应[29]。同样，在其他形式的自身免疫性心肌炎中，未知的触发因素与特定的宿主因素结合，激活先天免疫反应，导致心肌细胞损伤和暴露被自身免疫 T 细胞克隆识别的隐蔽抗原，致使适应性免疫反应的持续激活和进行性心肌损伤[28]。

心肌炎的治疗方法依赖于免疫抑制治疗，作为一种针对疾病的促炎介质的方法。在心肌炎治疗试验（Myocarditis Treatment Trial）中，与安慰剂相比，皮质类固醇与环孢素或硫唑嘌呤联合使用未能对组织学证实的淋巴细胞性心肌炎和左心室功能不全患者有更多获益[30]。在这项研究中，免疫抑制治疗的失败可能是由于抑制了先天免疫反应对病毒复制的有益作用[29]。另一项研究评估了皮质类固醇与硫唑嘌呤联合应用于组织学证实的心肌炎和慢性心力衰竭且没有心肌病毒基因组证据的患者中的效果。在这项研究中，与安慰剂相比，免疫抑制药显著改善了左心室功能和容量[31]。临床上，心肌炎的治疗不常规使用免疫抑制药，除了巨细胞性心肌炎患者，研究数据显示，巨细胞性心肌炎患者使用免疫抑制药将平均生存期从 3 个月提高到 12.3 个月[32]。然而，只有 11% 的患者在没有移植的情况下存活下来。近年来，越来越多的免疫抑制药用于实体肿瘤的治疗，也在不到 1% 的患者中引起了 T 细胞介导的心肌炎[33]。尽管接受了大剂量的免疫抑制治疗，但几乎一半的患者遭受了主要的心血管不良事件，包括心血管死亡、心源性休克、心搏骤停和血流动力学上显著的完全性心脏传导阻滞[34]。

先天免疫的另一个分支，补体系统，也参与某些血管炎。大量的实验研究表明补体激活与缺血再灌注损伤有关。然而，在人类血管炎或再灌注损伤的临床治疗中，抗补体策略尚未被证明是有效的[35]。

克隆造血研究中出现了炎症的一个新方面（图 7.5）[36,37]。随着年龄的增长，人类通常会拥有髓样细胞克隆，这是先天免疫的典型参与者，其基因突变与导致急性白血病有关。70 岁以上的个体中有超过

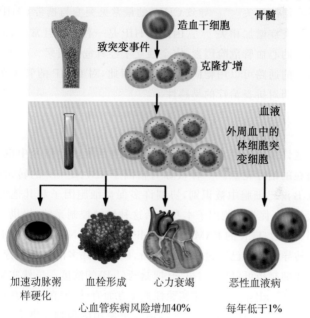

加速动脉粥样硬化　　血栓形成　　心力衰竭　　　恶性血液病

心血管疾病风险增加40%　　　　　　每年低于1%

图 7.5　克隆性造血：动脉粥样硬化血栓性和心力衰竭事件的一个常见、有效且最近被重新认识的危险因素

骨髓干细胞的获得性突变可在外周血（中间图）中产生循环突变白细胞克隆（上图）。血液中含有体细胞突变克隆的个体发生动脉粥样硬化血栓和心力衰竭事件的风险较高（下图，左）。具有不确定潜能克隆造血（CHIP）的人每年发生恶性血液病的概率为 0.5%～1%（下图，右）。但比起癌症，CHIP 更预示着心脏血管事件的风险［From Libby P，Sidlow R，Lin AE，et al. Clonal hematopoiesis of indeterminate potential（CHIP）at the crossroads of aging，cardiovascular diseases and cancer. J Am Coll Cardiol 2019;74（4）;567-577.］

10％的个体会携带这种突变白细胞克隆。急性白血病的发展通常需要白血病驱动基因中 2 个或 3 个突变在同一克隆中连续累积。因此,大多数的个体克隆造血永远不会发展成白血病。然而,这些人的心血管风险显著增加。这种情况称为潜能不确定的克隆造血(CHIP)。与未知意义的单克隆丙种球蛋白病(MGUS)一样,大多数携带个体永远不会发展为血液系统恶性肿瘤。

在 40 多个白血病驱动突变中,只有一小部分引起 CHIP 并与心血管风险增加相关[37,38]。导致 CHIP 的最常见突变与携带 CHIP 突变的小鼠的炎症增加相关[37,39]。因此,CHIP 是一种有力且常见,但最近才被认可的心血管危险因素,完全独立于经典危险因素。由于 CHIP 突变激活的通路可以用靶向药物干预,因此,对 CHIP 的管理在未来可能被证明对抗炎治疗的易感性。

四、炎症信号中枢(见图 7.2)

上述许多先天免疫反应的触发因素激活了炎症信号中枢,这代表了潜在的治疗靶点。一种被称为核因子 κB(NF-κB)的转录因子,首先在 B 淋巴细胞中被识别,协调许多促炎细胞因子和其他炎症介质的表达[40]。促炎细胞因子本身激活这种转录控制系统,提供一种扩增机制。通过 TLR 的 PAMP 和 DAMP 也能激活 NF-κB。NF-κB 活化和信号转导的细节已经过广泛的分析,确定了许多潜在的治疗靶点。蛋白酶体抑制药可以增加 NF-κB 抑制药(IκB)的浓度。虽然实验研究表明靶向 NF-κB 活化在抑制实验性炎症方面有效,但在这一众所周知的途径中,尚未出现在心血管疾病治疗中使用的药物。事实上,由于 NF-κB 活化可保护细胞免于凋亡,在 NF-κB 失活的情况下,恶性转化细胞的存活率可能会增加,从而导致增加肿瘤生长的不良影响。

另一种细胞内多分子结构,炎症小体,由能够感知各种危险信号的亚单位组成,包括某些 PAMP 和 DAMP,尤其是晶体结构,如二氧化硅、单尿酸钠或胆固醇—水合物[41]。炎症小体的危险感知部分最终激活一种酶,caspase 1,可将无活性的促炎细胞因子 IL-1β 和 IL-18 前体处理为其生物活性形式(图 7.6)。虽然各种类型的炎性体充当炎症信号传导的中枢,但含有 nod 样受体家族含 pyrin 结构域 3(NL-RP3)因其在产生原始促炎细胞因子 IL-1β 中的作用而受到特别关注。因此,针对炎症小体的治疗已经产生了新的潜在的抗炎策略。

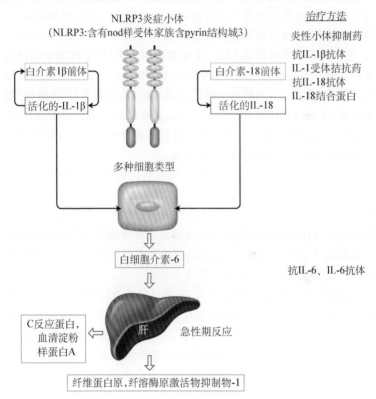

图 7.6 炎症体白细胞介素(IL)IL-18、IL-1β、IL-6 途径

包含 3(NLRP3)炎症小体的 nod 样受体家族 pyrin 结构域,细胞内超分子结构感知各种危险信号,最终激活 IL-1β 转化酶 caspase-1。这种转化酶将促炎细胞因子 IL-1β 和 IL-18 的非活性前体加工成其生物活性成熟形式。IL-1 可以诱导自身的基因表达,这是一个自动诱导扩增环。IL-18 或 IL-1β 可诱导多种细胞产生大量 IL-6,从而放大促炎症信号。IL-6 向肝细胞发出信号,以促进急性期反应物 C-反应蛋白、纤维蛋白原和纤溶酶原激活物抑制药-1 的合成[Adapted from Ridker et al. Eur Heart J 41(23):2153-2163.]

另一个与心血管疾病相关的炎症信号中枢，Kruppel 样因子（KLF），它作为转录因子发挥作用[42]。层流剪切应力激活 KLF2 可转录调节一盒基因，这些基因与防止动脉粥样硬化、血栓形成和稳定性有关[43,44]。与心血管药理学直接相关的是 HMG-CoA 还原酶抑制药，即他汀类药物，也可诱导这种转录因子[42]。因此，与 PCSK9 抑制药不同，他汀类药物既可降低 LDL，又可通过调节 KLF 发挥独立的抗炎作用。他汀类药物还可以抑制参与细胞内信号转导的小 G 蛋白的异戊二烯基化。因此，不依赖于降低 LDL，他汀类药物具有"多效性"抗炎作用，至少通过两组分子机制。他汀类药物的这种双重作用，即降低 LDL 和抗炎作用，可能是这类药物在心血管疾病的一级预防和二级预防方面取得显著成功的主要原因。

表观遗传调控可影响心血管疾病发病机制相关基因的转录，包括与炎症有关的基因[45]。组蛋白（核小体中缠绕 DNA 链的蛋白质）或 DNA 本身在修饰介导基因转录的表观遗传控制。甲基化和乙酰化组成了这种表观遗传调控的信号部分。多种酶参与染色质成分共价修饰的"写入"和"擦除"。这些表观遗传修饰的"读者"提供了调控基因表达的转录复合物成分的链接。

特别是一个表观遗传学"读者"家族已经成为药理学的靶标，该药物靶向部分炎症途径，其心血管治疗药物的能力正在被评估。含溴结构域和额外终端域（BET）蛋白与组蛋白中的乙酰化赖氨酸残基结合，并促进转录复合物的组装，从而增强心血管炎症相关众多基因的表达[46]。最近的一项临床试验评估了 BET 蛋白抑制药改善心血管炎症及糖尿病合并冠状动脉疾病患者的预后的能力。该项研究未显示糖尿病患者急性冠状动脉综合征后主要心脏不良事件的显著减少。

五、介质

上述炎症信号中枢影响心血管疾病免疫中多种炎症介质的表达（见图 7.2）。大多数炎症过程和免疫反应中的一个关键事件是白细胞的募集。多种内皮表面分子介导与各类白细胞的黏附相互作用，参与炎症细胞的募集（图 7.7）。具有与凝集素同源关系的被称为凝

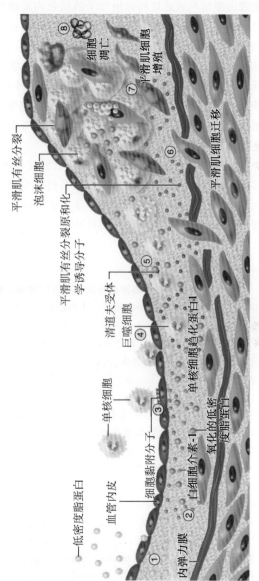

平滑肌有丝分裂

泡沫细胞

平滑肌有丝分裂原补化

平滑肌有丝分裂化学诱导分子

清道夫受体巨噬细胞

单核细胞趋化蛋白

氧化的低密度脂蛋白

细胞凋亡

平滑肌细胞增殖

平滑肌细胞迁移

低密度脂蛋白

血管内皮

细胞黏附分子

单核细胞

白细胞介素-1

内弹力膜

图 7.7　（续）

集素的分子导致白细胞与表达这些黏附分子的活化内皮细胞表面结合。选择素引起白细胞的滚动式的相互作用。免疫球蛋白超家族成员，如细胞间黏附分子-1（ICAM-1）或血管细胞黏附分子-1（VCAM-1），介导白细胞与内皮表面更牢固和非短暂的黏附。白细胞黏附分子的表达可以调节炎症或免疫反应部位招募的白细胞类型。例如，E-选择素特别与参与急性炎症反应的多形核白细胞相互作用。VCAM-1 与单核细胞（许多组织巨噬细胞的前体）及参与组织中更多慢性适应性免疫反应的 T 淋巴细胞相互作用。

　　白细胞一旦与内皮细胞结合，这些信号引导它们迁移到组织内。这种定向迁移或化学吸引的蛋白质介质包括一系列称为趋化因子的蛋白质介质[48]。包括某些脂质介在内的小分子也可能促进白细胞在组织内的迁移。许多趋化因子家族的亚群可以控制招募的白细胞

图 7.7　动脉粥样硬化斑块中局部白细胞和平滑肌细胞功能

①脂蛋白颗粒在内膜（黄色球体）中的积累。这些脂蛋白的修饰用较深的颜色表示。修饰包括氧化和糖化。②氧化应激，包括在修饰的脂蛋白中发现的产物，可以诱导局部细胞因子的形成（绿色球体）。③因此，细胞因子诱导增加白细胞黏附分子（内皮表面上的蓝色条索）的表达，白细胞导致它们附着，化学诱导分子引导它们迁移到内膜。④血液单核细胞在进入动脉壁以响应单核细胞趋化蛋白 1（MCP-1）等趋化细胞因子时，遇到刺激物，如巨噬细胞集落刺激因子，可增强其清道夫受体的表达。⑤清道夫受体介导修饰脂蛋白颗粒的摄取并促进泡沫细胞的发育。巨噬细胞泡沫细胞是介质的来源，例如额外的细胞因子和效应分子，例如次氯酸、超氧阴离子（O_2^-）和基质金属蛋白酶。⑥平滑肌细胞（SMCs）从中膜迁移到内膜。⑦然后 SMC 可以分裂和加工细胞外基质（ECM），促进 ECM 在不断增长的动脉粥样硬化斑块中积累。脂肪条纹可以以这种方式演变成纤维脂肪病变。⑧在后期，可能继发钙化（未描绘）和纤维化，有时伴有 SMC 死亡（包括程序性细胞死亡或细胞凋亡），在富含脂质的核心周围产生相对无细胞的纤维囊，其中也可能含有即将死亡或已死亡的细胞及其碎屑（From Libby P. The vascular biology of atherosclerosis. In：Zipes DP, Libby P, Bonow RO, Mann DL, Tomaselli GF, eds. Braunwald's Heart Disease，11th ed. Philadelphia：Elsevier；2018：859-875.）

的类型。趋化因子为炎症和免疫的急性和慢性细胞介质的信号积累提供了一种"邮政编码"的作用。

尽管有白细胞黏附分子和化学驱化因子的分子特征及大量证明其功能的体外和实验动物数据，但这些黏附途径的抑制药在临床应用方面尚未取得成果[48]。尽管许多临床前研究表明其有效但白细胞黏附抑制药未能改善缺血再灌注损伤。黏附分子 P-选择素的抑制药也未能改善心血管疾病的预后。但是，鉴于特异性的干扰白细胞积累途径的复杂性和未来希望，因此，在某些情况下，靶向这些介质可能是有益的。

氧化脂蛋白的成分，特别是氧化磷脂和活性氧或活性氮本身已经作为治疗动脉粥样硬化的潜在靶点进行了深入研究。催化产生氧化脂蛋白促炎成分的各类磷脂酶已作为治疗靶点进行了研究。然而，严格的临床研究并未证实可溶性磷脂酶抑制药（verasladib）或脂蛋白相关磷脂酶 A2（LpPLA2）抑制药可改善心血管结局。在 SOLID 和 STABILITY 试验中，LpPLA2 抑制药 darapladib 并未改善患有急性或慢性动脉粥样硬化心血管疾病的个体的预后[49,50]。多种不同类别的蛋白酶可能参与心血管疾病。大量前期临床研究支持基质金属蛋白酶（MMP）在动脉和心肌细胞外基质重塑中的作用[51]。动脉粥样硬化形成期间动脉的代偿性扩张可能涉及 MMP 的作用，MMP 会降解动脉细胞外基质的成分，如弹性蛋白和间质胶原[52]。中膜的平滑肌细胞渗入内膜形成动脉粥样硬化同样需要由 MMPs 介导的细胞外基质成分的溶解。在极端情况下引起主动脉瘤的动脉扩张也涉及细胞外基质大分子的降解。与弹性蛋白分解有关的 MMP 和各种组织蛋白酶可能导致所有这些涉及大血管重塑的情况[53]。这些不同的蛋白酶家族通常依赖炎症介质来增强它们的表达和激活。因此，这些蛋白酶是炎症反应的核心参与者。

微血管的形成、新生也涉及蛋白酶介导的细胞外基质重塑。缺血性损伤后心室心肌的重塑也涉及细胞外基质成分的分解。大量文献表明蛋白酶（包括 MMPs 和某些组织蛋白酶）参与了心肌梗死的几何重构、修复和愈合。尽管有令人信服的前期临床数据和实验前景,但针对基质降解蛋白酶的心血管治疗尚未在临床试验中证明有效。

炎症的小分子脂质介质,尤其是类花生酸,已成功地作为心血管干预的靶点。最值得注意的是阿司匹林,它是一种环氧合酶抑制药,可以改善急性冠状动脉综合征和二级预防的心血管结局。尽管赋予心血管益处的阿司匹林剂量可能无法平息全身炎症,但它可能通过抑制血小板活化起到辅助抗炎作用。血小板含有预先形成的促炎介质,可在其脱颗粒后局部增强炎症过程。因此,低剂量阿司匹林可能通过继发于抑制血小板活化的抗炎作用发挥其部分益处。选择性环加氧酶 2 抑制药不仅没有显示出改善心血管结局的能力,而且在某些情况下还显示出增加心血管危险的信号[54]。因此,阿司匹林尤其是低剂量的阿司匹林治疗似乎在抑制前列腺素方面达到了一个“甜蜜区”(sweet spot)。然而,来自大规模临床试验的最新证据表明,在大多数一级预防适应证中,出血风险抵消了低剂量阿司匹林的临床益处[55,56]。

另一类小的低分子量脂质可以参与心血管炎症,如白三烯、5-脂氧合酶等酶及其激活药 FLAP,并已在心血管临床试验中进行了研究。尽管理论和实验认为可以靶向白三烯,但控制此类介质产生的酶的抑制药在临床试验中并未显示出益处。

适应性免疫参与了动脉粥样硬化和某些种类的心肌疾病已经得到了大量实验支持,并在人类中观察到。这些认识使得在心血管疾病背景下进行了治疗性调节适应性免疫的若干尝试[57]。使用靶向分化分子簇(CD20)的治疗性抗体消除 B 细胞可以使某些血管炎受益。由于 B1 淋巴细胞分泌的天然抗体可以减轻实验性动脉粥样硬化,因此许多能够刺激天然抗体分泌的修饰脂蛋白疫苗的尝试正处于临床开发的不同阶段[58]。动脉粥样硬化疫苗的概念具有相当大的吸引力。虽然一项评估生物标志物氟脱氧葡萄糖摄取的临床试验没有显示出益处(GLACIER),但一些团队正努力在临床中实施疫苗接种策略,这可能证明对减轻动脉粥样硬化并发症有益[59,60]。

调控适应性免疫的另一种巧妙而有趣的方法涉及向有心血管并

发症风险的个体施用低剂量的促炎细胞因子 IL-2。用于治疗某些恶性肿瘤的高剂量 IL-2 可引发毛细血管渗漏综合征,并已证明从心血管角度来看是危险的。然而,低剂量的 IL-2 主要通过产生 TGF-β,使适应性免疫反应偏向于激活调节性 T 细胞,从而缓和炎症反应。评估这种巧妙方法的临床研究试点目前正在进行中[57,61]。

在花生四烯酸的代谢物中,出现了几个使炎症消退的介质家族。这些被称为消退素(resolvins)或 maresins 的复杂结构可以在不损害宿主防御的情况下减轻炎症[62]。这些类别的促炎消退介质被称为特异性促炎消退介质或 SPMs。精细的化学原理和体内功能的评估引发了针对动脉粥样硬化的实验。事实上已经出现了 SPMs 可以减轻实验性动脉粥样硬化的实验证据[63,64]。这些促消炎介质是否能够达到心血管系统炎症过程消退的浓度需要进一步研究。在不损害宿主防御或肿瘤监测或减少对感染的防御的情况下促进炎症消退的概念具有相当大的吸引力。

在一项严格且充分有效的临床试验中,靶向抗炎治疗显示出临床益处的一个地方是靶向促炎细胞因子 IL-1β。CANTOS 研究(Canakinumab Antiinflammatory Thrombosis Outcomes Study)中使用单克隆抗体卡纳单抗靶向 IL-1β,该抗体非常特异地抑制 IL-1β[65]。该研究选择了急性冠脉综合征后处于稳定期的个体,尽管接受了他汀类药物和其他基于证据的二级预防治疗,但仍表现出持续炎症的迹象,如高敏 C 反应蛋白升高超过人群中位数(2mg/L)。该试验的中位治疗持续时间为 3.7 年。每 3 个月皮下注射 150mg 的卡纳单抗可使心肌梗死、卒中或心血管死亡等主要复合终点的相对风险在统计学上显著降低 15%[66]。在治疗分析中,通过对 CRP 降低的情况判断高于中位反应的个体,其心血管死亡率和总死亡率降低了 30% 以上(图 7.8)[67]。因此,CANTOS 提供了第一个证明靶向炎症可以提供心血管益处的大规模的严格的临床试验证据。

其他针对 IL-1 和相关促炎细胞因子的研究已经显示出有益的证据。MRC IL-1 试验使用 Anakinra,一种 IL-1 受体抑制药,可阻断对 IL-1α 和 β 亚型的反应,减少急性冠脉综合征患者的 hs-CRP 反应

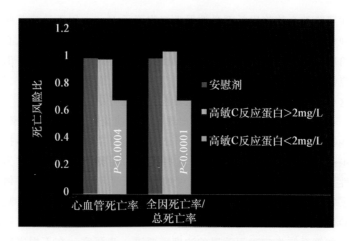

图 7.8　卡纳单抗的应答者在 CANTOS 的治疗分析中有死亡率获益

根据药物启动后治疗时的高敏 C 反应蛋白(hsCRP)水平高于或低于 2 mg/L,对预先规定的心血管结果进行多变量调整的死亡率(HR)。根据年龄、性别、吸烟、高血压、糖尿病、体重指数、hsCRP 基线、低密度脂蛋白胆固醇基线调整 HRs。该治疗分析进行了大量敏感性分析,以评估确认可能混淆的结论[Ridker PM, et al. Relationship of C-reactive protein reduction to cardiovascular event reduction following treatment with canakinumab: a secondary analysis from the CANTOS randomised controlled trial. Lancet 2018;391(10118):319-328.]

曲线下面积[68]。Anakinra 在心力衰竭的试验中也产生了积极结果[69-71]。其他靶向急性冠脉综合征患者促炎细胞因子 IL-6 的研究显示 CRP 曲线下面积减少,特别是在那些接受 PCI 的患者中[72-74]。由于存在许多促炎细胞因子,它们作为心血管疾病治疗靶点的探索值得进一步研究[75]。尽管如此,在 CANTOS 研究中,正如预期的那样,具有统计学意义的感染略有增加,其中一些是致命的。

虽然在使用卡纳单抗治疗期间,感染类型和易感染人群的识别应该能够减轻这种风险,但该结果表明,在尝试治疗心血管疾病时,需要仔细校准抗炎干预措施,并仔细监测受益/风险比例[76]。这一观察结果强调了癌症和心血管疾病所共有的炎症机制[2]。

大量的实验文献和初步临床观察表明,靶向促炎肿瘤坏死因子 α (TNF-α)可以使心衰患者受益。大规模的临床试验评价了这一观点,但并没有显示出临床益处,反而表明抗肿瘤坏死因子策略的危险性更高[77]。因此,在风湿病学和胃肠病学中得到广泛接受的中和 TNF 的治疗,并不是降低心血管风险的一个有前景的策略。CANTOS 的一项预先指定的二次分析确实显示,接受卡纳单抗治疗的心衰患者的心力衰竭事件和因心衰住院率有所降低[78]。因此,CANTOS 也提供了抗细胞因子治疗心力衰竭疗效原理的证据。大多数已被证明对治疗心力衰竭患者有益的治疗方法都涉及神经体液阻断。在我们的心力衰竭患者中,低血压和肾功能受损为不断增加的神经体液阻断提供了严重的临床限制。因此,在不降低血压或损害肾功能的情况下,靶向炎症的概念为心力衰竭患者提供了一个值得进一步探索的治疗方法,可作为利尿、阻滞交感神经系统和肾素-血管紧张素-醛固酮系统标准治疗的补充。

六、结论、挑战和未来展望

在 CANTOS 的成功背景下,促炎细胞因子过剩表明选择性细胞因子抑制值得进一步的研究[79,80]。甲氨蝶呤作为一种抗炎干预药物,彻底改变了类风湿关节炎和相关疾病的治疗,但其抗炎作用机制并不明确,在一项大规模心血管结局试验,即心血管炎症减少试验(the cardiovascular inflammation reduction trial,CIRT)中未显示出获益[81]。这项无可挑剔的研究,尽管大量的观察和临床前数据表明了它的有效性,然而得到了一个无效结果[82]。在 CIRT 中入选的人群没有基线炎症升高,如 CRP 高于中位数为标准,这与 CANTOS 截然不同。此外,在 CIRT 中每周使用的低剂量甲氨蝶呤没有降低 CRP 或 IL-6,这与 CANTOS 的发现截然相反。

总之,CANTOS 和 CIRT 的研究结果表明,IL-1β 通路是进一步靶向研究心血管疾病炎症反应的靶点。炎症小体激活前 IL-1β 转变为其活性形式。它还将 IL-18 的前体加工成活性细胞因子。一些数据表明 IL-1α 亚型也可能被细胞凋亡蛋白酶 1(caspase-1)激活,

caspase-1 是炎症小体的酶组分,它对其他组成蛋白感知到的危险信号做出反应[83,84]。IL-1β 强烈诱导 IL-6。最近使用孟德尔随机化方法进行的人类遗传学研究一致表明,IL-6 信号通路参与心血管疾病的因果关系。IL-6 即可以通过经典途径发出信号,该途径涉及通过结合 IL-6 受体的跨膜形式激活肝细胞的急性期反应。IL-6 也可以通过结合其受体的可溶性形式通过"泛化"途径发出信号,然后激活带有 IL-6 辅助受体 gp130 的肝细胞以外细胞(图 7.9)。

因此中和细胞因子 IL-6 及其受体的措施,提供选择性拮抗经典

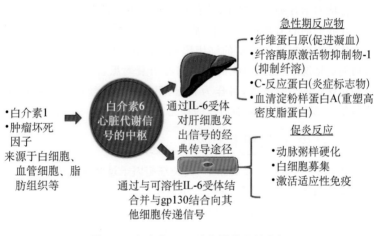

急性期反应物
• 纤维蛋白原(促进凝血)
• 纤溶酶原激活物抑制物-1 (抑制纤溶)
• C-反应蛋白(炎症标志物)
• 血清淀粉样蛋白A(重塑高密度脂蛋白)

促炎反应
• 动脉粥样硬化
• 白细胞募集
• 激活适应性免疫

白介素6 心脏代谢信号的中枢

• 白介素1
• 肿瘤坏死因子
来源于白细胞、血管细胞、脂肪组织等

通过IL-6受体对肝细胞发出信号的经典传导途径

通过与可溶性IL-6受体结合并与gp130结合向其他细胞传递信号

图 7.9 白介素-6:心脏代谢信号的中枢

多种刺激,如促炎细胞因子白介素-1 和肿瘤坏死因子可刺激白介素-6 从白细胞、血管细胞和脂肪组织等来源释放。IL-6 可与肝细胞、白细胞和巨核细胞表面的典型受体结合。在对 IL-6 的反应中,肝细胞产生急性期反应的产物,包括所列的那些。除了这一经典的 IL-6 信号通路外,跨膜 IL-6 受体的 α 亚基可以被金属蛋白酶 ADAM-17 切割,产生可溶性形式。当在血液液相或细胞外空间与 IL-6 结合时,可溶性受体-配体对可以与表达在多种细胞类型上的 gp130 结合,并形成一种主要引发促炎反应的三元复合物。因此,规范和"转导"都可以促进心脏代谢性疾病和动脉粥样硬化血栓形成的各个方面(Libby P,Rocha VZ. All roads lead to IL-6:a central hub of cardiometabolic signaling. Int J Cardiol 2018;259;213-215.)

或泛化 IL-6 信号的能力。IL-6 作为心血管疾病抗炎治疗的靶点,成为进一步研究的合理候选者。由于急性期反应促进纤维蛋白原,凝块的前体和纤溶酶原激活物抑制药-1(PAI-1)(内源性纤溶酶的主要抑制药)的产生,因此抑制经典的 IL-6 信号转导和限制急性期反应,不仅可以减轻炎症,还可减少血栓形成,并有利于纤维蛋白溶解(见图 7.6)。

IL-18 具有多种促炎特性。除了其经典受体外,IL-18 还可以通过钠-氯共转运体进行信号转导。干扰 IL-18 信号转导可降低实验性动脉粥样硬化。因此,靶向 IL-18 也值得考虑和进一步探索作为治疗心血管疾病的抗炎策略。由于 NLRP3 炎症小体可产生活性 IL-1β 和活性 IL-18,靶向炎症小体也可能对心血管疾病有益。虽然有人可能考虑 IL-1β 和 IL-18 成熟过程中的上游,但其他途径也可能产生 IL-1β 的活性形式。与以细胞因子本身为靶点的 CANTOS 相比,抑制炎症小体理论上可能比卡纳单抗对宿主防御的干扰更小,并避免因抑制 IL-1β 产生的一些有害的感染结果。

几种炎症小体的小分子抑制药已经开始临床开发。挖掘炎症小体 IL-1β、IL-18 及 IL-6 到急性期反应通路为进一步探索动脉粥样硬化的抗炎治疗提供了相当大的希望(见图 7.2,图 7.6 和图 7.9)。

如 CANTOS 所示,使用生物标志物选择性靶向抗炎治疗提供了靶向抗炎治疗的方案。当我们努力实现个性化医疗的前景时,基于生物标志状态识别特别有可能对干预做出反应的个体亚群会被证明是有希望的[85]。炎症生物标志物的开发及其验证也有助于药物的发展。生物标志物的使用可以帮助选择合适的剂量用于临床试验。生物标志物研发也可以验证靶标的设定。最后,生物标志物和替代终点的使用可以瞥见早期临床疗效,以帮助大规模临床研究将资源分配到最有希望的药物,同时并给予可能有临床获益的剂量。

炎症的基础生物学和大量的实验数据突出表明,炎症和免疫反应是一系列潜在的治疗靶点,超出了治疗心血管疾病的传统药物方法。以上描述的多个例子表明,在实验和小规模临床研究中显示出希望的干预措施,在具有统计效力适当的随机临床试验中往往令人失望。因此,我们必须应用在 CANTOS 所学到的,同时进一步扩大 CANTOS 的成果,以确定进一步和更安全的方法来靶向心血管疾病中的炎症和免疫反应。鉴于此方法的丰富的基础科学基础和本章讨论的众多潜在靶点,治疗学的进步很可能将心血管治疗领域中靶向抗炎疗法的希望在未来变成现实。

参考文献

完整的参考文献可在 www.expertconsult.com 上查阅。

第8章

抗血栓药物

RICHARD C. BECKER・SREEKANTH VEMULAPALLI・VLAD
COTARLAN・MOHAMMED A. EFFAT

一、引言

抗血栓治疗是心血管疾病治疗和预防的基础,久经时间考验,牢固地植根于对常见临床表现的病理生理学的理解,包括急性冠状动脉综合征、急性缺血性卒中、静脉血栓栓塞性疾病、支架内血栓形成、心腔血栓形成,以及器械设备血栓形成。在每一种情况下,血管系统、循环血细胞、血浆及其成分中存在一种或多种清晰描述的异常,与影响层流、剪切应力和生化事件的局部环境有关,导致循环和器官灌注受损,可能危及生命或改变健康状态。

有效抗血栓药物的开发和广泛使用大大减少了心血管事件的数量和严重程度;但是,许多挑战仍然存在,包括费用的问题、广泛应用的问题、医师一致并且基于循证医学的药物使用问题和一些潜在的不良反应如出血问题。

本章旨在总结抗血栓药物最佳的用药证据、它们的作用机制、药物特性、在心血管疾病中批准的适应证、不良反应和潜在药物反应,以及该领域的进展,以便为提高抗血栓药物的安全性、有效性和可获得性铺平道路。

二、凝血、血栓形成和止血

如果没有对凝血、血栓形成和止血的显著特征的简要总结,专门介绍心血管药物和抗血栓治疗的章节就不完整。凝血是一系列生物化学反应,如果周围条件能够支持蛋白酶聚集,血栓产生和纤维蛋白形成,凝血也可发生在离体和体外。相比之下,在循环系统中血栓形成首先出现在细胞表面,需要血小板和其释放的因子,并且凝血是血管损伤或者非生物材料,受损或者非层流血液,以及会导致血小板活化、凝血酶聚集,或者血栓形成的系统条件的最终结果。止血是一种复杂的生理状态,需要血管完整性和修复能力,需要具有自分泌和同等重要的旁分泌系统功能的独特血小板种群,以及需要在何时何地特定的限制凝血的调节途径(图 8.1)。

传统的凝血观点

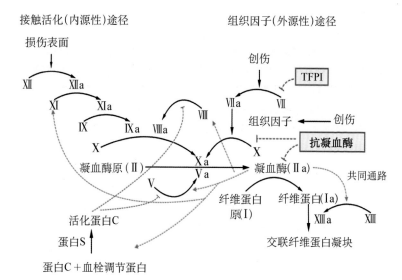

图 8.1 凝血的传统和主要基于生化的观点,包括接触活化、组织因子起始途径、交汇点(共同途径)和多种途径的交互作用

TFPI,组织因子途径抑制药。

三、血栓形成

(一)动脉血栓形成

动脉粥样硬化性血管疾病的临床表现是由导致冠状动脉血栓形成(或血栓栓塞)的病理事件决定的。这有两个关键因素:①粥样斑块破裂倾向;②暴露的粥样斑块成分的促凝性。缺血性卒中的不同之处在于斑块破裂的发生率低得多,而更常见的是原位血栓形成,动脉-动脉栓塞和心源性栓塞。

(二)血栓形成机制

导致冠状动脉血栓形成(或血栓栓塞)的病理事件是这些临床表现的基础,这有两个关键因素:①粥样斑块破裂倾向;②暴露的粥样斑块成分的促凝性。

通过尸检和动脉粥样硬化切除术的组织样本,已经确定了斑块破裂的形态学特征,显示细胞外脂质和脂质核心占据了整个斑块体积的很大部分比例。血管腔的横截面狭窄至少要超过 50%[1]。除了巨大的脂质核心外,易损斑块的特征是薄的纤维帽和高密度巨噬细胞[2]。然而,患有动脉粥样硬化性冠状动脉疾病(CAD)的患者表现出多种斑块类型,大部分是一种特定的类型占优势(易损或非易损),症状反复的患者往往缺乏纤维帽的修复能力。

在正常的生理条件下,细胞血液成分与血管壁相互作用以达到血管修复的目的。暴露的循环血流被破坏或者功能失调的表面会启动一系列连续步骤从而促进血小板、红细胞、白细胞,以及不溶性纤维蛋白的沉积,建立起防止失血的机械屏障。

动脉循环系统内的血栓是血小板和纤维蛋白组成的紧密网格状物。相比之下,静脉血栓是由红细胞、白细胞、纤维蛋白组成的网状结构更加松散。总的来说,在心脏和动脉循环系统中血栓形成的部位、大小和成分是由血流的变化所决定的。①血管内皮和心内膜表面的促凝性;②血浆细胞蛋白和糖蛋白组分的浓度和反应性;③血管生理保护机制的完整功能。

(三)血小板沉积

血小板的作用是束缚和附着受损的内皮表面,并且随后固定、活化、聚集形成快速增大的血小板团。在生理条件下,这一系列事件是止血的第一个步骤。相比之下,病理性血栓形成的特点是对血管壁损伤强烈且缺乏调节,并逐步升级到循环损害和灌注损伤的程度。

血小板沉积的生物学包含了 4 个过程。①血小板吸附到胶原和外露表面黏附蛋白;②血小板活化和细胞内信号转导;③黏附蛋白血小板受体的表达;④血小板聚集;血小板能够被凝血酶,血栓素 A_2,二磷腺苷和其他介质募集。

(四)血小板反应能力

血小板在感知和应对血液和脉管系统的异常变化中起着至关重要的作用,它们对内环境异常既有局部作用又有系统作用。作为血管腔的信使,它们能够传递局部和系统的信息。血小板的功能在血管内部受到很严格的调控,内皮细胞表面[3]存在的几种因素[如一氧化氮(NO)、前列环素和腺苷二磷酸酶(ADPase)活性]使其保持正常的静息状态(图 8.2)。血小板黏附在受损、破坏、功能障碍或炎症激活的内皮细胞、暴露的内皮下组织或非生理性的剪切流[4]。局部凝血酶的产生和其他血小板激活剂的局部生成,增强了血小板内信号系统。血小板自身通过致密的 α 颗粒分泌凝血酶原并通过细胞骨架网络重新排列改变其形状来对这些和其他刺激做出反应。凝血酶原的分泌和信号转导引起第二波血小板活化和由内到外信号转导,从而改变血小板表面整合素的配置,并呈现高亲和力状态。整合素 $\alpha IIb\beta_3$ 的活化,以及随后连接相邻血小板的纤维蛋白原的结合对于血小板聚集十分重要[5]。

(五)凝血蛋白酶的活化

凝血酶对血管损伤反应迅速。它在血小板募集和不溶性纤维蛋白网络的形成也起着十分重要的作用。血栓形成的过程是循环蛋白(凝血酶)与受损的血管细胞、暴露的内皮下结缔组织成分(尤其是胶原)、血小板[表达含有组织因子(TF)的微粒和凝血酶的受体部位],以及巨噬细胞的可逆结合所驱动的一系列定位、放大和调节。这些反应导致酶复合体的组装,从而增加促凝剂的局部浓度;这样,相对

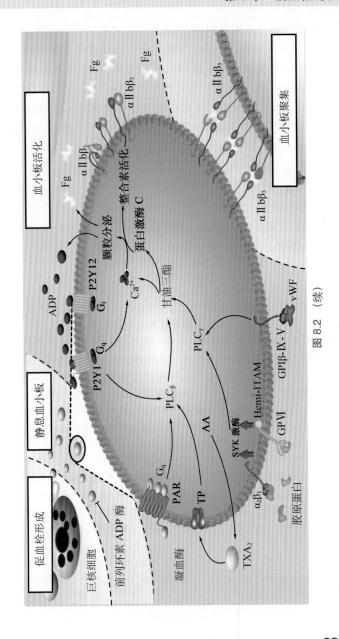

图 8.2　（续）

较小的初始刺激可以极大地放大,从而产生血栓(见图 8.1)。

1. 细胞表面的凝血　基于细胞的凝血模型强调携带 TF 的细胞和活化的血小板作为促凝血蛋白支架的重要性,以组装并最终形成局部纤维蛋白凝块[6]。在这个集成模型系统中,凝血发生在三个重叠阶段:①活化、放大和增殖。活化首先出现在血管损伤区域的 TF/Ⅶa 组合体暴露之后,这种复合物激活人类因子(F)Ⅹ,然后和 FⅤa 结合组成凝血酶原酶复合物并产生少量的凝血酶;②然后凝血酶通过活化血小板、FⅪ、FⅧ和另外的 FⅤ 激活系统快速放大;③在增殖阶段,通过 FⅪa 和 TF/Ⅶa 产生的活化 FⅨ与 FⅧa 形成紧张素酶复合物并在血小板表面产生 FⅩ。随后产生的凝血酶原酶复合物引发大量的凝血酶,促进纤维蛋白原转变为纤维蛋白单体,然后单体聚合并且被 FⅧa 固定。

图8.2　血小板生成和激活示意图

血小板是由髓系干细胞衍生的巨核细胞生成的。几种循环中存在的或内皮细胞释放的因子,包括一氧化氮(NO)、前列环素和 ADP 酶,维持循环中血小板处于静息状态,血小板初始可通过几种触发因子激活,包括(但不限于)通过糖蛋白Ⅵ(GPⅥ)和 α2β1 整合素与胶原蛋白的黏附,von Wille-brand 因子(vWF)与 GPIβ-Ⅸ-Ⅴ 复合物的结合,以及在血小板表面或附近通过蛋白酶激活受体(PAR)发出信号的凝血酶的生成。这些途径引起下游磷脂酶 C(PLC)亚型的激活,产生第二信使 1,4,5-三磷酸肌醇(图中未显示)和 1,2-二酰基甘油(DAG),这些第二信使又反过来驱动 α 颗粒内容物分泌的途径,包括血栓前蛋白纤维蛋白原(Fg)和 vWF,以及分泌致密颗粒以释放一些可溶性血小板激动剂,如 ADP 和血清素。分泌的 ADP 作用于 P2Y1 和 P2Y12 受体,以及血小板激活初始释放的花生四烯酸(AA)产生的血栓素 A_2(TXA$_2$)促使血栓素受体(TP)的激活,进一步增强了血小板的活化。血小板聚集是通过纤维蛋白介导的整合素 αⅡbβ_3 与相邻的活化血小板相互作用发生的。ADP,二磷腺苷(Modified from Becker RC,Sexton T,Smyth SA. Translational implications of platelets as vascular first responders. Circ Res 2018;122;506-522.)

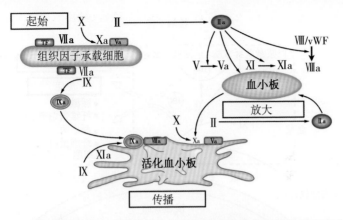

图 8.3 **基于细胞的凝血模型描述了促凝血表面和凝血必需的蛋白酶之间的相互作用**

凝血发生在携带组织因子(TF)的细胞和活化血小板的表面上,有三个重叠的步骤:①FⅦa 与暴露的 TF 结合后,凝血途径开始,引发少量凝血酶的生成;②然后凝血酶激活其他凝血蛋白酶和血小板,促进凝血初始阶段的凝血蛋白酶组装;③活化血小板的表面为血栓形成的暴发提供了生物模板,从而加速了血栓的传播。vWF,von Willebrand 因子(Data from Hoffman M, Monroe Ⅲ DM. A cell-based model of hemostasis. Thromb Haemostasis 2001;85:958-965.)

2. 接触和内源性凝血途径介导的凝血 接触系统包括 FⅫ,FⅪ,钾离子,高分子量激肽原(HMWK),并积极参与炎症反应(FⅫ,钾离子,HMWK)和凝血因子(FⅫ,FⅪ)。接触系统在 FⅫ暴露于一些阴离子表面后被激活,产生活化 FⅫ(FⅫa),触发内源性凝血途径。从 FⅪ开始,然后是因子Ⅸ和Ⅷ。尽管先前都认为所有的凝血因子在止血和血栓中起扮演很小的角色,但有证据表明 FⅪ和 FⅫ的功能不同。参与病理血栓形成的传导蛋白并没有积极参与正常止血(图 8.4)。

(六)Ⅺ因子(FⅪ)

FⅪ是一种 160 kDa 的丝氨酸蛋白酶糖蛋白,作为两个相同的 80 kDa 多肽的同源二聚体在循环中[7]。每条单链多肽由一个包含有催

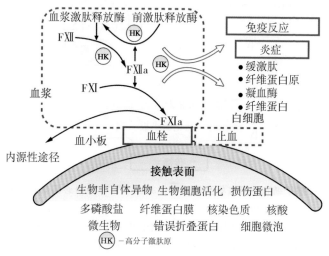

接触途径

图 8.4 **基于接触的凝血模型对凝血、免疫和炎症的界面起着基础性作用**

化结构域的 35kDa C 端轻链和含有四个约 90 个氨基酸串联重复序列的 45kDa N 端重链组成,称为 apple 结构域。FⅪ的 apple 结构域促进了与其他蛋白质结合:A1 包含有 HMWK 和凝血酶的结合位点,A3 与 FⅨ结合,肝素和糖蛋白Ⅰbα(GP1bα)结合,A4 与 FⅪ和 FⅫ结合[8]。早期的研究表明 FⅪ能够被凝血酶和 FⅫa 激活,并表明这种生物放大作用在体内比 FⅫ介导激活更有利[9]。随后的实验表明在 TF 低水平情况下 FⅪ介导凝血酶活化对于凝血酶持续产生起到十分重要的作用,但当 TF 水平较高时就不是这样了。另外,血小板表面 GP1bα 受体含有 FⅫ、凝血酶和 FⅪ的结合位点,使这些蛋白质在血小板表面非常接近,并允许 FⅪ在钙离子存在的情况下被激活并随后激活 FⅨ,从而放大凝血和凝血酶的生成[10]。

FⅪ浓度对凝血酶动力学的影响因人而异[11],可能反映了蛋白酶几个独特的功能,并反映 FⅪ缺陷患者的不同出血表型。即使严重缺乏 FⅪ,酶复合物也能够通过外源性 TF/Ⅶa 复合体形成,进而在血小板表面形成凝血酶原酶复合物。在大多数情况下,FⅪ 浓度的降低会减缓凝血酶生成的速度,但对于凝血酶的总量并没有影响。在以细胞为基础的模型中,5% 的正常血浆浓度的 FⅪ 就能引起凝血酶的产生,而在 50% 的正常 FⅪ 浓度下凝血酶产生的量最大。

这些在体内的证据有力地证明,FⅪ 促进纤维蛋白的形成和血小板活化,在高流速状态下稳定堵塞的血栓。这与它参加止血发挥的作用不同,在大部分组织中 FⅪ 引导的纤维蛋白形成并不需要去阻止血液从受损血管流出[12],然而在复杂的外科手术和创伤中,它可能参与血管完整性的严重破坏[13]。

(七)Ⅻ因子(FⅫ)

FⅫ 是一个 80kDa 的糖蛋白,由一条酶轻链和一条重链组成,其中重链由几个保守结构域组成,这些区域能够调节负电荷表面和其他蛋白质的结合[14]。这些结构域包含一些凝血和纤溶蛋白中常见结构,例如Ⅰ型和Ⅱ型纤维连接蛋白、两个表皮生长因子(EGF)样结构域和一个三环结构域[14]。

FⅫ 能够通过与像高岭土或硫酸葡聚糖这种带负电荷的物体表面结合自动激活,并且通过激活 FⅪ 和内源性凝血途径或激活血浆前激肽酶和促进炎症反应而启动接触激活途径[15]。在体内寻找主要激活剂一直都有挑战性,一些负电荷物质,如多磷酸盐、核酸、硫化物、脂肪酸、蛋白质聚集体和活化的血小板,都能在体外活化 FⅫ[16]。在动物模型中,FⅫ 和 FⅪ 的缺失可预防多磷酸盐引起的血栓形成,这表明血小板释放的多磷酸盐激活了内源途径增加其促凝作用。在接触系统中蛋白质的独特作用在药物发展方面已经引起了人们的兴趣[17-19]。

(八)静脉血栓形成

静脉血栓以纤维蛋白、血小板、红细胞和白细胞层为特征,在血流淤滞、氧张力降低、氧化应激、促炎基因上调和内皮细胞调节能力受损的条件下形成。虽然血小板的相对比例较低,但它们通过释放多磷酸盐、微粒和促炎性介质,并且与中性粒细胞相互作用产生

DNA-组蛋白-颗粒构成的复合体,发挥关键作用[20]。这些细胞核物质能够引起血小板黏附、活化和聚集;V因子和Va及vWF的表达;前凝血酶原的聚集;凝血酶的生成。

（九）人造非生物表面和修复材料

几百年前,William Hewson对人造面部固有的血栓形成进行了一项里程碑式的观察:他发现人类血液在离断的外周静脉段可以保持几个小时液体状态,但是当被放入碗中几乎立即产生血块[21]。随后用玻璃、橡胶、聚合物及其他材料进行的实验都表明,人造材料表面的促凝特性因表面的外形、临界表面张力、化学成分和物质结构有很大差异。然而,越来越清楚的是,因为异质性、污染或者环境暴露,人造材料的表面和本质可能有根本上的不同。人造材料表面化学成分、物质结构、血小板活化和凝血之间的关系是动态而复杂的。

（十）系统和局部的影响

血浆蛋白 在一般情况下,表面带正电荷的物质可以促进血栓的形成,表面带负电荷的物质可以竞争性地抑制血栓的形成。通过这些特性可以反映带有正电荷的血管内皮细胞、表面分子、循环血流成分和血浆蛋白质可能也起到十分关键的作用[22]。带有正电荷的人造材料表面高度吸附血浆蛋白（和血细胞）,所有这些蛋白都具有负电荷的生理重要性。血浆蛋白的扩散迁移率和浓度超过了血小板,这表明在血小板黏附并形成融合单层之前,人造材料表面可能已经被蛋白质覆盖。电子显微镜显示,暴露于全血的所有人造表面上,血浆成分（主要是蛋白质）的薄膜在几秒钟内形成。因此,在可能是表面结合蛋白分子的组成、浓度和构象特征首先决定了潜在人造材料的促凝性[23]。

纤维蛋白原是一种很容易在高浓度下获得的血浆蛋白,当人造材料暴露在血液时第一个吸附到其表面。根据分子的取向（要么是"直立",要么是在水平上紧密地排列）,纤维蛋白原在表面的浓度可能会超过正常血浆浓度的100倍[24],实验证据支持表面结合的纤维蛋白原在决定相关促凝性的直接作用。其他血浆蛋白抑制素,包括

vWF、纤维蛋白和血小板反应蛋白,以及循环凝血因子也有作用,但主要是次要作用。

血浆蛋白对人造材料表面的初始吸附通常伴随这一段时期的"前血栓形成",随后会伴随一定程度的抗栓。这种变化,通常被称为"钝化",随着表面蛋白质物理和化学变化、它们的静电势,也许最重要的是与血小板和凝血因子相互作用的内在能力或内在倾向而变化[25]。

(十一)血小板

血小板吸附到人造材料表面是血浆蛋白吸附后早期反应[26]。高浓度的纤维蛋白原能促进血小板的聚集,但是只发生在活化后。有趣的是,尽管血小板吸附和单膜形成经常发生,但并不是所有的材料都促进或者支持血小板聚集。血小板活化的过程与血浆蛋白一样,由材料表面特性决定,包括物理特性、电荷和表面化学成分。在体内,表面状态(剪切应力和表面张力)通过红细胞对血小板的行为产生重要影响,红细胞是二磷腺苷(ADP)丰富来源。高剪切状态,除了能够促进血浆蛋白和人造材料表面的相互作用,还能损伤红细胞膜(溶解),引起 ADP 这种血小板强烈激动剂的释放[27]。血小板沉积过程包含六个步骤:①血小板附着;②血小板黏附;③血小板激活;④黏附蛋白的血小板受体表达;⑤血小板聚集;⑥血小板募集。

(十二)凝血

尤其是那些携带负电荷的人造材料能激活Ⅻ因子和Ⅺ因子,以及前激肽释放酶,启动内源性凝血途径的接触反应。接触系统的激活是通过 FⅫ与带负电荷的表面结合而启动的,在这个表面上发生与活性丝氨酸蛋白酶的"自动激活"[28]。少量 FⅫa 会激活其底物前激肽蛋白、FⅪ 和 HMWK。虽然前激肽酶和 FⅪ 可以直接与人造材料表面结合,但在没有 HMWK 的情况下,这些酶不能被激活。反过来,HMWK 的吸附需要 FⅫa,这强调接触活化及其在修复材料暴露于循环血液的早期阶段的抑制作用的重要性。

四、抗血栓治疗的新结构和未来靶点

血小板和中性粒细胞胞外陷阱。作为对强烈刺激的反应，中性粒细胞释放由 DNA 和组蛋白组成的中性粒细胞胞外陷阱（NETs），这一过程包括肽酰精氨酸脱胺酶-4 瓜氨酸化、染色质解链、核膜破裂和细胞溶解[29]。胞外染色质物质最关键的功能是诱捕和限制这些微生物并促进其降解。

血小板可以启动 NET 的形成，也能和组蛋白结合形成 NET 附着物（图 8.5）。vWF 被证明是 NETs 结合血管损伤区域的连接分子（图 8.6）。组蛋白通过 toll 样受体（TLR）依赖机制激活血小板，产生多磷酸盐[30]，进而放大凝血作用。血小板-中性粒细胞相互作用促进 NET 的形成。

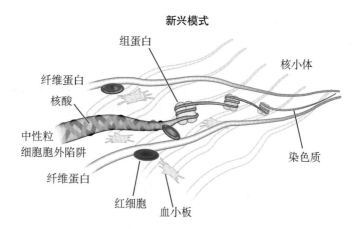

新兴模式

组蛋白　核小体　纤维蛋白　核酸　中性粒细胞胞外陷阱　纤维蛋白　红细胞　血小板　染色质

图 8.5　凝血的基本结构加上一些新兴的模式，这些模式可以作为抗血栓治疗的未来目标的基础

其中包括由染色质和核小体组成的中性粒细胞胞外陷阱（Data from Wisler JW, Becker RC. Emerging paradigms in arterial thrombosis. J Thromb Thrombolysis 2014;37:4-11. ）

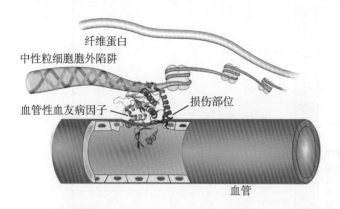

图 8.6 **中性粒细胞外陷阱(NETs)为创新疗法提供分子和蛋白质靶点的聚焦观点,包括多磷酸/核酸结合物和血管性血友病因子抑制药**

五、心血管药物治疗

涉及冠状动脉,脑动脉和外周血管床的动脉粥样硬化血管性疾病的管理包括广泛的抗血栓药物。对心脏病学领域的临床医师来说,熟悉这些常见药物、它们的作用机制、药理学、不良反应、药物相互作用及在患者护理中的循证应用非常重要。

六、血小板定向治疗

血小板在血栓形成中的关键作用为药物开发、临床队列研究和病人护理工作提供了基于生物学的平台(表 8.1)。

(一)阿司匹林

阿司匹林已有 100 多年的历史,是预防和治疗卒中、心肌梗死(MI)、肺动脉疾病(PAD)和猝死等动脉粥样硬化疾病主要药物。因此,大多数有动脉粥样硬化血管疾病的患者都使用阿司匹林治疗。

表 8.1　用于心血管疾病的口服和胃肠道血小板拮抗药

药物	氯吡格雷	普拉格雷	替格瑞洛	坎格瑞洛	替罗非班	依替巴肽	阿普单抗	Voraxapar
前药	是	是	否	否	否	否	否	否
给药方式	口服	口服	口服	静注	静注	静注	静注	口服
作用机制	P2Y12 抑制	P2Y12 抑制	P2Y12 抑制	P2Y12 抑制	GPⅡb/Ⅲa 抑制	GPⅡb/Ⅲa 抑制	GPⅡb/Ⅲa 抑制	PAR-1 抑制
达峰时间	2~6h	30min	30min	2min	<15min	<15min	<10min	1~2h
持续时间	3~10d	7~10d	3~5d	1~2h	4~8h	4~8h	24~48h	2~3周
术前停药时间	5d	7d	5d	1h	8h	8h	>48h	—
负荷剂量	300~600mg	60 mg	180 mg	30 μg/kg	25 μg/kg	180 μg/kg	0.25 mg/kg	—
常规剂量	75 mg 每天 1 次	10 mg 每天 1 次	90mg 每天 2 次	4μg/(kg·min)输注	0.15μg/(kg·min)输注	2μg/(kg·min)输注	0.125μg/(kg·min)输注	—

1. **药效学**　阿司匹林不可逆地抑制乙酰化环氧化酶（COX），损害前列腺素代谢和血栓素 A2（TXA2）的合成。结果，胶原蛋白、ADP、凝血酶（低浓度）和 TXA2 诱导的血小板聚集减弱[31]。由于阿司匹林对 COX-1（主要在血小板内被发现）的抑制作用要超过对 COX-2（伴随炎症刺激在组织内表达）的抑制作用，因此与该药的潜在抗炎作用（需要更高的剂量）相比，在相对较低的剂量下，其阻止血小板聚集的能力更为明显[32]。

2. **药代动力学**　阿司匹林在上消化道（胃，十二指肠）迅速吸收，口服后 15～20min 达到血清峰值并在 40～60min 内达到血小板抑制。肠溶制剂吸收较差，导致血药浓度峰值和血小板抑制时间分别延迟到 60min 和 90min。抗血小板作用甚至在外周血中检测到阿司匹林之前就出现了，可能是由于门静脉循环中血小板的暴露。

阿司匹林的血浆浓度迅速下降，循环半衰期约 20min。尽管药物清除迅速，由于阿司匹林对 COX-1 不可逆的抑制，血小板抑制持续存在于血小板的生命周期（7±2d）。由于每过 24h 有 10% 的循环血小板被替换，因此在最后一次阿司匹林用药之后 5～6d，血小板活性恢复正常（50% 活性）。

3. **不良反应**　阿司匹林不良反应，特别是大出血（胃肠道、泌尿系、颅内）的相关风险，主要由以下因素决定：剂量；给药时间；相关组织疾病（消化性溃疡疾病，幽门螺杆菌感染）；凝血异常（遗传，后天获得）；共同使用其他抗血栓药物；伴随疾病或者侵入性检查，包括外科手术。阿司匹林的肠溶制剂可以减轻消化不良症状，但并不减少胃肠道不良反应的发生率。患有胃溃疡和消化道疾病的患者需要用阿司匹林治疗，应该同时使用质子泵抑制药去减轻出血的风险。阿司匹林过敏虽不常见，但可出现血管性水肿或者明显过敏反应。

4. **临床经验**　阿司匹林的有益效果取决于疾病、环境或基于血管事件绝对风险的临床情况。低风险的患者（没有血管疾病易感风险因素的健康个体）获益甚微（见下一节早期预防），而高风险的患者〔急性冠状动脉综合征、陈旧性心肌梗死或者经皮冠状动脉介入治疗(PCI)、卒中]获益较大[34]。建议使用基于风险的阿司匹林给药方法,以避免那些不太可能从服用阿司匹林中获益的人遭受其潜在的不良反应。

5. 心血管事件的一级预防　几十年来,阿司匹林一直用于动脉粥样硬化性冠状动脉血管疾病(ASCVD)的初级预防;然而,随机临床试验提供的其他信息改变了医师和患者的模式。

在 ASPREE(阿司匹林与老年癌症预防)研究中,19 144 名 70 岁或以上(非洲裔美国人或西班牙裔美国人为 65 岁以上)的男性和女性,没有心血管疾病、痴呆或残疾病史,每日服用 100mg 阿司匹林或者安慰剂。经过平均 4.7 年的随访,各组之间的综合死亡率、痴呆症或持续性躯体缺陷没有差异。阿司匹林组致死性和非致死性心肌梗死、致死性和非致死性卒中[包括颅内出血(ICH)或者心力衰竭住院治疗]的预设次要终点为 10.7 例/(1000 人·年),对照组为 11.3 例/(1000 人·年)[危险比(HR) 0.95;95%CI,0.83～1.08;$P=ns$]。主要不良心血管事件(定义为致命性冠心病、非致命性心肌梗死或致命性或非致命性卒中)实验组为 7.8/(1000 人·年)和对照组 8.8/(1000 人·年)(HR 0.89,95% CI 0.77～1.03,$P=ns$)。出血率分别为 8.6/(1000 人·年)和 6.2/(1000 人·年)(HR 1.38;95% CI 1.18～1.62;$P\leqslant0.001$)[35]。

在 ASCEND[36] 研究中,15 480 名无已知心血管疾病的糖尿病患者被随机分为每日服用 100mg 阿司匹林组和安慰剂组。在 7.4 年的中期随访中,严重血管事件发生率分别为 8.5% 和 9.6%[危险比(RR) 0.88;95% CI,0.79～0.97;$P=0.01$]。相比之下,4.1% 和 3.2%的患者发生了严重出血事件(RR 1.29;95%CI,1.09～1.52;$P=0.003$)。

每日 75～100mg 剂量阿司匹林的益处与风险比变得更有利,ASCVD 十年风险率为 10%;然而必须仔细考虑出血风险(如消化性溃疡、血小板减少、遗传性或获得性凝血疾病史)。对于那些没有达到 ASCVD 危险因素最佳控制的患者,也应考虑阿司匹林为心肌梗死和卒中的一级预防药物。不建议 70 岁以上的老年人预防性服用阿司匹林。最后,40 岁以下的成年人中阿司匹林的益处尚未研究。在高危环境中可能有一定作用,包括 CT 冠状动脉血管造影确定的高钙评分和未控制的危险因素(表 8.2)[37]。

表 8.2　阿司匹林用于心血管疾病的一级预防

推荐类别	证据水平	建议
Ⅱb	A	①低剂量的阿司匹林(每天口服 75～100mg)为 40—70 岁(有更高的 ASCVD 风险,但没有增加出血风险)ASCVD 患者的一级预防(S4.6-1-S4.6-8)
Ⅲ:伤害	B-R	②低剂量的阿司匹林(每天口服 75～100mg)为 70 岁以上成人 ASCVD 的一级预防中,不作为常规用药(S4.6-9)
Ⅲ:伤害	C-LD	③低剂量阿司匹林(每天口服 75～100mg)不用于出血风险增加的任何年龄 ASCVD 患者的一级预防(S4.6-10)

Data from Arnett et. al. 2019 ACC/AHA Guideline of the Primary Prevention of Cardiovascular Disease. Circulation 2019 online.

6. 稳定性心血管疾病　在 COMPASS 研究中,27 395 名患有稳定的动脉粥样硬化性血管疾病(冠状动脉或者外周动脉)的患者被随机分配到每天 2 次 2.5mg 利伐沙班联合每天 1 次 100mg 阿司匹林,1 天 2 次 5mg 利伐沙班或者 1 天 1 次 100mg 阿司匹林。终末事件是心血管死亡、卒中或心肌梗死。平均随访 23 个月后,因利伐沙班联合阿司匹林组的过度使用,而停止研究。与单独服用阿司匹林组相比,利伐沙班联合阿司匹林组的主要转归患者较少(4.1% vs.5.4%;HR 0.76;95% CI 0.66～0.86;$P<0.001$)[38];然而利伐沙班联合阿司匹林组的出血率更高(3.1% vs.1.9%;HR1.70,95% CI 1.40～2.05;$P<0.001$)。两组间颅内或者致死性出血无差异。与单独服用阿司匹林组相比,利伐沙班联合阿司匹林组全因死亡率更低。与单独服用阿司匹林受试者相比,单独服用利伐沙班的受试者没有获

益,但主要出血率更高。

COMPASS 研究的附加分析表明,利伐沙班联合阿司匹林对于预防首发和继发卒中显示出特别显著的效果。[39] 缺血性或不确定性卒中减少了近一半,致命性和致残性卒中的发生率也减少了近一半。卒中的独立风险因素包括了既往卒中、高血压、基线收缩压升高、年龄、糖尿病和亚裔。卒中史是发生卒中的最大危险因素 HR3.63。

7. 血管疾病的二级预防 Antiplatelet Trialists Collaboration[40] 基于对现有数据的综合评价,提供了令人信服的证据,证明阿司匹林在各种高风险患者中预防血管事件(血管病死亡、非致死性心肌梗死、非致死性卒中)的能力。抗血小板治疗(主要是阿司匹林治疗)将非致死性心肌梗死减少约 1/3、非致死性卒中减少 1/3 和血管性死亡减少 1/4。

8. 阿司匹林剂量 Antiplatelet Trialists Collaboration 更新的荟萃分析提供了关于阿司匹林剂量不同作用的更多信息[40]。在三项实验的 3570 名患者中直接比较阿司匹林(≥75mg/d vs. <75mg/d),它们在血管事件中有显著差异(两个实验是 75~325mg/d vs. <75mg/d 和一个实验是 500~1500mg/d vs. <75mg/d)。考虑阿司匹林剂量直接和间接的比较,阿司匹林 500~1500mg/d 中血管事件成比例减少 19%,160~325mg/d 中减少 26%,75~150mg/d 减少 32%。166 项包括 81 731 名患者的试验评估了阿司匹林以外的抗血小板药物(与对照组相比)的效果。间接比较在减少严重血管事件的差异不能提供清晰的证据(任何阿司匹林疗法和其他抗血小板药物异质性的 $\chi^2 = 10.8ns$)。大部分直接比较能够评估用另一种抗血小板药物替代阿司匹林的效果。尽管人们仍然对阿司匹林的最佳剂量频率感兴趣,尤其在患有糖尿病的个体中间,但每日 1 次剂量是当前的标准治疗。

9. 冠状动脉旁路移植术(CABG)、经皮冠状动脉介入治疗等服用阿司匹林

(1)CABG 前服用阿司匹林:ATACAS[41] 研究中,2100 名计划接受 CABG 的患者接受 100mg 阿司匹林或者相对应的安慰剂。术后

30d内的主要终末事件是死亡和血栓性并发症[非致死性心肌梗死、肺栓塞(PE)、肾衰竭或者肠梗死]。终末事件发生率是19.3%和20.4%(RR0.94;95% CI 0.80~1.12;$P=0.55$)。两组间大出血率无差异。该研究有几个需要考虑的局限性。研究人员选择使用已知具有延迟吸收和峰值效应的肠溶阿司匹林制剂[42]。参加"Continuing versus Stopping Aspirin"研究的患者在术前1~2h服用100mg肠溶阿司匹林制剂。基于现在已知的阿司匹林药代动力学,很可能在手术之开始前没有足够的时间达到最大浓度(C_{max})和最大血小板抑制。一旦手术开始,患者接受心肺旁路移植术,局部浓度和相关药代动力学效应,即新放置的旁路导管斑块的冠状动脉部位,血流相当缓慢。本研究中两组心肌梗死发生率均高于预期。ATACAS研究人员推测,这是密切监测和增加肌钙蛋白监测的最终结果,即较高的检出率。这是否真的是因为许多患者在手术前至少4d停止服用阿司匹林,从而导致了更高的并发症风险?更早停用阿司匹林,也可能有患者在冠状动脉旁路移植术前经历了冠状动脉事件而被排除在研究之外。这会使结果产生偏移。对于一些高风险患者阿司匹林的应用,可能还有一条单独的信息:CABG术前不能停止阿司匹林。

已经开展了许多临床试验,以确定抗血小板治疗在预防早期(≤10d)和晚期(6~12个月)隐静脉移植闭塞方面的有效性。其中10个试验研究了阿司匹林剂量范围为每天100~975mg。一些实验还评估了接受内乳冠状动脉移植的患者[43]。综合考虑,并在抗血小板试验专家合作概述帮助之下,数据显示阿司匹林可改善隐静脉移植的通畅性。乳内动脉旁路移植的直接益处没有确定,考虑到常见血管性疾病并发(包括血栓形成事件的风险),建议进行治疗。

(2)经皮冠状动脉介入治疗:PCI包括普通球囊血管成形术(POB)、经皮腔内斑块旋切术和激光动脉成形术,无论是否置入支架,都与血管损伤、动脉粥样硬化斑块破裂、血小板活化和冠状动脉血栓栓塞有关。一些研究证明,PCI术前给予抗血小板治疗能够降低围术期并发症包括血栓形成、突然堵塞和心肌梗死[相关风险率降低(RRR),60%][44]。PCI的当前建议包括PCI术前81~325mg阿司匹林和术后 81～325mg/d 用于心血管事件的二级预防。对于不能耐受阿司匹林的患者,建议氯吡格雷预处理(600mg 口服负荷剂量)随后 75mg/d。

(3)外周动脉疾病:已经证明阿司匹林可以降低冠状动脉疾病中心血管死亡率,也有些少量的数据评估了阿司匹林对外周动脉疾病患者的有效性。2002 年抗血小板实验的荟萃分析表明,与安慰剂相比,抗血小板药物的缺血性事件发生率显著降低 23%。荟萃分析中 2/3 的试验评估了阿司匹林以外的药物。从那时起,三项随机对照试验对外周动脉疾病患者的阿司匹林与安慰剂进行了评估,其中两项研究招募了 ABI≤0.99 和 0.95 的无症状患者,但未显示服用阿司匹林的益处[45]。第三项试验,下肢严重缺血预防研究(CLIPS),纳入了 ABI<0.85 或有症状的外周动脉疾病患者,表明随机服用阿司匹林的患者的心血管和血管缺血事件风险降低了 64%[46]。相反,2009 年关于外周动脉疾病患者阿司匹林治疗的荟萃分析表明,心血管事件、全因死亡率或心血管死亡率没有显著变化[47]。当前 AHA/ACC 的指南如下:在有外周动脉疾病症状的患者治疗中,单独服用阿司匹林(75～325mg/d)或停用氯吡格雷(75mg/d)进行抗血小板治疗,以降低症状性外周动脉患者的心肌梗死、卒中和血管性死亡[48]。

(4)左心室辅助装置:在左心室辅助装置(LVAD)植入前,低剂量阿司匹林通常不会停用,如果停用,建议在术后 2～3d 重新启用,并无限期持续,除非发生出血事件。用于心室辅助器 Ⅱ 的推荐阿司匹林剂量是 81～325mg/d,并且用于人工心脏 LVAD 阿司匹林的建议剂量是 325mg/d[49-51]。

10. 阿司匹林反应变异性　阿司匹林对血小板聚集作用是可变的,并受研究人群、条件、使用方法的影响[52]。实验室反应也会受服用布洛芬和急性疾病影响[53]。考虑到使用推荐剂量阿司匹林的患者中,COX-1 依赖的血小板聚集水平几乎或者没有变异性,阿司匹林反应的变异性更多地考虑是由于 COX-1 非依赖性 ADP、胶原和肾上腺素反应的生物变异性和遗传性[54]。

COX-2 酶在炎细胞的普遍存在可能在阿司匹林反应变异性中发

挥作用[55]。具体来说，药物基因组学分析表明，编码 COX-2 的 PTGS2 基因多态性与阿司匹林介导的血栓素 B2 产生减少之间存在关联[55]。

支持阿司匹林反应基因多态性最具说服力的数据存在于编码 GPⅢa 的 ITGB3 基因的多态性。GPⅢa 是血小板结合纤维蛋白原、vWF、纤维连接蛋白和玻联蛋白的关键。PL^{A2} 携带者比 PL^{A1} 携带者对阿司匹林的抗血栓作用更有抵抗力，多项研究表明，心肌梗死、脑血管事件和静脉血栓形成的风险增加。尽管有一些有趣的观察，关于多态性影响的多项研究的发现一直存在分歧，一些荟萃分析得出了不同的结论[56]。

11. 阿司匹林反应变异性的临床影响　尽管证明了阿司匹林的益处，但阿司匹林剂量有固有的限制性，几十年的证据表明服用阿司匹林的患者仍发生心血管事件。尽管多个研究和荟萃分析已经说明，被定义为体外无反应的患者心血管事件的风险增加[57,58]，其他研究表明，基于体外阿司匹林反应性或与体外耐药性相关的基因多态性，临床结果没有差异。因此，不建议进行常规血小板功能检测。

12. 外周动脉血运重建后的药物治疗　与无症状外周血管疾病患者服用阿司匹林的数据相反，有数据支持它可用于下肢血管移植术后的辅助治疗。在一项荟萃分析中，Antiplatelet Trialists' Collaboration[40] 表明，与安慰剂相比，阿司匹林治疗预防血管阻塞的概率降低了 43%。分析主要包括接受过下肢血管移植术的患者；然而，两项实验评估了阿司匹林作为接受下肢血管成形术的患者辅助治疗的有效性。随后的随机实验和两项 Cochrane 系统性综述支持阿司匹林在人工移植物中比在自体导管中有更强的效果[59]。

经皮腔内血管成形术(PTA)通常伴有支架植入，是主动脉髂和股浅动脉阻塞性疾病的常见治疗方法。一项早期的 Cochrane 综述支持阿司匹林 50～330mg/d，无论是否服用双嘧达莫，在股骨多发性血管内治疗之前开始，是一种有效安全的策略，可以减少 6～12 个月的再次闭塞[60]。ACCF/AHA 指南将阿司匹林列为接受下肢血管重建、旁路移植术或血管内介入治疗的一类适应证。

基于阿司匹林和氯吡格雷双重抗血小板治疗(DAPT)对预防

冠状动脉支架血栓形成的有利效果,下肢 PTA 合用支架术后 DAPT 的效果受到广泛关注。噻氯匹定能减少血管通畅损失[比值比(OR)0.53;95% CI 0.33~0.85]和截肢(OR 0.29;95% CI 0.08~1.01)[61]。在血管内手术前 24h 和术后 4 周使用阿司匹林联合氯吡格雷已成为减少血管内手术后急性和亚急性血栓并发症的常见方法。

氯吡格雷和阿司匹林用于外周动脉疾病旁路手术(CASPAR)试验将患者随机分为氯吡格雷加阿司匹林或者安慰剂加阿司匹林两组,主要复合结果为移植物闭塞、血运重建、踝关节以上截肢或者死亡。总体人群和静脉移植物亚组的主要终末事件无显著差异;但是在人工移植物亚组,阿司匹林加氯吡格雷明显降低主要终末事件(HR0.65;95% CI 0.45~0.95;$P = 0.025$)且没有增加严重出血[62]。因此,对于之前进行过血运重建的缺血性事件高危患者,ACCF/AHA 指南将 DAPT 列为 Ⅱb(可考虑)的推荐。

13. 静脉血栓栓塞 Becattini 和同事报道,在 402 名细心挑选的无诱因事件患者中复发性静脉血栓栓塞显著降低,随机分为阿司匹林(100mg/d)或者安慰剂两组,随访两年(每年复发率,6.6% vs. 11.2%;HR 0.58,95% CI0.36~0.93)。阿司匹林治疗的负面事件被大多数患者和医师接受。大部分静脉血栓栓塞的复发发生在缺乏已知风险因素的情况下;肺栓塞导致的死亡并不常见,大出血或者临床相关的非大出血也少见。

14. 阿司匹林禁忌证 主要禁忌证是阿司匹林不耐受、近期胃肠道出血、活动性或复发性消化性溃疡、其他潜在的胃肠道或泌尿生殖系统出血,以及过敏反应。乙醇、皮质醇和非甾体抗炎药(NSAIDs)增加了阿司匹林引起的胃肠道出血的风险。当有强烈的心血管指征时,血友病(A,B 或 C)并不是阿司匹林的绝对禁忌证。但是建议和患者及血液病专家密切合作。

15. 阿司匹林的药物相互作用 同时服用华法林和阿司匹林会增加出血的风险,尤其阿司匹林剂量超过 75mg/d。在非甾体抗炎药中,具有 COX-1 活性的药物(如布洛芬和萘普生)和不具有主要

COX-2 活性的药物(如双氯芬酸),可能会干扰阿司匹林的心脏保护效果。血管紧张素转化酶(ACE)抑制药和阿司匹林在肾血流动力学有潜在的对抗作用,其中 ACE 抑制药促进血管扩张性前列腺素的生成。苯巴比妥、苯妥英钠和利福平通过诱导肝酶代谢阿司匹林从而降低阿司匹林的疗效。阿司匹林可增强口服降糖药和胰岛素的疗效。

(二)阿司匹林双嘧达莫

1. 药效学 阿司匹林双嘧达莫的双嘧达莫成分和西洛他唑都是磷酸二酯酶的抑制药,主要用于有外周血管疾病和心血管疾病的患者。阿司匹林双嘧达莫是血小板联合拮抗药包括阿司匹林(25mg)和双嘧达莫(200mg 缓释制剂)。通常每天服用两次。阿司匹林的作用机制先前已经讨论过了,双嘧达莫抑制环磷酸腺苷(cAMP)-二磷腺苷(PDE)和环-$3',5'$-GMP-PDE[63]。双嘧达莫通过两种机制抑制血小板聚集。第一种机制,它减缓了腺苷进入血小板(包括内皮细胞和红细胞)。由此产生的增加引起细胞内腺苷酸环化酶浓度升高,导致 cAMP 水平提高,这抑制血小板对多种刺激的激活,包括 ADP、胶原和血小板激活因子。双嘧达莫还可抑制 PDE。随后增加的 cAMP 促进一氧化氮浓度,促进血小板抑制潜能[64]。

2. 药代动力学 阿司匹林的药代动力学特征已经在之前进行总结。口服双嘧达莫数小时后的血浆中双嘧达莫水平达到峰值(阿司匹林双嘧达莫剂量 400mg)。在肝通过与葡萄糖醛酸结合进行广泛的代谢。阿司匹林和双嘧达莫作为阿司匹林双嘧达莫共服之间无显著的药代动力学相互作用。

3. 不良反应 European Stroke Prevention Study-2[65](ESPS)报道 79.9% 的患者至少经历一次不良反应。最常见的不良反应是胃肠并发症和头痛。双嘧达莫有血管扩张作用,谨慎用于严重的冠心病患者,因为这些患者的心绞痛发作可能会增加。服用阿司匹林双嘧达莫的患者不应该参加腺苷的心肌灌注研究。

4. 老年人患者用药 与年轻人相比,65 岁以上患者的双嘧达莫的血浆浓度约高 40%。

5. 临床经验　阿司匹林双嘧达莫并没有在 ACS 的患者中研究。欧洲卒中研究（ESPS）[65,66] 选取 6602 名有缺血性卒中患者（占总人数的 76%）和短暂脑缺血发作的患者，他们被随机分为阿司匹林双嘧达莫、双嘧达莫、阿司匹林或安慰剂组。与阿司匹林相比，阿司匹林双嘧达莫降低了 22.1% 卒中风险，和双嘧达莫相比降低 24.4%。两种差异都有统计学意义（分别为 $P=0.008$ 和 $P=0.002$）。

阿司匹林双嘧达莫不被认为与它的个别成分相互作用，尤其是阿司匹林，在 CAD 患者中可能需要更大的剂量。此外，双嘧达莫的血管扩张的作用可引起冠状动脉窃血和心绞痛。因此，在晚期 CAD 的情况下，如果需要，应谨慎使用双嘧达莫。

（三）西洛他唑

1. 药效学　西洛他唑是一种 guinolinone 衍生物，它的几种代谢物抑制磷酸二酯酶Ⅲ活性并抑制 cAMP 的降解，导致 cAMP 在血小板和血管的增加，从而抑制血小板聚集和血管扩张[66]。内皮细胞内 cAMP 浓度增加会引起血管扩张，而血小板水平的升高损伤了它们聚集的能力。

2. 药代动力学　西洛他唑口服后吸收良好，尤其是与高脂肪饮食一起服用时。代谢主要是通过肝细胞色素 P450（CYP450）酶进行，大部分代谢物随尿液排出（总体清除率的 75%）。两个活性代谢物中一个对 PDEⅢ的抑制率超过 50%。药代动力学大致与剂量成比例。西洛他唑和它的活性代谢物明显的表观消除半衰期为 11～13h。西洛他唑及其活性代谢物在慢性给药时累积约 2 倍，并在几天内达到稳定的血药浓度。

3. 不良反应　西洛他唑给药最常见的不良反应是头疼。其他相关不良反应由停药引起，包括心悸和腹泻。几种 PDEⅢ抑制药与Ⅲ/Ⅳ级充血性心力衰竭患者的存活率降低有关。西洛他唑禁止用于任何严重的心力衰竭患者。西洛他唑及其活性代谢物是二磷酸腺苷酶Ⅲ的抑制药。与安慰剂相比，具有这种药理作用的几种药物导致Ⅲ/Ⅳ级心力衰竭患者的存活率降低。

4. 老年患者的使用　65 岁以上患者西洛他唑（及其代谢物）的

清除率尚未确定。

5. 肾功能不全患者的使用 中度至重度肾功能损害增加西洛他唑代谢物水平,并改变母体化合物的蛋白质结合。尚未对晚期肾功能不全患者进行研究。

6. 药物相互作用 与单独服用阿司匹林或西洛他唑相比,短期(≤4d)服用阿司匹林和西洛他唑可使 ADP 诱导的体内血小板聚集的抑制增加 22%~37%。短期(≤4d)阿司匹林和西洛他唑联用,花生四烯酸诱导的体外血小板聚集的抑制相比单独服用西洛他唑增加 20%,相比单独服用阿司匹林增加 48%。

7. 临床经验 西洛他唑被批准用于间歇性跛行的治疗。在七项临床试验中,步行距离增加约 30m(相比安慰剂)[67]。尽管有冠状动脉支架术后使用西洛他唑的经验,但尚未对 CAD 患者的长期用药进行研究。与阿司匹林短期联合用药可将 ADP 介导的血小板聚集减少 30%~40%(与单独服用阿司匹林相比)。给予西洛他唑的三联抗血小板治疗药物洗脱支架植入术后的缺血性并发症研究,将 960 名患者随机分为阿司匹林、氯吡格雷联用阿司匹林、氯吡格雷联用 6 个月的西洛他唑三组。尽管 6 个月时西洛他唑的加入会导致血小板的反应性降低[201.7±87.9 血小板反应单位(PRU)vs. 255.7±73.7 PRU,$P<0.001$],但心源性死亡、非致死性心肌梗死、缺血性卒中或靶病变血管再生等主要终末事件无差异(8.5% vs. 9.2%,$P=0.74$)[68]。对于那些并发周围血管疾病的 ACS 患者,西洛他唑不能作为氯吡格雷或者阿司匹林的替代品。

(四)沃拉帕沙

沃拉帕沙是三环希巴因衍生的蛋白酶激活受体(PAR-1)的选择性抑制药。通过抑制血小板上表达的 PAR-1,防止凝血酶介导的血小板活化和聚集。

1. 药效学 沃拉帕沙通过 PAR-1(也称为凝血酶受体)的可逆拮抗作用抑制血小板聚集。G 蛋白偶联受体的 PARs 区家族在血小板上高度表达,并被凝血酶的丝氨酸蛋白酶活性激活以介导血栓反应。通过阻断 PAR-1 激活,沃拉帕沙抑制凝血酶诱导的血小板聚集。沃拉帕沙不能抑制其他药物如 ADP、胶原或者血栓素类似物诱导的血小板聚集。

2. **药代动力学** 口服给药后,沃拉帕沙迅速被吸收,在禁食条件下,血浆峰值浓度在中位 t_{max} 为 1h。这表明绝对生物利用度是 100%。沃拉帕沙作为其代谢物 M19 主要通过粪便被清除 (91.5%),部分通过尿液清除(8.5%)。它的有效半衰期为 3~4d,表观终半衰期为 8d。

3. **不良反应** 在两项大型Ⅲ期临床试验中观察到沃拉帕沙的出血性并发症。在 TRA-2P 实验中[69],接受沃拉帕沙治疗的患者 4.2% 出现轻微或者严重的出血,服用安慰剂的患者为 2.5%(HR 1.66;95% CI 1.43~1.93;$P<0.001$)。沃拉帕沙组中颅内出血发生率增加(相比于安慰剂组,1.0% vs. 0.5%,$P<0.001$)。在 TRAC-ER[70,71] 实验中,沃拉帕沙组中度和重度出血发生率为 7.2%,安慰剂组为 5.2%(HR 1.35;95% CI 1.16~1.58;$P<0.001$)。颅内出血率分别为 1.1% 和 0.2%(HR 3.39;95% CI 1.78~6.45;$P<0.001$)。数据和安全管理委员会停止了试验。非出血不良反应事件的发生概率在两组中相似。

4. **临床经验** 在 TRA-2P 研究中[69],26 449 名患心肌梗死、缺血性卒中或 PAD 病史的患者随机接受沃拉帕沙(2.5 mg/d)或安慰剂,随访中位时间为 30 个月。主要疗效终点是心血管原因、心肌梗死或卒中的复合死亡。两年后,数据和安全监测委员会建议有颅内出血风险而有卒中史的患者停止研究治疗。3 年时,沃拉帕沙组有 1028 名(9.3%)患者出现主要终末事件,安慰剂组有 1176 名(10.5%)患者出现主要终末事件(HR 0.87;95%;CI 0.80~0.94;$P<0.001$)。沃拉帕沙组有 1259 例(11.2%)患者发生心血管死亡、心肌梗死、卒中或复发性缺血导致血运重建,安慰剂组有 1417 例(12.4%)患者发生心血管死亡、心肌梗死、卒中或复发性缺血导致血运重建(HR 0.88;95%,CI 0.82~0.95;$P=0.001$)。在 3787 例入组 PAD 患者中,治疗组的主要结局无差异[分别为 11.3% 和 11.9%;0.94(0.78,1.14);$P=0.22$]。

在 TRACER[70] 研究中,将沃拉帕沙与安慰剂在 12 944 例无 ST 段抬高的 ACS 患者中进行了比较。主要终末事件是心血管原因、心肌梗死、卒中、再住院后复发性缺血或冠状动脉血运重建。在安全审查后,试验随访提前终止。中位随访 502d(四分位间距,349~667)后,6473 例患者中有 1031 人接受沃拉帕沙治疗,1102 例接受安慰剂治疗(Kaplan-Meier 2 年率,分别为 18.5% 和 19.9%;HR 0.92;95%;CI 0.85~1.01;$P=0.07$)。抗血栓药物组 822 例患者发生心血管原因、心肌梗死或卒中复合死亡,而安慰剂组 910 例(分别为 14.7% 和 16.4%;HR 0.89;95% CI 0.81~0.98;$P=0.02$)。936 例 PAD 患者在研究开始时,组间主要结局无差异(HR 0.85;95% CI 0.67~1.08)。

沃拉帕沙被用于降低有心肌梗死病史或者并发外周血管疾病的患者的血栓性心血管事件的发生率。

七、血小板 P2Y12 受体拮抗药

血小板表面 P2Y12 受体的密度,加上其在血小板激活和聚集中的活跃作用,使其成为一个非常有吸引力的药物抑制靶点(表 8.3)。

(一)噻氯匹定

噻氯匹定是第一个口服血小板 P2Y12 受体拮抗药。

1. 药效学 盐酸噻氯匹定口服后,通过抑制 ADP 诱导的血小板纤维蛋白原结合和随后的血小板-血小板相互作用,干扰血小板膜功能。对血小板功能的影响在血小板的生命周期内是不可逆的。噻氯匹定对血小板聚集和血小板颗粒成分释放均有时间和剂量依赖性抑制作用。

2. 药代动力学 单次口服 250mg 后,噻氯匹定迅速被吸收,约在给药后 2h 出现血浆水平峰值,并广泛代谢。吸收率 >80%。餐后给药导致噻氯匹定浓度曲线下的平均面积(AUC)增加 20%。噻氯匹定单次 250mg 后的半衰期约为 12.6h;以 250 mg 每日 2 次重复给药,最终消除半衰期上升至 4~5d。老年患者(平均年龄 70 岁)的稳态低谷值约为年轻志愿者人群的 2 倍。

表 8.3 急性冠脉综合征抗血小板治疗的主要临床试验

实验	研究描述	结果摘要
ACCOAST	非 ST 抬高型心肌梗死患者；左心导管检查时或 PCI 术前普拉格雷的比较	原发性缺血预后无显著变化；预处理后出血显著增加。建议在血管造影后和择期 PCI 术前给予普拉格雷；不建议预处理
ATLANTIC	ST 抬高型心肌梗死患者：院前或 PCI 术前替格瑞洛的比较	与血管通畅性相关的主要预后指标无变化；预处理减少 PCI 术后支架内血栓形成不应常规推荐院前替格瑞洛
CHAMPION PHOENIX	接受 PCI 治疗的稳定型心绞痛或急性冠脉综合征患者：阿司匹林联合坎格瑞洛或阿司匹林联合氯吡格雷	静脉注射坎格瑞洛可降低行 PCI 术患者的死亡、心肌梗死、非致死性心肌梗死和缺血再灌注率显著降低；支架内血栓形成
CURE	非 ST 抬高型心肌梗死/不稳定型心绞痛患者；氯吡格雷或安慰剂合用阿司匹林	氯吡格雷可使心血管疾病、非致死性心肌梗死和卒中的死亡率显著降低。
CURRENT-OASIS7	非 ST 抬高型心肌梗死和 ST 抬高型心肌梗死患者：阿司匹林和氯吡格雷标准剂量与高剂量的比较	急性冠脉综合征患者服用大剂量阿司匹林或氯吡格雷无益处
DAPT	既往植入药物涂层支架的 PCI 患者；12 个月或 30 个月 DAPT	长时间 DAPT 可减少心肌梗死、卒中和死亡；但大出血显著增加。低不致命。低出血/高缺血风险患者可延长 DAPT 持续时间

（续 表）

实验	研究描述	结果摘要
PEGASUS-TIMI-54	既往心肌梗死 1~3 年；阿司匹林联合替格瑞洛 60 mg 或 90 mg	延长 DAPT 可减少心血管死亡、心肌梗死和卒中；增加大出血，但不是致命出血。低出血风险患者 DAPT 持续时间可延长至 12 个月以上
PLATO	非 ST 抬高型急性冠脉综合征者；替格瑞洛或氯吡格雷联合阿司匹林	与氯吡格雷相比，替格瑞洛能够减少心血管死亡、非致死性心肌梗死和卒中风险；非致死性出血风险增加
TRILOGY-ACS	未行 PCI 治疗的非 ST 抬高型急性冠脉综合征者；普拉格雷或氯吡格雷联合阿司匹林	心血管死亡、非致死性心肌梗死或卒中等主要终点事件无明显变化
TRITON TIMI 38	行 PCI 治疗的非 ST 抬高型急性冠脉综合征或不稳定型心绞痛患者；普拉格雷或氯吡格雷联合阿司匹林	与氯吡格雷相比，普拉格雷能减少 PCI 术后患者心血管死亡、非致死性心肌梗死、卒中和支架内血栓形成风险，但是大出血事件增加，尤其是在年龄≥75 岁、体重＜60kg 并且有卒中或 TIA 病史的患者

噻氯匹定广泛通过肝被代谢；在尿液中只能检测到微量完整的药物。通过口服放射性盐酸噻氯匹定溶液，60%的放射性在尿液中恢复，23%在粪便中恢复。

3. 不良反应 噻氯匹定与危及生命的血液疾病风险相关，包括血栓性血小板减少性紫癜(TTP)、中性粒细胞减少/粒细胞缺乏症和再生障碍性贫血。最常影响胃肠道的出血性事件也可能发生。

4. 临床经验 尽管由于粒细胞减少、粒细胞缺乏和血栓性血小板减少等不良反应被限制临床使用，但是噻氯匹定已被证明在预防周围血管疾病患者心肌梗死、卒中和短暂性缺血发作(TIA)方面是有效的。具体来说，在瑞典随机、双盲、多中心研究(STIMS)中，与安慰剂相比，噻氯匹定能够降低29.1%的死亡率[71]，也可有效地减少下肢动脉粥样硬化的进展，并有利于维持周围血管旁路的通畅[59]。在既往 TIA 或卒中患者中，噻氯匹定可用于对阿司匹林治疗不耐受、过敏或治疗失败患者。另外，也还有其他更安全的选择。

(二)氯吡格雷

1. 药效学 氯吡格雷是一种硫代吡啶衍生物类的血小板拮抗药，其效力是噻氯匹定的几倍，但不良反应较少(见下文)。ADP 介导的血小板活化和聚集在动脉粥样硬化血栓性血管疾病中起重要作用，从而使得 P2Y12 表面受体成为药物研发的首选靶点。氯吡格雷不可逆地抑制 ADP 与其血小板受体(P2Y12)的结合，以及随后 G 蛋白偶联的细胞内钙动员和糖蛋白(GP)Ⅱb/Ⅲa 复合物的激活。在稳定状态下，ADP 的平均抑制率为 40%～60%[72]。

2. 药代动力学 口服氯吡格雷后吸收迅速，主要循环代谢物的血浆水平在约 60min 后达到峰值。作为药物前体，它在肝中广泛代谢为活性化合物，血浆消除半衰期为 $7.7\pm2.3h$。单次口服氯吡格雷数小时后，可观察到 ADP 介导的血小板聚集抑制呈现剂量依赖性，而负荷剂量(≥300mg)的抑制作用更显著。600mg 口服负荷剂量可在 2～3h 内有效抑制血小板。每天重复使用 75mg 氯吡格雷(不加负荷剂量)可抑制聚集，并在第 3 天到第 7 天达到稳定状态。

3. 不良反应与安全性 现有资料表明，氯吡格雷比噻氯匹定具有安全优势,特别是在骨髓抑制和其他血液学异常方面。虽然氯吡格雷引起特发性血小板减少性紫癜(ITP)和 TTP 已有报道,但比较罕见[73]。

4. 临床经验

(1)外周动脉疾病:有充分的证据表明,在血管疾病患者中抑制血小板能带来很好的获益,以及观察到的有关噻氯匹定的不良反应,促进了氯吡格雷的广泛应用。在氯吡格雷与阿司匹林在缺血性事件患者卒中风险的对比研究(CAPRIE)中[74],将动脉粥样硬化血管疾病(定义为近期卒中、心肌梗死或 PAD)患者,随机分为氯吡格雷75mg/d 或阿司匹林 325mg/d 组。结果发现,氯吡格雷组的患者(通过意向性分析)发生缺血性卒中、心肌梗死或血管性死亡的年风险为5.32%,而阿司匹林组的患者发生上述事件的年风险为 5.83%(相对风险降低 8.7%;95%可信区间 0.3~16.5;$P=0.043$)。两组之间的安全性没有显著差异;然而,很大一部分服用阿司匹林的患者由于胃肠道出血、消化不良、恶心或呕吐而终止应用该研究药物。约每 1000名接受氯吡格雷治疗的患者中有 1 人出现中性粒细胞减少($<1.2×10^9$/L)(与阿司匹林治疗类似)。

CAPRIE 中采用的试验设计并未被设定为回答双抗(阿司匹林加氯吡格雷)的益处和风险这一重要问题。因此,又进行了另外一项研究。CHARISMA 研究(氯吡格雷用于高血栓形成风险和缺血稳定、管理和预防)[75] 将 15 603 例临床明显心血管疾病或多种危险因素的患者,随机分配接受氯吡格雷联合阿司匹林组或低剂量阿司匹林联合安慰剂组。

患者接受了中位时间为 28 个月的随访[76],结果发现,主要和次要终点包括因缺血性事件住院率分别为 16.7%和 17.9%(相对风险为0.92;95%置信区间,0.86~0.995;$P=0.04$)。严重出血率分别为1.7%和 1.3%。在临床明显动脉粥样硬化血栓形成的患者中,接受联合治疗患者的次要终点的比例为 6.9%,而单独服用阿司匹林的患者出现次要终点的比例为 7.9%(RR 0.88;95%可信区间 0.77~0.998;$P=0.046$)。相比之下,有多种危险因素的患者(但没有动脉粥样硬化血栓性疾病)联合治疗的主要终点率为 6.6%,而单独服用阿司匹林的主要终点率为 5.5%(RR 1.2;95% 可信区间 0.91～1.59;$P = 0.2$)。联合治疗组的心血管死亡率较高(3.9% vs. 2.2%,$P = 0.01$)。

在 CHARISMA 研究的数据基础上,可以得出这样的结论,氯吡格雷和阿司匹林的联合应用在稳定性冠心病或多种心血管危险因素患者中在减少心肌梗死、卒中和心血管死亡方面并不比单独应用阿司匹林有效。而有症状性动脉粥样硬化血栓性疾病的个体可能会受益。

(2)冠状动脉支架植入术:CLASSICS 研究是一项多中心、随机、对照试验,观察了氯吡格雷联合阿司匹林与噻氯匹定联合阿司匹林在支架植入术后的效果和安全性,研究纳入了 1020 例接受 PCI 治疗的患者,随机接受阿司匹林(325mg,每天 1 次)加噻氯匹定(250mg,每天 2 次)或阿司匹林加氯吡格雷(75mg,每天 1 次),或阿司匹林加早期负荷氯吡格雷(初始剂量 300mg,随后 75mg/d)。支架置入后继续治疗 28d。纳入试验的患者均未使用静脉 GP Ⅱb/Ⅲa 拮抗药。主要复合安全终点是中性粒细胞减少、血小板减少、出血和因不良事件停药(非心脏药物)。次要复合疗效终点是心肌梗死、靶血管重建和心血管死亡。结果发现,9.1% 噻氯匹定治疗的患者、6.3% 氯吡格雷治疗的患者和 2.9% 氯吡格雷早期负荷治疗的患者出现了主要研究终点事件。早期停药的发生率分别为 8.2%、5.1% 和 2.0%。最常见的不良反应是过敏、肠胃不适和皮疹。出现次要心血管终点事件的患者比例分别为 0.9%、1.5% 和 1.3%。

PCI-CURE 研究证实了 PCI 患者充分抑制血小板的重要性[78]。总共 2658 例 PCI 术后患者进行随机双盲分组,平均术前 6d 使用氯吡格雷或安慰剂(所有患者均口服阿司匹林),随后 4 周使用开放标签的噻吩吡啶类药物(之后恢复使用研究药物 8 个月)。结果发现,4.5% 氯吡格雷治疗的患者和 6.4% 安慰剂治疗的患者出现了主要终点事件(30d 内心血管死亡、心肌梗死或紧急目标血管重建,相对风险降低了 30%)。长期使用氯吡格雷与死亡率降低、心肌梗死减少或血运重建率下降相关,且不增加出血并发症的发生。

(3)急性冠脉综合征(ACS)

①非 ST 段抬高型心肌梗死(NSTEMI)和不稳定型心绞痛:在 CURE(Clopidogrel in Unstable Angina to Prevent Recurrent Events)试验中,对阿司匹林联合氯吡格雷治疗的益处进行了探索研究[79]。在此试验中,共计 12 562 例非 ST 段抬高的急性冠脉综合征患者接受了氯吡格雷(300mg 负荷量,75mg/d 维持量)联合阿司匹林(75~325mg/d)或者单独服用阿司匹林的治疗,时间为 3~12 个月。两组间死亡、心肌梗死或卒中的复合发生率分别为 9.3% 和 11.4%(RR 降低 20%)。在接受氯吡格雷治疗的患者中,住院难治性缺血、充血性心力衰竭和血运重建手术的发生率也更少。此外,双联治疗相比阿司匹林单联治疗有更高的大出血风险(3.7% vs. 2.7%,RR 1.38)。然而,危及生命的出血和出血性卒中的发生率在两组间相似。

②PCI 术前治疗、疗程和临床获益:CREDO(Clopidogrel for the Reduction of Events During Observation)试验中[80],研究人员评估了 PCI 术后使用氯吡格雷治疗的长期益处(12 个月),以及以术前负荷剂量开始使用氯吡格雷的潜在益处(均在阿司匹林治疗基础上)。共计 2116 例择期 PCI 的患者于术前 3~24h 被随机分配接受氯吡格雷(300 mg)或安慰剂治疗。所有患者均接受阿司匹林(325 mg)治疗。大多数患者有近期心肌梗死或不稳定心绞痛作为 PCI 的指征。此后,所有患者在 PCI 术后 28d 内均接受了氯吡格雷(75mg/d)治疗。从第 29 天到第 12 个月,此前负荷剂量组的患者分为接受氯吡格雷组(75mg/d)或安慰剂组。两组继续接受标准治疗,包括阿司匹林(81~325mg/d)。氯吡格雷预处理在第 28 天时总死亡、心肌梗死或血管血运重建的联合终点的 18.5% 的 RRR 无统计学意义。

为了更好地确定氯吡格雷负荷的最佳剂量,ARMYDA-2(Anti-platelet therapy for Reduction of MYocardial Damage during Angioplasty)试验将择期 PCI 的患者随机分配至 300mg 或 600mg 负荷剂量氯吡格雷的两组。服用 600mg 负荷剂量组的总死亡、心肌梗死或血管血运重建的主要终点事件降低（4% vs. 12%，$P=0.041$），并且出血事件发生没有显著增加[81]。

③PCI 术后双联抗血小板治疗的持续时间：在 DAPT 研究中[82]，入组了药物洗脱支架（DES）的冠状动脉介入术后的患者。在接受噻吩吡啶类药物（氯吡格雷或普拉格雷）和阿司匹林联合治疗 12 个月后，患者被随机分配继续接受噻吩吡啶类治疗或接受安慰剂治疗 18 个月，并且所有患者继续服用阿司匹林。其主要共同治疗终点是 12～30 个月的支架内血栓形成和主要不良心脑血管事件（死亡、心肌梗死或卒中的复合事件）。主要安全终点是中度或重度出血。共计 9961 例患者被随机分配继续接受噻吩吡啶类治疗（大多数接受氯吡格雷）或接受安慰剂治疗。结果发现，与安慰剂组相比，噻吩吡啶的持续治疗降低了支架内血栓形成率（0.4% vs. 1.4%，HR 0.29；95% CI 0.17～0.48；$P<0.001$）和主要不良心脑血管事件发生率（4.3% vs. 5.9%，HR 0.71；95% CI 0.59～0.85；$P<0.001$）。噻吩吡啶组的心肌梗死发生率相比安慰剂组更低（2.1% vs. 4.1%，HR 0.47；$P<0.001$）。噻吩吡啶类治疗组的全因死亡率为 2.0%，而安慰剂组为 1.5%（HR 1.36；95% CI 1.00～1.85；$P=0.05$）。中度或重度出血率随噻吩吡啶类治疗时间持续而增加（2.5% vs. 1.6%，$P=0.001$）。在停止噻吩吡啶类治疗后的 3 个月内，两组均观察到支架内血栓形成和心肌梗死的风险升高。与单独服用阿司匹林治疗相比，放置药物洗脱支架后服用超过 1 年的双联抗血小板治疗可以显著降低支架内血栓形成和主要不良心脑血管事件的风险，但也有出血风险的增加。

④临床决策和双联抗血小板治疗：复杂 PCI 与更高的缺血风险相关，这种风险可以通过长期双联抗血小板治疗降低。然而，这也伴随着高出血风险，这使得优先选择短期还是长期双联抗血小板治疗变的不清楚。Costa 及其同事[83] 的一项研究调查了缺血（通过 PCI 复杂性）和出血〔通过 PRECISE-DAPT（PREdicting bleeding Complications in patients undergoing stent Implantation and SubsequEnt Dual AntiPlatelet Therapy）评分〕风险对临床结局和冠脉支架置入术后双

联抗血小板治疗持续时间的影响。复杂 PCI 被定义为植入三个以上支架、治疗三个以上病变、分叉支架植入、支架长度＞60 mm、慢性完全闭塞病变血运重建。依据随机分组原则,在双联抗血小板期间,根据 PRECISE-DAPT 分层评分高(≥25)或不高(＜25)评估缺血和出血结果。来自八项随机试验共计 14 963 例患者中,3118 例患者接受了复杂 PCI 并且发生了更高的缺血性事件,但出血事件发生并无更高。在非高出血风险患者中,无论复杂的 PCI 特征如何,长期双联抗血小板治疗减少了复杂 PCI(绝对风险差异:－3.86%;95% CI －7.71～＋0.06)和非复杂 PCI(绝对风险差异:－1.14%;95% CI －2.26～－0.02)的缺血事件发生。根据 TIMI 量表评估的出血风险,无论 PCI 复杂性,仅在高出血风险患者长期双联抗血小板治疗会增加出血风险。

⑤ST 段抬高型心肌梗死(STEMI):CLARITY-TIMI 28 研究[84]和 COMMIT/CCS-2-Clopidogrel(Clopidogrel and Metoprolol in Myocardial Infarction Trial/Second Chinese Cardiac Study)试验[85] 表明氯吡格雷在治疗 STEMI 中的作用。依据 CLARITY-TIMI 28 研究,在 STEMI 发作 12h 内的患者中,于冠脉造影前在阿司匹林加溶栓方案中加入氯吡格雷(300mg 负荷量,75mg/d)可增加梗死相关动脉通畅率并减少缺血并发症。在加用氯吡格雷患者中,其主要疗效终点[梗死相关动脉闭塞(TIMI 0/1 级)、死亡或再发心肌梗死的复合终点]降低了 36%,其原因主要在于动脉再闭塞发生率的降低。而大出血或颅内出血发生率并没有增加。

在 COMMIT 试验中,共计 45 852 例患有 ST 段抬高型心肌梗死或束支传导阻滞(93%)和 ST 段压低(7%)的患者被随机分配至氯吡格雷组(75mg/d)或安慰剂组,两组均用阿司匹林(162mg/d)和常规治疗。氯吡格雷组的死亡、再梗死及卒中发生率减少 9%(95% CI 3%～14%)[2121 (9.2%)氯吡格雷组 vs. 2310 (10.1%)安慰剂组, $P = 0.002$]。与此同时,全因死亡率降低了 7%[1726 (7.5%) vs. 1845(8.1%), $P = 0.03$]。与 CLARITY-TIMI 28 相似,在总体出血或在接受纤溶治疗的患者中出血发生率并没有增加。

（4）氯吡格雷药效学反应变异性：血小板抵抗被认为是 PCI 术后结局的预测因子，其定义为：①通过血管扩张药刺激的磷蛋白磷酸化（VASP-P）分析显示血小板反应性指数＞50%；②通过 VerifyNow P2Y12 方法测定为 235～240 个 P2Y12 反应单位；③ADP 5μmol/L 时最大聚集率＞46%；④通过 Multiplate 分析仪测定对 ADP 反应性＞468 任意聚合单位/分[86]。GRAVITAS（Gauging Responsiveness with a VerifyNow assay-Impact on Thrombosis and Safety）研究[87,88]将 2214 例在药物洗脱支架 PCI 术后 12～24h 具有血小板抵抗的患者随机分配至高剂量氯吡格雷组（初始剂量 600 mg,150 mg/d）与标准剂量氯吡格雷组（无负荷剂量,75 mg/d）。尽管在 30d 时大剂量氯吡格雷组血小板抵抗绝对降低 22%（62%,95% CI 59%～65% vs. 40%,95% CI 37%～43%；$P<0.001$），但是在 6 个月时，心血管原因导致的死亡、非致命性心肌梗死及支架内血栓形成无统计学意义。GRAVITAS 试验的二次分析确定了血小板抵抗与心血管结局之间的关系。调整了其他结局预测因子后,治疗时 P2Y12＜208 反应单位的血小板抵抗与 60d 时的主要终点风险降低显著相关（HR 0.23；95% CI 0.05～0.98；$P=0.047$）。总之,这些数据表明血小板抵抗确实与不良心脏事件的风险相关。然而,多项随机试验未能将初步观察结果转化为常规临床实践,包括根据血小板活性或 CYP 2C19 基因的遗传多态性调整剂量（参见药物基因组学部分）。

（5）经导管二尖瓣夹合术（MitraClip）和经导管二尖瓣置换术（TMVR）：受 MitraClip 植入术的患者围术期使用抗血小板和抗凝药对于降低卒中、全身性栓塞和装置血栓形成风险很重要。然而,尚无循证指南解决抗血小板和抗凝方案的选择或持续时间。因此,当前的选择仍然取决于操作者的经验和判断力。许多接受 MitraClip 或 TMVR 的患者存在共存的疾病,如需要抗凝治疗的心房颤动。在 EVEREST 试验中,每天服用 325mg 阿司匹林,持续 6～12 个月,并且每天服用 75mg 的氯吡格雷,持续 1 个月[89]。

（6）房间隔缺损/卵圆孔未闭（ASD/PFO）经皮封堵术：在接受 ASD/PFO 封堵术的患者中,术后抗栓治疗方案通常包括每天 75～

325mg 阿司匹林加每天 75mg 氯吡格雷,持续 1～3 个月,然后再单用阿司匹林 3～5 个月[90,91]。

(7)左心耳(LAA)封堵术:左心耳封堵术或结扎术的患者群体由于出血风险高而存在长期抗凝治疗的禁忌证。通常在术后进行简短的双联抗血小板疗程,然后进行长期阿司匹林单药治疗。欧洲心律学会共识建议对有口服抗凝药物禁忌的患者在植入装置后使用双联抗血小板疗程长达 6 个月[92]。对于出血风险极高的患者,单联抗血小板药物可能是合理的。

(三)普拉格雷

1. 药效学 普拉格雷是第三代噻吩吡啶 P2Y12 抑制药,于 2009 年 7 月被 FDA 批准用于接受 PCI 的 ACS 患者。

2. 药代动力学 普拉格雷是一种前药,经过快速去酯化后生成中间体硫代内酯,然后通过一个 CYP 依赖性步骤转化为活性代谢物。普拉格雷的活性代谢物在口服后半小时内达到最大血药浓度。对于 ADP 与血小板 P2Y12 受体结合的抑制在给予 60 mg 负荷剂量后的 15～30min 开始,并在 2～4h 达到血小板抑制最大的 60%～70%。在每天服用 10mg 的维持治疗期间,血小板抑制率达到 50% 的稳定状态。停用普拉格雷后,血小板聚集在 7～10d 恢复到治疗前的水平。

与氯吡格雷相比,普拉格雷更早产生和更高浓度的等效活性代谢物。普拉格雷在健康受试者和冠心病患者中相比氯吡格雷起效更快、持续时间更长和血小板抑制水平更高[93]。

3. 安全性 在 TRITON-TIMI38(Trial to Assess Improvement in Therapeutic Outcomes by Optimizing Platelet Inhibition with Prasugrel-Thrombolysis in Myocardial Infarction)试验($n=13\,608$)中,接受普拉格雷和氯吡格雷治疗的患者中观察到大出血发生率为 2.4% 和 1.8%(HR 1.32;95% CI 1.03～1.68;$P=0.03$)。接受普拉格雷治疗的患者发生危及生命的出血(1.4% vs. 0.9%,$P=0.01$)和致死性出血风险更高,包括颅内出血(0.4% vs. 0.1%,$P=0.002$)[94]。年龄超过 75 岁、有短暂性脑缺血发作(TIA)或卒中病史及体重<60 kg

的患者出血风险更大。因此,有 TIA 或卒中病史的患者禁用普拉格雷,体重<60 kg 的患者应考虑每天 5mg 的剂量。对于 75 岁以上的患者,一般不推荐使用普拉格雷,只有在仔细权衡潜在风险和益处后才谨慎使用。

4. 临床经验 TRITON-TIMI 38 试验证明了普拉格雷对 ACS 患者的益处。择期 PCI 治疗的中高危 ACS 患者随机分组接受普拉格雷(60 mg 负荷剂量和 10 mg 维持剂量)或氯吡格雷(300 mg 负荷剂量和 75 mg 维持剂量)治疗 6～15 个月。试验观察到由于心血管原因导致的死亡、非致命性心肌梗死或非致命性卒中的主要终点,接受普拉格雷和氯吡格雷治疗的患者分布为 9.9% 和 12.1%(HR 0.81;95% CI 0.73～0.90;$P < 0.001$)。普拉格雷组相较氯吡格雷组,心肌梗死(7.4% vs. 9.7%,$P < 0.001$)、紧急靶血管血运重建(2.5% vs. 3.7%,$P < 0.001$)和支架内血栓形成(1.1% vs. 2.4%,$P < 0.001$)发生率也减少[94]。

(四)替格瑞洛

1. 药效学 替格瑞洛是一种高亲和力的 ADP 类似物,导致 P2Y12 受体的可逆性抑制。与噻吩吡啶类药物不同,替格瑞洛不需要代谢激活或转化来抑制血小板,这种活性代谢物本身发挥同样有效的作用。

2. 药代动力学 替格瑞洛被迅速吸收并经过酶促降解成活性代谢物,其具有与母体化合物相似的药代动力学。由于其吸收迅速,替格瑞洛的血浆浓度在口服给药后 1～3h 达峰,且呈剂量依赖性。替格瑞洛 180mg 负荷剂量给药后 2～4h 可抑制平均 60%～80% ADP 诱导的血小板聚集。其血浆半衰期为 6～13h,因此需要每天给药 2 次。

与氯吡格雷相比,替格瑞洛可导致更早、更稳定、更一致和更显著的血小板抑制。在先前接受过氯吡格雷治疗的非 ST 段抬高型心肌梗死患者中,无论患者对氯吡格雷的反应水平如何,替格瑞洛给药均可更有效抑制血小板[95]。

3. 不良反应 在 PLATO(Study of Platelet Inhibition and Patient

Outcomes)试验($n＝18\ 624$)中,替格瑞洛联合阿司匹林与氯吡格雷联合阿司匹林相比,与 CABG 无关的大出血发生率更高(4.5% vs. 3.8%,$P＝0.03$)。两组间致死性出血无差异。替格瑞洛和氯吡格雷的总体大出血发生率也没有显著差异(11.6% vs. 11.2%,$P＝0.43$)[96]。在随机接受替格瑞洛加阿司匹林治疗的患者中,颅内出血的发生率在数值上更高。根据对 PLATO 试验美国人队列的综合事后分析[97],FDA 批准中包含一个黑框警告,指出替格瑞洛联合阿司匹林的维持剂量超过 100mg 每天会降低其有效性。因此,推荐阿司匹林剂量≤100mg/d。

4. 临床经验

(1)急性冠脉综合征:PLATO 试验确立了替格瑞洛在 ACS 患者中的益处。患者被随机分配至替格瑞洛组(180 mg 负荷剂量,此后 90mg 每天 2 次)或氯吡格雷组(300～600 mg 负荷剂量,此后每天 75mg)。12 个月时,心血管原因死亡、心肌梗死或卒中的主要复合终点事件替格瑞洛组为 9.8%,而氯吡格雷组为 11.7%(HR 0.84;95% CI 0.77～0.92;$P＜0.001$)。并且,次要终点事件替格瑞洛组也降低,包括心肌梗死(替格瑞洛组 5.8% vs. 氯吡格雷组 6.9%,$P＝0.005$)和血管原因死亡(4.0% vs. 5.1%,$P＝0.001$)[98]。根据这些数据,替格瑞洛在 ACS 接受 PCI 的患者中具有 1B 级证据推荐。

(2)替格瑞洛的长期应用:在 PEGASUS 研究中[99],1～3 年经历过心肌梗死的 21 162 例患者随机分为替格瑞洛 90mg 每天 2 次组、替格瑞洛 60mg 每天 2 次组和安慰剂组。所有患者均接受低剂量阿司匹林,中位随访时间为 33 个月。主要疗效终点是心血管原因死亡、心肌梗死或卒中的复合终点。主要安全终点是 TIMI 大出血。与安慰剂相比,两种替格瑞洛剂量均降低了主要疗效终点的发生率,3 年时 Kaplan-Meier 分析显示,接受 90 mg 替格瑞洛组为 7.85%,60 mg 替格瑞洛组为 7.77%,安慰剂组为 9.04%(替格瑞洛 90mg 与安慰剂组的 HR 为 0.85;95% CI 0.75～0.96;$P＝0.008$;替格瑞洛 60mg 与安慰剂组的 HR 为 0.84;95% CI 0.74～0.95;$P＝0.004$)。替格瑞洛的 TIMI 大出血率(90mg 为 2.60%,60mg 为 2.30%)均高于安慰剂(1.06%)(两个剂量与安慰剂相比,$P<0.001$);三组颅内出血或致死性出血发生率分别 0.63%、0.71% 和 0.60%。

(3)外周动脉疾病:在 EUCLID 试验[100]中,外周动脉疾病有临床症状的 13 885 例患者随机分组接受替格瑞洛(90mg,每天 2 次)或氯吡格雷(75mg,每天 1 次)单药治疗。入组标准为患者的 ABI≤0.80,或者之前接受过下肢血运重建。其主要疗效终点是经调整后的心血管死亡、心肌梗死或缺血性卒中的复合终点。其主要安全终点是大出血。中位随访时间为 30 个月。所有患者的 ABI 平均基线为 0.71,76.6% 的患者有跛行,4.6% 的患者有严重的肢体缺血。接受替格瑞洛的 6930 例患者中有 751 例(10.8%)发生主要疗效终点,接受氯吡格雷的 6955 例患者中有 740 例(10.6%)发生主要疗效终点(HR 1.02;95% CI 0.92~1.13;$P=0.65$)。在两组患者中,约 1.7% 的患者发生急性肢体缺血(HR 1.03;95% CI 0.79~1.33;$P=0.85$)和 1.6% 的患者发生大出血(HR 1.10;95% CI 0.84~1.43;$P=0.49$)。因此,外周动脉疾病患者的管理中不支持常规使用替格瑞洛。

(4)ST 段抬高型心肌梗死:替格瑞洛在 STEMI 患者溶栓治疗后长期应用的疗效仍不确定。为了评估替格瑞洛相比氯吡格雷在溶栓治疗的 STEMI 患者中的疗效,一项国际、多中心、随机、开放标签和盲法的终点裁决试验招募了 3799 例溶栓治疗过的 STEMI 患者(年龄<75 岁)[101]。患者被随机分配至替格瑞洛(180mg 负荷剂量,此后 90mg 每天 2 次)或氯吡格雷(负荷剂量为 300~600mg,此后 75mg 每天 1 次)。其主要结局是 12 个月内心血管死亡率、心肌梗死或卒中,以及相似的复合结局,包括严重的复发性缺血、短暂性脑缺血发作或其他动脉血栓事件。发生心血管死亡、心肌梗死或卒中的综合结局在接受替格瑞洛的 1913 例患者中有 129 例(6.7%)发生,接受氯吡格雷的 1886 例患者中有 137 例(7.3%)发生(HR 0.93;95% CI 0.73~1.18;$P=0.53$)。发生心血管死亡、心肌梗死、卒中、严重复发性缺血、短暂性脑缺血发作或其他动脉血栓事件的复合事件在接受替格瑞洛治疗的 1913 例患者中 153 例(8.0%)发生,接受氯吡格雷的 1886 例患者中有 171 例(9.1%)发生(HR 0.88;95% CI 0.71~

$1.09; P=0.25$)。替格瑞洛组和氯吡格雷组的大出血、致死性出血和颅内出血发生率相似。

（五）抗血小板治疗和冠状动脉支架内血栓形成

冠状动脉支架改善了接受 PCI 患者的预后，尤其是那些 ACS 的患者。然而，支架内血栓形成在很大程度上是一种可预防的极大破坏的并发症，与患者高发病率和高死亡率相关[102]。此类事件大多数发生在 PCI 后 30d 内，在此期间血栓形成预期发生率<1%。晚期支架内血栓形成，定义为血栓形成在 PCI 后 30d 以上，发生率为0.2%～0.6%[103]。随着时间、操作者的经验及支架材料和设计的发展，支架内血栓形成的总体发生率正在降低。

虽然支架内血栓形成最常见的原因是不坚持双联抗血小板治疗，但促进因素包括急性冠脉综合征相关的血小板活化增加、凝血酶生成和炎症反应。药物洗脱支架（DES）会减缓内皮愈合，有助于减轻支架内再狭窄，但同时也会增加支架内血栓形成的风险。对接受 DES 置入患者的尸检样本显示，非内皮细胞覆盖的支架钢梁与总钢梁的比率是随后血栓形成的最佳预测指标。尽管人们认为金属裸支架（BMS）比 DES 更完整地形成内皮单层细胞，但在 PCI 术后的前 12 个月内，DES 和 BMS 之间的支架内血栓形成发生率无显著差异[104]。

支架内血栓形成通常表现为 STEMI，其发病率和死亡率也显著相关。因此，美国心脏病学会（ACC）和美国心脏协会（AHA）已经制定了关于 ACS 患者 PCI 术后抗血小板治疗的使用和持续时间的指南（表 8.4）。阿司匹林应无限期继续使用，P2Y12 抑制药应至少持续1年，除非出血风险的发生率超过预期收益。

（六）治疗中血小板反应性测试

虽然氯吡格雷剂量-反应变化的机制尚未完全阐明，但多项证据都表明，其可变活性代谢物的产生占主要作用。给予氯吡格雷后体内活性代谢产物的变化有多种原因：①ABCB1 基因多态性影响肠道吸收；②药物间相互作用导致的 P450 活性功能改变；③特定 CYP450基因的单核苷酸多态性（SNPs）。

表 8.4 2014 AHA/ACC ACS 抗栓治疗指南建议

推荐	剂量和注意事项	推荐级别	证据级别
所有患者一经确诊应立即服用非肠溶剂型阿司匹林	162～325 mg	I	A
阿司匹林应终身维持	81～325 mg/d*	I	A
不能耐受阿司匹林的患者应予氯吡格雷或替格瑞洛负荷量及维持量	氯吡格雷 300mg 或 600mg 负荷量，并 75mg/d 维持 替格瑞洛 180mg 负荷量，90mg 每日 2 次维持	I	B
P2Y12 抑制药治疗（氯吡格雷、普拉格雷或替格瑞洛）应持续到 PCI 术后至少 12 个月	氯吡格雷 300mg 或 600mg 负荷量，并 75mg/d 维持 替格瑞洛 180mg 负荷量，90mg 每日 2 次维持 普拉格雷 60mg 负荷量，10mg/d 维持	I	B
早期介入治疗或缺血高风险患者中替格瑞洛优于氯吡格雷	180mg 负荷量，90mg 每日 2 次维持	II a	B
GP II b/III a 受体拮抗药用于早期侵入性治疗患者或接受双抗中高风险患者（肌钙蛋白阳性）	优选依替巴肽和替罗非班	II b	B
住院期间或直到 PCI 术前皮下注射依诺肝素	每 12 小时 1mg/kg [肌酐清除率＜30ml/min 的患者将剂量降至 1mg/(kg·d)] 部分患者起始 30mg 静脉负荷剂量	I	A

（续 表）

推荐	剂量和注意事项	推荐级别	证据级别
住院期间或直到 PCI 术前皮下注射磺达肝癸钠	2.5 mg 每日 1 次	I	B
如果患者在应用磺达肝癸钠时进行 PCI,则给予具有抗 II a 活性的抗凝药	N/A	I	B
静脉普通肝素治疗 48h 或直到 PCI 术前	负荷量 60U/kg(最大 4000U)维持量 12U/(kg·h)(最大 1000U/h)调整到 aPTT 治疗范围	I	B
NSTE-ACS 患者不推荐静脉溶栓治疗	N/A	III	A

aPTT,活化部分凝血活酶时间;N/A,未提供;NSTE-ACS,非 ST 抬高型 ACS;PCI,经皮冠脉介入治疗。

Amsterdam EA,et al. 2014 AHA/ACC guideline for the management of patients with non－ST-elevation acute coronary syndromes: A report of the American College of Cardiology/American Heart Association task force on practice guidelines. J Am Coll Cardiol 2014;64:e139-e228.

氯吡格雷与质子泵抑制药、亲脂性他汀类药物和通过 CYP2C19 及 CYP3A419 代谢的钙通道阻滞药联用可导致氯吡格雷的药效降低。然而,这些药物相互作用与缺血性事件是否相关仍存在争议。

(七)治疗中高血小板反应性和 PCI 术后事件

PREPARE POST-STENTING 研究是一项前瞻性研究,它首次阐明了植入支架的患者中,HPR 与缺血性事件之间存在一定关联。在 Gurbel 等的研究中,192 例接受选择性 PCI 和 300mg 负荷剂量氯吡格雷加 75mg 每日维持剂量的患者中,其血小板反应性最高的 1/4 患者 PCI 术后 6 个月缺血事件的 OR 为 2.7[106]。虽然本研究采用了透光聚集测定法,但随后的研究使用了 VerifyNowP2Y12 法、VASP 磷酸化法和多板分析仪证明血小板反应性是 PCI 术后缺血性事件的独立危险因素[107]。

为了使血小板反应性测试具有临床意义,必须建立最佳的切点或"阈值"。之前的大多数研究中,通过接受选择性 PCI 患者的受试者工作特性(ROC)曲线分析确定了切点。尽管使用了不同的缺血性终点(心血管死亡、心肌梗死、支架内血栓形成和紧急血运重建术),但是,多项研究表明,VASP-PRI 检测的最佳切点在 48%～53%[108]。使用 VerifyNowP2Y12 分析的类似研究表明,低于 240 P2Y12 反应单位(PRU)可以预测血栓事件(心血管死亡、支架内血栓形成和非致死性心肌梗死)。虽然这些切点的阴性预测值都很高,但所有检测方法的阳性预测值却很低,可能是因为治疗时血小板反应性并不是 PCI 术后缺血事件的唯一决定因素。多项研究确定的血小板反应性阈值的一致性表明该阈值的存在,低于这个阈值可以预防缺血事件[109]。考虑到 PCI 术后与双联抗血小板治疗相关的出血风险,P2Y12 受体拮抗药治疗可能存在一个治疗窗,既可以减少血栓事件,又可以降低出血风险。虽然还没有大型研究评估出血风险的"切点",但一些观察性研究报道了氯吡格雷抵抗与 PCI 术后住院出血风险增加存在关联[110]。

(八)药物基因组学和 P2Y12 抑制药治疗

氯吡格雷的体外代谢和临床结果的研究表明,其活性代谢物的产生在患者中存在明显的不良变异。因此,FDA 在氯吡格雷中添加了一个"警告",提示检测基因差异的方法和其他药物替代治疗的方法。但是并没有给出应进行基因检测的具体临床情况的建议[104,111]。

虽然氯吡格雷活性代谢物产生的遗传变异性是由肠道吸收、肝 CYP 代谢和 P2Y12 受体结构的异质性等多种因素所造成,但 CYP2C19 的变异似乎在其中最具决定作用。CYP2C19 基因中有 25 个 SNPs,其中临床最相关的变异是 $CYP2C19^*2$、$CYP2C19^*3$ 和 $CYP2C19^*17$。在这些变异中,前两种变异占 90% 以上,第三种是负责获得导致新陈代谢增加的功能。由于非白种人流行人群中某些 SNP 的比例存在差异,代谢不良基因型的患病率白种人为 20%~30%,非洲人为 30%~45%,东亚人高达 50%~65%[112]。

氯吡格雷反应的遗传变异似乎并没有扩展到较新的 P2Y12 药物如普拉格雷和替格瑞洛。普拉格雷通过快速脱酯化为中间活性代谢物硫内酯,然后通过一个 CYP 依赖的步骤转化为活性代谢物,比氯吡格雷代谢更均匀、快速和完整[113]。因此,普拉格雷的代谢不受 CYP2C19 变化的影响[114]。同样,替格瑞洛也不需要 CYP 依赖的代谢,无论 CYP2C19 的变化如何,它都能有效抑制 P2Y12 受体[115]。多项荟萃分析表明,PCI 术后接受氯吡格雷治疗后患者的临床结果与 CYP2C19 基因型相关。

汇总多项研究中的 8000 至 12 000 例高危患者数据,这些荟萃分析发现,每减少一个功能性变量,不良心脏结局增加 30%,支架内血栓形成的风险增加 2 倍[116]。随着功能降低的等位基因数量的增加,不良结局和支架内血栓形成的风险逐步增加。在 CYP2C19 多态性普遍存在的亚洲人群中,这种风险可能特别高。TAILOR-PCI 研究是基于基因型最大规模的心血管临床试验。该研究将参与者随机分为常规 DAPT 组和基因分型指导的 DAPT 组[117]。研究者对纳入的患者在随机分组前和随机分组后 6 个月完成随访,共有 1327 例患者完成了基线调查,来自韩国、加拿大和美国的人数分别占 28%、29% 和 43%。

大多数患者(77%)评估了药物遗传学的变异,与加拿大(占比

91%）和美国（占比 89%）患者相比，韩国（占比 44%）的药物遗传学变异数量更少，证明药物遗传学的重要性（$P<0.001$）。在校正了年龄、性别和国家后，那些对自己理解遗传信息能力有信心的人明显更有可能重视识别遗传变异（OR30.0；95%CI 20.5～43.8）。与加拿大（占比 86%）和美国（占比 77%）患者相反，韩国只有 22% 的患者对自己理解基因信息的能力有信心（$P<0.001$）。

经临床基因分型后，各参与机构均建议有等位基因功能丧失的PCI 术后患者以普拉格雷、替格瑞洛替代氯吡格雷。PCI 术后 12 个月内，比较了氯吡格雷组与替代治疗组的患者主要不良心血管事件发生率（定义为心肌梗死、卒中或死亡）及没有等位基因功能缺失和等位基因功能缺失的患者之间的风险。统计学分析采用 Cox 回归法，校正组间差异与治疗权重的反概率。在 1815 例患者中，有 572例（31.5%）存在等位基因功能缺失。与氯吡格雷组相比，等位基因功能丧失的患者发生主要不良心血管事件的风险显著升高（每 100例患者/年 23.4 vs.8.7；校正后 HR 2.26；95%CI 1.18～4.32；$P=$ 0.013）。在 1210 例急性冠状动脉综合征患者中也观察到类似的结果（校正后的 HR 2.87；95%CI 1.35～6.09；$P=0.013$）。没有等位基因功能丧失的患者与等位基因功能缺失携带者使用替代治疗的患者之间的主要不良心血管事件没有差异（校正后的 HR 1.14；95%CI 0.69～1.88；$P=0.60$）。

（九）血小板功能检测在常规临床实践中的作用

实现血小板功能检测应用于临床，必须满足以下几个条件：首先，必须有一个可重复和标准的检测方法来检测基因型和血小板功能。其次，各种研究中特殊的基因型或血小板功能检测与临床结局的关系应保持一致。第三，必须修订更换药物指南，这些指南必须经过权威的随机试验验证，以证明其有效性和安全性。

在 TRIGGER-PCI 研究中，接受 PCI 治疗并且至少植入一个DES 的稳定冠心病且具有高血小板反应性（HTPR）（VerifyNow 试验＞208PRUs）的患者，被随机分配到普拉格雷 10mg/d 组或氯吡格雷 75mg/d 组。在第 3 个月和第 6 个月时重新检测患者对研究药物的血小板反应性。由于主要终点的发生率远低于预期,这项研究被提前终止。在 212 例接受普拉格雷治疗的患者中,PRU 从基线时的 245[中位数 225~273(四分位数范围)]下降到 3 个月时的 80(42~124),而在 211 例接受氯吡格雷治疗的患者中,PRU 从 249(225~277)下降到 241(194~275)($P<0.001$ vs.普拉格雷)。普拉格雷组无一例患者在 6 个月时发生心脏死亡或心肌梗死的主要疗效终点,而氯吡格雷组有 1 例患者。非冠状动脉移植术后 6 个月发生大出血的主要安全终点普拉格雷组为 3 例(1.4%),氯吡格雷组为 1 例(0.5%)。

ARCTIC 研究者将 2440 例择期接受 PCI 治疗的患者随机分为两组,一组采用血小板功能监测策略,对抗血小板治疗反应较差的患者进行药物调整,另一组采用常规策略,不进行监测和药物调整。主要复合终点是支架植入 1 年后死亡、心肌梗死、支架内血栓形成、卒中或紧急血运重建。监测组患者在支架植入前及 2~4 周后进行 VerifyNow P2Y12 和阿司匹林反应性检测[119]。在监测组中,服用氯吡格雷(34.5%的患者)或阿司匹林(7.6%的患者)的高血小板反应性是由于术中额外给予氯吡格雷、普拉格雷或阿司匹林,以及糖蛋白Ⅱb/Ⅲa 抑制药导致的。监测组中 34.6%的患者出现主要终点事件,而常规治疗组 31.1%的患者出现主要终点事件(HR 1.13;95% CI 0.98~1.29;$P=0.10$)。次要终点,支架内血栓形成或任何紧急血运重建术,在监测组和常规治疗组发生率分别为 4.9%和 4.6%(HR 1.06;95% CI 0.74~1.52;$P=0.77$)。两组间大出血事件的发生率没有显著差异。

ANTARCTIC 是一项多中心、开放标签、盲终点、随机对照研究[120],研究对象为年龄在 75 岁或以上、接受 PCI 治疗的 ACS 患者,分为监测组普拉格雷 5mg 每日 1 次(反应减低时调整剂量或药物)($n=442$)和常规组普拉格雷 5mg 每日 1 次,不进行监测或治疗调整($n=435$)。监测组患者在随机分组后 14d 进行血小板功能检测,并在治疗调整后 14d 再次进行血小板功能检测。主要终点是心血管死亡、心肌梗死、卒中、支架内血栓形成、紧急血运重建和 12 个月随访时出现 BARC 定义的出血并发症(2 型、3 型或 5 型)。监测组有 120 例(28%)患者出现主要终点事件,而常规组有 123 例(28%)患者出现主要终点事件(HR 1.003;95% CI 0.78~1.29;$P=0.98$)。出血事件的发生率在组间无显著差异。

(十)利用血小板功能试验降阶治疗方案

TROPICAL-ACS 研究[121]将 PCI 术后的患者随机分配到普拉格雷标准治疗 12 个月(对照组,$n=1306$)或降阶治疗方案组[降阶梯治疗组($n=1304$),出院后第 14 天开始,服用普拉格雷 1 周后改为氯吡格雷 1 周,根据血小板功能试验指导调整治疗方案];主要终点为随机分组 1 年后净临床获益[心血管死亡、心肌梗死、卒中、2 级或以上的出血并发症(BRAC 标准)(非劣效性假设,置信区间 30%)]。结果发现,在降阶组中,有 95 例(7%)患者出现了主要终点事件,而在对照组中,有 118 名(9%)患者出现了主要终点事件($P_{\text{noninferiority}}=0.0004$;HR 0.81;95% CI 0.62~1.06;$P_{\text{superiority}}=0.12$)。尽管降阶很早,但与对照组相比(42 例患者,3%),降阶组(32 例患者,3%)心血管死亡、心肌梗死、卒中的风险没有增加;降阶组有 64 个 BARC2 或更高的出血事件(5%),而对照组有 79 个出血事件(6%)(HR0.82;95%CI 0.59~1.13;$P=0.23$)。

八、抗血小板治疗的围术期管理

据估计,多达 5%的患者将在支架植入后的第一年内需要外科手术,多达 1/3 病例的支架内血栓形成发生在围术期,通常由停用 DAPT 导致[122]。

围术期缺血事件的风险与植入支架的解剖位置和支架置入后的时间有关。通常,需要根据手术的类型和解剖位置不同评估患者的缺血风险与出血风险(图 8.7)。表 8.5 和表 8.6 总结了 CAD 患者和既往支架置入术患者的围术期管理方案。

(一)抗血小板治疗与冠状动脉旁路移植术的围术期处理

紧急冠状动脉旁路移植术(CABG)的抗血小板治疗具有挑战性。必须衡量缺血/血栓形成风险与出血风险(表 8.7)。BRIDGE 研究[123]

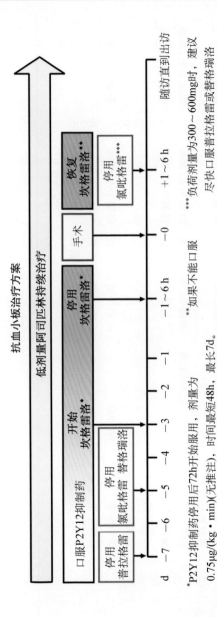

图 8.7 接受外科手术患者围手术期抗血小板治疗的最佳方案

氯吡格雷和替格瑞洛停用 5d，普拉格雷停用 7d。在桥接方案中，在普拉格雷停药后 3 ～ 4d，氯吡格雷停药2 ～ 3d，替格瑞洛停药 1 ～ 6h 开始给予坎格雷洛。术后，不建议使用普拉格雷和替格瑞洛。如果不能服用口服 P2Y12 抑制药治疗，可考虑术后桥接的氯吡格雷，严重出血的风险是可接受的。Rossini R,et al.A multidisciplinary approach on the perioperative antithrombotic management of patients with coronary stents undergoing surgery:surgery after stenting 2.JACC:Cardiovascular Inter 2018;11:417-434.）

*P2Y12抑制药停用后后72h开始服用，剂量为0.75μg/(kg · min)(无推注)，时间最短48h，最长7d。

***如果不能口服

****负荷剂量为300～600mg时，建议尽快口服普拉格拉或替格瑞洛

表 8. 5　支架血栓形成风险和手术出血风险的平衡

出血风险	外科手术类型	抗血小板/抗凝药	血栓风险		
			低	中	高
低危	疝气成形术 切口整形手术	阿司匹林	继续应用	择期手术 : 推迟	择期手术 : 推迟
	胆囊切除术 阑尾切除术 结肠切除术 胃切除术	P2Y12 受体抑制药	术前 5 d 停用氯吡 格雷/普拉格雷/替格瑞洛	限期手术 : 继续 择期手术 : 推迟	限期手术 : 继续 择期手术 : 推迟
	肠切除术 乳腺手术	NOAC	7 d 前停用普拉格雷 在术后 24～72h 恢 复,并予以负荷量	限期手术 : 继续 术前至少 24～96h 停 用ª,术后在 48～ 72h 内恢复ᵇ	限期手术 : 继续

（续 表）

出血风险	外科手术类型	抗血小板/抗凝药	血栓风险		
			低	中	高
中危	痔切除术 脾切除术 胃切除术 肥胖手术 直肠切除术 甲状腺切除术	阿司匹林	继续应用	择期手术:推迟	择期手术:推迟
		P2Y12 受体抑制药	氯吡格雷/替格瑞洛术前停用 5d,普拉格雷停用 7d	限期手术:继续	限期手术:继续
				择期手术:推迟	择期手术:推迟
		NOAC	术后 24～72h 恢复,并给予负荷量	限期手术:术前 5d 停用氯吡格雷/替格瑞洛,7d 前停用普拉格雷,在术后 24～72h 内恢复,并给予负荷量 术前 24～96h 停用,术后 48～72h 恢复[b]	限期手术:术前停用氯吡格雷 5d 停用氯吡格雷/替格瑞洛,7d 前停用普拉格雷,在术后 24～72h 恢复[c],并给予负荷量,考虑桥接治疗[c]

（续　表）

出血风险	外科手术类型	抗血小板/抗凝药	血栓风险		
			低	中	高
高危	肝切除术 胰十二指肠切除术	阿司匹林	停用	择期手术:推迟	择期手术:推迟
		P2Y12 受体抑制药	术前 5d 停用氯吡格雷/替格瑞洛,7d 前停用普拉格雷	限期手术:继续 择期手术:推迟	限期手术:继续 择期手术:推迟
		NOAC	在术后 24~72h 恢复,并给予负荷量	限期手术:术前 5d 前停用氯吡格雷/替格瑞洛,7d 前停用普拉格雷,在术后 24~72h 恢复,并给予负荷量,术前 48~96h 停用[a],术后 48~72h 停用[b]	限期手术:术前 5d 停用氯吡格雷/替格瑞洛,7d 前停用普拉格雷,在术后 24~72h 恢复,并给予负荷量,考虑桥接治疗[c]

使用 P2Y12 受体抑制药应考虑与阿司匹林（ASA）联合使用。[a] 评估肌酐清除率和非维生素 K 拮抗药口服抗凝药（NOAC）的类型。[b] 一旦止血充分尽快（考虑对恢复全剂量抗凝的患者进行桥接治疗,其出血风险可能超过心源性栓塞的风险）。[c] 关于风险的集体讨论,甚至与患者或家人或本人。From Rossini R, et al. A multidisciplinary approach on the perioperative antithrombotic management of patients with coronary stents undergoing surgery: surgery after stenting 2. JACC:Cardiovascular Inter 2018;11:417-434.

表 8.6　PCI 术患者外科手术血栓形成危险

手术到PCI时间	有临床*或血管造影*缺血风险特征增加的PCI患者					无临床*或血管造影*缺血风险特征增加的PCI患者				
	POBA	BMS	第一次 DES	第二次 DES†	BVS	POBA	BMS	第一次 DES	第二次 DES†	BVS
<1 个月	高	高	高	高	高	高（<2 周）中	高	高	高	高
1~3 个月	中	高	高	高	高	低	中	高	中	高
4~6 个月	中	高	高	中/高	高	低	低/中	中	低/中	高
6~12 个月	中	中	中	中	高	低	低	中	低	高
>12 个月	低	低	低	低	不确定	低	低	低	低	不确定

BMS，裸金属支架(s)；BVS，生物可吸收支架；PCI，经皮冠状动脉介入治疗；POBA，球囊血管成形术。

From Rossini R, et al. A multidisciplinary approach on the perioperative antithrombotic management of patients with coronary stents undergoing surgery: surgery after stenting 2. JACC: Cardiovascular Inter 2018;11:417-434.

表 8.7 心脏手术中支架血栓形成和出血风险平衡

出血风险	手术类型	抗血小板/抗凝药	血栓形成风险		
			低	中	高
低危		阿司匹林	—	—	—
		P2Y12 受体抑制药	—	—	—
		新型口服抗凝药	—	—	—
中危	瓣膜修复 瓣膜置换 OPCAB 冠状动脉旁路移植术 微创手术 TA-TAVI	阿司匹林	继续	择期手术:推迟 限期手术:推迟	择期手术:推迟 限期手术:继续
		P2Y12 受体抑制药	5d 前停氯吡格雷,7d 前停用替格瑞洛 术前停普拉格雷,术后 24~72h 恢复(加负荷量)	择期手术:推迟 限期手术:5d 前停用氯吡格雷/替格瑞洛,7d 前停用普拉格雷	择期手术:推迟 限期手术:5d 前停用氯吡格雷/替格瑞洛 7d 前停用普拉格雷

（续 表）

出血风险	手术类型	抗血小板/抗凝药	血栓形成风险		
			低	中	高
	TAo-TAVI			术后 24～72h 恢复（加负荷量）	术后 24～72h 恢复[a]（加负荷量）考虑桥接治疗[b]
		NOAC		术前 24～96h 停用[c]，术后 48～72h 恢复[d]	
高危	再次介入治疗 心内膜炎	阿司匹林	继续	择期手术：推迟 限期手术：继续	择期手术：推迟 限期手术：继续
	PCI 失败后搭桥	P2Y12 受体抑制药	5d 前停用氯吡格雷/替格瑞洛，7d 前停用普拉格雷，术后 24～72h 恢复（加负荷量）	择期手术：推迟 限期手术：5d 前停用氯吡格雷/替格瑞洛，7d 前停用普拉格雷	择期手术：推迟 限期手术：5d 前停用氯吡格雷/替格瑞洛，7d 前停用普拉格雷

（续 表）

出血风险	手术类型	抗血小板/抗凝药	血栓形成风险		
			低	中	高
	主动脉夹层手术，预期的 CEC 时间＞120min			术后 24～72h 恢复[a]（加负荷量）	术后 24～72h 恢复[a]（加负荷量）考虑桥接治疗[b]
	NOAC			术前 48～96h 停用[c]，术后 48～72h 恢复[d]	

使用 P2Y12 受体抑制药应考虑与阿司匹林联合使用（ASA）。NOAC，新型口服抗凝药；OPCAB，非体外循环冠状动脉搭桥术；PCI，经皮冠状动脉介入治疗；TA-TAVI，经心尖主动脉瓣植入术；TAo-TAVI，经主动脉主动脉瓣植入术。

a 如果有可能，急诊止血检测可以减少恢复时间。b 关于风险的集体讨论，患者或家属可以参与。c 评估肌酐清除率和 NOAC 类型。d 一旦获得足够的止血效果尽早施行（考虑对恢复全剂量抗凝治疗可能的患者进行桥接治疗（考虑对恢复全剂量抗凝治疗的患者进行桥接治疗，其出血风险可能超过心源性栓塞的风险）From Rossini R,et al. A multidisciplinary approach on the perioperative antithrombotic management of patients with coronary stents undergoing surgery: surgery after stenting 2. JACC:Cardiovascular Inter 2018;11:417-434.

将 210 例 ACS 或近期植入冠状动脉支架需服用噻吩吡啶的患者随机分为两组,在等待冠脉旁路移植术期间,分别接受坎格瑞洛或安慰剂治疗[123]。结果发现,与安慰剂组相比,治疗期间应用 $0.75\mu g/(kg\cdot min)$ 坎格瑞洛的患者中血小板低反应性的比例更大(PRU<240、98.8% vs. 19.0%;RR=5.2;95% CI 3.3~8.1;$P<0.001$)。在坎格瑞洛组和安慰剂组中,与旁路移植术相关的出血发生率分别为 11.8% 和 10.4% 的(RR=1.1;95% CI 0.5~2.5;$P=0.763$)。两组的大出血事件无显著差异。虽然这项研究没能评估临床终点,如支架内血栓形成或死亡率,但它确实表明,坎格瑞洛桥接治疗可能对等待冠脉旁路移植术过程中冠脉事件高风险的患者有效。

（二）抗血小板治疗和胃肠道手术的围术期管理

对于任何手术,抗血小板治疗下内镜检查依赖于对出血风险和不良冠脉事件风险的准确评估。与内镜相关的心肺并发症的报道率有显著差异。在对 14 149 个胃镜检查的前瞻性调查中,30d 并发症发生率为 0.2%。其中,11 例患者确诊肺炎,8 例死亡,3 例确诊致命的肺栓塞,19 例患者(其中有 14 例死亡)确诊急性心肌梗死。虽然没有最佳定义,但内镜相关心肺并发症的机制可能与迷走神经刺激(通过中空内脏);继发于脱水、焦虑或引起疼痛的儿茶酚胺释放,以及继发于结肠清肠后的血清电解质的变化有关。

Johnson 及其同事进行了一项回顾性的纵向分析,以评估美国商业数据库中的诊断、程序和处方药代码[125]。将来自高风险患者($n=82\,025$;定义为患有肺部并发症或心血管疾病需要抗血栓药物的患者)的数据与来自 398 663 例中等风险患者的数据进行比较。在 1:1 配对分析中,51 932 例接受结肠镜检查的高危患者与 51 932 例未接受结肠镜检查的高危患者进行比较(根据年龄、性别和并发症)。在结肠镜检查后 1~30d 确定心脏、肺和神经血管事件(图 8.8)。

门诊结肠镜检查后 30d,与年龄<50 岁的患者相比,服用抗血栓药物的患者(7.3%;OR 10.75;95%CI 10.13~11.42)、肺并发症患者、平均风险患者(0.7%)、60—69 岁患者(OR 2.21;95%CI 2.01~2.42)或 70 岁以上患者(OR 6.45;95%CI 5.89~7.06)的非胃肠道

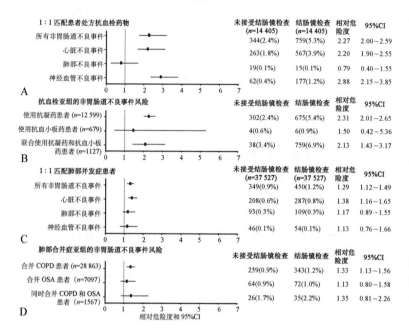

图 8.8　与未接受结肠镜检查的患者相比,接受结肠镜检查的患者术后非胃肠道(GI)不良事件(AEs)的风险增加

(A 和 B)服用抗血栓药物治疗心血管疾病的患者的总体非胃肠道、心脏、肺和神经血管不良事件的风险,比较 14 405 例接受结肠镜检查的患者和 14 405 例未接受结肠镜检查的患者。(C 和 D)1∶1 匹配的肺部并发症患者组的 AE 风险,比较 37 527 例接受结肠镜检查的患者和 37 527 例未接受结肠镜检查的患者(Data from Johnson DA,et al. Increased post-procedural non-gastrointestinal adverse events after outpatient colonoscopy in high-risk patients. Clin Gastroenterol Hepatol 2017;15:883-891.)

不良事件(AEs)显著高于对照组(1.8%;OR 2.44;95%CI 2.27~2.62)。在接受结肠镜检查的高危患者中,30d 内非胃肠道不良事件的发生率也显著高于未接受抗凝组(OR 2.31;95%CI 2.01~2.65)和慢性阻塞性肺疾病组(OR 1.33;95%CI 1.13~1.56)。

考虑到接受 DAPT 的患者与内镜检查相关的出血风险及与停止抗血小板治疗相关的心血管事件的风险,临床医师必须根据缺血/血栓形成和出血风险采用谨慎的方法[126]。在大多数情况下,除非出血的风险和潜在影响非常高(如神经外科、重大创伤伴活动性出血),否则可以继续抗血小板治疗。

九、静脉注射血小板糖蛋白Ⅱb/Ⅲa受体拮抗药

糖蛋白Ⅱb/Ⅲa受体拮抗药最早来源于小鼠单克隆抗体,目前主要集中于与纤维蛋白原结构相似的小肽或非肽分子。目前有三种静脉注射糖蛋白Ⅱb/Ⅲa受体拮抗药阿昔单抗、替罗非班和依替巴肽(表 8.8)。

表 8.8 糖蛋白(GP)Ⅱb/Ⅲa受体拮抗药的特异性特征

特征	阿昔单抗	替罗非班	依替巴肽
类型	抗体	肽	非肽
分子量,道尔顿	约 50 000	约 800	约 500
血小板结合半衰期	长	短	短
血浆半衰期	短(分钟)	延长(2h)	延长(2h)
药物与 GPⅡb/Ⅲa 受体的比值	1.5～2.0	250～2500	>250
血小板功能恢复 50% 的时间	12h	约 4h	约 4h
清除途径	网状内皮系统	肾/肝	肾
肾功能不全剂量调整	无	是	是

(一)阿昔单抗

1. **药效动力学** 阿昔单抗是嵌合人-鼠单克隆抗体 c7E3 的 Fab 片段。静脉注射 0.15～0.3 mg/kg 阿昔单抗,可对 ADP 介导的血小板聚集产生快速抑制作用,且呈现剂量依赖性。在最高剂量下,80% 的血小板糖蛋白Ⅱb/Ⅲa受体可在 2h 内被迅速结合,从而对血小板聚集呈现抑制作用。即使应用 $20\mu M$ ADP,血小板聚集亦可被完全抑制。通过长时间输注(12～24h)可以达到对血小板持续

抑制作用,并且停止输注后 10d,仍保留低水平的抑制作用。然而,输注阿昔单抗超过 24h 的血小板抑制作用的特征尚未完全明确。停药 24h,5μM ADP 引起的血小板聚集可恢复到基线的 50%。

2. **药代动力学** 静脉推注后,阿昔单抗的血浆游离浓度迅速下降,初始半衰期<10min,第二阶段半衰期为 30min,表明阿昔单抗可与血小板糖蛋白Ⅱb/Ⅲa 受体快速结合。阿昔单抗与血小板动态结合的形态在循环中可存在 10~14d。

3. **相关研究** EPIC 研究中[127],2100 例行冠状动脉球囊成形术或斑块旋切除术的患者应用阿昔单抗,这些患者均为缺血/血栓高危人群。阿昔单抗的具体剂量为 0.25mg/kg 静脉推注,随后持续输注 12h(10μg/min)。结果表明,阿昔单抗降低死亡、心肌梗死或紧急干预(再次血管成形术、支架置入、主动脉球囊反搏泵置入或旁路移植)的发生率达 35%。6 个月时[128],相较于安慰剂组,阿昔单抗组(静脉推注+静脉输注)发生严重缺血事件或择期血运重建率下降 23%(27.0% vs. 35.1%),绝对差异为 8.1%。3 年时[129],复合终点事件出现在下列患者中:①41.1%接受阿昔单抗静脉推注加静脉输注的患者;②47.4%仅接受阿昔单抗静脉推注的患者;③47.2%接受安慰剂治疗的患者。

EPILOG 研究[130] 纳入了 2792 例行择期或紧急 PCI 的患者。患者分组前均依据体重应用标准剂量普通肝素[初始剂量 100 U/kg,目标激活凝血时间(ACT)≥300s],后随机接受阿昔单抗或者安慰剂。30d 时,观察高危和低危患者的复合事件发生率。

CAPTURE 研究[131] 旨在观察 PCI 术前 18~24h 给予阿昔单抗能否改善难治性心绞痛患者的预后。难治性心绞痛定义为尽管给予硝酸盐、肝素和阿司匹林治疗,仍存在心肌缺血症状。共计 1265 例患者被随机分配到阿昔单抗组或安慰剂组。30d 时,主要终点(死亡、心肌梗死、紧急血运重建)发生率分别为 11.3% 和 15.9%。阿昔单抗组 PCI 术前、术中心肌梗死的发生率均较低。

GUSTO IV-ACS 研究[132] 入选的患者均有胸痛症状,合并 ST 段压低或肌钙蛋白水平升高。在最初 48h 内均不建议进行血运重建治疗,而随机分组分别接受安慰剂、阿昔单抗治疗 24h 或 48h。然而,阿昔单抗组 30d 时的死亡或心肌梗死，均不优于安慰剂组。而且，长期输注阿昔单抗的患者早期死亡率反而更高，推测阿昔单抗可能在早期具有促血栓效应（或其他不良效应）。

在 GUSTO V 研究中[133,134]，16 588 例急性 ST 段抬高型心肌梗死患者随机接受标准剂量的瑞替普酶或半量瑞替普酶加阿昔单抗的联合治疗。尽管 30d 死亡率在两组间没有显著差异，但与单独使用瑞替普酶相比，瑞替普酶联合阿昔单抗治疗组非致命性缺血事件较少。不同治疗组间颅内出血并无差异；然而，联合治疗组中重度出血发生率更高，年龄＞75 岁的患者出血性卒中风险也有所增加（OR 1.91）。

（二）替罗非班

1. 药效学　替罗非班为一种分子量为 495 kDa 的酪氨酸衍生物，是血小板糖蛋白Ⅱb/Ⅲa 受体的非肽类（拟肽）抑制药。与其他非肽一样，替罗非班模拟（纤维蛋白原）RDG（Arg-Gly-Asp）序列的几何、立体定向和电荷特征，从而干扰血小板聚集。

2. 相关研究　RESTORE 研究[135]是一项在行 PCI 的 ACS 患者中应用替罗非班的随机双盲安慰剂对照试验。2139 例患者接受替罗非班治疗，具体剂量为首先以 $10\mu g/kg$，静脉推注 3min，然后以 $0.15\mu g/(kg \cdot min)$ 剂量持续输注 36min。所有患者均接受普通肝素和阿司匹林治疗。30d 时的主要复合终点（包括死亡、心肌梗死、血管成形术、改行冠状动脉旁路移植术或非计划支架置入、需要再次血管成形术的复发性缺血事件）从安慰剂组的 12.2% 降至替罗非班组的 10.3%（相对风险降低 16%）。

PRISM 研究[136] 招募 3231 例非 ST 段抬高的 ACS 患者。所有患者均给予阿司匹林治疗，并随机接受 UFH 或替罗非班治疗。其中替罗非班组应用剂量，先以 $0.6\mu g/(kg \cdot min)$ 的负荷剂量，输注 30min，然后减量至 $0.15\mu g/(kg \cdot min)$，持续输注 48h（输注替罗非班期间不建议行血管造影或血运重建治疗）。48h 的主要复合终点事件（死亡、心肌梗死、难治性缺血）在替罗非班治疗组为 5.6%，安慰剂（阿司匹林/肝素）治疗组为 3.8%（风险降低 33%）。在第 7 天和第 30 天时仍可获益，但两组差异逐渐减小。

PLUS 研究[137] 入选招募了 1915 例非 ST 段抬高的 ACS 患者,在阿司匹林和肝素治疗基础上,随机分为替罗非班组[0.4μg/(kg·min)静脉输注 30 min;继而以 0.1μg/(kg·min),持续输注 48～108h]或安慰剂组(普通肝素)。血管造影术及血运重建时机由治疗医师决定。替罗非班组较肝素组 7d 的复合事件发生率更低,分别为 12.9% 和 17.9%,相对风险降低 34%。这主要得益于替罗非班组心肌梗死发生风险降低和难治性缺血事件的减少,分别下降 47% 和 30%。这一获益可持续到 30d(复合事件发生风险降低 22%)至 6 个月。该研究最初设计包括无肝素而单用替罗非班,但该组因 7d 死亡率过高提前终止。

TACTICS-TIMI18 研究[138] 凸显了早期 PCI 在非 ST 段抬高的 ACS 患者中的重要意义,但对于存在不良缺血事件高危风险的患者,PCI 联合血小板糖蛋白Ⅱb/Ⅲa 拮抗药的策略能带来更大获益。

(三)依替巴肽

1. 药效学 依替巴肽作为糖蛋白Ⅱb/Ⅲa 抑制药类药物,衍生自东南侏儒响尾蛇毒液中发现的蛋白质的环状七肽。在一项 PCI 初步研究[139] 中,包含了四种依替巴肽给药方案:180μg/kg 推注,1μg/(kg·min)输注;135μg/kg 推注,0.5μg/(kg·min)输注;90μg/kg 推注,0.75μg/(kg·min)输注;和 135μg/kg 推注,0.75μg/(kg·min)输注。在常规给予阿司匹林和肝素基础上,应用相应方案的依替巴肽 18～24h。结果表明,两个高剂量推注组中 75% 以上的患者,在给药 15min 内,即可对 ADP 介导的血小板聚集产生 80% 以上抑制作用。持续输注 0.75μg/(kg·min)可维持抗血小板作用,而在 0.50μg/(kg·min)剂量时,血小板功能逐渐恢复。无论何种方案,停用依替巴肽 4h,血小板功能将恢复到基线的 50% 以上。

2. 药代动力学 依替巴肽的血浆半衰期为 10～15min,主要由肾清除(75%),其次为肝(25%)。其抗血小板作用迅速且可逆。

3. 相关研究 IMPACT-Ⅱ研究[140] 共纳入 4010 例行 PCI 的患者,包括择期或紧急 PCI,随机分为三组:安慰剂组及两组不同剂量的依替巴肽组。具体剂量方案分别为 135μg/kg 推注,0.5μg/(kg·

min)持续输入 20～24h;135μg/kg 推注,0.75μg/(kg·min)持续输注 20～24h。三组间 30d 复合终点(死亡、心肌梗死、非计划血运重建、急性支架闭塞)分别为 11.4%、9.2% 和 9.9%。虽然依替巴肽的治疗获益可维持至 6 个月,但三组间差异无统计学意义。

IMPACT-AMI 研究[141] 旨在观察依替巴肽与阿替普酶联用对冠状动脉通畅率的影响。132 例急性心肌梗死患者在阿替普酶、肝素和阿司匹林治疗基础上,并随机接受一次剂量推注,然后连续输注 6 种剂量的一种或安慰剂。推注剂量为 36～180μg/kg,继之以 0.2～0.75μg/(kg·min)持续输注。与安慰剂组相比,最高剂量依替巴肽组血管完全再通率(TIMI 3 级血流)更高,ST 段回落的平均时间更短。但各组复合临床事件发生率(死亡、再梗死、血运重建、心力衰竭、高血压或卒中)均相对较高,依替巴肽组为 44.8%,安慰剂组为 41.8%。

PURSUIT 研究[142] 纳入 10 948 非 ST 段抬高型 ACS 患者,这些患者有如下临床特征:①24h 内曾发生缺血症状;②12h 内出现心电图动态改变;③大部分患者均已予肝素及阿司匹林治疗。随后被随机分为安慰剂组或依替非巴肽组,持续应用 3d。依替巴肽组包含两种剂量方案:180μg/kg 推注,1.3μg/(kg·min)输注;或 180μg/kg 推注,2.0μg/(kg·min)输注。依替巴肽组和安慰剂组的 30d 死亡率或非致命性心肌梗死发生率分别为 14.2% 和 15.7%(绝对减少 1.5%)。后续的随访发现依替巴肽可降低死亡及心肌梗死事件。

ESPRIT 研究[143] 旨在验证是否需要达到糖蛋白Ⅱb/Ⅲa 受体抑制阈值的 80% 可获益。2064 例患者在 PCI 术前接受依替巴肽[180μg/kg,2 次推注 10min,继之 2.0μg/(kg·min),持续输注 18～24h]或安慰剂治疗。依替巴肽组 48h 死亡、心肌梗死、紧急靶血管血运重建或"紧急"GPⅡb/Ⅲa 拮抗药使用率下降 4.0%,该研究也由于依替巴肽早期显著的有效性而提前终止。同样的,依替巴肽组 30d 的主要事件也显著降低。EARLY-ACS[144] 研究将 9492 例 NSTEMI/UA 患者随机分为早期/常规应用依替巴肽或延迟/必要时应用依替巴肽两组。两组间主要复合终点(死亡、心肌梗死、需要紧急血运重建的复发性缺血或 PCI 期间血栓形成等)未见差异;然而,早期/常规应用依替巴肽使得出血和输血事件发生率明显升高[144]。

然而，ISAR-REACT 2 研究[145]却得出不同结论。该研究入选2022 例行 PCI 术的 NSTEMI 患者，在 600 mg 氯吡格雷负荷剂量基础上，随机接受阿昔单抗或安慰剂治疗。结果显示，阿昔单抗组 30d 主要复合终点(死亡、心肌梗死或阿昔单抗紧急血运重建)明显降低(RR=0.75；95% CI 0.58～0.97；P=0.3)，同时并未增加出血风险。因此指南也将糖蛋白 Ⅱb/Ⅲa 抑制药作为未充分应用噻吩吡啶且存在持续缺血或高风险特征的 NSTEMI/UA 患者 PCI 时的上游给药，并给予Ⅰ类推荐。对拟行 PCI 的中危 ACS 患者，可在噻吩吡啶基础上应用 GPⅡb/Ⅲa 抑制药，推荐级别为Ⅱb级。

4. 特异性药理学特性　虽然统称为 GPⅡb/Ⅲa 受体拮抗药，但阿昔单抗、替罗非班和依替巴肽还是存在诸多不同，包括分子量、结合特性、清除途径、血浆半衰期、血小板结合和生物半衰期、潜在可逆性、适应证及其临床应用。停药后血小板功能的恢复时间及抗血小板作用的可逆性在合并急诊手术或严重出血时尤为重要。一般来说，替罗非班和依替巴肽在停药后 4h，血小板功能可恢复到生理状态(50%抑制率)。而阿昔单抗则需要 12h，但是部分血小板功能的延迟恢复可能会被较低的游离血浆浓度和药物受体比所抵消。阿昔单抗的这些特性使得止血功能潜力在输注血小板后迅速恢复(也可能通过从血小板储存池中激活的糖蛋白Ⅱb/Ⅲa 受体来限制其抗血小板作用)。相反，小分子糖蛋白Ⅱb/Ⅲa 受体抑制药由于较高游离血浆浓度使得血小板输注的作用大打折扣。鉴于其与血小板糖蛋白Ⅱb/Ⅲa 受体竞争性结合及血小板糖蛋白Ⅱb/Ⅲa 受体的来源，补充纤维蛋白原(新鲜冷冻血浆，冷沉淀)是恢复凝血功能的合理选择[146]。

(四)坎格瑞洛

坎格瑞洛可以选择性和特异性地阻断 P2Y12 受体介导的血小板激活。其阻断作用直接、可逆。

1. 药效学　静脉注射后，坎格瑞洛对 ADP 诱导的血小板聚集的抑制在 20min 内达 85%。而应用全血液阻抗聚集测定法，其血小板聚集抑制率为 98%。

2. **药代动力学**　坎格瑞洛进入循环后通过去磷酸化而迅速失活,其主要代谢物几乎没有抗血小板作用。其主要通过尿液(58%)和粪便(35%)排泄,半衰期为 3～6min。

3. **不良反应**　在 CHAMPION-PLATFORM 研究中,虽然静脉输血率没有显著差异(坎格瑞洛组为 1.0%,安慰剂组为 0.6%,$P=$ 0.13);然而,与安慰剂组相比,经股动脉入路穿刺部位的出血在坎格瑞洛组更为常见。

4. **相关研究**　CHAMPION-PLATFORM 研究共纳入 5362 例行 PCI 的患者,均为首次应用氯吡格雷。入选后随机分为静脉坎格瑞洛组和安慰剂组。两组患者均于 PCI 后给予 600mg 的氯吡格雷。该研究中,患者为非 ST 段抬高型 ACS。研究的主要终点,包括 48h 全因死亡、心肌梗死或缺血导致的血运重建。中期分析显示,在主要终点方面,坎格瑞洛不优于氯吡格雷,这项研究也因此被提前终止[147]。主要终点事件在 2654 例坎格瑞洛组患者中有 185 例发生终点事件(7.0%),安慰剂组纳入 2641 例患者,其中 210 例发生终点事件(8.0%)(坎格瑞洛组 OR=0.87,95% CI 0.71～1.07,$P=0.17$)(根据缺失数据调整的改良意向治疗人群)。在坎格瑞洛组中,两个预先设定的次要终点在 48h 时显著降低,支架内血栓形成率从 0.6%降至 0.2%(OR 0.31;95% CI 0.11～0.85;$P=0.02$),以及任何原因的死亡率从 0.7%降至 0.2%(OR 0.33;95% CI 0.13～0.83;$P=0.02$)。

两组中与研究治疗相关的不良事件均较低,但与氯吡格雷相比,卡格雷洛尔组出现短暂性呼吸困难的频率明显更高(1.2% vs.0.3%)。

随后进行的 PHOENIX 研究[148],招募 11 145 例行紧急或选择期 PCI 的患者。在指南推荐治疗基础上,随机分坎格瑞洛组(先静脉推注,后静脉输注)和氯吡格雷组(600 mg 或 300 mg 负荷剂量)。主要终点为术后 48h 死亡、心肌梗死、缺血导致的血运重建或支架内血栓形成;次要终点是 48h 的支架内血栓形成。主要安全终点为 48h 的严重出血。坎格瑞洛组和氯吡格雷组的主要终点发生率分别为 4.7%和 5.9%(调整后坎格瑞洛组 0.78;95% CI 0.66～0.93;$P=$ 0.005)。主要安全终点在坎格瑞洛组和氯吡格雷组分别为 0.16%和

0.11%（OR 1.50;95%CI 0.53～4.22;$P=0.44$）。坎格瑞洛组和氯吡格雷组中发生支架内血栓形成率分别为 0.8% 和 1.4%（OR 0.62;95%CI 0.43～0.90;$P<0.01$）。

5. 过渡到口服 P2Y12 受体拮抗药　需要强调的是,当准备从坎格瑞洛过渡到口服 P2Y12 受体拮抗药时,由于竞争性结合 P2Y12 受体的二磷腺苷结合位点,坎格瑞洛可以减弱氯吡格雷和普拉格雷的药效,因此需要在停用坎格瑞洛后给予。但是,替格瑞洛的结合位点与之不同,因此可以在坎格瑞洛给药期间给药。

十、抗血小板治疗的相关出血并发症

1. 临床影响　抗血小板药物对动脉粥样硬化性血管疾病的临床获益,以及从其药理学衰减中获得的良好益处,为其在临床实践中广泛应用提供了强有力的理论基础。临床中,同时服用一种以上的抗血小板拮抗药并不少见。因此,必须充分权衡止血/出血的影响,评估整体的风险与获益。

一项入选 50 项随机临床试验的荟萃分析[149],纳入共计 338 191 例合并冠心病和（或）外周动脉疾病患者,研究发现,阿司匹林（最高 325mg/d）、噻吩吡啶和糖蛋白 IIb/IIIa 受体拮抗药治疗所致出血性卒中的发生率非常低（0.2%）。而大出血的风险相对升高,阿司匹林组为 1.7%,糖蛋白 IIb/IIIa 受体拮抗药组为 3.6%。大出血和小出血事件,在低剂量阿司匹林中（<100 mg/d）发生率为 3.6%,中等剂量阿司匹林（100～325 mg/d）为 9.1%,氯吡格雷为 8.5%。

2. 出血及临床结局　PLATO 试验中,使用时间依赖的 Cox 比例风险模型确定自发性缺血事件（心肌梗死或卒中）与自发性大出血事件（PLATO 主要、TIMI 主要、GUSTO 严重）之间的关系,重点关注死亡风险。使用缺血和出血事件死亡率增加的 HRs 比值对二者进行比较[150]。结果显示 822 例（4.4%）患者发生了 1 次自发性缺血事件;485 例（2.6%）患者,发生 1 次自发性 PLATO 大出血;282 例（1.5%）患者,发生 1 例自发性 TIMI 大出血;207 例（1.1%）患者,发生 1 例自发性 GUSTO 严重出血。在合并缺血及出血这两种情况的患者中,大多数患者往往首先发生出血。总的来说,大出血事件与短期和长期死亡率的增加相关。这种与自发缺血事件相关的死亡风险增加相似。自发缺血事件与出血事件短期和长期死亡率的 HRs(95% CIs)之比分别为 1.46(0.98~2.19)和 0.92(0.52~1.62)(PLATO 大出血);1.26(0.80~1.96)和 1.19(0.58~2.24)(TIMI 大出血);0.72(0.47~1.10)和 0.83(0.38~1.79)(GUSTO 严重出血)($P>0.05$)。

3. 出血并发症的处理　出血的处理取决于其严重程度及造成的临床影响。轻微出血只需密切观察和局部处理,而严重或危及生命的出血则需要积极的支持措施,调整或停用抗栓药物、血液置换、补充血小板或促凝基质。但目前尚无针对抗血小板药的逆转药。治疗出血过程中,还要评估血栓形成的风险,一旦出血停止,应考虑适时重启抗血小板治疗[151a]。

4. 减弱 P2Y12 拮抗药药效学作用的支持数据　在急性冠脉综合征或经皮冠状动脉介入治疗后紧急或延迟输注血小板抑制药-急性冠脉综合征(APTITY-ACS)研究中[151b],出现急性冠脉综合征或择期经皮冠状动脉介入治疗的患者接受负荷剂量的氯吡格雷(600 mg, $n=13$ 或 900 mg, $n=12$)、普拉格雷 60 mg($n=10$)或替卡雷尔 180 mg($n=10$)治疗。将基线采集的富含血小板的血浆与负荷剂量后 4h 采集的富含血小板的血浆按比例递增混合,在体外评估血小板聚集。随着 P2Y12 受体拮抗药(RI)效力的增加,残余血小板聚集率显著降低(分别为 83.9%±11%,73%±14%,66.3%±15%,40.9%± 19%,趋势与 $t<0.0001$)。在 APTITUDE-Coronary Artery Bypass Graft(APTITY-CABG)研究中,对因心脏手术患者在维持量阿司匹林和氯吡格雷($n=45$)、普拉格雷($n=6$)或替卡格雷($n=3$)维持剂量下出血过多而在体内应用凝血酶原(PT)前后进行了血管扩张药刺激的磷蛋白-血小板反应性指数的评估,该指数是 P2Y12 RI 药物疗效的特异性标志物。与治疗前比较,输注后血小板活化相对增加 23.1%(42.2%±23.6% vs. 56.6%±18.2%,$P<0.0008$)。随着 P2Y12 抑制作用的增强,总体影响不大。

5. 降低替格瑞洛药效学效应的挑战　替格瑞洛的血浆浓度和

血小板结合的动态平衡在试图减弱其药效学效应时创造了一个独特的场景。相对较高的血浆水平可以转化为结合和抑制输注的血小板[152a]。已经测试了其他几种方法。用替格瑞洛、普拉格雷或氯吡格雷治疗的 79 例患者的全血标本,在体外以浓度递增补充贫血小板(PP)和富血小板血浆(PRP)前后测定 PRI-VASP。与普拉格雷和氯吡格雷治疗的患者相比,替格瑞洛治疗的患者在体外给予 PP 后,PRI-VASP 没有显著增加。在替格瑞洛处理的样本中,体外加入离心后的 PRP 血小板,再悬浮在 PP 缓冲液中;PP 与人血清或单独使用人血清后,进行 PRI-VASP。PP 加人血清或单独加人血清可显著增加替格瑞洛治疗患者的 PRI-VASP($11.7\% \pm 10.9\% \rightarrow 61.3\% \pm 10.9\%$,$P=0.006$;$11.7\% \pm 10.9\% \rightarrow 54.1\% \pm 2.7\%$,$P<0.001$)。人血白蛋白($18.9\% \pm 5.1\% \rightarrow 80$ g/L 人血白蛋白:$48.1\% \pm 8.3\%$,$P<0.001$)也显示出这种作用,这表明替格瑞洛的血清蛋白结合有效地降低了其结合和抑制血小板的能力[152b]。

一项随机、双盲、安慰剂对照的 Ⅰ 期至 Ⅳ 期试验评估了 PB2452,一种以高亲和力结合替格瑞洛的单抗片段,作为替格瑞洛的逆转剂。在替格瑞洛治疗前和治疗 48h 后,以及在服用 PB2452 或安慰剂后再次测定健康志愿者的血小板功能。使用光透射聚集测定法、P2Y12血小板反应性试验和血管扩张药刺激的磷酸蛋白测定法评估血小板功能。在 64 名接受随机分组的志愿者中,48 名被分配接受 PB2452治疗,16 名接受安慰剂治疗。在替格瑞洛预处理 48h 后,血小板聚集被抑制约 80%。根据多项分析,PB2452 作为初始静脉推注,然后延长输注(8、12 或 16h),与安慰剂相比,与血小板功能的增加显著相关。替格瑞洛逆转发生在 PB2452 启动的 5min 内,并持续 20h 以上。没有证据表明停药后血小板活性有所回升[153]。

十一、ACS 患者的推荐总结

抗血小板药物在 ACS 患者治疗中发挥着至关重要的作用。表8.9 和表 8.10 总结了 ACS 的治疗药物、临床策略及相关临床研究的证据支持。

表 8.9 ACS 的药物及抗血栓治疗：ACC/AHA 和 ESC 的比较

硝酸酯	ACC/AHA	ESC
β 受体阻滞药 阿司匹林	合并高血压/心衰或持续缺血症状者可给予舌下/静脉硝酸甘油（Ⅰ-C）(M3) 24h 内启动 β 受体阻滞药（Ⅰ-A）	舌下含服/静脉输注硝酸甘油（Ⅰ-C） 早期应用 β 受体阻滞药（Ⅰ-B）
GPⅡb/Ⅲa 受体拮抗药	负荷剂量：162～325 mg 维持剂量：81mg/d（Ⅰ-A） 行早期介入治疗患者（Ⅱb-B）	负荷剂量：150～300mg 维持剂量：75～100mg/d（Ⅰ-A） PCI 术中紧急情况下应用（Ⅱa-C）
胃肠外抗凝	高危患者 PCI 术前给予氯吡格雷预处理，术中给予普通肝素（Ⅱa-B） 无论何种治疗策略，PCI 术中应使用普通肝素（Ⅰ-B）或依诺肝素（Ⅰ-A）或磺达肝癸钠（Ⅰ-B）	无论何种 PCI 策略，磺达肝癸钠均具有良好的有效性及安全性（Ⅰ-B）
P2Y12 抑制药	行早期介入治疗的患者应用比伐芦定至行 PCI 手术（Ⅰ-B） 氯吡格雷或替格瑞洛或普拉格雷应用至 PCI 术后 12 个月（Ⅱ-B）	替格瑞洛（Ⅰ-B）或普拉格雷（Ⅰ-B）或氯吡格雷（Ⅰ-B）应用至 PCI 术后 12 个月 可以考虑坎格瑞洛（Ⅱb-A）

From Alame AJ, et al. Comparison of the American College of Cardiology/American Heart Association and the European Society of Cardiology Guidelines for the management of patients with non-ST-segment elevation acute coronary syndromes. Coron Artery Dis 2017;28;294-300.

表 8.10　急性冠脉综合征特殊人群的指南推荐方案

	ACC/AHA	ESC
老年患者	＞75 岁患者应用指南推荐的药物治疗，采取早期侵入性策略及血运重建治疗（Ⅰ-A） 推荐行冠状动脉旁路移植术优于经皮冠状动脉介入治疗，特别是在合并糖尿病或冠状动脉三支病变（Ⅰ-B）	基于现有证据，推荐侵入性策略和血运重建治疗（Ⅱa-A）
糖尿病	非糖尿病患者治疗原则上（Ⅰ-A）	推荐侵入策略，包括冠状动脉旁路移植术，如行介入治疗，优先选择药物洗脱支架（Ⅰ-A）
慢性肾疾病	侵入性策略（Ⅱa-B）	预期寿命 1 年以上，冠状动脉旁路移植术优于经皮冠状动脉介入治疗；预期寿命不足 1 年，经皮冠状动脉介入治疗优于冠脉旁路移植术（Ⅱa-B）

From Alame AJ，et. al. Comparison of the American College of Cardiology/American Heart Association and the European Society of Cardiology Guidelines for the management of patients with non-ST-segment elevation acute coronary syndromes. Coron Artery Dis 2017;28;294-300.

十二、抗凝药

凝血酶特别是Ⅹa因子和Ⅱa因子（凝血酶）参与血液凝固的几个阶段，形成了心血管病患者以生物学为中心的药物治疗。在住院患者中，抗凝血酶（AT）药物（普通肝素、低分子肝素、戊糖）及直接凝血酶抑制药（DTIs），常常与抗血小板药物联合使用（表 8.11 和表 8.12）。

表 8.11　肠外抗凝药物的药代动力学特征

	普通肝素	依诺肝素	达肝素	磺达肝癸钠	比伐芦定	阿加曲班
靶点	AT	AT	AT	AT	凝血酶	凝血酶
生物利用度	无法预测	90%~92%（post-SQ）	87%（SQ）	100%（SQ）	40%~80%	100%（IV）
表观分布容积	40~70 ml/min（与血容量相等）	4.3 L	3~4 L	7~11 L	0.24 L/kg	0.174 L/kg
血浆蛋白结合率	>90%	<UFH	<UFH	≥94%与AT Ⅲ特异结合	无血浆蛋白；仅与凝血酶结合	55% 20%：白蛋白 35%：α 酸糖蛋白
达峰时间（h）	静推后起效迅速，4~6h	3~5h（SQ）（最大抗Ⅹa活性）	2~4h（SQ）（最大抗Ⅹa活性）	2~3h（SQ）（峰值稳态浓度）	静推后2min完成 15min的静点后4min达峰值血浆浓度）	输注后3~4h（峰值血浆浓度）

（续 表）

	普通肝素	依诺肝素	达肝素	磺达肝癸钠	比伐芦定	阿加曲班
半衰期(h)	1.0～1.5(静注)	5.0(重度肾功能不全或会重复给药会延长)	3～5(肾功能不全会延长)	17(年轻人) 21(老年人)	0.5(中-重度肾功能不全会延长)	0.5～1.0
清除途径	主要通过网状内皮系统 小部分经尿中排出	80%经过肾代谢	肾	肾	肾及溶酶蛋白性裂解	肝羟基化 16%肾排泄为不变药物 14%胆道排泄为不变药物
CYP新陈代谢	否	否	否	否	否	是
CYP同工酶	否	否	否	否	否	CYP 3A4/5; 通常认为关系不大

CYP,细胞色素 P；SQ,皮下。From DeWald TA,Becker RC. The pharmacology of novel oral anticoagulants. J Thromb Thrombolysis 2014;37:217-233.

表 8.12　胃肠外抗凝药物适应证

抗凝药	适应证
普通肝素	静脉血栓形成及肺血栓栓塞的预防和治疗
	外周动脉栓塞的预防和治疗
	急慢性消耗性凝血病的治疗
	心房颤动伴血栓栓塞
	预防动脉及心脏外科术中血栓形成
	可作为输血,体外循环及透析过程的抗凝药
	栓塞高危患者大手术后 DVT 和 PE 的预防
依诺肝素	严重活动受限,腹部手术、髋关节置换术或膝关节置换术患者的 DVT 预防
	急性 DVT 合并或不合并 PE 的治疗
	不稳定型心绞痛或 NSTEMI 患者缺血性并发症的预防
	急性 ST 段抬高型心肌梗死内科治疗或介入治疗
达肝素	不稳定型心绞痛或 NSTEMI 缺血性并发症的预防
	活动能力严重受限,腹部手术或髋关节手术或膝关节置换术患者急性期 DVT 的预防
	用于减少癌症患者症状性静脉血栓栓塞患者的复发
磺达肝癸钠	DVT/PE 的预防(联合华法林)
	髋关节置换术、髋部骨折、膝关节置换术等骨科手术后 DVT 或 PE 预防
	血栓栓塞高危风险患者腹部手术 DVT 或 PE 预防

（续　表）

抗凝药	适应证
阿加曲班	成年 HIT 患者血栓形成预防和治疗
	合并 HIT 或 HIT 风险的成年患者 PCI 术中抗凝
比伐芦定	不稳定型心绞痛患者 PCI 术中抗凝
	PCI 术中作为抗凝药与糖蛋白 II b/III a 拮抗药联合应用
	患有 HIT 或 HITTS 患者或合并 HIT 或 HITTS 风险患者 PCI 术中抗凝
	PCI 术中作为抗凝药与必要时的糖蛋白 II b/III a 拮抗药联合应用

DVT，深静脉血栓形成；HIT，肝素诱导血小板减少；HITTS，肝素诱导血小板减少及血栓形成综合征；NSTEMI，非 ST 段抬高型心肌梗死；PCI，经皮冠状动脉介入治疗；PE，肺栓塞。

From DeWald TA. Anticoagulants: pharmacokinetics, mechanisms of action, and indications. Neurosurg Clin N Am 2018;29:503-513.

十三、胃肠外抗凝药物

(一)肝素

1. **普通肝素** 其具有快速抗凝作用,是长度和分子量可变的硫酸化糖胺聚糖的非均相混合物。其抗凝作用和药理学特性随分子量大小而变化。普通肝素通过三种不同的机制发挥抗凝作用。主要的抗凝机制在于其对抗凝血酶的高度亲和力及因肝素和抗凝血酶结合而发生的抗凝血酶构象变化,使Ⅸa因子、Ⅹa因子、Ⅺa因子和Ⅻa因子失活。凝血酶和Ⅹa因子对肝素/AT复合物的抑制作用高度敏感。普通肝素对凝血酶的抑制作用需要其与抗凝血酶结合,抗凝血酶发生在分子独特的戊糖序列上,同时肝素与凝血酶通过13个额外的糖单位结合。1/3的普通肝素分子含有抗凝血活性所需的高亲和力戊糖。普通肝素第二个抗凝机制是肝素辅因子Ⅱ对凝血酶的抑制作用[154]。在预期药物浓度下可能与临床无关的第三个机制是通过普通肝素结合Ⅸa因子调节Ⅹa因子的生成。

2. **低分子肝素** 其由普通肝素解聚提取而成。整个过程产生的分子片段约为普通肝素分子量的1/3[155]。LMWH主要抗凝机制为催化抗凝血酶介导的凝血因子抑制作用;然而,50%～75%的低分子肝素因分子片段太短,无法结合并抑制凝血酶;但是这些短链分子却能选择性地抑制Ⅹa因子活性。因此,相较于普通肝素,低分子肝素对Ⅹa因子的选择性更高。此外,低分子量肝素较普通肝素还具备减少与蛋白质结合、提高其药代动力学特性的优势,从而发挥更优越的抗凝作用。同时,也减少与血小板的相互作用,从而降低肝素诱导血小板减少症(HIT)的发生。

(二)直接凝血酶抑制药

直接凝血酶抑制药无须与抗凝血酶(或肝素辅因子Ⅱ)结合,可直接与凝血酶相互作用,而达到抗凝效果。它们与凝血酶的活性部位结合,特异性地且可逆地抑制游离凝血酶及与血栓结合的凝血酶。阿加曲班是一种单价直接凝血酶抑制药,仅与凝血酶的催化(活性)

部位结合,竞争性抑制凝血酶活性。比伐芦定是一种二价凝血酶抑制药,可与凝血酶的催化(活性)位点及底物识别(外位点 1)位点结合[156]。抑制凝血酶可减少纤维蛋白的形成,从而减少凝血酶的生成,同时可抑制血小板活化、聚集。直接口服凝血酶抑制药达比加群将在单独一节中讨论。

(三)直接Ⅹa因子抑制药

磺达肝癸钠是第一种选择性Ⅹa因子抑制药,是一种化学合成的硫酸化戊糖,其特异性靶向于抗凝血酶。与抗凝血酶结合后,造成永久性构象变化,从而增加与Ⅹa因子的亲和力。磺达肝癸钠不直接抑制凝血酶,但通过抗凝血酶灭活Ⅹa因子,可对凝血酶生成产生明显的抑制作用。

(四)相关研究:一般使用

在医院环境中,抗凝药物的常见临床指征包括预防急性内科患者的静脉血栓栓塞;预防手术后静脉血栓栓塞,如膝关节或髋关节置换术;预防 ACS 患者的血栓形成;急性静脉及动脉血栓栓塞的治疗;冠状动脉或其他血管介入术围术期抗凝。

十四、普通肝素

普通肝素是一种多相、带负电荷的黏多糖,由 18～50 个糖单元组成(分子量 5000～30 000 道尔顿)。

1. **药效学** 普通肝素与 AT 结合,主要通过抑制凝血酶和Ⅹa因子发挥抗凝作用。

2. **药代动力学** 静脉给药后,普通肝素可与多种血浆蛋白、内皮细胞和巨噬细胞结合,这也解释了固定剂量肝素却产生不同抗凝效果原因。普通肝素通过快速饱和机制和缓慢机制清除。代谢的主要部位在网状内皮系统内。因此,普通肝素的半衰期具有剂量依赖性。给予 100 U/kg 剂量时,半衰期为 60min,而在 400 U/kg 剂量时,半衰期可增至 180min[157]。尿肝素,是普通肝素抗凝作用最小的一种代谢产物,主要通过肾清除。

3. **不良反应** 出血和 HIT 是普通肝素最常见和最严重的并发

症。其他不良反应包括过敏反应、肾上腺出血伴休克和长期应用所导致的骨质疏松。

(1)临床研究:已有临床研究,比较普通肝素和阿司匹林对不稳定心绞痛和非 ST 段抬高型心肌梗死患者的益处。最早的是 Theroux 医师的临床研究[158]。该研究入选了 479 例患者,分为阿司匹林组(325mg,2/d),肝素组(5000 U 静脉推注,1000 U/h 静脉输注),阿司匹林联合肝素组及安慰剂组。这也是唯一一项比较单独应用肝素或阿司匹林及联合使用阿司匹林+肝素的大规模研究。难治性心绞痛的发生率分别为 8.5%、16.5% 和 10.7%[肝素相对于阿司匹林的相对风险为 0.47 (95% CI 0.21~1.05;$P=0.06$)]。心肌梗死发生率分别为 0.9%、3.3% 和 1.6%(0.25 RR;95% CI 0.03~2.271;$P=0.18$),任何事件发生率分别为 9.3%、16.5% 和 11.5%(0.52 RR,95% CI 0.24~1.14;$P=0.10$)。严重出血,定义为血红蛋白浓度下降≥2 g,或需要输血,发生率分别为 1.7%、1.7% 和 3.3%。这些事件大多发生在冠状动脉介入术后。

后续进行的诸多研究旨在探究阿司匹林加肝素的联合治疗较阿司匹林单药治疗的优势。虽然这些研究未得到统计学上的差异,但在所有研究中均发现联合治疗减少死亡或心肌梗死发生(复合终点)的趋势。一项纳入 ATACS 研究、RISC 研究及 Theroux 研究的荟萃分析显示,联合治疗预后更佳,其死亡/心肌梗死的相对风险为 0.44 (95% CI 0.21~0.93)[159-161]。

(2)HIT 的治疗:来匹芦定、阿加曲班和比伐芦定可用于 HIT 的治疗。疑诊或明确 HIT 的患者,介入治疗期间,可使用阿加曲班[直接凝血酶抑制药,$240\mu g/kg$,然后再输注 $20\mu g/(kg \cdot min)$],根据病情决定是否联用糖蛋白 Ⅱb/Ⅲa 拮抗药[162]。比伐芦定也批准用于合并 HIT 或肝素诱导的血小板减少和血栓形成综合征(HITS)患者的 PCI 围术期。

4. 相关研究

(1)急性心肌梗死:在急性 ST 段抬高型心肌梗死患者中,肝素可应用于溶栓治疗或紧急 PCI。在 ACS 患者中,尤其伴有肌钙蛋白升高,更能从肝素治疗中获益(表 8.13)。表 8.13 和表 8.14 分别总结了其他抗凝药物选择和具体的推荐剂量。

表 8.13　2014 ACC/AHA 非 ST 段抬高急性冠状动脉综合征(NSTE-ACS)患者肠外抗凝药的指南建议

建议	推荐级别	证据级别
住院期间或 PCI 术前皮下注射依诺肝素	I	A
比伐芦定仅适用于早期侵入性策略,在造影或 PCI 术时应用	I	B
住院期间或 PCI 前皮下注射磺达肝癸钠	I	B
如在应用磺达肝癸钠期间进行 PCI,则需加用 II a 因子拮抗药	I	B
静脉输注普通肝素 48h 或 PCI 术前应用	I	B
NSTE-ACS 患者不推荐静脉溶栓治疗	III	A

From Amsterdam EA et al. 2014 AHA/ACC Guideline for the management of patients with non-ST-elevation acute coronary syndromes: a report of the American College of Cardiology/American Heart Association task force on practice guidelines. J Am Coll Cardiol 2014; 64: e139-e228.

在择期 PCI 中,标准的方案是 $70 \sim 100 U/kg$,特殊患者需要根据体重调整用量,监测 ACT 并维持在 $200 \sim 250s$[163]。如果联用糖蛋白 II b/III a 拮抗药,初始肝素负荷剂量应减至 70U/kg,然后根据需要调整剂量,以维持 ACT 在 200s。PCI 术后应立即停用肝素。

(2)体外膜氧合:机械循环支持(MCS)对心脏外科手术和术后心源性休克至关重要。体外循环可在心脏直视手术期间提供心肺支持,体外膜氧合(ECMO)能为心脏切开术后综合征和严重心源性休克患者提供短期部分或全部心脏支持。不仅如此,ECMO 还通过人工肺提供氧合支持。如同其他机械循环支持装置一样,血液暴露于 ECMO 回路表面,除了破坏正常的止血,还会引起强烈的炎症反应。在没有 HIT 的情况下,需使用肝素,防止 ECMO 循环中血栓形成,

表 8.14　NSTE-ACS 患者胃肠外抗凝药物剂量

抗凝药	NSTE-ACS 的上游治疗	PCI 术中（已予上游治疗）	PCI 术中（未予上游治疗）
比伐芦定	0.1 mg/kg 推注，0.25 mg/(kg·h) 输注	0.5 mg/kg 推注，1.75 mg/(kg·h) 输注。术前应用普通肝素者，需停用。30min 后 0.75 mg/kg 推注，1.75 mg/(kg·h) 输注	0.75 mg/kg 推注，1.75 mg/(kg·h) 输注
普通肝素	负荷剂量：60 U/kg（≤4000 U）静脉推注；维持剂量：12 U/(kg·h)（≤1000 U/h）持续输注、维持 aPTT 在 1.5~2.0 倍（50~70s）	联合应用糖蛋白 II b/III a 抑制药，维持 ACT 200~250s；不联合应用糖蛋白 II b/III a 抑制药，维持 ACT：HemoTec 250~300s；Hemochron 300~350s	联合应用糖蛋白 II b/III a 抑制药：静脉负荷剂量（50~70 U/kg），维持 ACT 200~250s；不联合应用糖蛋白 IIb/III a 抑制药：静脉负荷剂量（70~100U/kg），维持 ACT：HemoTec 250~300s；Hemochron 300~350s

（续　表）

抗凝药	NSTE-ACS 的上游治疗	PCI 术中（已予上游治疗）	PCI 术中（未予上游治疗）
依诺肝素	负荷剂量：30mg 静推 维持剂量：1mg/kg 皮下注射，每 12 小时 1 次 如果估测的 CrCl＜30 ml/min，1 mg/kg 每日皮下注射 1 次	末次给药在 8h 内：无须增加剂量 末次给药在 8～12h 或＜2 次治疗剂量：加用 0.3mg/kg 负荷剂量	0.5～0.75 mg/kg 负荷剂量
磺达肝癸钠	2.5 mg 每日皮下注射 1 次 CrCl＜30 ml/min 者慎用	使用具有抗 II a 因子药物，同时考虑是否计划使用 GP II b/III a	不适用（建议使用其他抗凝药物）

aPTT，活化部分凝血酶原时间。From Amsterdam EA et al. 2014 AHA/ACC guideline for the management of patients with non-ST-elevation acute coronary syndromes: a report of the American College of Cardiology/American Heart Association task force on practice guidelines. J Am Coll Cardiol 2014;64:e139-e228.

aPTT 目标值为正常上限的 1.5～2.0 倍。与需要抗凝的其他 MCS 装置类似,ECMO 支持的患者血栓与出血并发症也很常见,其发生率高达 50%。发生危及生命的出血,ECMO 支持期间可继续进行抗凝[164]。

(3)左心室辅助装置血栓形成:左心室辅助装置血栓形成的诊断有赖于病史和临床查体、实验室结果、装置参数、超声心动图(包括斜坡研究)等。对于疑似或确诊血栓形成患者,标准治疗是静脉应用肝素抗凝,辅以抗血小板治疗。直接凝血酶抑制药,主要是比伐芦定,可被用作肝素的替代药,但更昂贵,并且缺乏优于肝素的循证证据,其优势在于可用于 HIT 患者。阿司匹林联合氯吡格雷或双嘧达莫的双联抗血小板治疗可以增强抗血小板作用[165]。更换泵装置通常用于对药物治疗无反应的确诊患者,特别是合并血流动力学不稳定及终末器官灌注不足的患者。当然,如果有供体心脏,心脏移植也是一种选择。考虑较高的颅内出血风险,对于怀疑或确诊为泵血栓形成,且拟更换泵装置的患者,不推荐溶栓治疗[166,167]。

(4)经导管瓣膜及心脏结构干预:结构性心脏病的手术相关血栓和出血并发症均明显升高;因此,必须谨慎权衡血栓和出血之间的平衡。尽管此类手术大多数预后良好,但血栓栓塞并发症的发生率,特别是 CVEs,始终令人担忧[168]。时至今日,抗血小板治疗的有效性及其在经皮瓣膜置换和结构性心脏病介入治疗前后的最佳策略依然亟待解决。

(5)经导管主动脉瓣置换术(TAVR):在 PARTNER 试验中,随访 1 年,发现 TAVR 组卒中发生率高于手术置换组(5.1% vs. 2.4%,$P=0.07$)。人工瓣膜血栓形成所造成的临床影响及口服抗凝药,特别是新型口服抗凝药在 TAVR 术后的应用价值,有待进一步的研究。

目前指南推荐 TAVR 患者,应用阿司匹林联合氯吡格雷的双联抗血小板治疗 3～6 个月(表 8.15)[169,170]。然而,尚无临床证据表明双联抗血小板治疗优于单联抗血小板治疗。因此,单联抗血小板治疗对于非心房颤动的 TAVR 患者可能是合理的。

表 8.15　TAVR 术中术后抗栓药物推荐意见

TAVR	ACC/AHA/STS	ESC
术中	普通肝素（ACT＞300s）	
术后	阿司匹林 75～100 mg/d 长期应用；	术后早期阿司匹林＋氯吡格雷，继而改为阿司匹林
	氯吡格雷 75mg/d,6 个月	或氯吡格雷单药治疗
	如有华法林应用指征,停氯吡格雷	如有华法林应用指征,可华法林单药治疗

ACT,活化凝血时间；TAVR,经导管主动脉瓣置换术。

Data from Nishimura RA,et al. 2017 AHA/ACC Focused update of the 2014 AHA/ACC guideline for the management of patients with valvular heart disease：a report of the American College of Cardiology/American Heart Association task force on clinical practice guidelines. J Am Coll Cardiol 2017；70：252-289.

十五、FXa 选择性间接抑制药

1. **合成戊糖：磺达肝癸钠**　是一种合成戊糖,结合抗凝血酶后才能选择性抑制Ⅹa因子。与肝素不同,磺达肝癸钠不直接抑制凝血酶活性,也不与血小板（或血小板衍生蛋白）相互作用。健康志愿者经皮下给药后,磺达肝癸钠的生物利用度接近 100％,吸收迅速（C_{max}＜2h）[171]。其终末半衰期为 17±3h(老年志愿者稍长),主要通过肾清除。轻度肾损伤(肌酐清除率 50～80 ml/min)患者的药物清除率降低 25％；中度肾损伤(肌酐清除率 30～50 ml/min)患者的药物清除率降低约 40％,重度肾损害(CrCl＜30 ml/min)患者的药物清除率降低 55％。

2. **临床经验**　磺达肝癸钠批准用于预防腹部手术、创伤性髋关节手术、髋关节置换术和膝关节置换术患者的深静脉血栓形成。OASIS-5 研究[172] 纳入 20 078 例 ACS 患者随机接受磺达肝癸钠（2.5mg/d,皮下注射）或依诺肝素(1mg/kg,2/d,皮下注射),平均治疗 6d；第 9 天评估死亡、心肌梗死或难治性缺血事件(主要终点),大出血事件及复合终点。磺达肝癸钠组主要终点事件与依诺肝素组相似(5.8% vs.5.7%,HR 1.01;95% CI 0.90~1.13),符合非劣效性标准。

磺达肝癸钠组第 9 天大出血率明显低于依诺肝素组(2.2% vs.4.1%;HR 0.52;$P<0.001$)。复合终点事件显示,磺达肝癸钠组预后更佳(7.3% vs.9%;HR 0.81;$P<0.001$)。磺达肝癸钠组致命性出血及 TIMI 大出血事件显著减少。无论采用何种治疗,住院期间合并大出血的患者 30d 和 180d 的死亡率、再梗死率或卒中率均显著高于无大出血或小出血的患者。对出血相关的临床特征进行调整后,这些与出血相关的事件发生率依旧偏高。因此,磺达肝癸钠和依诺肝素治疗患者死亡率的差别得益于磺达肝癸钠较低的出血风险。

亚组分析亦显示,磺达肝癸钠获益更优。无论之前是否使用UFH,磺达肝癸钠组的出血率始终较低。两组间行 PCI(磺达肝癸钠组为 39.5%,依诺肝素组为 39.5%)和冠状动脉旁路移植术(分别为 15.3% 和 14.5%)的患者比例相似。9d、30d 和研究结束时,死亡、心肌梗死和难治性缺血的复合发生率相似。值得注意的是,磺达肝癸钠组导管内血栓形成增加(0.9% vs.0.4%);然而,磺达肝癸钠组其他并发症的发生率,包括假性动脉瘤、大血肿、大出血和血管入路相关并发症的发生率均较低。与依诺肝素组相比,磺达肝癸钠治疗 9d 时的总死亡率、心肌梗死、卒中、大出血或任何手术并发症的发生率为 16.6% vs.20.6%(RR 0.81;95% CI 0.73~0.90;$P<0.001$)。

OASIS-6 研究[173] 是一项随机双盲对照研究。该研究入选12 092 例 STEMI 患者,随机分为磺达肝癸钠组(2.5 mg/d)与对照组(安慰剂),为期8d。主要指标为 30d 死亡或再发梗死,同时在 9d 和最终随访时进行二次评估(3~6 个月)。磺达肝癸钠组,30d 时的死亡及再梗死率从对照组的 11.2% 降低至 9.7%;在与普通肝素比较中发现,磺达肝癸钠在预防死亡或再发心肌梗死方面,无论在 30d 时(HR0.82;95% CI 0.66~1.02;$P=0.08$)还是研究结束时

（HR0.77；95％ CI 0.64～0.93；$P=0.008$）均更具优势。同时磺达肝癸钠在溶栓治疗的患者中获益更大（HR0.83；95％ CI 0.73～0.94；$P=0.003$），而在接受紧急 PCI 的患者却不明显。研究还发现，使用单一固定剂量的磺达肝癸钠（2.5mg/d，皮下注射），在很大的肌酐水平范围内均是可行的无须监测或根据体重调整剂量，加之其 ACS 的简易性、安全性和有效性，促进了磺达肝癸钠的广泛应用。

3. 低分子肝素（LMWH） 是通过猪 UFH 的解聚反应制备而成，通过多种工艺可生产出分子量范围为 4000～6500 Da 的多种产品。与 UFH 一样，约 1/3 的 LMWH 多糖链包含抗凝血酶的戊糖结合位点。LMWH-AT（抗凝血酶）复合物（主要由短链多糖组成）具有相对较弱的抗凝血酶活性，但保留了灭活凝血活性因子 X（F X a）的能力。抗 X a/抗 II a 的活性比值从 2:1 到 4:1。与 UFH 类似，LMWH 不抑制已与纤维蛋白结合的凝血酶。

（1）药代动力学：当通过皮下注射方式以固定剂量或体重调整剂量给予 LMWH 时，90％以上的药物可被吸收。与 UFH 相比，LMWH 与细胞或血浆蛋白的结合最小，导致游离药物在循环中的作用更加持久，半衰期更长。UFH 的半衰期平均约 90min，而 LMWH 的半衰期平均约 180min（三种 LMWH 的半衰期为 90～260min）。

（2）安全性：使用 LMWH 很少出现血小板减少症，但在一些患者中已检测到针对 LMWH 和血小板因子 4 复合物的抗体。在极少数情况下发生肝素诱导血小板减少症（HIT），LMWH 注射部位的皮肤坏死同样鲜有发生，这可能是 HIT 的一种局部表现。

（3）临床经验：LMWH 的初始经验来自 205 例不稳定型心绞痛患者[174]，他们被随机分配到那屈肝素（214U/kg，每天 2 次，皮下注射）加阿司匹林组（每天 200mg）、阿司匹林（每天 200mg 口服）加 UFH 组（5000 U 推注，每天 400 U/kg 输注），和单独阿司匹林组（每天 200mg 口服）。患者在治疗的前 48h 内接受了连续 ST 段监测。结果发现，未发生缺血事件的比例在 LMWH＋阿司匹林组为 73％，UFH＋阿司匹林组为 39％，而单独服用阿司匹林组为 40％。与接受

UFH(29%)或单独服用阿司匹林(34%)的患者相比,LMWH 组(18%)的无症状缺血事件发生较少。三组分别有 9%、26% 和 19%的患者出现复发性心绞痛,而 LMWH 组的患者中未观察到心肌梗死的发生(相比之下,UFH 组为 1%,阿司匹林单药组为 6%)。所有治疗组大出血的发生率均很低。

与之前的研究相比,FRISC-1(FRagmin during InStability in Coronary artery disease-1)研究[175] 为一项更大的临床研究,对比 LMWH+阿司匹林与单独阿司匹林的效果。该研究共纳入 1506 例不稳定型心绞痛和 NSTEMI 患者,随机分配到 LMWH 组[达肝素钠,120U/kg,皮下注射(最大剂量不超过 10 000U)],每天 2 次,持续 6天,然后 7500U 每天 1 次,持续 35～45d 或安慰剂组。所有患者均接受阿司匹林(首剂 300mg,此后每天 75mg)。在第 6d 时,死亡或心肌梗死的风险降低了 63%。在 40d 时,LMWH 组患者的死亡、心肌梗死和再次血运重建的可能性仍然较低;然而,在治疗期之后只观察到两组间适度的差异。

FRIC 研究[176] 中,1482 例患有不稳定型心绞痛和 NSTEMI 的患者被分配到 LMWH 组(达肝素钠 120U/kg,每天 2 次,皮下注射)或UFH 组(剂量调整目标为 1.5 倍 aPTT,静脉注射),持续 6d(急性治疗阶段)。UFH 组的患者至少接受 48h 的连续输注,并可选择继续输注或改为皮下注射方案(每 12 小时 12 500U)。第 6 天至第 45 天的延长治疗阶段,患者分别接受了 LMWH(达肝素钠,7500U 皮下注射,每天 1 次)或安慰剂治疗。所有患者在入院后尽早开始服用阿司匹林(75～165mg/d),并在整个研究过程中持续使用。在前 6d内,UFH 组患者的死亡、复发性心绞痛和心肌梗死的发生率为7.6%,而 LMWH 组患者为 9.3%(RR 1.18;95% CI 0.84～1.66)。两组分别有 5.3% 和 4.8%(CI 0.57～1.35)的患者需要再次血运重建。在第 6 天至第 45 天的延长治疗阶段,LMWH 组和安慰剂组中死亡、复发性心绞痛和心肌梗死的复合终点事件发生率为12.3%。

ESSENCE 研究(The Efficacy and Safety of subcutaneous Enoxaparin in Non-Q Wave Coronary Events)[177] 将 3171 例患有静息心绞痛或 NSTEMI 的患者随机分配为 LMWH 组(依诺肝素,1 mg/kg 皮下注射,每天 2 次)或 UFH 组(静脉注射,aPTT 目标值为 55～85s)。治疗最少持续 48h(最多 8d)。所有患者均接受阿司匹林治疗(每天 100～325mg)。两组的中位治疗持续时间为 2.6d。14d 时,LMWH 组患者的死亡、复发性心绞痛或心肌梗死的风险为 16.6%,UFH 组患者为 19.8%(风险降低 16%)。与治疗 14d 时类似,治疗 30d 时,死亡、复发性心绞痛或心肌梗死的复合终点事件风险降低 15%。LMWH 治疗的获益可维持至 1 年[178]。

TIMI IIB 研究[179] 在 3910 例不稳定型心绞痛和 NSTEMI 患者中比较了依诺肝素和 UFH 的治疗效果。与 ESSENCE 研究相比,该试验设计有几个独特的特点。首先,依诺肝素治疗以 30mg 静脉推注起始,继之以 1.0 mg/kg 皮下注射,每天 2 次。其次,UFH 根据体重调整的剂量给予治疗[以 70 U/kg 静脉推注,然后以 15 U/(kg·h) 输注至 aPTT 对照值的 1.5～2.5 倍]。最后,该研究设置了一个院外治疗阶段,比较依诺肝素和安慰剂约 6 周的治疗效果(体重≥65 kg 的患者接受<60 mg 皮下注射 每天 2 次;体重<65 kg 的患者接受 45 mg 皮下注射,每天 2 次;共 43d)。治疗 14d 时,与 UFH 治疗相比,依诺肝素显著降低了死亡、心肌梗死或紧急血运重建的复合结局事件(14.2% vs. 16.7%;RR 15%,$P=0.03$)。初始住院阶段之后院外治疗没有提供额外的益处(17.3% vs. 19.7%,RR 12%,$P=0.051$)。

对 ESSENCE 和 TIMI IIB 试验共 7081 例非 ST 段抬高 ACS 患者的荟萃分析[180] 显示,与 UFH 治疗相比,依诺肝素可将任何缺血性事件的风险降低 20%。此差异在 48h 和 43d 时具有统计学意义。死亡或 MI 的综合复合终点在 48h 时降低了 20%($P=0.02$),在 43d 时降低了 18%($P=0.02$)。在 1 年时可以观察到依诺肝素治疗对死亡、非致死性心肌梗死或紧急血运重建的显著治疗益处(HR 0.88,$P=0.008$,绝对差异 2.5%)。随着患者风险水平的增加,治疗获益也逐渐增加。

(4)药物治疗和冠状动脉介入策略:FRISC Ⅱ 研究[181](The FRagmin and fast revascularization during InStability in Coronary artery disease)纳入了 2267 例不稳定冠状动脉疾病患者,在接受达肝素钠治疗 5d 后(120U/kg 皮下注射,每 12 小时 1 次),根据治疗策略不同随机分配至侵入性组或非侵入性治疗组。在单独的随机分组中,患者分别接受达肝素钠治疗(5000～7500U 皮下注射,每 12 小时 1 次)或安慰剂治疗 3 个月。到 30d 时,与安慰剂组相比,达肝素钠组患者的死亡或心肌梗死事件发生率显著减少(3.1% vs.5.9%,$P = 0.002$)。治疗获益在接下来的 2 个月内逐渐减弱。与缺血引发的血运重建相比,侵入性策略(冠状动脉造影和血运重建)组 6 个月时死亡或心肌梗死的发生率显著降低(9.4% vs.12.1%,$P = 0.03$)。死亡率分别为 1.9% 和 2.9%(FRISC Ⅱ Investigators,1999)。在 24 个月的随访中发现,与非侵入性治疗组相比,侵入性治疗组的死亡率降低(3.7% vs.12.7%,RR 0.72,$P = 0.005$),并且死亡或心肌梗死复合事件发生率同样降低(12.1% vs.16.3%,RR 0.74,$P = 0.003$)。在接受早期侵入性治疗的患者中,重复住院和晚期血运重建手术的需求较低。

RITA(The Randomized Intervention Trial of unstable Angina)研究[182]将 1810 例接受依诺肝素(1mg/kg 皮下注射,每天 2 次,持续 2～8d)和阿司匹林的非 ST 段抬高 ACS 患者随机分为早期干预组或保守干预组。在 4 个月时,早期干预组的患者中有 9.6% 的患者发生了死亡、心肌梗死或难治性心绞痛,而保守干预组中的这一比例为 14.5%(RR 0.66;95% CI 0.51～0.85;$P = 0.001$)。1 年时,两个组的死亡或心肌梗死发生率相似(分别为 7.6% 和 8.3%,RR 0.91;95% CI 0.67～1.25;$P = 0.58$)。早期干预组的患者出现心绞痛症状或需要抗心绞痛药物治疗的比例较少。

SYNERGY(In the Superior Yield of the New Strategy of Enoxaparin,Revas-cularization and GP Ⅱ b/Ⅲ a Inhibitors)研究[183]中,10 027 名高危非 ST 段抬高 ACS 患者随机接受 UFH 或依诺肝素治疗。其中 92% 的患者进行了冠状动脉造影术,47% 的患者接受了院

内 PCI 治疗,57%的患者接受了 GPⅡb/Ⅲa 拮抗药治疗。在 3d 时, 14.5%接受 UFH 的患者和 14.0%接受依诺肝素的患者(OR 0.956; 95% CI 0.869～1.063)发生死亡或非致死性心肌梗死,符合非劣效性标准。PCI 治疗期间两组的缺血事件发生率没有差异。使用依诺肝素后大出血发生率轻度增加。研究发现,两组间输血率未见差异,且年龄增长、肌酐清除率降低与出血风险之间存在相关性。

ExTRACT(In the Enoxaparin and Thrombolysis Reperfusion for Acute Myocardial Infarction Treatment)-TIMI 25 研究[184] 中,20 506例择期接受溶栓的 STEMI 患者在住院期间使用依诺肝素或 UFH治疗至少 48h。在 30d 时主要疗效终点,即死亡或非致命性复发性心肌梗死,UFH 治疗组的发生率为 12%,而依诺肝素治疗组为 9.9%(RR 降低 17%,$P<0.001$)。接受 UFH 治疗的患者中 4.5%发生了非致命性再梗死,而接受依诺肝素的患者为 3%(RR 降低了 33%,$P<0.001$)。依诺肝素治疗组的死亡率有所降低,但未显示出统计学差异(分别为 7.5%和 6.9%,$P=0.11$)。分别有 1.4%和 2.1%的患者发生大出血。死亡、非致死性再梗死或非致死性颅内出血(净临床获益的衡量指标)的综合发生率,UFH 组为 12.2%,依诺肝素组为10.1%($P<0.001$)。

ATOLL(In the Acute Myocardial Infarction Treated with Primary Angio-plasty and Intravenous Enoxaparin or Unfractionated Heparin to Lower Ischemic and Bleeding Events at Short and Long-term Follow-up)研究[185] 中,910 例患者在 PCI 术前随机接受依诺肝素或UFH 治疗。依诺肝素组 30d 死亡、心肌梗死并发症、手术失败或大出血的主要终点发生率未见显著降低(28% vs.34%;RR=0.83; 95% CI 0.68～1.01;$P=0.06$)。然而,依诺肝素治疗与次要终点、死亡、复发性 ACS 或紧急血运重建的显著减少相关[30 (7%) vs. 52 (11%);RR=0.59;95% CI 0.38～0.91;$P=0.015$]。

4. LMWH 和血小板 GPⅡb/Ⅲa 受体拮抗药联合治疗 PCI 临床试验的现有证据表明,抗 Xa 活性>0.5 U/ml 与缺血/血栓形成和出血事件的低发生率相关[186]。A 至 Z 试验[187] 为一项前瞻性、开放性的随机研究,共纳入 3987 例非 ST 段抬高 ACS 患者,比较依诺肝素 (1mg/ml,每 12 小时 1 次)合用血小板 GP Ⅱ b/Ⅲ a 受体拮抗药替罗非班[10mg/kg 静脉推注,0.1mg/(kg·min),最少 48h],及 UFH 合用替罗非班的效果。7d 死亡、复发性心肌梗死或难治性缺血的发生率,依诺肝素组为 8.4%,UFH 组为 9.4%(HR 0.88),满足非劣效性标准。高风险患者和保守干预患者的 RR 幅度更大(有利于依诺肝素)。依诺肝素组的患者大出血更常见(0.9% vs.0.4%;每 200 例患者中发生 1 次大出血事件);然而输血率总体较低(0.9%),且各组之间没有差异。

Murphy 等的荟萃分析对 ACS 患者使用依诺肝素和 UFH 的治疗效果进行了比较。该荟萃分析对包括 49 088 例患者在内的共 12 项试验进行了分析。结果显示,使用依诺肝素治疗后,30d 死亡、心肌梗死或大出血的净临床终点存在下降趋势(12.5% vs.13.5%,OR= 0.9,$P=0.051$)。与 UFH 相比,依诺肝素组的死亡或心肌梗死发生率显著降低(9.8% vs.11.4%,OR=0.84,$P<0.001$),但依诺肝素组大出血的发生率更高(4.3% vs.3.4%,OR=1.25,$P=0.019$)。在 STEMI 试验中,依诺肝素的净临床终点显著降低(OR 0.84,$P=$ 0.015),但在 NSTEACS 试验中未见显著差异(OR=0.97)[188]。

在 ACUITY 试验[189]中,13 819 例 ACS 患者随机分为 3 组,分别为比伐芦定加 GP Ⅱ b/Ⅲ a 受体拮抗药组、肝素(肝素或依诺肝素)加 GP Ⅱ b/Ⅲ a 受体拮抗药组和单独使用比伐芦定组。主要结局(全因死亡率、心肌梗死或 30d 因缺血的计划外血运重建)在各组之间没有显著差异。单独使用比伐芦定可使主要出血并发症减少 50%。

5. 肾功能的影响 在一项研究 F Xa 抑制药代动力学的研究中,有 445 例患者接受依诺肝素的治疗(1.0~1.25mg/kg 皮下注射,每 12 小时 1 次)[190]。平均表观清除率、分布容积和血浆半衰期分别为 0.733 L/h 和 5.24 L/5h。肌酐清除率是影响表观清除率、曲线下面积和抗 Xa 活性的最重要因素。肌酐清除率≤40ml/min 患者的清除率降低 22%[与肾功能正常(肌酐清除率>80ml/min)的患者相比]。这些患者抗 Xa 活性具有较高的峰值和谷值,且也更可能发生大出血事件。单剂量静脉注射依诺肝素后肾功能可能不会影响药代动力学。

十六、直接凝血酶抑制药

凝血酶为药理学抑制的关键目标所在,尤其在炎症所涉及的凝血、细胞增殖和细胞相互作用的各个阶段。直接凝血酶抑制药(DTI)在静脉制剂和口服制剂中均发展迅速。

(一)水蛭素

水蛭素是从药用水蛭的咽旁腺中提取获得的,并已经开发了多种衍生物和重组制剂,包括使用最广泛的药物来匹卢定。水蛭素能够结合凝血酶的催化位点和纤维蛋白原结合位点,因此被认为是一种二价抑制药。

1. 药代动力学 水蛭素的血浆半衰期为 50～65min,生物半衰期为 2h。肝素、水蛭素和比伐芦定的特性可见表 8.11。为了临床安全使用,需要密切关注水蛭素的肾清除率。

水蛭素可与凝血酶形成紧密复合物,抑制纤维蛋白原向纤维蛋白的转化,以及凝血酶诱导的血小板聚集[191]。这些作用不受抗凝血酶作用的影响,并同样可作用于与纤维蛋白结合的凝血酶。但缺点是凝血酶与血栓调节蛋白复合及激活蛋白 C 的能力也受到抑制。水蛭素不与血小板 4 因子结合,也不会诱发可导致血小板和内皮细胞活化的抗体,因此,它可以安全地用于 HIT 患者。水蛭素具有弱免疫原性,因此在重复给药后可能会降低(或很少增加)其反应性。

2. 临床经验 在 GUSTO Ⅱb 试验[192] 中,非 ST 段抬高 ACS 患者接受了 UFH 或水蛭素治疗[0.1 mg/kg 静脉推注,0.1 mg/(kg·h)输注]。24h,水蛭素治疗患者的死亡或非致命性心肌梗死风险降低(1.3% vs. 2.1%,$P = 0.001$)。30d 两组主要终点事件(死亡或非致死性心肌梗死)的发生率分别为 8.9% 和 9.8%(OR 0.89,$P = 0.06$)。水蛭素治疗增加了中度出血的风险(8.8% vs. 7.7%,$P = 0.03$)。

OASIS-1(The Organization to Assess Strategies in Acute Ischemic

Syndromes-1)研究[193]纳入了 909 例非 ST 段抬高不稳定型心绞痛或疑似心肌梗死患者,随机分配接受 UFH(5000 U 静脉推注,1000～1200 U/h 持续输注)、低剂量水蛭素[0.2 mg/kg 静脉推注,0.1 mg/(kg·h)持续输注]或中等剂量水蛭素[0.4 mg/kg 静脉推注,0.15 mg/(kg·h)持续输注]。UFH 和水蛭素的剂量滴定目标为aPTT 60～100s。与 UFH 相比,水蛭素降低了 7d 心血管死亡、心肌梗死或难治性心绞痛的复合事件发生率(OR 0.57;95% CI 0.32～1.02)和 7d 需要血运重建的死亡、心肌梗死或难治性/严重心绞痛的复合事件发生率(OR 0.49;95% CI 0.27～0.86)。中等剂量水蛭素组的总体事件发生率最低。

OASIS-1 的有利结果促生了另一项大型Ⅲ期试验 OASIS-2[194],该试验将 10 141 例非 ST 段抬高 ACS 患者随机分为 72h 输注中等剂量水蛭素(如 OASIS-1 中定义)或 UFH。主要临床事件(7d 和 35d 死亡或心肌梗死事件)的发生率两组分别为 3.6% 和 4.2%(OR 0.87;95% CI 0.75～1.01)。两组间数据无统计学差异。OASIS-1 和 OASIS-2 的试验结果显示,水蛭素治疗的患者在 35d 后死亡或心肌梗死事件的发生率显著降低(OR 0.86;95% CI 0.74～0.99)。

水蛭素几乎完全通过肾途径排泄,因此在给药前必须仔细评估患者肾功能情况。大多数临床试验剔除了肌酐为 2mg/dl 或更高的患者。即使在轻度肾功能损害(肌酐清除率 50～80ml/min)的情况下,未经调整的剂量也会导致抗凝过度并存在出血风险。当肾功能不全患者使用水蛭素时,建议密切监测 aPTT 水平。

(二)比伐芦定

比伐芦定是一种由 20 个氨基酸组成的合成肽,具有特异性抑制凝血酶而发挥抗凝特性。比伐芦定通过催化位点和阴离子结合位点可逆地结合游离和血栓上的凝血酶,从而阻止纤维蛋白、FⅩⅢa 和其他凝血因子的形成和活化。

1. 药效学　比伐芦定是一种通过静脉途径给药的直接凝血酶抑制药,其通过与凝血酶的催化位点和阴离子结合位点结合而起作用,且结合过程是可逆的。它可以延长凝血酶时间(TT)、aPTT 和凝血酶原时间(PT),并且与药物浓度呈线性关系。

2. 药代动力学　1 mg/kg 静脉注射后,药物迅速达到峰值浓度,在肾功能正常的患者中血浆半衰期为 25min。中度肾损害患者的药物清除减少 20%,部分肾损害患者减少 50%,而透析依赖患者可减少 80%。药物半衰期分别延长至 34min、57min 和 3.5h。

3. 临床经验　比伐芦定已被 FDA 批准用于接受 PCI 的非 ST 段抬高型 ACS 患者。批准的依据来自几项大规模临床试验。4312 例接受 PCI 的新发、重度、静息型心绞痛患者中,与 UFH 相比,给予比伐芦定后这些患者 7d 死亡、心肌梗死或紧急血运重建的事件发生率减少了 22%(6.2% vs. 7.9%,P=0.03)[195]。绝对和相对差异可持续至 90d。有研究显示,接受比伐芦定治疗的患者出血并发症显著减少(62%)。

REPLACE-1(In the Randomized Evaluation in Percutaneous coronary intervention Linking Angiomax to reduced Clinical Events)试验[196]中,1020 例患者接受了比伐芦定[0.75 mg/kg 静脉注射,1.75 mg/(kg·h)持续输注]或 UFH 治疗。支架置入术前预先给予阿司匹林和噻吩吡啶治疗。其中 71% 的患者给予了血小板 GPⅡb/Ⅲa 受体拮抗药。给予比伐芦定 48h 后,死亡、心肌梗死、紧急血运重建和出血并发症(轻微、严重、输血)等临床终点事件发生率降低了 19%。

REPLACE-2[197] 试验将 6010 例接受紧急或择期 PCI 患者随机分配为比伐芦定加临时 GPⅡb/Ⅲa 受体拮抗药组(阿昔单抗或依替非巴肽)或 UFH 加 GPⅡb/Ⅲa 受体拮抗药组。预先给予阿司匹林和氯吡格雷预处理。其中约 45% 的患者为不稳定型心绞痛或心肌梗死(7d 内)。30d 死亡、心肌梗死和紧急血运重建的复合事件发生率,肝素组为 7.1%,而比伐芦定组为 7.6%(OR 0.917;95% CI 0.772～1.089;P=0.32)。分别有 4.1% 和 2.4% 的患者出现大出血并发症(P=0.001)。比伐芦定组中轻微出血(25.7% vs.13.4%,P<0.001)和血小板减少(<100 000/mm³)(1.7% vs. 0.7%,P<0.001)的发生率同样很低。比伐芦定组中约 7.2% 的患者接受了 GPⅡb/Ⅲa 受体拮抗药治疗。

4. 比伐芦定在 STEMI 中应用 HORIZONS-AMI 试验[198] 观察了 3600 例 STEMI 患者使用比伐芦定的情况。患者随机接受 UFH 治疗,初始予 60 U/kg 静脉注射,随后滴定至 ACT 200～250s,并与 GPⅡb/Ⅲa 抑制药(阿昔单抗或依替巴肽)合用,或接受比伐芦定单药治疗[0.75 mg/kg 静脉注射;1.75 mg/(kg·h)持续输注],在手术结束时停止,对于出现血栓或无复流的患者加用 GPⅡb/Ⅲa 抑制药。主要终点的不良临床事件发生率,比伐芦定组为 9.2%,UFH GPⅡb/Ⅲa 组为 12.1%(非劣效性为 $P \leqslant 0.0001$,优越性为 $P = 0.006$)。除了观察到的不良临床事件减少外,比伐芦定组的大出血发生率也相应减少(4.9% vs. 8.3%,$P \leqslant 0.001$ 表示非劣性,$P \leqslant 0.0001$ 表示优势)。

5. 肾功能不全的影响 中重度肾功能损害患者比伐芦定的清除率降低;4312 例不稳定型心绞痛患者的数据分析显示,比伐芦定和 UFH 治疗肾功能不全患者时出血风险增加。然而,在所有程度的肾损害中,比伐芦定的大出血发生率始终要低于 UFH。

总体数据表明,中重度肾损害患者使用比伐芦定时需调整剂量。一项对 73 例肾功能不全合并 HIT 患者进行的回顾性研究中,肾小球滤过率(eGFR)(Cockcroft-Gault 公式)为 15～30、31～60 和＞60ml/min 的患者,比伐芦定达到治疗性 aPTT 的平均剂量[mg/(kg·h)]分别为 0.07 ± 0.04、0.15 ± 0.08 和 0.16 ± 0.07 mg/(kg·h)。通过 MDRD(modification of diet in renal disease)公式计算肾功能,eGFR 在 15～30、31～60 和＞60 ml/min 的患者,比伐芦定达到治疗性 aPTT 的平均剂量分别为 0.07 ± 0.04、0.12 ± 0.07 和 0.20 ± 0.07 mg/(kg·h)。综上所述,这些数据进一步表明,中重度肾功能不全患者使用比伐芦定时需考虑调整剂量[199]。

REPLACE-2 的试验结果令人兴奋,其结果显示,通过缩短比伐芦定输注时间并临时给予 GPⅡb/Ⅲa 受体拮抗药,可能会降低肾功能不全患者的出血风险(但也可能会增加这一高风险患者亚群的出血风险)。根据血管成形术和与 ACS 患者的对比分析经验,许多介入心脏病学家倾向于对需要 PCI 的 HIT 患者和 HIT 高风险患者使用比伐芦定(优于阿加曲班)。

(三)阿加曲班

阿加曲班是一种合成的直接凝血酶抑制药,来源于 L-精氨酸,通过与凝血酶活性部位反向结合而发挥作用。阿加曲班的血浆水平和凝血酶时间、aPTT 和 PT 的延长呈线性关系。

1. 药物动力学 经静脉注射途径给药后阿加曲班迅速达到血浆峰值浓度,其血浆半衰期为 39～51min,并通过肝 CYP3A4/5 的羟基化和芳香化代谢。

2. 临床经验 阿加曲班被批准用于 HIT 患者,包括当前 HIT 患者、既往 HIT 病史患者和(或)肝素依赖性抗体患者。

(四)直接凝血酶抑制药的优势

通过对既往临床试验进行荟萃分析,可以对 ACS 患者 DTI 的治疗获得更多经验和准确评估[200]。该荟萃分析纳入了 11 项随机试验,包括 35 970 例患者。与 UFH 相比,DTI 在治疗结束(最长 7d)时(4.3% vs. 5.1%;OR 0.85;95% CI 0.77～0.94;$P=0.001$)和 30d 时(7.4% vs. 8.2%;OR 0.91;95% CI 0.84～0.99;$P=0.02$)发生死亡或心肌梗死的风险较低。其中共有 7 项试验,共 30 154 例 ACS(不稳定型心绞痛或 NSTEMI)或接受 PCI 患者。在 ACS 患者中,与 UFH 相比,使用 DTI 治疗可降低死亡或心肌梗死风险(3.7% vs. 4.6%;OR 0.80;95% CI 0.70～0.92)。在行 PCI 患者中同样观察到死亡或心肌梗死风险的降低(3.0% vs. 3.8%;OR 0.79;95% CI 0.59～1.06)。在 ACS 患者中,DTI 治疗导致大出血的发生率增加,但结果无统计学意义(1.6% vs. 1.4%;OR 1.11;95% CI 0.93～1.34),但在 PCI 患者中大出血发生率的增加存在显著差异(3.7% vs. 7.6%;OR 0.46;95% CI 0.36～0.59)。其中颅内出血的发生率没有统计学差异。

在比较 UFH 与水蛭素或比伐芦定的试验中,治疗结束时死亡或心肌梗死的风险降低程度相似,但使用单价抑制药的风险略有增加(4.7% vs. 3.5%;OR 1.35;95% CI 0.89～2.05)。当通过药物分析大出血结果时,与 UFH 相比,水蛭素与大出血过多相关(1.7%

vs. 1.3%;OR 1.28;95% CI 1.06～1.55),而比伐芦定(4.2%
vs. 9.0%;OR 0.55;95% CI 0.34～0.56)和单价抑制药(0.7%
vs. 1.3%;OR 0.55;95% CI 0.25～1.20)与较低的大出血率相关。

1. 给药策略:提高安全性的机会　在对 30 136 例非 ST 段抬高
型 ACS 患者的前瞻性观察分析中,共 42%的患者接受了初始剂量的
UFH、LMWH,或超出了推荐剂量范围的 LMWH 或 GPⅡb/Ⅲa 受
体拮抗药。患者特征与过量给药有关,包括年龄大、女性、低体重、肾
功能不全、糖尿病和充血性心力衰竭。过量使用抗血栓药物与主要
出血并发症、住院时间延长和死亡率升高相关[201]。

2. 急性冠脉综合征的出血和预后　尽管出血一直被认为是急
性冠脉综合征患者或接受 PCI 患者的一个重要安全问题,但直到最
近才探讨了出血对死亡率的长期影响。在对 4 个多中心随机临床试
验的荟萃分析中发现,NSTEMI 患者的 30d 死亡率随出血严重程度
的增加而增加[轻度、中度或重度出血患者 30d 死亡率的 HR 分别为
1.6(1.3～1.9)、2.7(2.3～3.4)和 10.6(8.3～13.6)][202]。轻度、中度
和重度出血患者的 6 个月死亡率也同样增加[轻度、中度或重度出血
的 HR 1.4(1.2～1.6)、2.1(1.8～2.4)和 7.5(6.1～9.3)]。随后,
Eikelboom 等的研究分析了其他 ACS 试验的汇总数据,证实了 ACS
患者出血与死亡之间存在剂量相关性[203]。目前出血对 ACS 总体死
亡率的确切影响尚不明确。OASIS-5 试验研究了磺达肝癸钠与依诺
肝素在 ACS 中的疗效,结果不仅显示使用磺达肝癸钠出血风险减
少,更重要的是,出血风险的减少与总体死亡率的降低有关。作者随
后得出结论,出血是 ACS 预后的重要预测因素。虽然尚未完全证
实,但目前有几种机制被提出来解释 ACS 出血与死亡率之间的关
系。能够确定的是,与出血相关的血流动力学效应可能导致更高的
死亡率。同样,颅内出血的多重作用也会导致更高的发病率和死亡
率。然而,即使是少量出血也会导致神经激素水平的激活,如去甲肾
上腺素、血管紧张素、内皮素-1 和血管升压素,以维持血压。这些神
经激素水平的升高与心脏事件有关。

除了与出血相关的神经激素激活外,因出血而采取的措施,包括

抗血小板和抗凝治疗的中断,可能也会进一步增加死亡率。在 ACS 患者的 GRACE 登记中,有出血并发症的患者接受抗血栓治疗的频率更高,包括阿司匹林、噻吩吡啶和肝素。在大出血情况下停用阿司匹林、噻吩吡啶类药物或 UFH 会导致较高的住院死亡率[204]。考虑到 ACS 患者和接受 PCI 的患者血小板活化和血栓形成程度较高,停止抗栓治疗可能导致凝血系统激活和潜在的支架内血栓形成。

十七、肠外抗凝药的逆转和替代治疗

为避免接受肠外抗凝治疗的患者发生严重或危及生命的出血,需要了解抗凝药物的药理学机制或作用及逆转或替代治疗的潜在风险。对于普通的肝素,鱼精蛋白(静脉注射 12.5～50mg)是首选药物(1 mg 鱼精蛋白可中和 100U 的 UFH)。对于低分子肝素,建议使用鱼精蛋白(过去 8h 内每使用 1mg 低分子肝素,建议服用 0.5～1.0mg)。必须认识到,鱼精蛋白硫酸盐将中和 40%～50% 的低分子肝素,特别是 Ⅱa 因子效应。凝血酶原复合物浓缩(PCC)可用于难治性出血。Andexanet alfa 为通用 FⅩ 的抗凝逆转药,可能包括磺达肝癸钠,但目前 FDA 的使用推荐不包括 LMWH 或极低 MWH 的逆转。

除支持措施外,肠外直接凝血酶抑制药的方法包括 PCC 和重组 FⅦ,用于治疗难治性出血。不建议使用伊达鲁珠单抗,其专门用于逆转达比加群抗凝作用,预计不会产生凝血酶抑制效果。

十八、口服抗凝药物

口服抗凝药物的常见适应证包括心房扑动或心房颤动患者的卒中预防、机械心脏瓣膜患者的血栓预防、静脉血栓栓塞的治疗和二级预防,以及特定患者预防血栓栓塞,包括已知遗传或获得性血栓形成的患者。

药代动力学与药物处置

口服抗凝药物的药代动力学特征见表 8.16 和表 8.17。它们的最佳用途是平衡期望和不期望的药物效果。预期反应和毒性的大小

表 8.16 口服抗凝药的药代动力学特征

	达比加群	利伐沙班	阿哌沙班	依度沙班	贝曲沙班	华法林
抗凝靶点	F IIa	F Xa	F Xa	F Xa	F Xa	维生素 K 依赖因子 II、VII、IX、and X
生物利用度	6.5%(绝对利用度)	66%(20mg 剂量)随食物而增加	50%(绝对利用度)	60%(绝对利用度)	34%	80%~100%
表观分布体积	50~70L	50L	21L	>107L(Vd_{ss})	32L/kg	8~10L
蛋白结合率	35%	>90%	87%	40%~59%	60%	95%~97%
达峰时间(h)	1~2	2~4	1~4	1~2	3~4	1~2
半衰期(h)	12~17	5~9	8~15	10~14	19~27	7d,有效半衰期 20~60h
肝脏代谢/生物转化	20%经葡萄糖醛酸化(II期)	66%发生代谢降解	30%~35%;主要部位 O-脱甲基和羟基化(1期)	很少;主要通过共轭、CYP3A4 氧化和水解(1期)	主要生物转化途径;通过水解	主要;完全的

（续 表）

	达比加群	利伐沙班	阿哌沙班	依度沙班	贝曲沙班	华法林
肾排泄	80% 直接排出	66%（33%直接排出,33%降解代谢后排出）	25%～30%	40%～50%	11%	>90%无活性
胆汁排泄	约 20%	28%粪便排出（7%直接排出）	30%～35%	50%	胆汁为主要排泄途径（经肝 P-gp）以药物原形排出 85%经粪便回收	代谢物
CYP 代谢	无共轭	30%	15%	是（% NR）	最低<1%（水解）	是
CYP 同工酶	否	是（CYP3A4/5, CYP2J2）	是 CYP3A4/5（少量经 CYP1A2, 2C8, 2C9, 2C19 和 2J2）	是 CYP3A4	<1% 经 CYP 1A1、1A2、2B6、2C9、2C19、2D6、3A4	2C9,2C19,2C8, 2C18,1A2 和 3A4,2C9 的遗传多态性导致变异性反应

（续 表）

	达比加群	利伐沙班	阿哌沙班	依度沙班	贝曲沙班	华法林
药物转运体	P-gp 底物（达比加群）	P-gp 底物，ABCG2 底物（BCRP）	P-gp 底物，Q-ABCG2 底物（BCRP）	P-gp 底物，Q-ABCB1 底物（MDR1）	P-gp 底物，NR	肝 P-gp 底物和抑制药 ABCB1（MDR1）

ABCB1(MDR1)，ATP 结合盒 B 亚家族成员 1（多药耐药蛋白 1）；ABCG2(BCRP)，ATP 结合盒亚家族 G 成员 2（乳腺癌耐药蛋白）；CYP，细胞色素 P；FⅡa，因子Ⅱa；FⅩa，因子Ⅹa；NR，未报道；P-gp，通透性糖蛋白；Vd$_{ss}$，稳态下分布体积。

From DeWald TA, Becker RC. The pharmacology of novel oral anticoagulants. J Thromb Thrombolysis 2014;37:217-233.

表 8.17　口服直接凝血酶和因子Ⅹa抑制药的药代动力学特性和特征总结

达比加群:Vd 为 60～70L,符合中等组织分布。极限体重的可用数据较少。在 RE-LY 中,与体重为 100 kg 的患者相比,体重为 50 kg 的患者的谷浓度明显更高。目前没有基于体重的剂量调整建议

利伐沙班:Vd 为 50L,组织分布中等。极限体重(50 或 120kg)对暴露没有影响(25%);不建议调整剂量

阿哌沙班:Vd 为 21L,体积小,血液中分布有限。极端体重时(50 和 120 kg)对阿哌沙班暴露有一定影响,不会改变阿哌沙班血浆浓度和抗Ⅹa活性关系。仅当体重 60 kg 且 80 岁或血清肌酐 C 1.5 mg/dl 时,建议减少剂量

达比加群口服生物利用度低(6%～7%)。服用高剂量(150 mg)可以克服生物利用度低的问题。达比加群酯中的酒石酸可促进吸收并最大限度地减少酸性环境中的变化。10 mg 时利伐沙班的剂量依赖性口服生物利用度为 80%～100%,20 mg 时为 66%

阿哌沙班口服生物利用度为 50%,剂量不超过 10 mg

与食物同服达比加群酯时对其吸收没有影响;可随餐服用或不随餐服用

利伐沙班和食物同服可适度提高 15 和 20mg 剂量的生物利用度;必须随餐服用。改变胃 pH 值的药物不会改变利伐沙班的 PK,但胃内释放部位对药物充分暴露很重要

阿哌沙班吸收时间延长;食物不影响生物利用度。整个胃肠道均可吸收

吸收(肠道):在被吸收并生物转化为达比加群之前,达比加群酯是 P-gp 外排转运体的基质,不应与 P-gp 诱导药合用

利伐沙班是外排转运蛋白 P-gp 和 BCRP/ABCG2 的底物。联合使用这些转运体的抑制药或诱导剂可能导致利伐沙班暴露的变化

阿哌沙班是外排转运蛋白 P-gp(最小值)和 BCRP/ABCG2 的底物

肝:达比加群经肝Ⅱ期葡萄糖醛酸化,高达 20% 的肝生物转化率。没有明显的 CYP 作用,一旦生物转化为母体化合物,就不会与药物转运体发生相互作用。在中度肝损伤的情况下给药,患者间的变异性较大

利伐沙班经历中度肝生物转化。中度肝损伤患者慎用,中度肝损害合并凝血障碍患者禁用。利伐沙班是CYP3A4/5、CYP2J2、外排转运蛋白

（续　表）

P-gp 和 BCRP/ABCG2 的底物。避免利伐沙班与 P-gp 和强 CYP 3A4
抑制药合用。流入亲和力（摄取转运蛋白未知）

阿哌沙班约 1/3 经肝生物转化清除。对中度肝损伤患者的影响未能明
确；无严重肝损害患者的使用资料。阿哌沙班是 CYP 3A4、P-gp 和
BCRP/ABCG2 的底物。不建议与 CYP 3A4 和 P-gp 的强双诱导药联合
使用阿哌沙班。如果使用强双重抑制药，则需要减少剂量

肾：达比加群，肾功能对药物清除至关重要。当 CrCl 为 30 ml/min 时，必
须减少剂量

该人群的临床结果数据有限。当 CrCl 为 15 ml/min 或在血液透析情况
下，不建议使用。肾与外排转运蛋白（P-gp）未见存在相互作用

利伐沙班：肾功能对药物清除的至关重要。当 CrCl 为 15～50 ml/min 时，
建议减少剂量。外排转运体 P-gp 和 BCRP/ABCG2 在肾的相互作用对
临床结果的影响未知

阿哌沙班：约 1/3 经肾排泄。如果血清肌酐为 1.5 mg/dl，年龄 80 岁或体
重 60 kg，建议减量。肾与外排转运蛋白（P-gp 和 BCRP/ABCG2）的潜
在相互作用，临床结果未知

BCRP/ABCG2，ATP 结合盒亚家族 G 成员 2（乳腺癌耐药蛋白）；CrCl，
肌酐清除率；CYP，细胞色素 P；P-gp，通透性糖蛋白；Vd，分布容积。

From DeWald，Becker RC. The pharmacology of novel oral anticoagulants. J Thromb Thrombolysis 2014;37;217-233.

取决于作用部位药物的浓度[205]。彻底了解药物的药代动力学特征和
药物间潜在的相互作用，对于患者的最佳处方和预后至关重要。抗
凝药吸收、分布、代谢和消除方面的药物特异性差异，以及这些过程
中的疾病特异性或条件特异性变化，决定了临床中药物的安全有效
使用。具体而言，生物利用度、分布（包括蛋白质结合）、代谢（包括
CYP450）和消除途径的差异可能会显著影响药物的反应。膜转运蛋
白已成为许多药物药代动力学干预的决定性因素。越来越多的膜转
运蛋白已被识别，临床关注的重点是它们在肠、肝、肾和血脑屏障的
上皮组织中的如何表达，以及如何调节药物生物利用度和抗凝活性。

目前尚不清楚转运蛋白(外排和摄取)数量不断增加的整体影响;然而,外排转运蛋白,特别是渗透性糖蛋白(P-gp)的作用在许多药物的临床前研究中被常规评估和记录[206]。本综述中介绍的所有口服抗凝药都表明,P-gp 相互作用在一定程度上对药物转运有影响,尤其是通过与其他 P-gp 调节药的相互作用。CYP450 3A4 同工酶和 P-gp 的药物底物,可能会参与主要药物间的相互作用,而不仅仅作为一个系统的药物底物。表 8.18 总结了与 P-gp 和 CYP450 相关的药物相互作用。口服抗凝药的生物利用度差异很大。对于某些药物,生物利用度会随着食物的服用而变化。例如,利伐沙班(20mg 剂量)的生物利用度为 66%[207]。利伐沙班与食物合用可增加 20mg 剂量的生物利用度,平均 AUC 为 39%,C_{max} 为 76%。因此,15mg 和 20mg 剂量的利伐沙班应与食物一起服用(通常是一天中最大的一餐),目前的建议是与晚餐一起服用。10 mg 剂量的生物利用度为 80%~100%,不需要食物即可达到有效抗凝的足够浓度。因此,每天服用 10mg 利伐沙班,以持续降低复发性深静脉血栓形成(DVT)和(或)PE 风险,或预防髋关节或膝关节置换术后的 DVT,可在进食或不进食的情况下服用。相比之下,与食物同服会降低贝曲沙班的生物利用度。贝曲沙班口服生物利用度为 34%;然而,在服用贝曲沙班之前食用高脂膳食会导致 AUC 和 C_{max} 分别降低 50%,而食用低脂膳食会导致 AUC 和 C_{max} 分别降低 70% 和 61%。此时,标签上的管理建议是每天在同一时间与食物一起服用贝曲沙班[208]。

口服抗凝药的分布体积(Vd)差异很大。该参数是药物亲和力/组织亲和力、血浆和组织蛋白结合亲和力,以及屏障组织(肾和肝)上活性药物转运体存在的函数。Vd 的差异说明了不同抗凝药的组织分布范围;然而,目前还没有足够的信息来评估这种差异对患者预后的临床影响。

最后,在开始和监测抗凝治疗时,药物清除是一个重要的临床变量。药物清除是指通过所有清除途径,包括生物转化(代谢)和药物排泄,将药物从体内不可逆地清除的过程。参与生物转化的酶主要位于肝,其中常见的代谢途径包括氧化、还原、水解和结合。

表 8.18 口服抗凝药物的潜在相互作用

药物	相互作用 [a]	措施
阿哌沙班	强双重 CYP3A4 和 P-gp 诱导药 (如利福平、卡马西平、苯妥英和圣约翰草)	避免同时服用
	强双重 CYP3A4 和 P-gp 抑制药 (如酮康唑、伊曲康唑、利托那韦和克拉霉素)	对于每天 2 次服用 5mg 阿哌沙班的患者，将剂量减少至每天 2 次的 2.5mg。对于每天 2 次服用 2.5mg 的患者，避免同时服用
贝曲沙班	P-gp 抑制药 (如胺碘酮、阿奇霉素、维拉帕米、酮康唑和克拉霉素)	在接受 P-gp 抑制药的患者中减少贝曲沙班的剂量。严重肾功能不全 (CrCl 15～29 ml/min) 患者应避免同时使用贝曲沙班和 P-gp 抑制药
依度沙班	P-gp 诱导药 (如利福平)	避免同时使用
拜瑞妥	• 强双重 CYP3A4 和 P-gp 诱导药 (如卡马西平、苯妥英、利福平和圣约翰草)	避免同时使用
	强双重 CYP3A4 和 P-gp 抑制药 (如酮康唑、利托那韦)	对于 CrCl 15 ml/min 至 <80 ml/min 的患者，避免利伐沙班与中度 P-gp 和 CYP3A4 抑制药同时应用，除非潜在益处超过潜在风险
	• 中度双重 CYP3A4 和 P-gp 抑制药 (如红霉素) 用于肾功能损害患者 (CrCl 15 ml/min 至 <80 ml/min)	

（续　表）

药物	相互作用[a]	措施
达比加群	P-gp 诱导药（如利福平）	避免同时使用
	P-gp 抑制药（如酮康唑和决奈达隆）	对于房颤卒中预防的适应证：中度肾功能损害（CrCl 30～50 ml/min）患者，将达比加群剂量减少至 75 mg 每天 2 次。严重肾功能损害患者（CrCl 15～30 ml/min）应避免服用治疗指征和降低 DVT 和 PE 复发风险；对于 CrCl<50 ml/min 的患者，避免同时使用达比加群和 P-gp 抑制药
		• 为预防髋关节置换术后 DVT 和 PE 的发生：CrCl>50 ml/min 服用 P-gp 抑制药，如龙奈达酮或酮康唑，考虑将达比加群和 P-gp 抑制药的给药时间间隔数小时。在 CrCl<50 ml/min 的患者中避免同时使用达比加群和 P-gp 抑制药

（续　表）

药物	相互作用[a]	措施
华法林	华法林可能会增强的药物（如环丙沙星、复方甲噁唑、红霉素、氟康唑、异烟肼、甲硝唑、咪康唑、伏立康唑、胺碘酮、氯贝丁酯、地尔硫草、非诺贝特、普罗帕酮、普萘洛尔、硫吡唑酮、苯丁氮酮、吡罗昔康、西酞普兰、恩他卡彭、合曲林、西咪替丁、奥美拉唑、合成代谢固醇、齐鲁酮）	尽可能避免。如果必须联合治疗，须增加监测频率，并根据 INR 结果调整华法林剂量
	极有可能抑制华法林的药物（如灰黄霉素、萘西林、利巴韦林、利福平、胆固醇胺、美沙拉秦、巴比妥类、卡马西平和巯基嘌呤）	尽可能避免。如果必须联合治疗，增加监测频率，并根据 INR 结果调整华法林剂量

CrCl，肌酐清除率；DVT，深静脉栓塞；INR，国际标准化比率；PE，肺栓塞；P-gp，P-糖蛋白。

From DeWald TA, Becker RC. The pharmacology of novel oral anticoagulants. J Thromb Thrombolysis 2014；37：217-233.

CYP450 系统是负责大多数药物代谢氧化反应的酶家族。该家族中存在许多同工酶,它们在药物代谢中的作用已得到充分证实。虽然肝病或损害可能导致功能丧失,致使药物的代谢或清除降低,但很难知道这些变化何时具有临床意义,关于肝损伤剂量调整的建议是非特异性的,暂时难以实行[209]。了解代谢和消除的主要途径可能有助于最佳抗凝药的选择。

除了代谢和生物转化外,部分药物通过排泄到胆汁或尿液中而被清除。肾排泄药物的过程可能包括肾小球滤过、活性肾小管分泌或肾小管重吸收的任何组合。在存在肾病的情况下,肾小球滤过和肾小管分泌都会减少,从而损害药物及其代谢物的肾清除。这些过程中的损害程度延长了药物的留存或半衰期,可能延长药效学效应,这取决于通过肾清除途径排出的药物比例和肾损害的程度。了解抗凝药对肾清除途径的依赖性,可以指导最佳治疗方案的选择和定制个性化监测计划。

十九、口服直接凝血酶抑制药

(一)药代动力学和药效学的详细总结

1. **达比加群** 达比加群的口服生物利用度较低,为 6%~7%。为了克服这一潜在的缺点,可给予大剂量的前体药达比加群酯。其药物的化学特性(碱性和亲水性较低)有助于肠道吸收。此外,为了增强达比加群酯吸收所需的酸性环境,药物包含在含有酒石酸的帽状物中。达比加群层叠在密封涂层的球形酒石酸起动器芯上。虽然这一特点改善了药物溶出度并限制了胃 pH 的变化,但它可能是达比加群治疗相关消化不良的来源。与完整的胶囊制剂相比,从胶囊壳中释放药物微丸可使达比加群酯的生物利用度增加 75%。不建议改变该输送系统(嚼服、打破或打开胶囊)。在吸收期间和吸收后,达比加群酯通过在肠细胞、门静脉和肝中水解转化为其活性代谢物达比加群,而在血浆中可检测到留下的最小前药或中间体[210]。达比加群不是任何药物转运体的底物;但达比加群酯是对 P-gp 转运系统具有中等亲和力的底物。尽管药物间相互作用的可能性很小,但达比加群与其他 P-gp 活性调节药合用时,临床相关药物相互作用可能仅发生在吸收阶段。达比加群与 P-gp 诱导药(利福平)和 P-gp 抑制药(酮康唑、胺碘酮、维拉帕米、奎尼丁)合用可导致达比加群暴露、C_{max}最大浓度和药时曲线下面积(AUC)发生显著变化。RE-LY 试验(The Randomized Evaluation of Long-Term Anticoagulation Therapy)中药代动力学分析表明,同时服用质子泵抑制药、胺碘酮和维拉普-阿米尔显著影响达比加群的口服生物利用度,但结果对稳态暴露的变化(增加或减少)仅有中等影响(23%)[211]。建议避免达比加群与利福平合用。当前美国达比加群的使用建议,在与全身性酮康唑合用时减少达比加群的剂量,并严禁在接受 P-gp 抑制药的严重肾损害患者中使用达比加群。

2. 利伐沙班 利伐沙班为薄膜包衣片剂,其生物利用度呈剂量依赖性。在健康男性受试者中评估食物对利伐沙班吸收的影响[212]。在两项相互作用的研究中,受试者分别服用 2 片 5 mg 片剂(禁食和进食)、4 片 5 mg 片剂(禁食)或 1 片 20 mg 片剂(禁食和进食)。在这项研究中,在有食物存在的情况下,高剂量利伐沙班的 C_{max} 和 AUC增加,个体间变异性降低[213]。一般来说,随餐服药延长了药物胃内停留时间,这是由于餐后胃动力降低所致,可能增加了药物溶解度和分解度。餐后服用利伐沙班可观察到吸收率和吸收程度的改善,这可能归因于其亲脂性和溶解度的改善,而其基线几乎不变。改变胃 pH值的药物不会改变利伐沙班的药物动力学;但胃内药物释放的部位对利伐沙班的吸收很重要。当药物在近端小肠释放时,利伐沙班暴露会减少,如果在远端小肠或升结肠释放时甚至进一步减少。利伐沙班口服给药(经食管)的替代策略应避免将药物输送至胃以外的任何部位。利伐沙班是 P-gp 和 ATP 结合转运蛋白、乳腺癌耐药蛋白(BCRP)的底物,其基因符号为 ABCG2[214]。与 P-gp 一样,BCRP 是一种分布在上皮细胞顶端表面的转运蛋白,在血脑屏障、胎盘、肝、肠道、肾中有较高水平,并且越来越被认为具有调节吸收、分布和代谢的能力,以及清除这些组织中的外源性物质。涉及 BCRP 药物间相互作用的研究主要集中在肿瘤中的多药耐药(MDR)效应;然而,已证明天然存在的黄酮类化合物可以抑制 BCRP 介导的转运,尤其是白杨素和鹰嘴豆芽素 A,常见于西蓝花、芹菜、辣椒和豆制品等食物[215]。而这种转运蛋白(BCRP)的抑制药或诱导药可能导致利伐沙班暴露的变化,其临床影响尚不清楚。有研究表明,利伐沙班与 P-gp 和 CYP3A4 抑制药联合用药时,利伐沙班的暴露增加。这种联合用药的药物动力学效应(F Xa 抑制和 PT 延长)可能会增加出血风险,不建议同时服用酮康唑、伊曲康唑、洛匹那韦/利托那韦、利托那韦、印地那韦/利托那韦和康尼伐普坦等药物。

3. 阿哌沙班　阿哌沙班已在 PK/PD 试验和多项临床试验中进行了研究[216]。阿哌沙班目前的药代动力学研究表明,阿哌沙班具有良好的口服生物利用度,人体吸收率为 50%,食物不影响阿哌沙班的生物利用度。口服后,阿哌沙班在整个胃肠道均可被吸收,约 50% 的药物在小肠远端和升结肠吸收。在人类肝和肝细胞中,阿哌沙班的代谢清除率不显著。其主要代谢物由 CYP3A4 在人肝微粒体中形成,并为非活性循环代谢物。阿哌沙班抑制或诱导 CYP 或形成反应性代谢物的可能性较低,药物相互作用的风险也相对较低。阿哌沙班是转运蛋白 P-gp 和 BCRP(ABCG2)的底物。阿哌沙班作为 P-gp 底物的鉴定,与观察到的与 P-gp 和 CYP3A4 的强抑制药(酮康唑)和诱导药(利福平)合用时阿哌沙班 AUC 和 C_{max} 的变化一致。当与强效 CYP3A4 和 P-gp 双重抑制药(酮康唑、伊曲康唑、利托那韦、克拉霉素)合用时,目前的建议是减少阿哌沙班的剂量。

4. 依度沙班　依度沙班的药代动力学已在健康志愿者中通过单剂量和多剂量给药进行了研究[217]。有研究证实,依度沙班片剂和口服溶液粉末具有相似的生物利用度。依度沙班与食物合用可导致其药代动力学产生适度的影响,但临床影响较为明显。单剂量口服依度沙班后的绝对生物利用度为 60%。依度沙班是 CYP3A4 和 P-gp 的底物[218]。基于 PK/PD 模型的模拟结果,建议将服用强 P-gp 抑制药(包括酮康唑、红霉素、阿奇霉素、奎宁、维拉帕米和决奈达隆)患者的依度沙班处方剂量减半。非瓣膜性心房颤动(NVAF)患者服用依度沙班的暴露-反应分析中显示,依度沙班和强 P-gp 抑制药联合服用增加了依度沙班的暴露。在这项分析中,出血事件的发生率随着依度沙班暴露量的增加而显著增加,其最显著特征是依度沙班在稳定状态下的最低浓度($C_{min,ss}$)。

药物从肠道吸收是一个受药物理化性质及胃肠道生理因素影响的复杂的过程。现有数据表明,胃肠道的摄取和外排转运蛋白的存在对药物的吸收起着重要作用,且存在遗传变异性,分析药物间相互作用时应予以考虑。一般来说,这些因素可能会导致药物吸收和潜在反应的个体出现差异。

5. 贝曲沙班　贝曲沙班是一种口服抗凝药,通过阻止凝血酶生成而发挥作用,对血小板聚集无直接影响。贝曲沙班在剂量为 80 mg 时吸收迅速。健康人口服给药后 3～4h 达到其血浆浓度峰值。口服生物利用度为 34%,食用高脂肪食物可降低其生物利用度。贝曲沙班是一种口服活性凝血 FⅩa(活化 FⅩ)抑制药,具有抗凝活性。贝曲沙班主要以胆汁形式排泄,半衰期约 19h。

(二)达比加群

1. 药效学　达比加群酯是一种可转化为达比加群的前药,达比加群是可逆结合凝血酶的小分子直接凝血酶抑制药。前药的胃肠道吸收取决于低 pH 值,在摄入后 2～3h 达到血浆浓度峰值。

2. 药物动力学　达比加群的半衰期为 12～17h,80% 通过肾脏排泄。由于前药和药物代谢独立于 CYP450,因此该药物在中度肝功能不全中被认为相对安全,但在严重肾功能不全的患者中必须谨慎使用[210]。

3. 临床经验

(1)静脉血栓栓塞:RE-Cover 试验[219a] 对急性静脉血栓栓塞患者进行了随机、双盲、非劣效性试验,这些患者最初接受肠外抗凝治疗的中位时间为 9d(四分位间距为 8～11),对比口服达比加群(150 mg,每天 2 次)与华法林的疗效[通过剂量调整以达到 2.0～3.0 的国际标准化比率(INR)]。主要结果是 6 个月内复发症状、客观证实的静脉血栓栓塞和相关死亡的发生率。安全终点包括出血事件、急性冠脉综合征、其他不良事件和肝功能测试结果。1274 例患者随机接受达比加群治疗,其中共有 30 例患者(2.4%)出现复发性静脉血栓栓塞,而 1265 例随机接受华法林治疗的患者中,有 27 例患者(2.1%)出现复发性静脉血栓栓塞;风险差异为 0.4 个百分点(95% CI −0.8~1.5;预先指定的非劣效性范围 $P<0.001$)。达比加群的 HR 为 1.10(95%,CI 0.65~1.84)。20 例达比加群(1.6%)患者和 24 例(1.9%)华法林患者发生主要出血事件(达比加群的 HR 为 0.82;95% CI 0.45~1.48),其中达比加群患者 205 例(16.1%)和华法林患者 277 例(21.9%;达比加群的 HR 为 0.71;95% CI 0.59~0.85)。两组的死亡人数、急性冠状动脉综合征和肝功能异常检测结果相似。9.0% 的达比加群患者和 6.8% 的华法林患者发生了导致停药的不良事件($P=0.05$)。对于急性静脉血栓栓塞的治疗,固定剂量的达比加群与华法林一样有效,其安全性与华法林相似。

在两项双盲、随机试验(RE-MEDY 和 RE-SONATE 研究[219a,219b])中,静脉血栓栓塞患者进行了为期至少 3 个月的治疗,并将达比加群(150 mg,每日 2 次)与安慰剂(安慰剂对照研究)和华法林进行了比较(主动对照研究)。在主动对照研究中,1430 例达比加群组患者中有 26 例(1.8%)发生复发性静脉血栓栓塞,1426 例华法林组患者中有 18 例(1.3%)(达比加群的 HR 为 1.44;95% CT 0.78~2.64;非劣效性为 $P=0.01$)。达比加群组 13 例(0.9%)和华法林组 25 例(1.8%)出现大出血(HR 0.52;95% CI 0.27~1.02)。达比加群组大出血或临床相关出血的发生率较低(HR 0.54;95% CI 0.41~0.71)。达比加群组 13 例(0.9%)和华法林组 3 例(0.2%)出现急性冠脉综合征($P=0.02$)。在安慰剂对照研究中,681 例达比加群组患者中有 3 例(0.4%)发生复发性静脉血栓栓塞,662 例安慰剂组患者中有 37 例(5.6%)(HR0.08;95% CI 0.02~0.25;$P<0.001$)。达比加群组有 2 例患者(0.3%)发生大出血,安慰剂组无患者发生大出血。36 例达比加群组患者(5.3%)和 12 名安慰剂组患者(1.8%)发生严重或临床相关出血(HR 2.92;95% CI 1.52~5.60)。达比加群组和安慰剂组各有 1 例患者出现急性冠脉综合征。

(2)心房颤动:在 RE-LY 研究中,共有 18 113 例非瓣膜性房颤患者,平均 CHADS2 评分为 2.1,随机分为两种剂量的达比加群 (110 mg,每日 2 次或 150 mg,每日 2 次),并与华法林对比,用于卒中和血栓栓塞的二级预防。该试验中,华法林组的卒中或全身性栓塞事件发生率为 1.69%,110 mg 每日 2 次达比加群组为 1.53%(非劣效性 $P<0.001$),150 mg 每日 2 次达比加群组为 1.11%(优效性 $P<0.001$)。大出血定义为血红蛋白降低至少 20 g/L 并输血 2 单位,110 mg 达比加群组关键部位或器官的症状性出血率较低(2.71% vs. 华法林组每年 3.36%,$P=0.003$),与 150 mg 每日 2 次达比加群组的华法林相似(3.11% vs. 华法林组每年 3.36%,$P=0.31$)[220]。

RELY 试验的一些亚组分析结果已经发表。对 1270 例接受心脏复律患者的分析结果显示,卒中发生率较低(110 mg 每日 2 次组为 0.8%,150 mg 每日 2 次组为 0.3%,华法林组为 0.6%)[221]。经食管超声心动图(TEE)与心脏复律联合检查显示,心房血栓的发生率同样较低(110 mg 每日 2 次为 1.8%,150 mg 每日 2 次为 0.3%,华法林为 0.6%)。达比加群已获得 FDA 批准,其剂量为 150 mg,仅根据药效学研究,其用于 CrCl 为 15~30 ml/min 患者的剂量为 75 mg。

(3)消融:因阵发性或持续性房颤[222]而计划进行导管消融(CA)的患者被随机分配接受达比加群(150 mg,每日 2 次)或华法林(目标 INR,2.0~3.0)。消融在持续抗凝 4~8 周后进行,然后在消融后持续 8 周。主要终点是消融期间及消融后 8 周内发生主要出血事件;次要终点包括血栓栓塞和其他出血事件。该试验纳入了 704 例患者,635 例患者接受了消融治疗。达比加群组在消融术期间及术后 8 周内的主要出血事件发生率低于华法林组[5 例患者(1.6%) vs. 22 例患者(6.9%);绝对风险相差 5.3 个百分点;95% CI −8.4~−2.2;$P<0.001$]。与华法林相比,达比加群与围术期心包压塞事件和穿刺部位血肿较少发生相关。华法林组发生 1 例血栓栓塞事件。

(4)达比加群治疗房颤的出血事件:尽管达比加群 110 mg(而非 150 mg)治疗与主要出血的主要安全终点显著降低相关,但两种剂量均与华法林相比均减少颅内出血[华法林每年 0.76%,达比加群 110 mg 每日 2 次 每年 0.23%;(RR 0.30;95% CI 0.19~0.45)和达比加群 150mg 每日 2 次 每年 0.32%（RR 0.41；95% CI 0.28～0.60)][223]。与华法林（每年 1.07%；RR 1.48；95% CI 1.18～1.85)和达比加群 110mg 每日 2 次（每年 1.15%；RR 1.36；95% CI 1.09～1.70)相比，达比加群 150mg 每日 2 次与胃肠道出血增加（1.56%）显著相关[223]。尽管抗凝药与剂量无关，但肾功能不全和联合服用阿司匹林会增加出血风险[224]。

（三)利伐沙班

1. 药理学　利伐沙班通过直接并可逆性结合 FⅩa 而发挥抗凝作用。

2. 药代动力学　口服给药的生物利用度为 60%～80%，血浆浓度峰值约出现在 3h。在肾功能和肝功能正常的患者中，利伐沙班的血浆半衰期为 5～9h[225]。

3. 临床经验

（1)静脉血栓栓塞：在 EINSTEIN DVT 研究中，对患有急性症状性 DVT 的患者单独口服利伐沙班（15mg，每天 2 次，连续 3 周，然后 20mg，每天 1 次)与皮下注射依诺肝素和维生素 K 拮抗药（华法林或乙酰香豆素)进行 3 个月、6 个月或 12 个月的比较。同时进行一项双盲、随机、事件驱动的优势研究，对完成 6～12 个月静脉血栓栓塞治疗的患者进行单独服用利伐沙班（20 mg，每日 1 次)与安慰剂进行 6 或 12 个月的比较。两项研究的主要疗效结果是复发性静脉血栓栓塞。主要安全性结果为初始治疗研究中的大出血或临床相关非大出血，以及持续治疗研究中的大出血[226]。利伐沙班治疗急性 DVT 的研究纳入了 3449 例患者：1731 例患者服用利伐沙班，1718 例患者使用依诺肝素加维生素 K 拮抗药。利伐沙班在主要转归方面无不良疗效[36 个事件（2.1%），依诺肝素维生素 K 拮抗药 51 个事件（3.0%）；HR 0.68；95% CI 0.44～1.04；P＜0.001]。每组主要安全性结果发生率为 8.1%。在 602 例利伐沙班组患者和 594 例安慰剂组患者的持续治疗研究中，利伐沙班的疗效优于安慰剂组[8 个事件（1.3%）vs. 42 个事件（7.1%）；HR 0.18；95% CI 0.09～0.39；P＜0.001]。利伐沙班组有 4 例患者出现非致命性大出血（0.7%），而安慰剂组没有($P=0.11$)。

在 EINSTEIN PE 研究中[227],4832 例患有急性症状性 PE 伴或不伴 DVT 的患者被随机分配接受利伐沙班(每天 2 次,每次 15mg,连续 3 周,然后每天 1 次,每次 20mg)或依诺肝素标准治疗后接受调整剂量的维生素 K 拮抗药治疗 3 个月、6 个月或 12 个月。主要疗效结果是症状性复发性静脉血栓栓塞。主要安全性结果是严重或临床相关的非主要出血。

利伐沙班在主要疗效结果方面不劣于标准治疗(非劣效边缘, 2.0;$P=0.003$),利伐沙班组 50 例(2.1%),标准治疗组 44 例(1.8%)(HR 1.12;95% CI 0.75~1.68)。利伐沙班组和标准治疗组的主要安全性结果分别为 10.3% 和 11.4%(HR 0.90;95% CI 0.76~1.07;$P=0.23$)。利伐沙班组 26 例(1.1%)和标准治疗组 52 例(2.2%)出现大出血(HR 0.49;95% CI 0.31~0.79;$P=0.003$)。两组其他不良事件的发生率相似。

对于 PE 的初始和长期治疗,单独使用利伐沙班的固定剂量方案不劣于标准治疗,并且有可能改善获益风险状况。

(2)心房颤动:在 ROCKET-AF 试验(In the Rivaroxaban Once Daily Oral Direct F Ⅹ a Inhibition Com-pared with Vitamin K Antagonism for Prevention of Stroke and Embolism Trial in Atrial Fibrillation)中[228],14 264 例非瓣膜性房颤患者随机分为两组,一组为固定剂量利伐沙班(CrCl 为 30~49 ml/min 的患者每天 20 mg 或每天 15 mg),另一组为剂量调整后的华法林。在意向性分析中,188 例服用利伐沙班的患者(每年 1.7%)和 241 例服用华法林的患者发生卒中或全身栓塞的主要终点事件(每年 2.2%,利伐沙班组的 HR 为 0.79,95% CI 0.66~0.96,非劣效性 $P<0.001$)。1475 例接受利伐沙班治疗的患者出现严重和非主要临床出血事件(每年 14.5%,HR 1.03;95% CI 0.96~1.11;$P=0.44$)。利伐沙班组颅内出血事件(0.5% vs.0.7%,$P=0.02$)和致命性出血(0.2% vs. 0.5%,$P=0.003$)显著减少。相反,与华法林(154 例,2.2%,$P<0.001$)相比,利伐沙班组胃肠道大出血更常见(224 例,3.2%)。基于这些数据,

FDA 批准利伐沙班用于非瓣膜性房颤的卒中和血栓栓塞预防。

（3）心房颤动和 PCI：在 PIONEER-AF-PCI 试验[229] 中，2124 例接受 PCI 支架植入术的 NVAF 患者，按照 1∶1∶1 比例被随机分为低剂量利伐沙班（15mg 每日 1 次）加 P2Y12 抑制药治疗 12 个月（第 1组），极低剂量利伐沙班（2.5mg 每日 2 次）加 DAPT 治疗 1 个月、6个月或 12 个月（第 2 组），或使用调整剂量的维生素 K 拮抗药（每日 1次）加 DAPT 治疗进行 1 个月、6 个月或 12 个月的标准治疗（第 3组）。主要安全性结果为临床显著出血（根据 TIMI 标准，主要出血或轻微出血或需要医疗护理的出血）。利伐沙班治疗的两组临床显著出血率均低于标准治疗组（第 1 组为 16.8%，第 2 组为 18.0%，第 3组为 26.7%；第 1 组与第 3 组的 HR 为 0.59；95% CI 0.47～0.76；$P<0.001$；第 2 组与第 3 组的 HR 为 0.63；95% CI 0.50～0.80；$P<0.001$）。三组患者心血管原因、心肌梗死或卒中的死亡率相似（Kaplan-Meier 评估，第 1 组为 6.5%，第 2 组为 5.6%，第 3 组为 6.0%；所有比较的 P 值均无统计学意义）。在接受 PCI 的房颤患者中，与维生素 K 拮抗药加 DAPT 治疗 1 个月、6 个月或 12 个月的标准疗法相比，低剂量利伐沙班加 P2Y12 抑制药治疗 12 个月或极低剂量利伐沙班加 DAPT 治疗 1 个月、6 个月或 12 个月，临床出血率显著较低。

（4）心力衰竭：COMMANDER HF 随机临床试验[230] 纳入了近期慢性心衰恶化、射血分数降低、冠心病和窦性心律患者，评估抗血小板治疗合用小剂量利伐沙班的疗效。该试验随机抽取了 5022 例因恶化性心力衰竭接受治疗后出院的患者。患者需要接受心衰和冠心病的标准治疗，并排除需要抗凝治疗或有出血史的患者。患者按 1∶1的比例随机分组。尽管利伐沙班组和安慰剂组的全因死亡率、心肌梗死或卒中的主要终点没有差异，但利伐沙班组患者在心肌梗死和卒中方面有优势。因此，对冠心病和心衰恶化患者的 COMMANDER HF安慰剂对照试验进行了事后分析。患者被随机分配接受 2.5 mg 利伐沙班，每日 2 次口服，或在标准治疗的基础上服用安慰剂。在这项事后分析中，血栓栓塞复合事件被定义为：①心肌梗死、缺血性卒中、猝死/意外死亡、症状性 PE 或症状性 DVT;②除猝死/意外死亡外的上面提到的所有事件,因为并非死亡都是由血栓栓塞事件引起的。5022 例患者中,3872 例(77.1%)为男性,总平均年龄(SD)为 66.4 (10.2)岁。在 19.6(11.7~30.8)个月的(四分位区间)中位随访中,与安慰剂组相比,接受利伐沙班治疗的患者发生血栓栓塞事件(包括猝死/意外死亡)的例数较少,为 328 例(13.1%),安慰剂组血栓栓塞复合事件发生的例数为 390 例(15.5%),两组存在统计学差异(HR 0.83;95% CI 0.72~0.96;P=0.01)。排除突发/意外死亡后,两组血栓栓塞事件的结果相似,利伐沙班组 153 例(6.1%)患者发生栓塞事件;安慰剂组 190 例(7.6%)患者发生栓塞事件(HR 0.80;95% CI 0.64~0.98;P= 0.04)[231]

(5)稳定性心血管疾病:在 COMPASS 研究中,27 395 例稳定性动脉粥样硬化性血管疾病(冠状动脉或外周动脉)患者被随机分成三组:利伐沙班 2.5 mg 每日 2 次联合阿司匹林 100 mg 每日 1 次组;单用利伐沙班 5 mg 每日 2 次组;单用阿司匹林 100 mg 每日 1 次组。主要结局是心血管死亡、卒中或心肌梗死等复合事件。平均随访 23 个月后,该研究因利伐沙班联合阿司匹林组的优越性而停止。与阿司匹林单药组相比,利伐沙班联合阿司匹林组的主要结局发生率更少(4.1% vs. 5.4%;HR 0.76;95% CI 0.66~0.86;P<0.001)[38],但是大出血事件发生率更高(3.1% vs. 1.9%;HR 1.70;95% CI 1.40~2.05;P<0.001)。两组间颅内出血或致死性出血均无差异。与单用阿司匹林相比,利伐沙班联合阿司匹林组的全因死亡率较低。单独接受利伐沙班与单独服用阿司匹林两组患者经历的事件相当,但单独服用利伐沙班组大出血事件的发生率更高。COMPASS 研究的其他分析显示,利伐沙班和阿司匹林联合用于预防原发性和继发性卒中的效果非常显著[39]。缺血性/不确定性卒中减少了近 50%,致死性和致残性卒中的发生率也降低了近 50%。卒中的独立预测因素包括既往卒中、高血压、基线收缩压升高、年龄、糖尿病和亚洲种族。其中既往卒中是发生卒中的最强预测因子,HR 为 3.63。

(6)消融:VENTURE-AF 是一项前瞻性随机试验,接受导管消融手术(CA)的 NVAF 患者服用利伐沙班或者维生素 K 拮抗药(VKA)。248 例患者被随机分配到两组:利伐沙班(20 mg,每日 1 次)组;在 CA 之前及 CA 之后 4 周内连续服用 VKA 组。主要终点是 CA 后的大出血事件;次要终点包括血栓栓塞事件(卒中、全身性栓塞、心肌梗死和血管性死亡的复合事件)和其他出血或手术相关事件。患者平均年龄(SD)为 59.5 ± 10 岁,71% 为男性,74% 为阵发性 AF,CHA2DS2-VASc 评分为 1.6。利伐沙班组和 VKA 组相比用于治疗 ACT 的平均肝素总剂量略高(13 871 vs. 10 964 U;$P<0.001$),平均 ACT 水平略低(302 vs. 332 U;$P<0.001$)。VKA 组大出血的发生率很低(0.4%;1 次大出血事件)。同样,该组血栓栓塞事件也很低(0.8%;1 例缺血性中风和 1 例血管性死亡)。所有上述事件均发生在 VKA 组并且都在 CA 之后。任何判定事件(26 vs.25)、任何出血事件(21 vs.18)和任何其他手术归因事件(5 vs.5)的数量相似[232]。

(7)利伐沙班相关出血:目前已经研究了服用利伐沙班患者出血并发症的处理。在兔出血模型中,重组活化因子Ⅶ和 PCC 部分改善了凝血实验室参数,但并未减少利伐沙班相关出血[233]。与达比加群不同,利伐沙班的血浆蛋白结合率为 95%,因此预计对血液透析患者无效。如果在口服摄入 8h 内给予活性炭,则可能有效。在一项随机、安慰剂对照、双盲试验中,研究者对 12 名服用利伐沙班的健康男性志愿者进行 PCC 干预,发现 PCC 即刻完全逆转了凝血酶原时间和内源性凝血酶潜能;然而与动物实验不同,该试验在治疗期间没有发生临床相关的出血并发症[234]。见下面的逆转和替代部分。

(四)阿哌沙班

阿哌沙班是作用在 FⅩa 活性位点上的直接口服抗凝药。

1. 药效学 阿哌沙班是一种有效、直接、口服、可逆和高度选择性 FⅩa 抑制药(抑制常数=0.08 nM),不需要 AT 来实现抗血栓活性。阿哌沙班抑制游离和结合的 FⅩa,以及凝血酶原酶活性,从而抑制凝血功能。通过抑制 FⅩa,阿哌沙班减少凝血酶生成和血栓形成。对血小板聚集无直接作用,但间接抑制凝血酶诱导的血小板聚集。

2. 药代动力学　阿哌沙班的口服生物利用度为 50%。给药后 3h 达到血浆药物浓度峰值,半衰期为 9~14h。与利伐沙班一样,代谢依赖于 CYP450 活性[235]。阿哌沙班的口服剂量增加至 10 mg 时,其暴露剂量将成比例增加。阿哌沙班的清除通过多种途径,包括代谢、胆汁排泄和直接肠道排泄,约 27% 的阿哌沙班清除通过肾排泄。阿哌沙班的药代动力学在大部分患者中是一致的,并且阿哌沙班与最常用处方药的临床相关相互作用有限,允许固定剂量给药而不需要治疗药物监测[236]。

3. 临床经验

(1)静脉血栓栓塞症:在 AMPLIFY 研究中[237],5395 例急性静脉血栓栓塞患者被随机分配接受阿哌沙班组(剂量为 10 mg 每日 2 次,持续 7d,然后 5 mg 每日 2 次,持续 6 个月)和常规治疗组(皮下注射依诺肝素,序贯应用华法林)。主要疗效终点是复发性症状性静脉血栓栓塞或与静脉血栓栓塞相关的死亡。主要安全终点是单独的大出血和大出血加上临床相关的非大出血。阿哌沙班组 2609 例患者中有 59 例(2.3%)出现主要疗效终点,而常规治疗组 2635 例患者中有 71 例(2.7%)出现主要疗效终点[RR 0.84;95% CI 0.60~1.18;风险差异(阿哌沙班减去常规治疗)为 -0.4 个百分点;95% CI -1.3~0.4]。在 RR(<1.80)和风险差异(<3.5 个百分点)95% CI 的预定义上限方面,阿哌沙班与常规治疗相比无显著差异($P<0.001$)。0.6% 接受阿哌沙班治疗的患者和 1.8% 接受常规治疗的患者发生大出血(RR 0.31;95% CI 0.17~0.55;$P<0.001$)。

(2)心房颤动:在一项双盲研究中[238],5599 例卒中风险升高且研究者认为不适合维生素 K 拮抗药治疗的房颤患者被随机分配为阿哌沙班组(剂量为 5mg 每日 2 次)和阿司匹林组(81~324mg 每日 1 次)。主要终点是卒中或全身栓塞的发生。由于阿哌沙班较阿司匹林有显著优势,故数据和安全监测委员会建议提前终止研究。阿哌沙班组患者中有 51 例主要终点事件(每年 1.6%),阿司匹林组患者中有 113 例(每年 3.7%)(阿哌沙班的 HR 为 0.45;95% CI 0.32~0.62;$P<0.001$)。阿哌沙班组死亡率为每年 3.5%,阿司匹林组为

每年 4.4%（HR 0.79;95% CI 0.62～1.02;$P=0.07$）。

ARISTOTLE 试验[239] 将 18 201 例房颤和至少一种其他卒中危险因素的患者随机分配到华法林组和阿哌沙班组（5 mg 每日 2 次）。阿哌沙班组的主要终点、缺血性或出血性卒中及全身栓塞的发生率为每年 1.27%，华法林组为每年 1.60%（阿哌沙班的 HR 为 0.79，95% CI 0.66～0.95，非劣效性 $P<0.001$;优越性 $P=0.01$）。

（3）房颤和 PCI:AUGUSTUS 试验[240] 是一项 2×2 析因、随机、对照试验，以 P2Y12 抑制药为背景，对患有心房颤动和（或）ACS/PCI 的患者进行维生素 K 拮抗药与阿哌沙班、阿司匹林及安慰剂进行比较。纳入标准:①≥18 岁;②既往心房颤动并计划应用口服抗凝药;③计划使用 P2Y12 抑制药 6 个月。排除标准:①严重肾功能不全;②颅内出血史;③其他抗凝禁忌证;④凝血功能障碍;⑤最近或计划进行冠状动脉旁路移植术。在 ACS/PCI 后 14d 内对 4614 例患者进行随机分组，中位时间为 6d。92.6% 患者应用的 P2Y12 抑制药是氯吡格雷。分配给维生素 K 拮抗药的患者在治疗范围内的中位时间百分比为 59%。在死亡或缺血事件的两个随机化因素之间没有显著的交互作用（$P=0.28$）。6 个月时，阿哌沙班组 154 例患者（6.7%）死亡或经历了缺血性事件，包括心肌梗死、明确或可能的支架内血栓形成、卒中或紧急血运重建;VKA 组中 163 例（7.1%）患者经历了上述事件。在抗血小板方案比较中，149 例接受阿司匹林治疗的患者（6.5%）出现死亡或缺血事件，而安慰剂组 168 例（7.3%）出现死亡或缺血事件。虽然这种差异并不显著，但安慰剂组发生了更多的缺血事件。

（4）消融:在 AXAFA-AFNET 试验[241] 中，研究者将阿哌沙班（5 mg 每日 2 次）或 VKA（INR 2～3）前瞻性地应用于有卒中风险的房颤患者，然后将两组进行比较。主要终点是死亡、卒中或出血事件。总共 674 例患者（中位年龄 64 岁，33% 女性，42% 非阵发性心房颤动）被随机分组，633 例接受了研究药物治疗。阿哌沙班组中 22/318 例患者发生主要终点事件，VKA 组中 23/315 例发生主要终点事件［差异－0.38%（90% CI－4.0%～3.3%），非劣效性 $P=0.0002$,预设绝对阈值 0.075],包括 2 例(0.3%)死亡、2 例(0.3%)卒中和 24 例(3.8%)ISTH 大出血。通过 MRI 检测阿哌沙班组 44/162 例(27.2%)患者发生急性小脑病变;VKA 组 40/161(24.8%)例患者发生急性小脑病变($P=0.64$)。认知功能在随访结束时均有所增加($P=0.005$),但两组之间没有差异。

(5)阿哌沙班相关出血:在 AMPLIFY 试验[237] 中,阿哌沙班组4.3%的患者发生大出血和临床相关非大出血的复合结局,而常规治疗组为 9.7%(RR 0.44;95% CI 0.36~0.55;$P<0.001$)。在 AVEROUS[238] 中,阿哌沙班组有 44 例大出血(每年 1.4%),阿司匹林组有 39 例(每年 1.2%)(阿哌沙班 HR 1.13;95% CI 0.74~1.75;$P=0.57$);其中颅内出血阿哌沙班组 11 例,阿司匹林组 13 例。在 ARISTOTLE 试验[240,242] 中,阿哌沙班的大出血率为每年 2.13%,华法林每年 3.09%(HR 0.69;95% CI 0.60~0.80;$P<0.001$)。在 AUGUSTUS[240] 试验中,阿哌沙班组有 10.5%患者发生主要或临床相关的非主要出血,VKA 组有 14.7%的患者发生上述出血事件(HR 0.69;95% CI 0.58~0.81;非劣效性和优效性 $P<0.001$);阿司匹林组 16.1%的患者发生上述出血事件,而安慰剂组发生出血事件的比例为9.0%(HR 1.89;95% CI 1.59~2.24;$P<0.001$)。发生主要出血事件的患者比例在 VKA 组和阿司匹林组最高(18.7%),阿哌沙班组和安慰剂组最低(7.3%)。

(五)依度沙班

依度沙班是一种每日 1 次的非维生素 K 拮抗药的口服抗凝药,是一种直接、选择性、可逆的 FⅩa 抑制药。在健康受试者中,单次口服依度沙班可在给药后 1~2h 达到血浆浓度峰值,然后呈双相下降。暴露量与 15~150mg 每日 1 次的剂量大致成正比。依度沙班主要从上消化道吸收,口服生物利用度约为 62%。食物不影响依度沙班的总暴露量。健康受试者的终末消除半衰期为 10~14h,每天重复给药至 120 mg 剂量时累积量最小[243]。稳态分布容积(VD)约为 107 L,总清除率约 22L/h;肾清除率约占总清除率的 50%,而代谢和胆汁分泌占剩余的 50%。除肾功能外,内在因素如年龄、性别和种族不影响依度沙班的药代动力学。口服依度沙班后能够导致凝血标志物水平的快速变化,对抗凝标志物(如抗 F X a)、凝血酶原时间和 aPTT 的峰值影响在给药后 1～2h 发生[244]。尽管如此,研究者们仍进行了药物相互作用研究以明确 CYP3A4 抑制药对依度沙班药代动力学的影响。此外,还评估了可与依度沙班同时给药的其他药物的效果。由于依度沙班是外排转运蛋白 P-gp 的底物,因此研究者对 P-gp 抑制药、底物和诱导药同样进行了多项药物相互作用研究。

1. 静脉血栓栓塞药 在 Hokusai-VTE 研究[245] 中,最初接受肝素治疗的急性静脉血栓栓塞患者被随机分配到依度沙班组 60 mg 每日 1 次或 30 mg 每日 1 次(CrCl 为 30～50 ml/min 或体重低于 60 kg)和华法林组。患者接受药物研究时间为 3～12 个月。主要疗效终点是复发性症状性静脉血栓栓塞。主要的安全终点是大出血或临床相关的非大出血。该研究共有 4921 例患者患有 DVT,3319 例患者出现 PE。华法林组,在治疗范围内的发生率时间为 63.5%。依度沙班组 130 例(3.2%)患者和华法林组 146 例(3.5%)患者发生主要终点事件(HR 0.89;95% CI 0.70～1.13;非劣效 $P<0.001$),最终结果显示依度沙班的主要疗效不劣于华法林。

2. 心房颤动 ENGAGE 研究[246] 在 21 105 例中高危房颤患者(中位随访时间为 2.8 年)中比较了依度沙班和华法林的治疗效果。主要疗效终点是卒中或全身性栓塞。主要安全终点是大出血。华法林治疗期间主要终点的年增长率为 1.5%(治疗范围内的中位时间为 68.4%);高剂量依度沙班为 1.18%(HR 0.79;97.5% CI 0.63～0.99;$P<0.001$ 非劣效性);低剂量依度沙班为 1.61%(HR 1.07;97.5% CI 0.87～1.31;$P=0.005$ 非劣效性)。在意向性治疗分析中,与华法林相比,有一种倾向于大剂量依度沙班的趋势(HR 0.87;97.5% CI 0.73～1.04;$P=0.08$),而低剂量依度沙班与华法林相比具有不利趋势(HR 1.13;97.5% CI 0.96～1.34;$P=0.10$)。心血管原因的年死亡率华法林组为 3.17%;高剂量依度沙班组为 2.74%(HR 0.86;95% CI 0.77～0.97;$P=0.01$);低剂量依度沙班组为 2.71%(HR 0.85;95% CI 0.76～0.96;$P=0.008$),关键次要终点

(卒中、全身性栓塞或心血管原因死亡的复合终点)的相应发生率分别为 4.43%、3.85%(HR 0.87;95% CI 0.78~0.96;$P=0.005$)和 4.23%(HR 0.95;95% CI 0.86~1.05;$P=0.32$)。

3. 依度沙班相关出血　在 Hokusai-VTE 研究[245] 中,依度沙班组 349 例(8.5%)患者和华法林组 423 例(10.3%)患者发生安全性终点事件(HR 0.81;95% CI 0.71~0.94;$P=0.004$ 非劣效性)。在 ENGAGE 研究[246] 中,两组不良事件发生率中相似。华法林组大出血的年增长率为 3.43%,而高剂量依度沙班组为 2.75%(HR 0.80;95% CI 0.71~0.91;$P<0.001$),低剂量依度沙班组为 1.61%(HR 0.47;95% CI 0.41~0.55;$P<0.001$)。

(六)贝曲沙班

贝曲沙班是一种口服抗凝药,通过抑制凝血酶的产生而发挥作用,且对血小板聚集没有直接影响。贝曲沙班在 80 mg 的剂量下吸收迅速,健康成人口服 3~4h 后达到血浆浓度峰值。

1. 药效学　贝曲沙班是选择性 FⅩa 抑制药,可结合 FⅩa 的活性位点并抑制游离 FⅩa。直接抑制 FⅩa 活性能够降低凝血酶原酶的活性,因此能够减少凝血酶的产生。每天服用 40~80 mg 的贝曲沙班对活化部分凝血酶时间、凝血酶原时间及 INR 没有明显影响[247]。

2. 药代动力学　贝曲沙班的半衰期为 19~27h[248],比同类其他药物的半衰期时间长。贝曲沙班起效快,达到最大血药浓度的时间 3~4h;因此,患者在治疗开始后能够较快地达到完全抗凝的效果。贝曲沙班的生物利用度约为 35%。压碎或咀嚼不会影响其生物利用度,贝曲沙班最好与食物一起服用。此外,贝曲沙班的蛋白结合率约为 60%。与其他 FⅩa 抑制药不同,贝曲沙班不经过肝代谢。由于 CYP450 同工酶系统在贝曲沙班的代谢中不发挥主要作用,因此通过该途径的药物与贝曲沙班不存在相互作用。与此不同的是,贝曲沙班是 P-gp 的底物,所以当贝曲沙班与 P-gp 诱导药或抑制药一起给药时,药物浓度会相应降低或升高。

3. 临床经验　对于因中度或重度活动受限或其他 VTE 危险因

素而有血栓栓塞并发症风险的急性内科疾病住院的成人,贝曲沙班适合预防 VTE。但是对于重度肾病患者需要进行剂量调整(CrCl $15\sim30$ ml/min)。

APEX 是一项随机、双盲、多国临床试验,在具有 VTE 危险因素的急性内科住院人群中比较延长应用贝曲沙班($35\sim42$d)与短期依诺肝素($6\sim14$d)预防 VTE 的效果[249]。该试验将 7513 例患者随机分配至贝曲沙班组和依诺肝素组。接受贝曲沙班的患者在第 1 天口服 160 mg 的初始剂量,然后每天 1 次 80 mg,持续 $35\sim42$d,并且每天接受一次安慰剂注射,持续时间 $6\sim14$d。依诺肝素组的患者每天 1 次皮下注射 40 mg,持续时间 $6\sim14$d,并且每天口服 1 次安慰剂药丸,持续时间 $35\sim42$d。共有 7441 例患者发生了复合终点事件,包括发生无症状或有症状的近期 DVT、非致命性 PE 或 VTE 相关死亡。与依诺肝素组终点事件(6%)相比,贝曲沙班组患者中观察到的事件较少(4.4%)(RR 0.75;95% CI 0.61,0.91)。在 $35\sim42$d,延长贝曲沙班降低了 VTE 的风险(4.27% vs.7.95%,$P=0.042$),且不会导致大出血事件增多(1.14% vs.3.13%,$P=0.07$)。VTE 事件(3.32% vs.8.33%,$P=0.013$)和大出血事件(0.00% vs.3.26%,$P=0.003$),在贝曲沙班全剂量中均减少。与依诺肝素相比,贝曲沙班治疗的患者更可能发生非大出血事件(总体人群 2.56% vs.0.28%,$P=0.011$;全剂量 3.32% vs.0.36%,$P=0.010$)。研究结束时两组的死亡率相似(总人群 13.39% vs.16.19%,$P=0.30$;全剂量,13.65% vs.16.30%,$P=0.39$)[250]。

4. 贝曲沙班相关出血　Apex 试验中贝曲沙班最常见的不良反应与出血有关($\geqslant$5%)。总体而言,接受贝曲沙班的患者中有 54% 至少发生了一种不良反应,而应用依诺肝素的患者不良反应发生率为 52%。贝曲沙班组(18%)和依诺肝素组(17%)严重不良反应的发生率相似。停止治疗最常见的原因是出血,贝曲沙班和依诺肝素的所有出血事件发生率分别为 2.4% 和 1.2%。贝曲沙班和依诺肝素的大出血发生率分别为 0.67% 和 0.57%。

5. 药物相互作用　贝曲沙班与 P-gp 抑制药合用,导致出血风险增加,因此应减少贝曲沙班的剂量。在接受 P-gp 抑制药治疗的重度肾功能损害患者,应避免使用贝曲沙班。

(七)维生素 K 拮抗药——华法林

华法林虽然可以静脉注射,但主要以口服方式给药。

1. **药效学** 华法林通过抑制维生素 K 依赖的凝血因子Ⅱ、Ⅶ、Ⅸ和Ⅹ的合成,特别是它们的羧化作用来发挥其抗凝活性。凝血因子Ⅱ、Ⅶ、Ⅸ和Ⅹ的 N 端区域的羧化是其生物活性所必需的,并且需要还原性维生素 K 作为羧化步骤的辅助因子。

2. **药代动力学** 华法林通过抑制维生素 K 环氧化物还原酶复合物的 C1 亚基来干扰凝血因子的合成,从而减少维生素 K_1 环氧化物的再生。华法林(和其他香豆素衍生物)抑制维生素 K 循环的还原酶,间接减慢凝血功能活性因子的合成速度[251]。治疗剂量的华法林使肝产生的维生素 K 依赖的活性凝血因子总量减少 30%~50%。

3. **临床经验**

(1)给药剂量:开始使用华法林的标准方法是从 5 mg/d 开始,持续 3d,每天监测 INR 并相应地调整剂量,直到低于抗凝的下限(INR 2.0)。老年人、出血风险增加、合并肝病,以及合并使用已知会增加华法林反应的药物时,首选较低的起始剂量。亚裔人群由于肝酶的遗传变异[252]对华法林的剂量要求较低,而黑种人和一些犹太人人群的剂量要求较高[253]。对于胃肠外抗凝治疗过度的患者,应在治疗前 4~5d 开始联合应用华法林及肝素(UFH、LMWH)以灭活所有循环中的维生素 K 依赖性凝血因子;一旦 INR 处于治疗范围内 2d,就可以停用肝素。

(2)治疗性 INR 范围:根据国际参考凝血活酶,INR 代表凝血酶原时间,推荐用于华法林管理。事实上,INR 的开发仅仅是为了确认华法林的复杂性,以及在实验室和全球临床医师之间获得一致性的需要。对于患有 DVT、PE、血栓栓塞风险(包括 AF)的患者,推荐 INR 范围为 2.0~3.0。人工心脏瓣膜患者需要更大强度的抗凝,推荐的 INR 范围为 2.0~3.5,生物瓣膜和主动脉机械瓣膜对 INR 值要求较低[254]。众所周知,一旦华法林达到稳态,INR 可以每 4~6 周检测一次。更重要的是,个别患者的 INR 控制变化和华法林需求变化可能会受到饮食、并发症、药物或剂量变化的影响,以及活动和乙醇摄入量的影响。

(3)自我监测和自我指导的华法林治疗:与仅进行自我监测的患者相比,能够既可应用家庭护理点凝血设备进行自我监测、又可以根据临床医师开发的给药算法进行自我指导的患者,血栓栓塞事件更少,死亡率更低[255]。患者的选择、教育、交流和随访策略是安全性和有效性的关键。

(4)药物遗传学指导的治疗:华法林治疗的初始 3 个月内出血风险最高。在对 VKORC 基因型指导华法林给药的 CoumaGen-Ⅱ研究中,事先对 VKORC 的分析给出了基因适合的第一剂量。结果显示,超出 INR 范围的发生率降低了 10%,DVT 发生率降低了 66%,90d 严重不良事件发生率从对照组的 9.4%降低到 4.5%。如果基因指导的给药方法效率高并且能够负担得起的话,这些数据支持在开始使用华法林之前采用基于药物遗传学的方法制定华法林的给药方案[256]。

(5)剂量调整:以下几种情况需要减少华法林的剂量:存在充血性心力衰竭;任何来源的肝损伤,包括乙醇;肾功能损害(增加血浆中游离药物的比例);营养不良(导致维生素 K 缺乏)。甲亢可增强维生素 K 的分解代谢,从而减少华法林的用量,而黏液性水肿则具有相反的效果。由于对华法林的反应随着年龄的增长而增加,因此在老年人中应用华法林剂量应减少。饮食中维生素 K 的不同摄入量(如西蓝花等绿色蔬菜)会增加 INR 的可变性。患者应接受有关保持食物中维生素 K 含量一致的教育和建议。

(6)药物相互作用:华法林通过不同机制与许多药物都存在相互作用。巴比妥类或苯妥英钠等药物能够加速华法林在肝中降解,因此这些药物对华法林存在抑制作用。增强华法林效果的药物包括别嘌醇和胺碘酮,以及抑制维生素 K 生成的头孢菌素类抗生素。减少华法林降解并且增强抗凝效果的药物包括多种抗生素,如甲硝唑(Flagyl)和复方甲噁唑(Bactrim)。另外,阿司匹林、氯吡格雷和非甾体抗炎药等抗血小板药物可能也会增加出血风险。因此,除非有强烈的适应证,否则临床医师应避免华法林和上述药物联合应用。

(7)禁忌证:华法林的禁忌证包括近期的缺血性卒中、出血性卒中、未控制的全身性高血压及合成能力受损的肝硬化。如果抗凝非常有必要,则必须仔细评估风险收益比。高龄本身并不是抗凝治疗的禁忌证。

(8)怀孕和华法林:华法林因其致畸性而在孕早期和出生前 2 周禁用,另外还存在胎儿出血的风险。

(9)华法林相关出血风险:华法林最常见的并发症包括颅内出血风险增加在内的各个部位的出血,老年人的出血风险明显增加[257]。除此之外,华法林比较严重的并发症是华法林相关的皮肤坏死。究其原因可能涉及蛋白 C(一种天然抗凝药)的消耗。皮肤坏死最好的预防方法是在患者合用肝素时从较低剂量的华法林开始,这对于已知蛋白 C 缺乏的患者尤为重要。

(10)二尖瓣狭窄或反流:在二尖瓣疾病患者中,AF、明显左心房(LA)扩大或既往发生栓塞的患者血栓栓塞的风险最大,应考虑抗凝治疗。相比之下,窦性心律的二尖瓣狭窄患者不需要进行抗凝治疗。带有 Watchman 装置的经皮左心耳封堵治疗广泛用于不适合长期抗凝治疗的患者。在 AF 合并二尖瓣疾病的患者中,如果 CHADS2 评分为 1 分或更高,Watchman 左心耳封堵在预防卒中、全身性栓塞和心血管死亡方面不劣于华法林治疗[258]。

(11)心力衰竭和心肌病:在没有 AF 或其他特定适应证的情况下,心衰患者不推荐常规抗凝(无论是 HFpEF 还是 HFrEF)[259]。许多试验未能显示华法林抗凝对左心室收缩功能障碍或窦性心律 HFrEF 患者的益处[260,261]。目标 INR 值为 2～3 的香豆素类药物或新型口服抗凝药的长期抗凝治疗对有永久性或阵发性 AF 伴额外心脏栓塞性卒中(HTN、DM、既往卒中/TIA、年龄＞75 岁)的一个危险因素的慢性心衰患者具有Ⅰ类适应证。对于慢性心衰和永久性或阵发性 AF 但没有任何额外的危险因素的患者,长期抗凝是合理的(Ⅱ类指征)[259]。

其他与血栓栓塞风险增加相关的心肌病包括心肌淀粉样变和左心室致密性不全(LVNC)。在没有任何其他危险因素的情况下,建议对心肌淀粉样变和 AF 患者进行抗凝治疗,即使没有 AF 也应考虑抗凝,尤其是 AL 型患者[262]。同样,患有 LVNC 伴 AF 且 LVEF<40% 即便无其他危险因素的患者也应考虑抗凝治疗。

(12)心室辅助装置:所有耐用的 LVAD 都需要应用华法林进行长期抗凝,以防止泵血栓形成。华法林通常在拔除胸管后开始使用,但时间可能因临床环境和(或)外科医师的临床判断而异[50]。一项对 418 例 HM2 患者进行的回顾性非对照研究报道称,接受华法林不加肝素桥接的患者发生血栓形成事件的风险相似,术后出血减少,并得出对于血栓形成风险低的患者,静脉注射肝素转换为华法林可能是不必要的结论[263]。这种方法有待进一步研究,目前不推荐。

(13)心脏移植:由于获得供体可能会等待很长时间,因此许多等待移植的患者都植入了左心室辅助装置。根据 INR 值,通常给予华法林与静脉注射维生素 K(2.5~10 mg)治疗。其实口服维生素 K 是一种更安全的选择,有报道称口服药物出现的过敏反应风险要小于静脉途径,而且在预计 24~48h 不移植时使用。快速逆转抗凝的其他选择,包括新鲜冰冻血浆(FFP)或凝血酶原复合物(PCC)。Kcentra 含有非活性形式的因子 Ⅱ、Ⅶ、Ⅸ、Ⅹ,经常在手术室用于快速逆转 VKA。在没有出血的情况下,心脏移植后的最初几天内开始每天服用 81mg 阿司匹林能够预防冠状动脉血管病变,尽管这些数据仅仅基于回顾性数据,而且对于一级预防来说证据有限。

(14)人工心脏瓣膜:推荐对机械人工心脏瓣膜患者使用华法林,通常将 INR 滴定为 2.5~3.5(表 8.19)。植入生物人工二尖瓣的前 6~12 周血栓栓塞的风险最高,因此推荐使用华法林,之后可以替换成阿司匹林,或者如果没有其他指征可以停止抗血栓治疗。当二尖瓣生物人工瓣膜合并 AF、左心房大或左心衰竭时,有明确的证据支持继续使用华法林。对于人工生物主动脉瓣患者来说血栓风险较低,服用 6~12 周的阿司匹林是合适的[264,265]。

表 8.19　人工心脏瓣膜患者的抗血栓治疗

	机械瓣膜		生物瓣膜	
	主动脉瓣	二尖瓣	主动脉瓣	二尖瓣
华法林	++	++	+[a]	++[a]
阿司匹林	−	−	+	+
联合治疗	+[b]	++	+	−

[a] 术后前 3 个月建议进行抗凝治疗。如果伴有血栓栓塞或存在左心房血栓等危险因素的患者要长期进行抗凝治疗。[b] 除了二叶型主动脉瓣、房颤、左心功能不全或既往心源性卒中外，其余患者应用阿司匹林(75～100 mg/d)。

(15)外周动脉疾病：目前对于口服抗凝药在外周动脉疾病患者中的效用已经进行了许多试验。WAVE 试验的研究人员对涉及 4889 例患者的 9 项试验进行了荟萃分析，发现与阿司匹林相比，口服抗凝药治疗并未减少死亡率($OR=1.04$；95% CI 0.55～1.29)或移植血管闭塞的发生率($OR=0.91$；95% CI 0.77～1.06)，但确实增加了大出血的风险($OR=2.13$；95% CI 1.27～3.57)[266]。目前的循证医学不支持对 PAD 患者进行常规抗凝治疗[267,268]。

(16)房颤和 PCI 患者的抗凝治疗：对于临床医师来说，最具挑战性的情况之一是 PCI 合并房颤患者的抗血栓治疗管理。先前总结的随机试验数据提供了指导作用(图 8.9 和图 8.10)。

(17)VKA 相关出血的治疗：使用 VKA 时的出血管理取决于出血的严重程度、INR 衡量的抗凝强度，以及与停止药物治疗或抗凝逆转相关的血栓栓塞风险。虽然与 INR 升高相关的轻微出血可以通过暂时停用华法林和口服维生素 K 来控制，但严重出血通常需要静脉注射维生素 K，并根据需要补充 FFP、PCC 或重组因子Ⅶa。对于危及生命的出血，需要立即恢复 INR。虽然 FFP 存在逆转 INR 作用，但建议首选因子浓缩物，因为逆转 INR 所需的 FFP 量可能相当大，并且需要时间较长[269]。Yasaka 等发现，当 INR<5 时 500U 的 PCC 是快速逆转 INR 的最佳剂量，更高的 INR 需要更高的剂量[270]。最后，尽管重组因子Ⅶa 未被批准用于 INR 逆转，但已经显示其可有效

心房颤动和经皮冠状动脉介入治疗

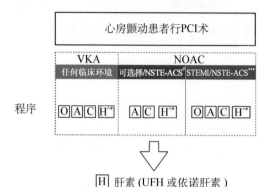

H 肝素 (UFH 或依诺肝素)

#当NOAC被及时中断；***当NOAC没有被及时中断；^剂量
减少时；*可以考虑使用比代芦定

图 8.9　接受经皮冠状动脉介入治疗(PCI)的心房颤动(AF)患者的一般
　　　方法

A,C,H,NOAC,非维生素 K 拮抗药口服抗凝药；NSTE-ACS,非 ST
段抬高急性冠状动脉综合征；O,STEM,ST 段抬高型心肌梗死；VKA,维
生素 K 拮抗药(Data from 2018 Joint European consensus document on
the management of antithrombotic therapy in atrial fibrillation patients
presenting with acute coronary syndrome and/or undergoing percutaneous
cardiovascular interventions. Europace 2019;21:192-193.)

逆转使用不同剂量华法林的患者的 INR 升高和出血。值得一提的
是,PCC 和重组因子Ⅶa 都有发生血栓栓塞事件的风险[271],在使用前
必须考虑这一点。

　　4 因子凝血酶原复合物浓缩物(4FPCC):是华法林相关的、急性
危及生命出血的首选替代药物,需要根据 INR 值给药。INR 值分别
为 2.0~3.9、4.0~5.9 和>6.0 时,剂量为每千克体重 25~50U,最
大剂量为 2500、3500 和 5000U。

心房颤动、经皮冠状动脉介入治疗和急性冠脉综合征

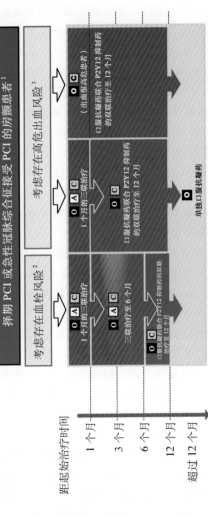

择期 PCI 或急性冠脉综合征接受 PCI 的房颤患者[1]

考虑存在血栓风险[2]

考虑存在高危出血风险[3]

（出血风险高危患者）

口服抗凝药联合 P2Y12 抑制药，作为双联疗法；强效 P2Y12 抑制药（替卡格雷）可与达比加群联合使用。

动脉粥样硬化血栓形成风险高（对可选择性 PCI，使用 SYNTAX 评分，对于 ACS，GRACE 评分>140，支架置入或主支架置入，近端 LAD，近端 MI；支架血栓形成等）和出血风险低。

出血风险高可以使用 HAS-BLED 评分进行评估，纠正可改变的出血风险因素。

距起始治疗时间

1 个月　　3 个月　　6 个月　　12 个月　　超过 12 个月

O 口服抗凝药 VKA（TTR>70%）或 NOAC
A 阿司匹林
C 氯吡格雷

1. 无论治疗策略如何，建议在 PCI 期间经皮给予阿司匹林和吡格雷。
2. 动脉粥样硬化血栓形成风险高（对可选择性 PCI，使用 SYNTAX 评分，对于 ACS，GRACE 评分>140，支架置入或主支架置入，近端 LAD，近端 MI；支架血栓形成等）和出血风险低。
3. 出血风险高可以使用 HAS-BLED 评分进行评估，纠正可改变的出血风险因素。

图 8.10　接受经皮冠状动脉介入治疗（PCI）的房颤（AF）患者抗血栓治疗的综合前景

血栓形成和出血的风险在高度动态下境的多个时间点的决策点中被考虑在内。LAD，左前降支；ML，心肌梗死；NOAC，非维生素 K 拮抗药口服抗凝药；TTR，治疗范围内的时间；VKA，维生素 K 拮抗药 (From 2018 Joint European consensus document on the management of antithrombotic therapy in atrial fibrillation patients presenting with acute coronary syndrome and/or undergoing percutaneous cardiovascular interventions.Europace 2019;21:192-193 with permission.)

二十、直接口服抗凝药物的逆转与替代

靶向逆转药物

1. 依达赛珠单抗(Idarucizumab) 是一种人源化单克隆抗体片段(FAB,分子量为 47.8 kDa),以 1:1 的比例紧密结合并不可逆地拮抗达比加群。Idarucizumab 对达比加群的亲和力是达比加群对凝血酶亲和力的 350 倍。体外和体内动物研究显示,单次推注 Idarucizumab 后,等摩尔浓度下达比加群的抗凝活性立即完全逆转。该药物不与其他凝血酶底物、凝血因子或影响血小板活性相互作用[272]。此外,与非特异性逆转药物不同,Idarucizumab 的分子结构不具有凝血酶样活性,在迄今为止的研究中,根据对凝血酶生成参数的评估,Idarucizumab 没有造成"过度校正"。Idarucizumab 比达比加群大 100 倍,前者或 Idarucizumab-达比加群复合物的 Vd 显著低于单独达比加群。Idarucizumab 在健康志愿者的半衰期为 45min,主要通过肾途径清除。在晚期慢性肾病患者的疗效和安全性尚不清楚。

在一项双盲安慰剂对照 Ⅱ 期试验中,健康志愿者中未报道严重不良事件[273]。本研究中达比加群的血清中位浓度与 RE-LY 试验中报道的水平相似。输注 1g、2g 和 4g(超过 5min)导致稀释凝血酶时间分别减少 74%、94% 和 98%。通过 aPTT、ecarin 凝血时间和凝血酶时间测量,观察到类似的反应。使用 2g 或更高剂量的 Idarucizumab 维持逆转时间超过 72h。血清达比加群尽管处于非活性状态并与FAB 片段结合,但其浓度依然保持升高。Idarucizumab 轻微的不良反应包括给药部位的皮肤刺激和红斑、头晕、乏力和流感样症状。Idarucizumab 小瓶含有山梨醇,遗传性果糖不耐受患者存在发生不良事件的潜在风险,包括低血糖、呕吐和代谢性酸中毒。

Idarucizumab 作为达比加群逆转药的安全性和有效性在 REVERSE AD 试验中得到证实,该实验对 503 例服用 Idarucizumab 患者进行了观察,其中 301 例患者有严重或危及生命的出血[274,275]。基于稀释凝血酶时间或 ecarin 凝血时间,达比加群的中位最大逆转百分比为 100%。近 50% 的研究患者有胃肠道出血,1/3 出现 ICH。停止出血

的中位时间为 2.5h。在 RE-VERSE AD 试验的第 90 天,6.3%因出血而进行药物逆转的患者发生了血栓栓塞事件。超过 90%的栓塞事件发生在没有重新开始抗凝治疗的患者中。Idarucizumab 没有严重的不良安全事件(表 8.20 和表 8.21)。

2. Andexanet alfa 是一种重组修饰的 FⅩ分子(FⅩ诱饵),具有 FⅩ/Ⅹa 抑制药的特异性结合位点。它缺乏与膜结合的 γ-羧基谷氨酸结构域和催化位点,因此不发挥促凝作用[276]。该药物可以以剂量依赖性方式直接逆转 FⅩa 抑制药的抗凝活性。Andexanet alfa 还保留其结合 AT 的能力,旨在逆转抗凝血酶介导的 FⅩa 间接抑制药,FⅩa 间接抑制药包括 LMWH 和磺达肝癸钠。在扩展目前的适应证之前,还需要进行额外的研究。

表 8.20　患者服用达比加群出现严重或危及生命的出血或紧急需要手术或侵入性操作的应对方案

应用标准:如果患者符合以下情况,依达赛珠单抗可用于逆转达比加群的抗凝效果
1. 当前正在服用达比加群
2. 服用达比加群 12h 之内,或者 CrCl<60 ml/min 患者服用达比加群 24h 之内
3. 实验室结果至少符合下面的一项:
(1)aPTT>40s
(2)凝血酶原时间(TT)>65s
(3)Ecarin 凝结时间(ECT)升高
4. 大出血或危及生命的出血
(1)大出血的定义
①血红蛋白减少至少 2 g/dl 或需要输注 2 个单位悬浮红细胞
②关键部位或器官的症状性出血(颅内、眼内、椎管内或肌内腔室综合征、腹膜后、关节内或心包出血)
(2)危及生命出血的定义
①症状性颅内出血
②出现低血压并需要静脉注射正性肌力药物
③需要外科干预的出血

不能等待 8h 的紧急外科手术。

表 8.21　依达赛珠单抗的推荐剂量

药物	药物逆转达比加群治疗
达比加群	依达赛珠单抗 5g 静脉注射(分两次给药,每次 2.5 g,5～10min 给药一次,两次给药应在 15min 内完成)

再次给药:

1. 依达赛珠单抗说明书指出如果患者有临床相关出血或需要二次手术并且凝血指标升高,在首次给药后 12～24h 可以再次给药 5g。到目前为止仍没有临床数据支持重复给药

2. 如果符合以下标准,则由医生决定是否重新给药:

①首次给药后 12～24h

②临床相关出血或需要二次紧急手术

③凝血指标再次升高(aPTT 和 TT)

aPTT,活化部分凝血活酶时间;TT,凝血酶原时间。

在健康志愿者中进行的几项随机、双盲、安慰剂对照试验研究了不同 Andexanet alfa 剂量在逆转 FⅩa 直接和间接抑制药方面的有效性和安全性。ANNEXA-A 和 ANNEXA-R 试验分别包括接受阿哌沙班或利伐沙班治疗后的老年健康志愿者。阿哌沙班和利伐沙班的抗 FⅩa 活性分别在静脉推注 400mg 和 800mg 后立即逆转。在 Andexanet α 臂中,凝血酶水平增加到正常,没有反弹。在这些试验中没有发生血栓事件。单次推注后逆转持续 2h,持续输注利伐沙班 4mg/min,阿哌沙班 8mg/min 后逆转持续时间更长[277]。

ANNEXA-4 试验评估了 352 例患者在使用 FⅩa 抑制药 18h 后出现急性大出血[278]。患者先接受 Andexanet 静脉注射,然后持续 2h 静脉滴注的序贯治疗。主要结果是 Andexanet 治疗后抗 FⅩa 活性的百分比及输注结束后 12h 止血效果优异或良好的患者百分比,止血效果根据预先指定的标准进行判断。在确认大出血且基线 抗 FⅩa 活性至少为 75 ng/ml(或接受依诺肝素的患者为 0.25U/ml)的亚组中评估 Andexanet 疗效。患者的平均年龄为 77 岁,大多数患有严重的心血管疾病。出血类型主要是颅内出血[227 例(64%)患者]或

胃肠道出血[90 例（26％）患者]。阿哌沙班组患者推注 Andexanet 后,中位抗 FXa 活性从基线时的 149.7 ng/ml 降至 11.1 ng/ml(降低 92％;95％ CI 91％~93％)。利伐沙班组患者推注 Andexanet 后,中位抗 FXa 活性从 211.8 ng/ml 降至 14.2 ng/ml(降低 92％,95％ CI 88％~94％)。评估的 249 例患者中有 204 例(82％)止血效果优异或良好。30d 内,49 例(14％)患者发生死亡,34 例(10％)发生血栓事件(表 8.22 和表 8.23)。

表 8.22 Andexanet alfa(Andexxa®)用于应用 Xa 因子抑制药的急性出血或外伤患者的管理

警告
1. 没有禁忌证
2. 对于血栓栓塞和缺血性风险的患者是黑框警告。在临床允许的情况下尽快恢复抗凝治疗
3. 输液反应
ANDEXANET ALFA 被批准的适应证
Xa 因子抑制药的逆转:Andexanet alfa(Andexxa®)可考虑用于严重/危及生命的出血或需要紧急手术的使用 Xa 因子抑制药抗凝的患者
(1)FDA 批准的 Xa 因子抑制药:利伐沙班,阿哌沙班
(2)适应证外的 Xa 因子抑制药:依度沙班,贝曲沙班,依诺肝素,磺达肝癸钠
应用适应证:如果患者符合以下标准,则可以给予 andexanet alfa 用于 Xa 因子抑制药的逆转
4. 正在服用一种 Xa 因子抑制药
5. 先前未应用过逆转药
Andexanet alfa 应该被用作唯一的逆转药。如果患者已经接受过 Kcentra 或其他因子制剂,则不应给予 Andexanet alfa
6. 最后一次抗凝药使用时间:
(1)利伐沙班:最后一次给药时间为 18h 之内或者对肌酐清除率(CrCl)<50 ml/min 的患者最后一次给药时间为 24h 之内

（续　表）

(2)阿哌沙班:最后一次给药时间为 18h 之内或者对于 SCr>1.5 g/dl 的
　　患者最后一次给药时间为 24h 之内
(3)依度沙班:最后一次给药时间为 18h 之内或者对 CrCl<50 ml/min 的
　　患者最后一次给药时间为 24h 之内
(4)贝曲沙班:最后一次给药时间为 18h 之内或者对 CrCl<30 ml/min 的
　　患者最后一次给药时间为 24h 之内
(5)依诺肝素:最后一次给药时间为 18h 之内或者对 CrCl<30 ml/min 的
　　患者最后一次给药时间为 24h 之内
(6)磺达肝癸钠:最后一次给药时间为 24h 之内
7. 实验室结果至少符合以下两项中的一项
(1)PT>16s
(2)Anti-Ⅹa 浓度>0.5U/ml
8. 严重出血或危及生命的出血
(1)严重出血的定义为
①血红蛋白减少至少 2 g/dl 或需要输注 2 个单位悬浮红细胞
②关键部位或器官的症状性出血(颅内、眼内、椎管内或肌内腔室综合征,
　　腹膜后、关节内或心包出血)
(2)危及生命的出血定义为
①症状性颅内出血
②出现低血压并需要静脉注射正性肌力药物
③需要外科干预的出血

表 8.23　Andexanet 的剂量推荐

Ⅹa 因子抑制药	FⅩa 抑制药最后一次给药剂量	最后一次给药时间<8h 或者时间未明	最后一次给药时间≥8h
利伐沙班	≤10mg	低剂量	低剂量
利伐沙班	>10mg/未知	高剂量	
阿哌沙班	≤5mg	低剂量	
阿哌沙班	>5mg/未知	高剂量	
依度沙班[a]		高剂量	未知
依诺肝素[a]			

（续　表）

剂量	初次静脉负荷量	静脉维持量
低剂量	以每分钟 30mg 速度给予 400mg	4mg/min 的速度维持 120min
高剂量	以每分钟 30mg 速度给予 800mg	8mg/min 的速度维持 120min

超适应证应用

(1)拮抗依诺肝素、磺达肝癸钠、贝曲沙班和依度沙班

(2)必须符合上述标准

(3)使用应由临床药师和主治医师决定

由于用药的时间敏感性,超适应证用药应及时通知 DPD 和药房管理人员

(4)有限的推荐剂量

①用于逆转依度沙班和依诺肝素的 ANNEXA-4 剂量与逆转利伐沙班剂量类似(高剂量)

②Betrixaban 和低剂量磺达肝癸钠(2.5mg)是预防性抗凝药,考虑到与 andexanet 相关的高血栓风险,应谨慎逆转

③剂量应根据主治医师和临床药师的临床判断来决定

再次给药

(1)Andexanet alfa(Andexxa®)的处方信息不建议重复给药

(2)由于市场上缺乏校准利伐沙班、阿哌沙班和其他口服 Ⅹa 因子抑制药的抗 Ⅹa 浓度的监测,故不能准确做到逆转效应的监测

目前对磺达肝癸钠或贝曲沙班逆转的剂量没有推荐。

DPD,静脉注射。

ᵃ对于依度沙班和依诺肝素的逆转剂量来自临床试验(超说明书使用)。

3. **实现良好止血**　实现良好止血的能力是药物逆转或替代疗法的目标(图 8.11)。此外,必须强调在接受抗凝治疗的患者中对发生严重或危及生命出血的管理必须是全面的,从而能够取得良好的效果(图 8.12)[279]。另外,必须有一个循序渐进的方法来进行管理,包括最初稳定生命体征和支持治疗(图 8.13),以及恢复抗凝治疗的决策流程(图 8.14)。

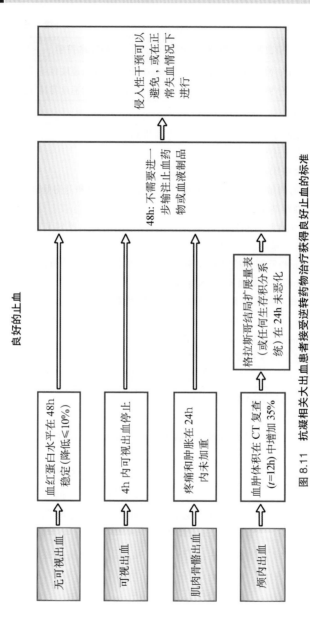

图 8.11 抗凝相关大出血患者接受逆转药物治疗获得良好止血的标准

(Data from Abdoellakhan RA,et al.Method agreement analysis and interobserver reliability of the ISTH proposed definitions for effective hemostasis in management of major bleeding.J Thromb Haemost 2019;17:499-506.)

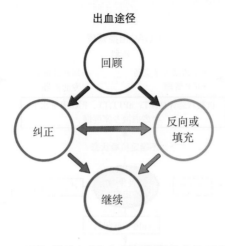

出血途径

图 8.12　临床实践中处理 DOAC 相关出血的四个关键
步骤(Data from EMCREG.)

二十一、结论

抗栓是心血管疾病患者的主要治疗方法。过去几十年的深入
研究和非凡的进展提供了许多治疗选择,其中包括血小板导向的
拮抗药和抗凝药。临床医师在代表患者做出决定时必须始终遵循
最佳循证医学证据。管理指南和随着新数据的出现而频繁更新仍
是优化患者管理的关键组成部分。除了了解药物的药理作用、临
床作用和潜在的不良反应外,临床医师还必须了解治疗严重或危
及生命出血的方法,因为这是抗栓治疗最常见的并发症。与过去
一样,生物学和病理生理学知识的增加将为新药开发打开大门,而
且未来最佳的抗血栓治疗将由知情的临床医师和患者来共同制定
(表 8.24)。

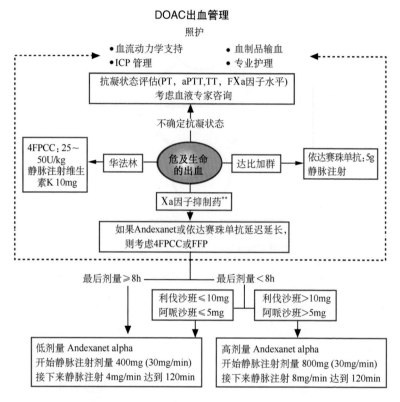

图 8.13　在抗凝患者中管理危及生命的出血需要一个全面的,多学科的方
　　　　法来达到最佳的结果

　　危及生命的出血包括颅内和其他部位过多地失血。Andexanet 被 FDA
批准用于逆转利伐沙班和阿哌沙班。aPTT,部分活化凝血活酶时间;
DOAC,直接口服抗凝药;FFP,新鲜冰冻血浆;4FPCC,4 因子凝血酶原复合
物浓缩物;ICP,颅内压;PT,前凝血酶时间;TT,凝血酶原时间[Data from E-
mergency Medicing Cardiac Research and Education Group (EMCREG).]

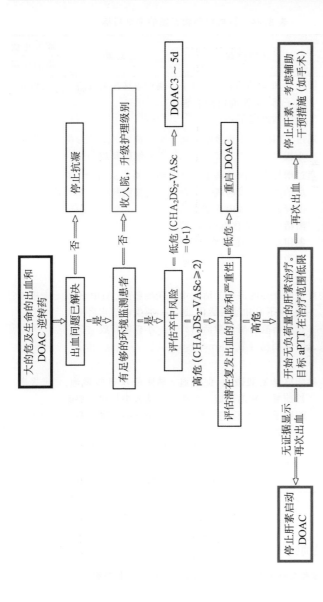

图 8.14 逆转出血后恢复抗凝治疗的实用决策流程

应该根据风险、获益和患者的价值观和偏好做出任何一个决定。aPTT，部分活化凝血酶时间；CHA₂DS₂-VASc，卒中风险评分（充血性心力衰竭，冠心病，卒中，外周血管疾病，糖尿病，年龄）；DOAC，直接口服抗凝药（Data from EMCREG.）

表 8.24　抗血栓药物开发的未来目标

	作用机制	来源	原发止血中的作用
游离核酸	因子 XI 和 XII 的自激活；用于因子 VII-激活蛋白酶自激活的辅助因子	凋亡或坏死的细胞	未报道
组蛋白	通过 TLR2 和 4 直接激活血小板	细胞凋亡或坏死；炎症细胞释放	未报道
DNA-组蛋白复合物	通过增加细胞内钙离子和随后的血栓形成前成分蛋白的释放来刺激内皮细胞的激活；直接活化血小板；抑制组织因子途径抑制药；刺激因子 XII 介导的凝血酶基因	细胞凋亡或坏死；炎症细胞释放	未报道
聚磷酸盐	凝血酶介导的因子 V 活化增加；因子 XI 和 XII 的活化；通过激活凝血酶可激活的纤溶抑制药导致 tibrinolysis 延迟	在凝血酶、ADP 和胶原蛋白活化后从血小板中释放	未报道
细胞微泡	磷脂酰丝氨酸微泡：促进血栓前复合物的形成。含组织因子微泡：促进 Tf-Vila 复合物的形成	磷脂酰丝氨酸微泡：从血小板和红细胞中释放。含组织因子微泡：从单核细胞、血小板、中性粒细胞、内皮细胞和平滑肌细胞中释放	未报道

Tf,组织因子；TLR,Toll 样受体。

参考文献

完整的参考文献可在 www.expertconsult.com 上查阅。

第9章

抗心律失常药物

ATUL VERMA

一、引言

在过去的几十年间抗心律失常药物没有重大的改变。即使有一些新药被开发,但其潜在的致心律失常作用和致死亡率增加限制了其被广泛应用于临床。最近,一些新的以离子通道为靶点的药物被研发出来,但在Ⅱ期临床试验中显示出毒性而限制了其进一步应用。另一方面,由于介入治疗手段的进展,比如接受植入式心脏转复除颤器和消融治疗的人数增多,对新的抗心律失常药物的需求紧迫性也降低了。但目前多数指南仍将抗心律失常药物作为心房颤动(AF)和室性心动过速(VT)的一线治疗手段。此外,传统的抗心律失常药物被用于治疗各类遗传性心律失常性疾病。对此类药物的药理机制的理解对临床医师仍然很重要。

二、抗心律失常药物

抗心律失常药物通常应用于减轻心律失常的症状或患者因为心律失常发作导致有生命危险的情况。自 CAST 研究[1] 和一项包含100 000 例急性心肌梗死(AMI)后使用抗心律失常药物的荟萃分析[2]发布后,抗心律失常药物在预防心律失常方面的作用受到质疑。这些研究的结果提示抑制室性心动过速实际上会增加死亡率。因此,抗心律失常药物只有在确认获益大于风险时才应被使用。实际上很少有事实能证实抗心律失常药物能减少死亡和（或）猝死的风险。β受体阻滞药在心肌梗死后或稳定性心衰中使用确实能降低死亡率[3]。抗心律失常药物中唯一能防止心源性猝死（SCD）的是胺碘酮，可能还包括多非利特[4,5]。胺碘酮是一种多离子通道阻滞药，有广谱的抗心律失常作用。但在高危患者中，使用胺碘酮对心源性猝死的预防价值仍不及植入型心脏转复除颤器（ICD）[6]。

目前，抗心律失常药物按照作用机制分为 5 类（表 9.1）。传统的 Vaughan Williams 分类表将抗心律失常药物分为四类，现在将离子机制和受体融入进来，形成了更加复杂的 Sicilian Gambit 分类系统（图 9.1）[7]。新近出现了一种更现代化的、以传统 Vaughan Williams 分类为基础的新的分类方法，该方案也为新的（或尚未出现）药物确定了新的潜在靶点[8]。表 9.2 提供了常见抗心律失常药物的快速检索方法。

表 9.1 抗心律失常药物分类

分类	离子通道	对复极时间的影响	代表药物
Ⅰ A	钠通道阻滞作用＋＋	延长	奎尼丁、丙吡胺、普鲁卡因胺、阿马林
Ⅰ B	钠通道阻滞作用＋	缩短	利多卡因、苯妥英钠、美西律
Ⅰ C	钠通道阻滞作用＋＋＋	不变	氟卡尼、普罗帕酮
Ⅰ D	钠通道阻滞作用＋	延长	雷诺嗪
Ⅱ	β 肾上腺阻滞 I_f 电流（一种起搏电流）；间接 Ca^{2+} 通道阻滞药	不变	β 受体阻滞药（索他洛尔除外，因其兼具 Ⅲ 类抗心律失常作用）
Ⅲ	复极 K^+ 电流	明显延长	胺碘酮、索他洛尔、伊布利特、多非利特、维纳卡兰
Ⅳ	抑制房室结钙内流	不变	维拉帕米、地尔硫䓬
Ⅴ	钾通道开放药（超极化）	不变	腺苷
未分类			伊伐布雷定

＋,抑制效应；＋＋,明显抑制效应；＋＋＋,重要抑制效应。

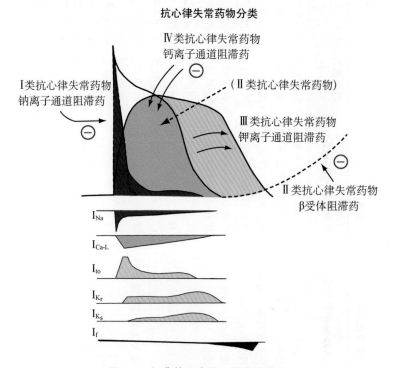

图 9.1　经典的四类抗心律失常药物

Ⅰ类药物降低动作电位 0 期快速除极速率(快钠通道)。Ⅱ类抗心律失常药物为 β 受体阻滞药,具有多种作用机制,包括抑制 4 期自动除极和间接关闭钙通道,环磷腺苷(cAMP)可使通道处于非磷酸化状态,导致其不大可能处于"开放"状态。Ⅲ类抗心律失常药物阻滞外向钾通道,延长动作电位时程和不应期。Ⅳ类抗心律失常药物,维拉帕米和地尔硫革以及间接钙通道阻滞药腺苷,均可抑制内向钙电流,主要作用于结性组织,尤其是房室结。多数抗心律失常药物有一种以上的作用机制。下图是根据 Sicilian Gambit 分类总结的抗心律失常药物的主要电流。Ca-L,长效钙电流;I,电流;I_f,内向起搏电流;Kr,快速复极钾电流;Ks,缓慢复极钾电流;Na,钠;to,瞬时外向电流(Figure © L. H. Opie,2012.)

表 9.2 常见抗心律失常药物快速查询

药物	剂量	药动学和药代学	不良反应和禁忌证	药物相互作用和注意事项
利多卡因(IB 类药物)	静脉推注 75～200mg;之后以 2～4mg/min。维持静脉滴注 24～30h(无口服剂型)	单剂注射疗效仅维持数分钟，$T_{1/2}$ 约 2h。经肝迅速代谢。血浆浓度是 1.4～5μg/ml;浓度 >9μg/ml 时产生毒性	肝血流量减少时剂量减半(如休克状态下，服用 β 受体阻滞药、肝硬化、服用西咪替丁、严重心衰等)，大剂量时有中枢神经系统(CNS)反应	β 受体阻滞药降低肝血流量和增加利多卡因的血药水平。与西咪替丁合用时要慎重(因为其降低利多卡因的肝代谢)
美西律(IB 类药物)	以 12.5mg/min 速度静脉推注 100～250mgᵃ,之后以 2mg/(kg·h)泵入 3.5h,再以 0.5mg/(kg·h)静脉滴注。口服剂量是每次 100～400mg,每 8 小时 1 次;负荷剂量是 400mg	$T_{1/2}$ 10～17h,血药浓度 1～2μg/ml。经肝代谢为无活性代谢产物	含有 CNS、GI 不良反应。与酶诱导药合用时会出现心动过缓、低血压	酶诱导剂:丙吡胺和 β 受体阻滞药;美西律可以增加茶碱的血药浓度

（续　表）

药物	剂量	药动学和药代学	不良反应和禁忌证	药物相互作用和注意事项[b]
苯妥英钠(IB 类药物)	10～15mg/kg 静脉滴注>1h。口服 1g；之后 500mg 口服 2d；之后每天 400～600mg	T_{1/2} 24h，血药浓度 10～18μg/ml。之经肝代谢。在肝功能或肾功能受损时应减少剂量	低血压、眩晕、构音障碍、昏睡、齿龈增生、巨细胞性贫血、狼疮、肺纤维化	肝酶诱导剂
氟卡尼(IC 类药物)	静脉滴注 1～2mg/kg[a]，超过 10min，之后以 0.15～0.25mg/(kg·h) 静脉滴注。口服 50～400mg，每日 2 次。需住院观察	T_{1/2} 13～19h，2/3 经肝代谢，1/3 经肾以原形排出，在 1μg/ml 以上，血药浓度可以保持稳定	QRS 波增宽，致心律失常作用，抑制左心室功能，有 CNS 不良反应，增加心肌梗死后死亡率	很多，尤其是对结性组织传导导致的抑制作用
普罗帕酮(IC 类药物)	静脉推注 2mg/kg，之后以 2mg/min 静脉滴注。口服剂量 150～300mg，每日 2 次	T_{1/2} 2～10h，32h 达到无活性产物。血药浓度在 0.2～3μg/ml，经过肝代谢(P450 缺乏者代谢缓慢)	QRS 波时限延长、轻度负性肌力作用、GI 不良反应、致心律失常作用	地高辛血药浓度增加、肝酶诱导剂

（续表）

药物	剂量	药动学和药代学	不良反应和禁忌证	药物相互作用和注意事项
伊布利特（Ⅲ类药物）	静脉推注 1mg 超过 10min（体重低于 60kg 者为 0.1mg/kg）。如果需要，10min 后可给予第 2 剂	起始分布 $T_{1/2}$ 是 1.5min。估计的 $T_{1/2}$ 平均约 6h（2~12h）。在 40min 内起效	恶心、头痛、低血压、束支阻滞、心动过速、持续性单形室速。避免在室性期前收缩、室速、室颤时与Ⅰ类或Ⅲ类抗心律失常药物同服。与胺碘酮或索他洛尔合用要慎重。禁忌证包括既往有尖端扭转性室速、失代偿性心衰	与ⅠA类和其他Ⅲ类延长 QT 间期的抗心律失常药物合用（如抗精神病药物、抗抑郁药、大环内酯类药物和一些抗组胺药）。测量 QT 间期（见图 9.4）。纠正低钾和低镁血症
多非利特（Ⅲ类抗心律失常药物）	剂量 250μg，每日 2 次。如果肾功能和肝功能正常，最大剂量 500μg，每日 2 次。如果有左心室功能不全，则 250μg，每日 2 次。服药后 2~3h 检查 QT 间期。如果 QTc 延长 15% 或 >500ms，减少剂量。如果 QTc>500ms，停药	口服后达峰时间在 2.5h，48h 内达到稳态。50% 以原形形式从肾排出	尖端扭转室速发生在 3% 的患者中。血钾正常时发生率下降。肾功能异常、心动过缓或基线 QT 间期延长时药物应减量或停药。避免与其他延长 QT 间期的药物合用。禁忌证包括以前发生过尖端扭转性室速、肌酐清除率 <20ml/min	与酮康唑、维拉帕米、西咪替丁或细胞色素 CYP3A4 抑制药，与大环内酯类药物合用会增加血药浓度

（续　表）

药物	剂量	药动学和药代学	不良反应和禁忌证	药物相互作用和注意事项
索他洛尔（Ⅲ类抗心律失常药物）	每天 80～640mg。偶尔分 2 次口服可加量	$T_{1/2}$ 12h。无需代谢。亲水性。肾排泄	抑制心肌，窦性心动过缓，AV 阻滞。如果有低钾易造成尖端扭转性室速	与ⅠA 类药物或利尿药合用增加尖端扭转性室速发生的危险。肾衰竭时减量使用
胺碘酮（Ⅲ类抗心律失常药物）	口服负荷剂量每日 600～1200mg；维持量是每天 50～400mg。静脉推注 150mg 10min 以上，然后静脉滴注 360mg 持续 6h。之后的 24h 内静脉滴注 540mg。之后以 0.5mg/min 静脉滴注	$T_{1/2}$ 25～110d。血药浓度在 1～2.5μg/ml。肝代谢。呈脂溶性广泛分布于体内。可以通过皮肤，胆汁和泪腺分泌	广泛。与剂量相关的不良反应包括肺纤维化，QT 间期延长；尖端扭转性室速不常见	与ⅠA 类药物合用易发生尖端扭转性室速。与β受体阻滞药合用会抑制房室结，但合用时治疗效果会更好

AV，房室；GI，胃肠道反应；$T_{1/2}$ 血浆半衰期；[a] 在美国不许静脉使用。[b] 肝酶诱导剂包括巴比妥盐，苯妥英钠和利福平，会诱导肝酶而降低药物的血药浓度。

三、ⅠA 类抗心律失常药物：奎尼丁、普鲁卡因胺、丙吡胺和阿马林

ⅠA 类抗心律失常药物抑制动作电位 0 相快钠通道，与钠通道的结合和分离速率中等（速率介于快速结合的ⅠB 类和缓慢结合的ⅠC 类之间）。ⅠA 类药物也可以阻滞复极钾电流（具有轻度的Ⅲ类抗心律失常药作用），从而延长动作电位时程，导致 QT 间期延长（表9.3）。尖端扭转室速是其主要的不良反应。ⅠA 类药物可以治疗室性或房性心律失常。用于心房扑动时可以减慢心房率导致房室 1∶1 传导，使得心室率大幅度增加（图 9.2）。目前还没有大规模的试验结果证实奎尼丁或其他Ⅰ类抗心律失常药物能降低死亡率，但有间接证据提示该类药物能增加患者的死亡率。

(一)奎尼丁

奎尼丁是历史上第一个抗心律失常药物，用于室性和房性心律失常的治疗，它也被用来治疗 Brugada 综合征。现今，由于该药较强的致心律失常作用，已经较少应用于临床了。

1. 药代动力学　奎尼丁是细胞色素 P450 酶和 P 糖蛋白的作用底物。特别要强调的是，它是 CYP2D6 的强抑制药，是 CYP3A4 和 P-糖蛋白的弱抑制药。这些药代动力学特点导致了奎尼丁与其他药物之间存在广泛的相互作用。

2. 临床应用　奎尼丁现在已经不常规使用，但在房性和室性心律失常方面仍可使用。在 Brugada 综合征发生心室颤动（VF）时，奎尼丁仍可使用。Brugada 综合征是由于编码钠通道的 SCN5A 基因（或其他基因）发生突变导致功能缺失，使得内向钠电流受损，导致与之相对抗的 Ito 电流（瞬时外向钾电流）活性相对增强，致使心室肌内形成折返。奎尼丁能够抑制 Ito 电流，从而降低 Brugada 综合征患者发生心室颤动的风险[9]。

3. 剂量　对于房性和室性心律失常，硫酸奎尼丁的起始剂量是200mg，每 6 小时 1 次，可以谨慎地上调剂量。缓释剂型可以 300mg，每 8～12 小时 1 次并滴定至有效。中等剂型的最大剂量是 600mg，

表 9.3　一些治疗室性心律失常药物的电生理和血流动力学特点和不良反应

	窦房结	窦性心律	A-His	PR	AV block	H-P	WPW	QRS	QT	严重的血流动力学效应	发生尖端扭转室速的风险	单行性室速的风险
利多卡因	0	0	0/↓	0	0	0	↓/0	0	0	毒性剂量	0	0
苯妥英钠	0	0	↑/0	0	减弱	0	↓/0	0	↑	IV 低血压	0,+	0,+
氟卡尼	0/↓	0	↓	↑	避免	↓	↓ A/R	↑	↑ (via QRS)	LV ↓↓	0	+++
普罗帕酮	0/↓	↑	↓	↑	避免	↓	↓ A/R	↑	0	LV ↓	0	+++
索他洛尔	↓	↑	↓	↑	避免	↓	A/R	0	↑	IV 使用	++	0,+
胺碘酮	↓	↓	↓	0/↑	避免	0/↓	A/R	0	↑	IV 使用	+/−	0,+

A,前向;A-His,心房-希氏束传导;AV,房室;H-P,希氏束-浦肯野纤维网传导;IV,静脉给药;LV,左心室;PR,PR间期;R,逆向;WPW,Wolff-Parkinson-White 综合征旁道。

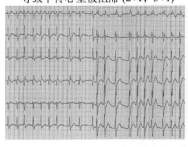
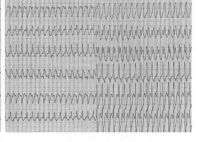

快速心房率　　　　　　　　心房率被ⅠC类药物减慢

窦房结　　　　　　房室结　　　　　窦房结　　　　　房室结

心快心房率时房室结阻滞

心室率减慢

左束支

右束支

心房率减慢时房室结不再阻滞下传

心室率增快

左束支

右束支

心房率过快时，房室结的递减特性导致下传心室被阻滞 (2:1, 3:1)

心房率减慢时，心室可以 1:1 下传致心室率增快

图 9.2　使用ⅠC类抗心律失常药物后转变为 1:1 心房扑动

房室结具有递减传导的特征，即当过快的心房率进入房室结后，会发生房室阻滞（房室传导比例变为 3:1 或 2:1）来控制（减慢）心室率。而在未使用房室结阻滞药时，单纯使用ⅠC类抗心律失常药物通过减慢心房率使其有足够的时间 1:1 通过房室结，导致心室率加快。ⅠC类药物也可以加快房室结传导速率，其结果是使心室率加快，严重时退变为室速/室颤而危及生命。因此，服用ⅠC类药物时通常加用房室结阻滞药如 β 受体阻滞药。

每 8～12 小时 1 次。267mg 的奎尼丁葡萄糖酸盐相当于 200mg 的硫酸奎尼丁。对于 Brugada 综合征患者来说，可以口服硫酸奎尼丁 500mg，每日 2～3 次。如果 QRS 波宽度较服药前增宽至 130% 或 QTc 间期较服药前增宽至 130%，时间 ＞500ms，P 波消失，患者发生心动过速、有症状的心动过缓或低血压，则奎尼丁剂量就要减少。剂量调整应在心电监护下进行。

4. 不良反应　奎尼丁的主要不良反应是会导致室性心律失常和

猝死,尤其是尖端扭转室速的发生,这通常与 QT 门延长有关(图
9.3)。在发生尖端扭转室速时,静脉输注镁剂和碱化尿液可以减轻奎
尼丁的毒性。不良反应中胃肠道(GI)不适症状也很常见,包括恶心和
腹泻。在服用高剂量奎尼丁时会发生神经系统不良反应。心脏方面
的不良反应是可以发生窦性停搏或房室阻滞,也有低血压的发生。
5%～10%服用奎尼丁的患者会发生皮疹,偶有肝毒性的发生。

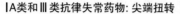

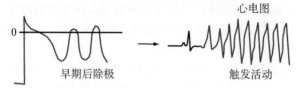

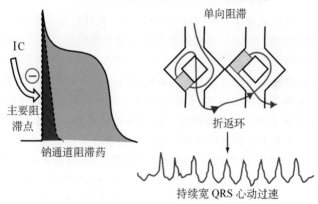

图 9.3　主要致心律失常机制

　　上图:ⅠA 类和Ⅲ类抗心律失常药物能够延长动作电位时程,早后
除极的存在可以引起触发活动导致尖端扭转室速,尤其在 QT 间期延长
时易出现。下图:ⅠC 类抗心律失常药物的致心律失常作用机制主要是
强效抑制钠通道,尤其是传导系统中的钠通道。导致组织中出现传导
的不均一性和单向阻滞,形成折返环路诱发单形性宽 QRS 波室速(VT)
(Figure © L. H. Opie,2012.)

5. 药物的相互作用和合并用药　由于奎尼丁强效抑制 CYP2D6,轻度抑制 CYP3A4 和 P-糖蛋白,通过这些酶代谢的药物均会对奎尼丁造成影响。此外,影响 QT 间期的药物也会与奎尼丁发生作用。可以与奎尼丁发生作用的药物太多,此处不一一列出,在患者服药前要进行仔细评估。

(二)普鲁卡因胺

与奎尼丁一样,普鲁卡因胺也可以用于房性和室性心律失常。普鲁卡因胺静脉持续维持可用于中短时程心律失常的治疗,口服制剂主要用于需要长期口服的门诊患者,普鲁卡因胺大多数情况下用于立即转复房颤、室速或预激房颤。

1. 药代动力学　普鲁卡因胺半衰期很短(2～5.5h),需要每日口服多次,限制了其服药依从性。即使是缓释剂型仍需要每 6～12 小时服 1 次。如果是静脉用药,单次可以用于即刻转复房颤、室速、预激合并房颤或房扑。可以持续静脉滴注,在肝内被乙酰化为 N-乙酰-普鲁卡因胺(NAPA)后仍然具有抗心律失常特征。在肾功能不全和(或)肝功能不全时,普鲁卡因胺和 NAPA 可以在体内累积,增加了其致心律失常不良反应发生的潜在风险。因此在用药时需要监测普鲁卡因胺和 NAPA 水平,但检测的不方便也限制了其临床应用。

2. 临床应用　普鲁卡因胺可以用于治疗房性和室性心律失常。尤其适用于在急诊室进行药物转复。在预激合并房颤发生心动过速时,普鲁卡因胺可以延长房室结和旁道的不应期,这避免了那些只选择性阻断房室结的药物导致心房激动经旁道快速前向传导而诱发室颤的危险(图 9.4)。在某些地区如果没有其他的静脉钠通道阻滞药(如静脉氟卡尼或阿马林),可以静脉给予普鲁卡因胺作为诱发药物来激发 Brugada 综合征患者出现典型的心电图表现,而这些患者在平时常规导联的心电图中缺少典型的表现。静脉给予普鲁卡因胺也可以在电生理检查中使用,针对 HV 间期＞100ms 的患者评估是否有潜在的房室阻滞。

3. 剂量　对于需要紧急转复房性或室性心律失常、确诊 Brugada 综合征和需要做 HV 间期检测的患者,静脉给予普鲁卡因胺的剂量

预激伴房颤缓慢的沿着旁道和
房室结下传

在房室结阻滞时，预激伴房颤
快速沿着旁道和房室结下传

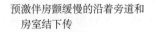
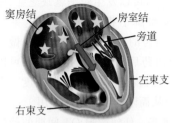
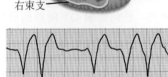
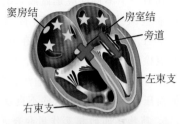
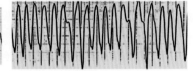

图 9.4　只阻滞房室结后预激房颤可以蜕变为室颤

如果房颤既可以经房室结前传也可以经旁道前传，房颤中 QRS 波因为有预激 δ 波而呈宽 QRS 波。心律失常的波形典型地表现为宽 QRS 波且心室率不规则。针对这心律失常应避免使用选择性房室结阻滞药，如 β 受体阻滞药和钙通道阻滞药，因为它们可以阻滞房室结而使房颤通过旁道前传，会造成房颤时心室率过快，甚至引起危及生命的室颤。因此，在宽 QRS 波心动过速（尤其是心室率不规则时）应避免使用选择性房室结阻滞药。选择电转复是最佳的处理策略，也可选择同时阻滞房室结和旁道的药物，如静脉给予胺碘酮或普鲁卡因胺。

是 10～17mg/kg，以 20～50mg/min 持续静脉滴注。对于标准体重的成人，输注速度是 20min 内输入 1g。维持剂量是 1～6mg/min。口服剂量是 500～750mg，每 6 小时 1 次。在肾功能受损时，若肌酐清除率＜50ml/min，需将剂量减少 25%～50%；若肌酐清除率＜10ml/min，需将剂量减少 50%～75%。在肝功能受损时剂量应减少25%～50%。

4. **不良反应**　与其他抗心律失常药物一样，普鲁卡因胺有致心律失常的风险，特别是会造成传导阻滞和 QT 间期延长，需要监测

PR 间期和 QT 间期。20％～30％的患者会发生药物诱发的全身红斑狼疮样综合征，患者可以发生抗核抗体（ANA）阳性和（或）狼疮症状。其另一个不良反应是血液系统改变，可以发生粒细胞缺乏症、中性粒细胞减少症、再生障碍性贫血和血小板减少症，发生率是0.5％～1％，可以是致命的。在开始用药的前 3 个月需要每周做一次血液检测，此后应定期检查。停止用药后 1 个月内血液计数可以恢复正常。最后，如果静脉输注普鲁卡因胺过快（快于推荐速度），发生低血压的风险增加。这些不良反应从而限制了其临床应用。

5. 药物之间的相互作用和合并用药　任何影响 QT 间期的药物都对普鲁卡因胺有影响，应该避免联合使用（图 9.5）。

（三）丙吡胺

丙吡胺是ⅠA 类药物，可用来治疗室性和房性心律失常，然而其抗心律失常作用并不强。丙吡胺从低剂量至高剂量，其抑制心室收缩力达 40％～90％，因此禁用于有心衰的患者。目前临床上主要是利用其对心肌的强大负性肌力作用。可以利用其负性肌力作用治疗肥厚梗阻性心肌病，尤其可以减少流出道压力阶差。丙吡胺在减轻流出道压力阶差方面优于 β 受体阻滞药和维拉帕米[10]，通常在有创治疗（如室间隔消融术或乙醇消融术）前使用。丙吡胺也可在肥厚梗阻型心肌病患者房颤时使用，没有增加患者猝死的风险[10]。其主要的不良反应表现为抗胆碱能作用，包括口干、前列腺疾病、便秘和尿潴留。与溴吡斯的明合用可以减轻抗胆碱作用而不会减弱抗心律失常效应[11]。低血糖很少发生。QT 间期延长和 QRS 波增宽能够发生。

（四）阿义马林

阿义马林是另一种ⅠA 类抗心律失常药物，主要在欧洲国家使用。该药半衰期很短，所以只能静脉使用。它能够阻断钠离子通道及 hERG 钾通道。被用来治疗预激合并房颤和一些室性心律失常，也被用于电生理检查中。尤其对于确诊 Brugada 综合征的患者有作用。在怀疑有 Brugada 综合征而心电图不典型时，静脉注入阿义马林后可出现 V1-V3 导联 ST 段抬高的典型 Brugada 样心电图表现。静脉给药的剂量是 1mg/kg，输注速度是 1mg/s 或持续 10min 以上。

长QT伴随尖端扭转室速的发生风险

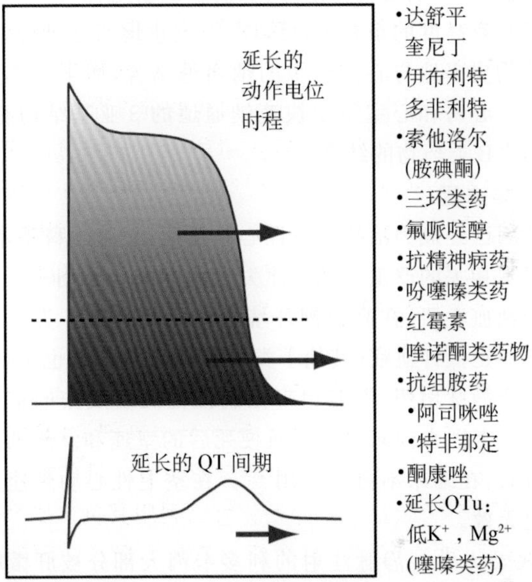

图 9.5 能导致 QT 间期延长的药物,包括抗心律失常药物

低钾血症导致 QTu 延长,而不是 QT 间期延长。一些抗心律失常药物主要靠延长动作电位时程发挥抗心律失常作用,如胺碘酮和索他洛尔。QT 间期延长是它们治疗效果的一部分。另一方面,QT 或 QTu 间期延长,尤其在低钾低镁存在时或者是与其他延长 QT 间期药物合用时,预示着将要发生尖端扭转室速(Figure © L. H. Opie, 2012.)

该药也可以用于激发 HV 间期延长(>100ms),以了解有无潜在的房室阻滞。

四、ⅠB 类抗心律失常药物:利多卡因和美西律

ⅠB 类药物抑制快钠通道(典型的Ⅰ类效应,见图 9.1),因而可以缩短非疾病组织的动作电位时程。该药与钠通道的关联和解联都非常迅速。抑制快钠通道的效应更强,缩短动作电位时程的作用保

证了应用此类药物不会出现 QT 间期延长。ⅠB 类药物选择性作用于疾病或缺血组织，引起传导阻滞，从而阻断折返路径。该药与未激活的钠通道具有高度的亲和力，可以突发突止地与之结合，这也是为什么这类药物更多地与心室组织的钠通道结合，而不是作用于心房组织的原因。心房和心室组织快速钠通道的 β 亚基结构有差异，从而影响了与ⅠB 类药物的结合[12]。

(一)利多卡因

利多卡因已经成为治疗与急性心肌梗死、心脏外科手术，以及其他心室电风暴相关的严重室性心律失常的标准静脉用药。利多卡因优先作用于缺血心肌，在高血钾环境中作用更有效。为达到最大治疗效果必须纠正低钾血症(其他Ⅰ类抗心律失常药物也是如此)。利多卡因是一个静脉用药，不能用来控制慢性反复发作的室性心律失常。应用利多卡因来预防急性心肌梗死后的室速和室颤的发生之一理论早已过时，在临床不再被应用[2,13]。在室上性心动过速治疗方面利多卡因也无效。

1. 药代动力学　静脉注射的利多卡因大部分被肝微粒体迅速去乙酰化(见表 9.2)。两个关键因素影响利多卡因的代谢和效应，一个是肝血流量(老年人、心衰患者、使用 β 受体阻滞药和西咪替丁的患者肝血流量下降)，另一个是肝微粒体活性(肝诱导剂)。因为利多卡因在首次静脉负荷给药后数分钟即在体内迅速分布，所以常需要再次给药，之后连续输注以维持血药浓度(图 9.6)。循环中高浓度的利多卡因代谢产物既可以起到治疗作用，也可以使不良反应增加。在持续滴注过程中，由于在低灌注组织中的再分布，利多卡因的半衰期延长(可以到 24h)。

2. 临床应用　利多卡因不再用于心肌梗死后室性心律失常的预防。从 20 个随机试验和 4 个荟萃分析结论显示，利多卡因可以减少室颤但增加死亡率，主要原因是导致心动过缓和心脏停搏的发生[2]。利多卡因主要用于急性心肌梗死后的心动过速或出现血流动力学障碍严重的频繁室性期前收缩(尤其是已经应用了 β 受体阻滞药之后)。它也可用于持续性室性心律失常和(或)顽固性室速/室颤

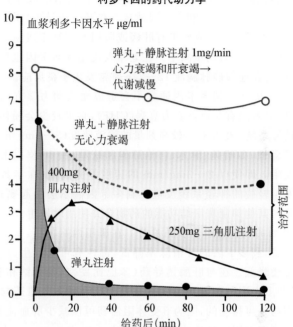

图 9.6　利多卡因的药动学

　　为了达到和保持利多卡因足够的血浆浓度,要求起始时弹丸注射随后持续静脉滴注。通常需要第二次弹丸注射以保持静脉滴注的稳定。心力衰竭和肝衰竭能延迟利多卡因的代谢,升高血浆水平,伴随不良反应的发生(Figure © L. H. Opie,2012.)

　　导致的心室电风暴(造成 ICD 频繁放电),尤其是在心脏手术或缺血性心肌病时。然而,单独使用利多卡因的效果较弱(15%～20%),通常应联合使用其他抗心律失常药物,如静脉胺碘酮和 β 受体阻滞药。

　　3. 剂量　利多卡因持续静脉滴注后 5～9h 可以达到治疗水平(1.4～5μg/ml),所以标准的治疗方案包括静脉给予负荷量 75～100mg,30min 后重复一次,或者给予 400mg 肌内注射。在静脉注射利多卡因 2～4mg/min,连续静脉滴注 24～30h 之后,可以调整为

3mg/min 以预防室颤的发生,但同时有 15％的患者会发生严重的不良反应,半数人不得不将利多卡因减量。在肝血流量少(由于低心排或使用β受体阻滞药造成)、患有肝病或服用西咪替丁或氟烷治疗的患者推荐利多卡因的剂量减半。在老年人使用利多卡因也推荐使用小剂量,因为在连续静脉滴注 12～24h 常常发生不良反应。

4. 不良反应 利多卡因通常不会造成血流动力学方面的不良反应,即使患者患有充血性心力衰竭(CHF),它也较少会损伤窦房结功能或传导系统(表 9.3)。较高剂量的输液速度(3～4mg/min)可以造成神经毒性,如嗜睡、麻木、言语障碍和眩晕,在 60 岁以上的人群中容易发生。即使以 2～3mg/min 的速度静脉滴注,在半数人群中也可能发生轻微的神经系统反应。利多卡因偶尔会引起窦性停搏,但通常是与其他抑制窦房结功能的药物合并使用时发生。

5. 药物的相互作用和合并用药 在服用西咪替丁、普萘洛尔或氟烷的患者,利多卡因的肝清除率降低,毒性有可能发生,所以利多卡因剂量要降低。在与肝酶诱导药(苯巴比妥、苯妥英钠和利福平)合用时,利多卡因的剂量要增大。早期使用β受体阻滞药与利多卡因联合用药是可接受的,因为β受体阻滞药可以减少肝血流量,有潜在的引起利多卡因不良反应的风险(见表 9.2,表 9.4)。利多卡因静脉输注可以与静脉胺碘酮和β受体阻滞药联合使用治疗顽固性室性心律失常和心室电风暴。

6. 利多卡因对室速和室颤治疗失败 如果应用利多卡因治疗失败了,要考虑是否合并低钾血症、低镁血症、严重的缺血未得到解决或其他可逆因素;是否有用药剂量的问题——通常人们在连续滴注利多卡因之前忘记了需要静脉推注两次。对于顽固性室性心律失常的治疗,利多卡因可以与静脉胺碘酮和β受体阻滞药联合使用。有关利多卡因与静脉胺碘酮联合用药的文献很少。在一项对急性心肌梗死人群的回顾性分析中,有 6％的人发展为持续性室速或室颤,在那些幸存 3h 的患者的资料显示,胺碘酮与死亡风险增加有关,而不是利多卡因[7]。然而,研究中这种胺碘酮治疗效果差的结论可能是选择了更危重的患者,而不是药物本身造成的。

表 9.4　抗心律失常药物的相互作用(药动学)

药物	相互作用	结果
利多卡因	β受体阻滞药、西咪替丁、氟烷、酶诱导药[a]	肝血流量降低(增加血药浓度)降低血药浓度
氟卡尼	主要与胺碘酮之间的相互作用,增加负性肌力作用(β受体阻滞药、奎尼丁、丙吡胺),增加 AV 传导阻滞(奎尼丁、普鲁卡因胺)	增加氟卡尼血药浓度;如果之前有传导阻滞,则半量使用
普罗帕酮	氟卡尼(但没有与胺碘酮合用的报道);地高辛;华法林	增加 SA,AV 的传导,抑制心肌收缩;使地高辛血药浓度升高;抗凝效果增强
索他洛尔	利尿药、ⅠA 类药物、胺碘酮、三环类抗抑郁药、吩噻嗪类(见图 9.4)	增加尖端扭转室速的风险;避免低钾血症的发生
胺碘酮	索他洛尔 地高辛 苯妥英钠 氟卡尼 华法林	发生尖端扭转室速的风险 增加地高辛血药浓度 双向作用,见文中所述 增加氟卡尼血药浓度 增加华法林血药浓度
伊布利特	所有延长 QT 间期的药物	发生尖端扭转室速的风险
多非利特	所有延长 QT 间期的药物 在肝中与维拉帕米、西咪替丁、酮康唑、甲氧嘧啶发生竞争性代谢	发生尖端扭转室速的风险 增加多非利特血药浓度,增加发生尖端扭转室速的风险
维拉帕米 地尔硫䓬	β受体阻滞药、过量的地高辛、心肌抑制药、奎尼丁	增加负性肌力作用和抑制结区传导
腺苷	双嘧达莫 甲基黄嘌呤(咖啡因、茶碱)	抑制腺苷分解、显著延长半衰期、降低腺苷剂量抑制受体、降低药效

AV,房室结;SA,窦房结。

[a]酶诱导药,肝酶诱导药(如巴比妥钠、苯妥英钠、利福平)。

(二)美西律

美西律被称为"口服"的利多卡因,可用来对室性心律失常的长期治疗(见表 9.2)。通常在急性室性心律失常方面不推荐使用(人们更愿意选择静脉的利多卡因),但是静脉应用利多卡因时一旦停止滴注,美西律就立刻可以开始首剂口服治疗。美西律不能用于治疗房性心律失常。和利多卡因一样,在低钾和低镁血症时,美西律药量要减少,因此使用美西律时这些电解质紊乱要及时纠正。

1. **药代动力学** 美西律主要通过 CYP1A2 和 CYP2D6 代谢,所以抑制或诱导这些酶的药物会明显影响美西律的疗效(见"药学相互作用和合并用药"部分)。

2. **临床应用** 美西律主要用于室性心律失常的长期治疗,尤其是患者患有心肌病和再发 VT/VF 时。美西律单药治疗通常效果不佳,所以常与口服胺碘酮联合用药(当胺碘酮单药治疗不佳时)。当胺碘酮出现不良反应时,美西律可以替代胺碘酮继续治疗。长 QT 综合征 Ⅲ 型(LQT3)是由于编码钠通道的 SCN5A 亚基突变导致功能丧失和复极延迟,造成动作电位时程和 QT 间期延长。美西律用于 LQT3 可以阻滞钠电流和恢复 QT 间期,预防尖端扭转室速的发生。

3. **剂量** 起始剂量是 $100\sim200$mg,口服,每 8 小时一次;如果患者能耐受,每次调整剂量时增加 $50\sim100$mg 直到最大剂量 300mg,每 8 小时一次。对于 LQT3 儿童患者,推荐剂量是 $6\sim8$mg/(kg・d),分 $2\sim3$ 次服用共 $2\sim3$d,以后每 $8\sim12$ 小时增加剂量 $2\sim5$mg/(kg・次),再以后每 $2\sim3$ 天增加剂量 $1\sim2$mg/(kg・次)直到达到预期的效果。每日最大的剂量是 15mg/(kg・d)或 $\leqslant$1200mg/d。

4. **不良反应** 主要与剂量有关的不良反应是胃肠道不适,包括恶心、呕吐、腹泻,发生率为 $30\%\sim40\%$。与饭同时服用或口服质子泵抑制药有助于减少胃肠道不适。神经系统不良反应包括眩晕、震颤、共济失调、感觉异常和视物模糊,这些症状发生率为 $10\%\sim20\%$。罕见但严重的不良反应包括血液系统疾病,如明显的白细胞减少或血小板减少。少见不良反应的情况包括皮疹、面部肿胀和化脓。尤其在日本,少数高敏的患者可出现发热、药疹、嗜酸性粒细胞增多症和肝酶的升高。

5. 药物相互作用和联合用药 凡是能够抑制或诱导 CYP1A2 和 CYP2D6 的药物都能明显改变美西律的药效。尤其是一些蛋白酶抑制药[用于治疗人类免疫缺陷病毒（HIV）]可以与美西律相互作用。有趣的是,烟草、海洛因和大麻可以降低美西律的血药浓度。一些选择性 5-羟色胺再摄取抑制药（SSRIs）可以降低美西律的代谢（提高血药浓度）,舍曲林除外。

（三）苯妥英钠

苯妥英钠现在已经很少用。其对于发生在先天性心脏病手术后发生室性心律失常效果很好。偶尔可以用于癫痫和心律失常的患者,具有抗心律失常和抗癫痫的双重效果（见表 9.3）。

五、ⅠC 类抗心律失常药物:氟卡尼和普罗帕酮

在心律失常抑制研究（CAST 研究,所用药物为氟卡尼）和汉堡心脏停搏研究（CASH 研究,所用药物为普罗帕酮）公布后,ⅠC 类抗心律失常药物因其致心律失常作用而声望下降[13]。因此这类药物应绝对避免用于缺血性或结构性心脏病的患者（见图 9.3）。然而经过考量后,ⅠC 类药物仍具有其他药物不可替代的优势,它具有三个主要的电生理（EP）作用（见表 9.3）。第一,ⅠC 类药物是快钠通道的强效抑制药,显著抑制动作电位 0 相上升支速率,这也是其抑制希浦系统传导而导致 QRS 波增宽的原因。第二,ⅠC 类药物可以通过延缓慢钠通道的灭活[14]和快速复极电流（Ikr）[15]来延长动作电位（APD）时程。与其他Ⅰ类抗心律失常药物相比,ⅠC 类药物在舒张期与钠通道的解离速度缓慢,导致了在快频率时药效明显增加,即所谓的"使用依赖性"[14]。这一特征可以解释为什么这类药物在室上速治疗中效果更佳。然而,这种"使用依赖性"也是这类药物容易致心律失常的原因,尤其是在应用于有心肌病的患者时,易导致无休止的室速发生（见图 9.3）。一些专家主张在开始用药时进行运动负荷试验以观察心率增快时是否有 QRS 波的增宽,这种现象在休息状态下不会出现。如果运动负荷过程中 QRS 波增宽 25% 或以上,药物需减量或停药。

然而,即使在运动负荷试验中未显示这种"使用依赖性"的变化也不能除外该药致心律失常的可能性。第三,IC 类药物还具有明显的负性变时作用,应避免在严重窦房结功能异常或房室传导阻滞患者中使用。然而,该类药物没有明显的延长 QT 间期的作用(见表 9.3)。

ⅠC 类药物属于广谱抗心律失常药物,广泛用于治疗室上性心动过速,尤其是心房颤动,以及其他药物治疗无效的室性心律失常。通过抑制 RyR2 受体的开放状态和减少钙离子的外向运动,ⅠC 类药物可以有效治疗儿茶酚胺敏感性室速[16]。氟卡尼也用于 LQT3 型的治疗,这是一种编码 SCN5A:δKPQ 基因突变导致钠通道反复开放从而延长动作电位时程的疾病[17]。

（一）氟卡尼

1. **药代动力学**　氟卡尼通过 CYP2D6 代谢,后者可被 SSRIs 所抑制,所以与 SSRIs 代谢的药物之间有明显的相互作用。氟卡尼的代谢产物多数经尿液排泄,所以肾功能受损的患者需严密监测药物反应。该药的药代动力学、不良反应和药物间的相互作用,见表 9.2～表 9.4。

2. **临床应用**　适应证包括:①阵发性室上性心动过速(PSVT)包括阵发房扑、房颤和预激合并房颤,通常用于无结构性心脏病患者。②危及生命的室速在权衡获益大于致心律失常风险时。③通过阻滞开放的 RyR2 通道而用于治疗儿茶酚胺敏感多形性室性心动过速[16]。④用于 SCN5A:δKPQ 突变导致的 LQT3[19]。氟卡尼特别适用于房颤转复后窦律的维持[20](图 9.7)及心脏结构正常者室性期前收缩的治疗。⑤在某些地区(主要在欧洲国家)静脉氟卡尼用于药物激发试验,使一些静息心电图正常或不典型者在用药后出现典型的 Brugada 样心电图改变;该药也可用于诱发 HV 间期延长,以判断是否有潜在的 AV 间期阻滞。氟卡尼禁用于有冠脉缺血、结构性心脏病的患者。禁用于右束支传导阻滞伴左前分支阻滞的患者,除非其已经植入了起搏器。在病态窦房结综合征患者和左心室功能降低及心肌梗死后患者,该药也属于禁忌证。尤其要指出的是,对于需要 8h 内(而不是 24h)紧急转复的房颤患者,静脉氟卡尼优于静脉胺碘

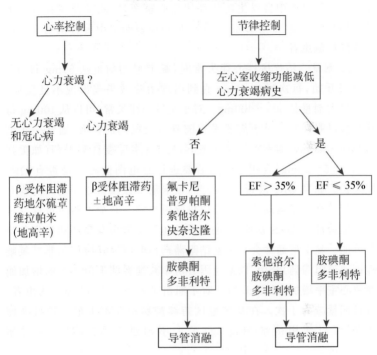

反复发作 / 持续发作的房颤

图 9.7　房颤心率控制或节律控制的药物治疗

本图来源于加拿大心血管学会的推荐。

酮[21]。对于心房颤动后窦性心律的维持,氟卡尼优于安慰剂,其效果与索他洛尔和普罗帕酮相类似,短期内使 65% 的患者维持窦性心律,长期维持率在 49%[22]。其口服耐受性优于奎尼丁和普罗帕酮。PI-TAGORA 研究结论提示,氟卡尼在为期 21 个月的针对房颤患者维持窦性心律方面非劣效于口服胺碘酮[23]。胺碘酮在预防长程房颤发作中效果较好,普罗帕酮稍劣效于胺碘酮和普罗帕酮,氟卡尼的 pill-in-pocket(自行口服单剂量)疗法可用于房颤急性发作后的紧急转复[24]。这对于较少发作的阵发性房颤尤其适用,转复成功率在

84％～94％,平均转复时间为 2h(虽然要求的转复时间是 8h)。偶尔在转复房颤过程中会发生房扑伴快速心室率,因此推荐在有监护条件的环境下转复(如急诊室)。氟卡尼药品说明书中警告慎用于慢性持续性房颤患者。

3. 剂量　治疗房性心律失常时,氟卡尼的剂量从 50mg 每日 2 次口服开始,每次增加 50mg 直到出现治疗效果或出现不良反应。每日最大剂量是 300～400mg。对于室性心律失常,可以从 100mg 每日 2 次口服开始。对于需要采用随身口袋服药的患者,通常一次给药 200～300mg,通常在空腹状态下,与小剂量 β 受体阻滞药(如美托洛尔 12.5～25mg)合用。服药后要进行心电图监测看是否有 QRS 波延长。如果 QRS 波延长＞25％,氟卡尼应该减量或停药。药物开始治疗前推荐做运动负荷试验以排除冠心病。负荷试验也可以发现使用依赖性的 QRS 波延长,如果阴性也不能除外其致心律失常危险的可能。氟卡尼通常会与房室结阻滞药(如 β 受体阻滞药、非二氢吡啶钙通道阻滞药)合用,以避免因心房率减慢造成下传心室的增加而导致心室率增加(见图 9.2)。对于肌酐清除率＜35ml/min 的患者,每日剂量减为 1 次。在某些地区持续静脉应用氟卡尼不被批准使用,但可以使用剂量 2mg/kg(最大不超过 150mg)静脉注射超过 10min。

4. 不良反应　氟卡尼的主要不良反应是致室性心率失常和猝死。在 CAST 研究中发现氟卡尼的致心律失常作用包括增加室性心律失常和猝死的风险[1](见图 9.3)。其致心律失常作用与不均一地减慢传导有关,风险较大的人群包括既往有心肌梗死病史,尤其是合并明显室性期前收缩(室早)早的患者。在急性心肌梗死阶段患者发生心律失常的风险也增加。监测 QRS 波的宽度是合理的,但其"安全界限"目前尚未确定。此外,CAST 研究提示氟卡尼也存在晚发的致心律失常作用。如果患者既往有窦房结或房室结传导问题,氟卡尼会加重心律失常的发生。氟卡尼会导致心内膜起搏阈值升高,对于起搏器依赖的患者,尤其是基线阈值已经升高的患者应加强监护。起搏阈值应在用药前和用药后 1 周各检测一次。当氟卡尼减慢心房频率,可能会增加房性致心律失常作用,原因是药物增强了房室结传导使得心室率反常增快(见图9.2)。这可能导致室速或室颤的突然发生,严重时可能致命。这就是为什么ⅠC类药物通常与阻滞房室结的药物(如β受体阻滞药或二氢吡啶类钙通道阻滞药)合用的原因。氟卡尼通常不与地高辛合用,因为其在高儿茶酚胺状态下阻断房室结的作用不大。中枢神经系统反应(如视物模糊、眩晕、感觉异常、头痛)一般在1%～3%的患者中发生。药疹的发生率是1%,恶心的发生率是6%。

5. **药物的相互作用和合并用药** 服用CYP2D6抑制药(如过去的SSRIs帕罗西汀和舍曲林)会加重氟卡尼的神经毒性。应避免联合使用延长QT间期的药物(见图9.5)。激酶抑制药能够增加房颤的风险,所以应在监护下小心地与氟卡尼合用(见表9.4)。

(二)普罗帕酮

1. **药物动力学** 普罗帕酮具有ⅠC类抗心律失常药物的作用特点,阻滞快速内向钠电流,具有强大的膜稳定作用,增加PR和QRS波间期,对QT间期没有影响(见表9.3)。在较大剂量时,它还具有轻度的β受体阻滞药作用和钙阻滞药(L型通道)作用。其β受体阻滞的作用相当于普萘洛尔的$1/40^{25}$,因β受体阻滞样作用甚微,故不足以减慢房扑或房颤的心室率(在房扑或房颤时使用普罗帕酮会造成心房率减慢从而经房室结下传心室增多,造成心室率过快)。普罗帕酮主要经过肝代谢,由于药物半衰期短,需要每日服用2～3次。需要指出的是,有白种人中约7%的肝细胞色素同工酶CYP2D6缺乏,造成普罗帕酮的代谢缓慢。部分普罗帕酮也通过P-糖蛋白代谢。更多的药代动力学特点、药物的相互作用和合并用药情况见表9.2～表9.4。

2. **临床应用** 普罗帕酮的适应证与氟卡尼很相似:①应用于心脏结构正常人群发作房颤、房扑和预激房颤的治疗;②发生危及生命的室速时在权衡获益大于致心律失常风险情况下可以应用。与氟卡尼类似,普罗帕酮主要用于房颤转复后窦性心律的维持,很少用于心脏结构正常者室早的治疗。普罗帕酮禁用于有冠脉缺血、结构性心脏病和心电图呈完全性右束支阻滞合并左前分支阻滞的患者,除非患者已经植入了心脏起搏器。它也禁用于病态窦房结综合征的患者,以及合并左心室功能降低和心肌梗死后患者。在房颤转复后维持窦性心律方面,普罗帕酮与氟卡尼作用相当(或稍逊于氟卡尼),但患者的耐受性稍差[22,23]。普罗帕酮也可用于房颤急性发作时的强化口服疗法[25],尤其适用于阵发性房颤发作次数很少时。转复成功率在94%,平均转复时间是113min(通常转复时间要求在8h之内即可)[26]。偶尔用药后会发生房扑伴快速心室率的情况,所以首剂治疗推荐在有监护的环境(如急诊室)中进行。

3. **剂量** 对于房性和室性心律失常,普罗帕酮起始剂量通常是150mg 口服每日 2 次,增加到 300mg,每日 3 次,直到达到治疗效果或出现不良反应时不得不停药,最大剂量是每日 900mg。如果需要,可以采用 225～425mg,每日 2 次维持用药。采用强化口服疗法,可以一次性口服 450～600mg,通常与起效快的小剂量 β 受体阻滞药联用(如美托洛尔 12.5～25mg)。肾功能异常不需调整剂量,肝功能异常时需要将剂量减为每日 1 次或每日 2 次。普罗帕酮服药期间需要通过心电图监测 QRS 波时限是否延长,如果 QRS 波宽度延长 >25% 则需减药或停药。在药物治疗前完善运动负荷试验排除冠脉疾病是合理的。行负荷试验排查剂量依赖性的 QRS 波延长也是合理的,可以发现药物依赖性的 QRS 波延长,但阴性也不能完全排除致心律失常危险的可能。临床上常与普罗帕酮和房室结阻滞药(如 β 受体阻滞药、非二氢吡啶类钙通道阻滞药)合用,以防止心房率减慢后下传心室增多导致的心室率增加(见图 9.2)。对于肌酐清除率 <35ml/min 的患者来说,剂量应减为每日 1 次。

4. **不良反应** 普罗帕酮的主要不良反应是致室性心律失常和猝死,这是 CAST 研究得出的结论[1]。在已有窦房结或房室结病变的患者,发生心律失常会加剧。当药物降低心房率,经房室结下传增多反而会导致心室率加速(见图 9.2)。严重时会发生室速或室颤,甚至致命。这就是为什么 I C 类药物需要与房室结阻滞药,如 β 受体阻滞药或非二氢吡啶类钙通道阻滞药(如地尔硫䓬)合用的原因。普罗帕酮通常不与地高辛合用,因为后者在高儿茶酚胺状态下对房室结阻滞作用不强。味觉异常常有发生(感觉发苦或有金属味)。中枢神经系统反应出现率是$1\%\sim3\%$(包括疲乏、头痛、失眠和噩梦)。偶尔会发生药物诱发的红斑狼疮和粒细胞减少症(详见普鲁卡因胺部分)。也有肝毒性的报道。与氟卡尼类似,普罗帕酮也会影响起搏阈值,虽然并不严重。

5. 药物的相互作用和合并用药 CYP2D6 抑制药可以明显增加普罗帕酮血药浓度。普罗帕酮可以增加秋水仙碱水平。普罗帕酮具有轻度 β 受体阻滞药作用,所以与 β 受体阻滞药合用有可能导致心动过缓。普罗帕酮经过 P-糖蛋白代谢,可以增加血浆依度沙班和达比加群的血药水平。所以这些口服抗凝药应该避免与普罗帕酮同时服用。延长 QT 间期的药物也应该避免与其同服(见图 9.5,表 9.4)。

六、Ⅰ D 类抗心律失常药物:雷诺嗪

虽然传统的 Vanhgan Williams 心律失常分类中没有"Ⅰ D 类抗心律失常药物",但雷诺嗪确实不适合并入其他三类Ⅰ类药物中。该药抑制晚钠电流(I_{Na}),同时也抑制 I_{Kr},后者可以导致一定程度的 QT 间期延长。雷诺嗪通过抑制晚钠电流,降低细胞内钙水平、降低血管壁张力并降低氧耗。该药也能刺激心肌细胞生成。因此主要用于心绞痛治疗。然而,雷诺嗪确实也具有一些抗心律失常的作用[27]。它可以促进房颤转复为窦律,尤其是在急性冠脉综合征时这种作用尤其明显。无论患者是否植入 ICD,雷诺嗪可以抑制室性心律失常的发作。它也可以用于心衰的患者。该药通过 CYP3A 代谢,并且抑制CYP2D6。禁用于严重肝病患者。

七、Ⅱ 类抗心律失常药物:β 受体阻滞药

鉴于Ⅰ类抗心律失常药物的长期应用备受质疑,人们将希望转至 β 受体阻滞药。对 β 受体阻滞药临床适应证的共识包括:①各种心动过速,尤其是触发机制造成的心动过速;②伴有交感神经活性增加的持续性室速患者或急性心肌梗死患者;③β 肾上腺素第二信使

cAMP 在导致缺血相关室速中的基础作用;④这类药物的降压作用和抗心肌缺血作用。很多循证医学证据显示,β 受体阻滞药可以降低心肌梗死后患者[28] 及左心室功能不全的心衰患者[29] 的死亡率。

1. 药代动力学　药物作用于 β 受体。$β_1$ 受体主要位于心肌,阻断 $β_1$ 受体可以减慢心率、减轻心肌收缩力和减慢房室结传导。$β_2$ 受体主要位于支气管和外周血管组织,对其抑制可产生支气管痉挛和外周血管收缩。$β_3$ 受体主要位于脂肪组织和心脏,阻断 $β_3$ 受体可以减少产热。一般来说,药物具有更多的 $β_1$ 选择性则具有更强的抗心律失常作用,不良反应更少。β 受体抑制药也可以抑制 $α_1$ 受体和 $α_2$ 受体,从而抑制胃肠道内和膀胱的平滑肌收缩,导致血管扩张(作用于 $α_1$ 受体),并抑制血小板活性和导致阳痿(抑制 $α_2$ 受体)。β 受体阻滞药也可以抑制 I_f 电流,后者是目前公认为重要的起搏电流(图 9.8),同时也是加速受损的心肌组织除极,导致心律失常的发生。β 受体阻滞药也可以抑制内向钙电流 ICa-L,间接抑制组织中环磷腺苷(cAMP)水平的降低。美托洛尔和普萘洛尔主要经肝代谢,而阿替洛尔和索他洛尔主要经肾代谢。比索洛尔经肾和肝双重代谢,卡维地洛经肝代谢由胆汁排出。心脏选择性是指药物更多地选择性抑制心脏 $β_1$ 受体。比索洛尔具有最强的心脏选择性,其次是美托洛尔、阿替洛尔和纳多洛尔。普萘洛尔是非选择性 β 受体阻滞药。拉贝洛尔和卡维地洛兼具 α 和 β 受体阻滞作用,因此除具有 $β_1$ 受体阻滞作用外还具有血管扩张作用。醋丁洛尔和吲哚洛尔具有内在拟交感神经活性(ISA),可以导致在休息状态下轻度 $β_1$ 受体激动作用。这种作用可降低休息状态下心动过缓的程度,但在大剂量时这种作用可能消失。有关心脏选择性和 ISA 细节已经明确。艾司洛尔是选择性 $β_1$ 受体阻滞药,半衰期短(只有 9min),18～30min 后 β 受体作用即消失[30]。艾司洛尔通过红细胞快速代谢,不依赖于肾和肝。由于其具有较短的半衰期的特点,艾司洛尔可以用于 β 受体阻滞药的一些相对禁忌证,如伴有慢性阻塞性肺疾患或失代偿性左心室功能不全时如果出现快速或异位心律失常可以考虑使用艾司洛尔。

2. 适应证　β 受体阻滞药在冠心病和心衰中的适应证已经有很

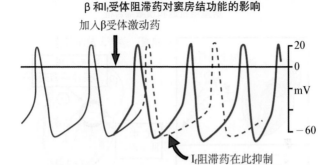

β 和I_f受体阻滞药对窦房结功能的影响

加入β受体激动药

20

0

mV

−60

I_f阻滞药在此抑制

图 9.8 β 受体阻滞药对窦房结功能的影响

β 肾上腺激动药和 I_f 电流抑制药对窦房结动作电位的作用机制(Figure © L. H. Opie，2012.)

多。在抗心律失常治疗方面，其适应证如下。①不适当窦速；②由于情绪或运动诱发的阵发性房性心动过速；③折返性房性心律失常，如房室结折返或房室折返性心动过速(图 9.9)；④预防手术后房颤；⑤房颤或房扑的心室率控制；⑥运动诱发的室性心律失常，尤其是儿茶酚胺敏感性室速；⑦正常结构心脏出现的室性心律失常，尤其是来源于右心室流出道的室性心律失常；⑧遗传性长 QT 综合征患者中用于预防尖端扭转室速的发生。β 受体阻滞药通常是房颤的一线治疗药物(手术后房颤除外)，但是房颤再发时 β 受体阻滞药主要用于控制心室率，其抗心律失常效果很弱，这类药物应避免用于预激合并房颤的患者，因为其选择性阻断房室结，使得心房率优先通过旁道下传心室造成心室率更快(见图 9.4)，甚至可以造成室颤。

在无明显缺血的心肌病患者反复发作的室速时可以使用 β 受体阻滞药单剂治疗，无论其是否植入了 ICD。在 AVID 试验中，β 受体阻滞药大大提高了室颤或未经特殊治疗的有症状室速患者的生存率[30,31]。它也可以降低 ICD 患者发生室速时的发电次数。β 受体阻滞药与胺碘酮合用产生协调作用，与胺碘酮合用可有效治疗"电风暴"[30]，明显降低心脏死亡率[32]。

房室结折返和预激综合征

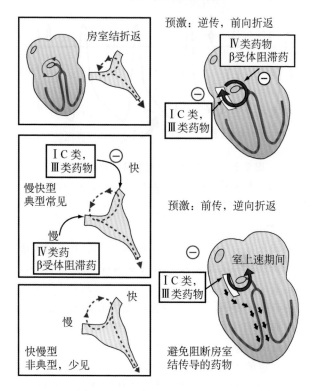

图 9.9　**各种类型的抗心律失常药物针对不同类型房室结折返、前传预激或逆传旁道导致的房室折返性心动过速的治疗选择**

不管对于慢快型还是快慢型的房室结折返心动过速,包括逆传旁道折返的心动过速 β 受体阻滞药,ⅠC 类药物和Ⅲ类抗心律失常药物均可应用。但对于预激前传的旁道不能选用阻滞房室结传导的药物,可以选择ⅠC 类药物和Ⅲ类抗心律失常药物(Figure © L. H. Opie,2012.)

3. 剂量　β受体阻滞药的使用剂量如表 9.5 所示。美托洛尔的剂量范围是 6.25～100mg,每日 2 次;比索洛尔是 1.25～10mg,每日 1 次;纳多洛尔是 10～240mg,每日 1 次;普萘洛尔是 10～40mg,每日 3 次或 4 次;卡维地洛的剂量是 3.125～50mg,每日 2 次,但这个剂量通常不用于治疗心律失常。服用卡维地洛的心衰患者一旦发展为室性心律失常就要换用比索洛尔或另一种心脏选择性 β受体阻滞药以产生抗心律失常效应。美托洛尔可以静脉推注 2.5～5mg,以后每 5 分钟重复给药一次直到产生疗效。静脉普萘洛尔可以一次给予 1～3mg,直到 5mg,可以重复用于直到预期疗效。静脉艾司洛尔作用持续时间短,用药剂量见表 9.5。

表 9.5　控制房颤心室率的药物负荷剂量和维持剂量

		急性期静脉给药	慢性期口服给药
β受体阻滞药[a]	美托洛尔	2.5～5mg,每 5 分钟 1 次直到 15mg	12.5～100mg 每日 2 次
	普萘洛尔	0.15mg/kg(平均每 2 分钟给 1mg)	10～60mg 每日 2 次
	艾司洛尔	0.5mg 静脉推注,之后静脉滴注 0.05～0.2mg/(kg·min)	NA
	比索洛尔	目前不可用	2.5～10mg/d
	阿替洛尔	5mg 静脉给药 5min 以上,10min 后重复给予	25～100mg/d
	纳多洛尔	目前不可用	20～80mg/d
钙通道阻滞药	维拉帕米	0.075～0.15mg/kg,静脉推注 2min 以上;之后 0.005mg/(kg·min)维持静脉滴注	120～480mg/d
	地尔硫䓬	静脉推注 0.25～0.35mg/kg,之后 5～15mg/h 维持	120～480mg/d

[a] 列表之外的其他 β受体阻滞药也可能有用。

4. **不良反应** 由于β受体阻滞药在冠心病和心衰治疗中的巨大获益,即使有相对的禁忌证也不应限制此类药物的应用。此类药物的主要心血管不良反应包括低血压、心动过缓(窦性)、房室阻滞和指端发冷。神经系统不良反应较常见(2%～10%),包括头晕、疲乏、失眠、噩梦和短暂性失眠。男性中有5%会发生阳痿或性欲降低。大于1%的患者会发生支气管痉挛。视物模糊和瘙痒症罕见。β受体阻滞药可以掩盖糖尿病患者低血糖的发生,也不能单独用于嗜铬细胞瘤患者,除非患者已经同时服用了α受体阻滞药。

八、混合型Ⅲ类抗心律失常药物:胺碘酮和索他洛尔

由于循证医学证据显示Ⅰ类抗心律失常药物在某些患者群体中有增加死亡率的风险,所以人们把注意力转移到了Ⅲ类抗心律失常药物中。其中有两个被广为使用的药物,即胺碘酮和索他洛尔。需要强调的是这两种药都是混合性抗心律失常药物,不是纯的Ⅲ类抗心律失常药物。Ⅲ类抗心律失常药物本身能够延长动作电位时程,从而发挥抗心律失常的作用,同时也不可避免会延长QT间期(见表9.3)。在低钾低镁血症、心动过缓或合并一些遗传离子通道心脏疾病的情况下,QT间期延长容易导致尖端扭转室速(见图9.3)。索他洛尔可以同时导致心动过缓和延长动作电位时程,使得尖端扭转室速更易发生。胺碘酮和索他洛尔具有的一些特性可以改善传导,包括胺碘酮可以显著抑制钠和钙通道,索他洛尔具有β受体阻滞药作用等。以胺碘酮为例,该药可以使心肌动作电位更均一,消除了由于电生理异质性导致的严重室性心律失常的发生。使用胺碘酮引起的尖端扭转室速的发生率远低于Ⅲ类药物导致尖端扭转室速的预期发生率。由于索他洛尔和胺碘酮的混合性疗效,它们的疗效优于Ⅰ类抗心律失常药物。在ESVEM研究中[33],索他洛尔的疗效优于6种Ⅰ类抗心律失常药物(见表9.2)。相比于Ⅰ类药物,胺碘酮对各类的严重房性和室性心律失常均具有很好的疗效[34-40]。不过这两种药物因为上述的一些不良反应导致其也有明显的局限性,限制了它们在临床的广泛应用。

（一）胺碘酮

1. **药代动力学**　胺碘酮是唯一可称为"广谱"的抗心律失常药物，主要具有Ⅲ类药物作用，同时有Ⅰ类抗心律失常药物活性及辅助的Ⅱ类和Ⅳ类药物活性。该药阻滞钠通道、钙通道和复极钾通道。胺碘酮具有的Ⅲ类药物机制是通过延长动作电位时程而延长各类心肌组织的有效不应期，包括延长旁道的有效不应期。此外，它还具有强大的Ⅰ类药物作用，抑制高频刺激下失活的钠通道（表9.2～表9.3）。针对房颤可以有效地治疗是由于胺碘酮可以延长左上和右上肺静脉的不应期[41]，以及抑制房室结的传导（图9.10）。此外，在实验动物模型中胺碘酮也是治疗房颤"唯一有效"的药物[42]。胺碘酮非竞争性抑制α和β肾上腺素受体（Ⅱ类抗心律失常作用），这是其β受体阻滞药作用之外的额外获益[43]。其微弱的钙通道阻滞药（Ⅳ类抗心律

胺碘酮抑制心房颤动

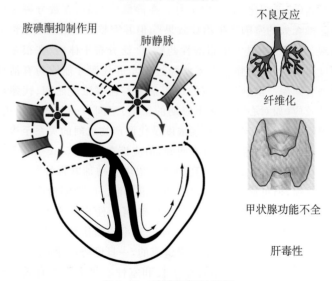

图9.10　胺碘酮抑制房颤

胺碘酮的不良反应是肺纤维化、甲状腺功能不良和其他不良反应，使用胺碘酮治疗房颤时要权衡获益与风险（Figure © L. H. Opie, 2012.）

失常作用)可以解释其引起心动过缓和房室结抑制,以及尖端扭转室速的发生率相对较低的原因。此外,胺碘酮还有轻微的扩张冠状动脉和外周血管的作用。静脉和口服胺碘酮的疗效有所差异,这是由于其存在较强的肝首过效应,尤其是口服剂型首过效应更加明显。静脉胺碘酮具有更多的 I 类药物和非选择性 II 类药物疗效,而口服胺碘酮代谢转化为去乙酰胺碘酮后具有更多的 III 类药物疗效。

胺碘酮具有高度脂溶性,其药代动力学与其他心血管药物存在明显差异[43]。在可变(吸收率 30%～50%)而缓慢的胃肠道吸收后,胺碘酮缓慢而广泛地分布于脂肪组织中[43]。因此,胺碘酮必须在广泛的外周组织沉积后才能达到足够的血液和心脏内药物浓度方能达到药效,这也是其起效缓慢的原因。此外,当口服药物停用后,其储存在外周组织的药物不能很快清除,导致其清除半衰期,长达 6 个月[44]。胺碘酮口服后起效时间较慢,除非起始使用大的负荷剂量,否则达到稳态时间(胺碘酮化)需要数月。在静脉给药后,在数分钟之内就会对除颤无效的室颤产生治疗效果[45],但其完整的电生理效果也会延迟出现[46]。胺碘酮是一个脂溶性药物,广泛分布于体内,在很多组织中浓度很高,如肝和肺。它需要经过多步肝代谢才能成为有活性的去乙酰胺碘酮。虽然胺碘酮的口服剂量与血浆浓度之间、代谢产物和晚期效应(如对心室功能不应期的影响)之间有一些直接相关性,但胺碘酮临床效果与药物血浆浓度及代谢产物之间的关系至今仍未明确。药物治疗剂量范围尚未明确,但应该在 $1～2.5mg/ml$,大部分(95%)与蛋白质相结合。更高的血药浓度会增加其毒性[43]。胺碘酮不经肾排泄,但可通过泪腺、皮肤和胆道排泄。胺碘酮治疗再发房颤更有效,不良反应风险更低[47,48]。胺碘酮会使血浆肌酐水平增加 5%～15%,这不是由于降低肾小球滤过率或损伤肾功能造成的,而是由于肾小球排泌肌酐水平下降造成的,一旦停药这种情况会消失。

2. 临床应用 胺碘酮对于房性和室性心律失常均有效。对各种室性心律失常均有效,包括频发、有症状的室早;有症状的非持续性室速;持续性室速和(或)电风暴;由于引起的 ICD 放电的室性心律失常及房性心律失常[49];未植入 ICD 者原发和继发性心源性猝死的预防。在预防危及生命的室性心律失常方面(尤其是心肌梗死后和伴有充血性心力衰竭时)或心脏外科手术后[50],胺碘酮都被认为是最有效的药物[51]。

胺碘酮是目前预防阵发房颤或房扑再发最有效的药物[47,48,52,53],对于合并有结构性心脏病患者来说,当Ⅰ类抗心律失常药物不宜应用时,胺碘酮是一个应该考虑选择的药物[54],即使是应用小剂量的胺碘酮(每天 100mg)[53]也是有效的。小剂量的胺碘酮不良反应相对更少,尤其适用于老年和小体重的人群。CTAF 研究结果显示,胺碘酮在维持窦性节律的有效性方面是索他洛尔或普罗帕酮的 2 倍[48]。在为期 16 个月的随访观察中,服用胺碘酮的人群中有 65% 的人维持窦性心律,但是相比于另两种抗心律失常药物,胺碘酮组有更多的人群因不良反应而被迫停药(在 16 个月中约有 18% 的人停药)。

胺碘酮通常在接受静脉滴入后 48～96h 可以转为口服。AR-REST 研究证实,胺碘酮在降低即刻死亡率方面优于安慰剂组(44% vs. 34%,$P = 0.03$)[54],在治疗电击无效的顽固性室颤方面得出了相同的结论,胺碘酮的有效性优于利多卡因[46]。在慢性房颤的紧急转复方面,静脉给予胺碘酮并不能很快转复房颤[55],转复时间通常要超过 6h,起效时间较长限制了其临床应用。然而,若以 24h 为界,静脉给予胺碘酮对于急性房颤的转复率与静脉ⅠC 类药物或静脉普鲁卡因胺相类似。

与所有的Ⅰ类抗心律失常药物和索他洛尔不同,胺碘酮可以用在各种结构性心脏病患者中,包括冠心病、缺血性或非缺血性心肌病甚至心衰。CAMIAT 和 EMIAT 研究显示,胺碘酮既没有降低这类患者死亡率的风险,也没有增加死亡率和降低猝死的风险[34,35]。

3. 剂量 如表 9.2 和表 9.6 所示,当需要控制急性期室性心律失常时,胺碘酮的起始剂量可以是每天 1600mg,分 2～4 次给药,用药连续 7～14d,然后减量至 400～800mg/d,维持 1～3 周。当负荷剂量达到 6～10g 时,通常经过 5d 的时间可以控制持续性室速。有效剂量变化很大,低于 600mg/d 的负荷剂量通常不用于紧急情况下室速的控制。控制室速的维持剂量范围很大,很多室性心律失常的维

表 9.6 用于房颤药物转复和预防发作的抗心律失常药物推荐剂量

		急性期转复的静脉和口服治疗	慢性期预防房颤复发的口服药物治疗[a]
Ⅰ A 类药物	普鲁卡因胺	500～1200mg 静脉给药,时间超过 30～60min	500～750mg,每日 4 次
Ⅰ C 类药物	氟卡尼	1.5～3.0mg/kg 静脉给药超过 10min[b]	
		口服 200～400mg	50～200mg,每日 2 次
	普罗帕酮	1.5～2mg/kg 静脉给药超过 10～20min[b]	150～300mg,每日 3 次
		300～600mg 口服	
Ⅲ 类药物	伊布利特	静脉 1mg 给药超过 10min,可以重复一次	目前不可用
	索他洛尔		40～160mg,每日 2 次
	胺碘酮	起始 5～7mg/kg 静脉滴注超过 30min,之后 1.2～1.8g/d 静脉滴注维持	400～1200mg/d 治疗 7d,之后逐渐减量至 50～300mg/d
	多非利特	证据不足	125～500μg,每日 2 次

[a] 起始口服无须负荷给药也能转复房颤;[b] 在北美地区不可用。

持剂量需要每天 400mg 或以上,药物的不良反应持续存在。因此,即使是室性心律失常,其维持剂量每天一般也不应超过 200mg,除非绝对必要才增加剂量。在临床实践中每日 50～100mg 的维持剂量是有效的,同时可以避免很多不必要的不良反应,对小体重、老年人来说尤其如此。一旦患者的室性心律失常控制良好,可以考虑下调剂量来维持疗效。

用于预防房颤再发,口服胺碘酮可以使用负荷剂量,600mg/d 维持 7～14d 继而 400mg/d 持续 14～21d,然后以 100～200mg/d 口服维持[55]。针对房性心律失常的用药总剂量一般总量 4g 就足够了,而针对室性心律失常的用药总剂量通常需要 6～10g。在房性心律失常控制满意后可以下调剂量维持疗效。针对房颤或房扑的维持剂量通常小于室性心律失常(100～200mg/d),对于小体重或老年患者来说即使低至每天 50～100mg 也是有效的[53,56-58]。针对慢性持续性房颤来说,胺碘酮也是控制室律的很好的药物,与氟卡尼和决奈达隆不同之处在于如果没有出现药物不良反应可以长期服用。对于肾功能或肝功能异常的患者通常不需调整剂量。

静脉给予胺碘酮可以被用于治疗顽固性心律失常(见表 9.2 和表 9.6)。

静脉滴注时间要超过 24h。开始时 10min 内给药 150mg,随后的 6h 内给药 360mg,在剩余的时间里给药 540mg 直到 24h。24h 总剂量达到 1050mg。静脉滴注过程中如果心律失常仍有顽固发作,则可以反复静脉注射。静脉注射胺碘酮可能导致低血压,因此控制在 20～30min 静脉注射完 150mg 可以避免这个问题。在静脉滴注 6h 后如果仍有心律失常顽固发作,则可以 0.5mg/min 的滴速维持静脉滴注。对于除颤无效的心脏停搏,静脉胺碘酮可以按照体重的 5mg/kg 给药,如果室颤仍然不能转复,可在此基础上增加剂量 2.5mg/kg[54] 一旦心律失常得到很好的控制且达到总量(6～10g),可以转为口服胺碘酮治疗。静脉和口服胺碘酮可以重叠使用至少 2d。对于顽固性室性心律失常,口服和静脉胺碘酮可以重叠更长的时间,这是因为它们具有不同的电生理效应:静脉胺碘酮具有更多的 Ⅰ 类和非选择性 Ⅱ 类抗心律失常作用,而口服胺碘酮更多的具有 Ⅲ 类抗心律失常作用。

4. 不良反应　胺碘酮的不良反应包括严重的窦房结功能不全,如窦缓或晕厥,二度或三度心脏阻滞,高敏人群会发生心源性休克及严重的肺疾患。胺碘酮最常见的不良反应是窦缓和 QT 间期延长,窦缓容易发生在老年人中,药物导致 QT 间期延长造成尖端扭转室速发生率很低(<0.5%)[43]。对 92 项研究的回顾性分析,结果显示严重的不良反应包括视神经病变/神经炎(1%～2%)、灰蓝色皮肤色素

沉着(4%~9%)、光过敏(25%~75%)、甲状腺功能低下(6%)、甲状腺功能亢进(0.9%~2%)、肺毒性(1%~17%)、外周神经病变(年发生率0.3%)和肝毒性(肝酶升高15%~30%;肝炎和肝硬化的年发生率<3%和0.6%)[42]。推荐的预防措施是起始治疗和治疗6个月时检查甲状腺功能和肝酶,治疗起始和每年检查心电图、胸片,如果有症状同时要检查皮肤、眼和外周神经。要注意胺碘酮引起的角膜微粒沉着通常是无症状的(>90%)。

(1)甲状腺不良反应:胺碘酮对甲状腺激素代谢的影响作用复杂,因胺碘酮药物中含有碘,其分子结构与甲状腺素相似。主要的作用是抑制外周血中T_4转化为T_3,从而使外周血中T_4浓度升高,而T_3浓度轻度降低。胺碘酮可以直接破坏甲状腺滤泡细胞从而导致甲状腺炎。临床中很多患者服用胺碘酮并没有甲状腺功能的改变,然而在连续治疗的一年内有6%的患者会发展为甲状腺功能减退(甲减),能通过口服左甲状腺素片纠正,服药期间发生甲减很少需要停用胺碘酮[59],但需要长期口服左甲状腺素片治疗。胺碘酮引起的甲状腺功能亢进(甲亢)不常见,发生率只有0.9%[45],但一旦发生则患者的预后差[60]。大多发生在碘缺乏地区(其与正常含碘地区相比,甲亢的发生率是20%比3%)[60]。甲亢可以使室性和房性心律失常再发,所以在胺碘酮服用期间发生新的心律失常要注意排除甲亢的可能。胺碘酮诱导的甲亢分为2型:I型患者有潜在的甲状腺问题(如Graves病,多结节甲肿),Ⅱ型是由于药物直接损害甲状腺导致的。通过甲状腺超声可以鉴别这两型甲亢。由于胺碘酮的半衰期很长、抑制外周T_4转变为T_3,以及是用于治疗危及生命的心律失常,所以即使发生甲亢也不必马上停用胺碘酮。实际上突然停药会导致甲状腺功能的进一步恶化。针对胺碘酮引起甲亢的治疗包括口服类固醇皮质激素和甲巯咪唑快速控制症状,后续给予放射碘治疗(如果可能)或外科甲状腺切除术。局部切除或消融甲状腺组织后可以再次应用胺碘酮。

(2)肺部不良反应:较高剂量的胺碘酮应用时会出现一些少见的不良反应,最常见的是间质性肺炎,会导致肺的纤维化,在约400mg/d的剂量下有10%~17%的患者会发生。其中10%的肺毒性是致命的。双盲荟萃分析结果显示，口服胺碘酮有1％的患者会发生肺毒性，有一些是致命的。需要指出的是，肺毒性与应用胺碘酮的剂量有关，如果每日剂量在200mg或以下则很少发生[42,58,61]。既往已有肺部疾病的患者并不增加肺毒性的危险，但应用胺碘酮以后肺部疾病康复者会减少。胺碘酮也可以引起与剂量无关的咳嗽和呼吸困难。可能出现白细胞计数、乳酸脱氢酶升高、C反应蛋白升高。胸片会出现散在的或局灶性斑点。肺功能检查结果中一氧化氮弥散功能(DL-CO)降低20％提示造成肺毒性损伤。如果能够早期识别并及时停用胺碘酮，肺部并发症是可逆的。有上述肺部异常者可以给予激素治疗并逐渐减量。通常对这类患者不能再用胺碘酮。

(3)其他心脏外的不良反应：胺碘酮引起的中枢神经系统不良反应，包括近端肌肉无力、外周神经炎及其他神经症状(头痛、运动失调、震颤、记忆力受损、睡眠障碍、噩梦)，发生率不等。视神经病变少见但可以导致失明。在GESICA研究中结果显示胃肠道不适少见[62]。在心衰患者中即使胺碘酮的每日用量只有200mg且排除了由于肝酶升高导致的不适症状，仍有25％的人会出现恶心的症状，但随着胺碘酮剂量的减少这种不适会消失。有10％～25％的患者会发生肝毒性，肝酶会升高25％。如果肝酶升高2倍以上应停药。由于临床上胺碘酮经常会用在伴随心源性休克时控制心律失常，升高的肝酶可能是由于休克所致而不是胺碘酮的作用。肝毒性与剂量相关(>150～200mg/d会发生)。应用胺碘酮过程中阳痿也可能发生，在长期口服胺碘酮的患者中可以观察到促性腺激素水平升高。胺碘酮其他不太严重的不良反应，包括角膜微粒体沉积，可以发生在所有长时间使用胺碘酮的患者中。视物不清症状少见，胺碘酮减药可以消失。黄斑变性少见，与胺碘酮的因果关系尚未确定。在胺碘酮长期治疗超过18个月的患者中会发生光敏感性灰色或蓝色色素沉着，预防措施是避免暴露于阳光下及使用防紫外线A(UVA)和UVB的防晒膏。停药后色素沉着会逐渐消失。最后应该引起重视的是胺碘酮会增加起搏和除颤阈值，如果必要，这些植入性器械阈值测试应在胺碘酮开始使用前测试，尤其是在准备应用大剂量胺碘酮时要考虑到这一点。

（4）剂量依赖性不良反应：一项关于胺碘酮的全面的荟萃分析结果显示，即使是小剂量也不能完全避免不良事件的发生[61]。然而，胺碘酮所致的甲状腺毒性、肺毒性和肝不良反应都是剂量依赖性的，均是大剂量长程治疗过程中才可能会发生严重的不良反应，在每日剂量≤200mg 时很少发生。胺碘酮的很多不良反应要经过数月至一年才能显现出来。当胺碘酮因为毒性必须停药时，血浆浓度在 3～10d 会下降 50％，但在组织中储存的胺碘酮降解过程缓慢，需要 6 个月以上的时间才能代谢掉。

5. 药物的相互作用和合并用药　见表 9.4。胺碘酮与其他药物最严重的相互作用是与其他延长 QT 间期的药物合用后导致心律失常的发生（见图 9.5），例如与ⅠA 类药物、吩噻嗪类、三环类抗抑郁药、噻嗪类利尿药和索他洛尔等药物联用时容易发生。胺碘酮可以增加奎尼丁和普鲁卡因胺的血药浓度（这种联合是不推荐的）。胺碘酮与苯妥英钠联用导致药物产生相互作用，因为胺碘酮可以增加苯妥英钠的血药浓度，同时苯妥英钠可以促使胺碘酮转化为去乙酰胺碘酮。在临床上一个严重而常见的相互作用，是胺碘酮与华法林的联用过程中容易发生的。胺碘酮可以使口服华法林患者凝血酶原时间延长，从而导致出血，需要将华法林减量 1/3，并在 3～7d 内重测国际标准化比值（INR）。胺碘酮可以增加地高辛血药浓度，造成地高辛中毒（因为有胺碘酮保护，尚不至造成心律失常），需要将地高辛减量并重新检测地高辛水平。由于胺碘酮具有微弱的 β 受体阻滞药和钙通道阻滞药作用，可能会抑制心肌结性组织活性，因此与 β 受体阻滞药和钙通道阻滞药合用引起房室结阻滞的不良反应会增加。当然胺碘酮与 β 受体阻滞药合用后抗心律失常作用会相应增加[63]。部分胺碘酮是通过 P-糖蛋白代谢的，所以依赖 P-糖蛋白代谢的药物会影响胺碘酮代谢。胺碘酮与秋水仙碱、达比加群和依度沙班合用会增加其血药浓度，此时应该减药或停药。

在严重的室性心律失常、电风暴时，静脉胺碘酮常与静脉利多卡因合用。然而胺碘酮可以增加利多卡因血药浓度，所以静脉滴注利多卡因的剂量应维持在尽可能低的水平，以避免发生神经系统不良反应。

（二）索他洛尔

1. 药代动力学 索他洛尔是右旋（d）和左旋（l）异构体的混合物，其电生理作用各不相同。虽然这些成分都具有Ⅲ类抗心律失常作用，但Ⅱ类药物活性更多地来自于 l-索他洛尔（见表 9.3）[64]。SWORD 研究结果显示，d-索他洛尔具有纯Ⅲ类抗心律失常作用，会增加心肌梗死后低射血分数患者的死亡率[65]。由于可能导致尖端扭转室速的发生，使得利用 d-索他洛尔所具备 β 受体阻滞药的临床获益降低。实际上，作为一个外消旋混合体，索他洛尔的Ⅲ类抗心律失常作用在小剂量（<160mg/d）时并不明显。在人类，Ⅱ类抗心律失常的作用主要体现在对窦房结和房室结的抑制。Ⅲ类药物的作用是延长心房和心室组织动作电位时程，延长心房和心室组织的不应期及抑制旁道的双向传导功能。使得 APD 的延长及增加钙内流，这就可以解释为什么索他洛尔会产生致心律失常的后除极反应，以及负性肌力作用比预期值要低。索他洛尔具有非心脏选择性、水溶性（亲水性）、非蛋白结合体，仅通过肾排泄，血浆半衰期是 12h。每 12 小时给药一次其谷峰比是 1/2。由于索他洛尔完全经肾排泄，所以肾功能受损患者服用时需格外小心，肾功能严重受损的患者应避免使用。索他洛尔具有"反向作用依赖"的特征，即患者心率慢时更会导致不应期延长。具有反向作用依赖性的药物在预防心动过速方面较转复窦律更有效。同时也解释了为什么Ⅲ类抗心律失常药物在心律缓慢时更容易出现致心律失常的现象。伊布利特和多非利特也具有反向作用依赖性的特点。

2. 临床应用 由于具有Ⅱ类和Ⅲ类抗心律失常特性，索他洛尔在各类心律失常中广泛使用，包括窦性心动过速、阵发性室上速、旁路前传或逆传的预激性心律失常、复发的房颤[48]、缺血性室性心律失常和再发持续性室速或室颤。索他洛尔用于室性心律失常治疗方面的证据主要来自于 ESVEM 试验[33]，结果显示索他洛尔平均剂量约 400mg/d 在降低死亡率和室性心律失常方面优于其他六种Ⅰ类抗心律失常药物。与Ⅰ类抗心律失常药物不同，索他洛尔可以用于冠心病和结构性心脏病患者，但 EF<40% 者使用应谨慎，SWORD 研究

显示其有增加死亡率的风险[65]。已经安装 ICD 且 EF 值降低合并心律失常的患者常使用索他洛尔来替代胺碘酮,ICD 可减轻此类患者发生尖端扭转室速或其他室性心律失常时的风险。

在索他洛尔广泛的适应证中,临床主要用于房颤转复后窦性心律的维持[48],这方面的治疗效果与氟卡尼或普罗帕酮相当,其优点是可用于结构性心脏病,尤其是冠心病和 LV 功能轻度降低(EF>40%)者,在没有其他减慢房室传导的药物同时使用时可以单独使用索他洛尔(见图 9.7)。但是这三种药物的有效性都不如胺碘酮[44,47,48]。索他洛尔可以降低起搏和除颤阈值,所以可以用于伴有高除颤阈值的植入 ICD 的患者。

3. 剂量 见表 9.2 和表 9.6。对于有房颤、房扑或室性心律失常病史的患者,起始剂量是 80mg,每日 2 次,对于小体重、伴有轻度肾功能不全的老年人可以从 40mg,每日 2 次为起始剂量开始服用。剂量可以增至 160mg,每日 2 次,治疗一周内必须做心电图以检查 QT 间期的延长程度(是否>500ms)。如果 QTc 间期没有>500ms,剂量可以继续向上增加直至达到治疗效果。在服用剂量达到 320mg/d 时尖端扭转室速的发生率是 0.3%,当用更高剂量的索他洛尔治疗房颤或房扑时,尖端扭转室速的发生率是 3.2%。预防室速或室颤再发时索他洛尔的每日剂量可达到 320～480mg,尤其是植入 ICD 患者应警惕药物引起尖端扭转室速导致 ICD 放电的可能,药物致心律失常危险抵消了 ICD 对患者的有效保护作用。当给予每日分两次的口服剂量,需要 2～3d 可以达到血浆浓度的稳态。在合并肾功能受损或老年患者,或者合并其他致心律失常风险时,索他洛尔的服用剂量应减少,服用间隔时间要延长。当肌酐清除率>60ml/min,可以每日分两次给药;肌酐清除率在 40～60ml/min,每日给药一次;肌酐清除率<40ml/min,禁用索他洛尔。

在美国,标准的药物推荐是索他洛尔用于治疗再发房颤或房扑时应在院内开始服药,在剂量增加过程中应在医院观察至少 3d。而在其他国家和地区允许在门诊启动索他洛尔治疗。

4. 不良反应 索他洛尔的不良反应与其他 β 受体阻滞药相同,

包括疲乏(20%,在年轻人中更容易出现)、心动过缓(13%)、由于支气管痉挛导致的呼吸困难(5%)。其他类似β受体阻滞药的不良反应包括睡眠障碍、抑郁、阳痿和肢端发冷等。索他洛尔应避免用于有严重的传导系统缺陷,包括病态窦房结综合征、二度或三度房室传导阻滞(除非已经安装了起搏器)、严重的支气管痉挛性疾病和出现致心律失常风险的证据时。服用索他洛尔的患者发生尖端扭转室速的比例在1%~4%,发生尖端扭转室速的高危人群包括老年人、女性、服用利尿药(有低钾血症可能)、严重左心衰和剂量>320mg/d[65]。当肌酐清除率<40ml/min时禁用索他洛尔(通过肾排泄)。

5. 药物相互作用和合并用药 见表9.2,表9.4。索他洛尔应避免与ⅠA类抗心律失常药物、胺碘酮和其他延长QT间期的药物合用(见图9.5)。对怀孕患者,索他洛尔的推荐级别是B类。它不会致畸,但可以通过胎盘导致新生儿生命体征下降。索他洛尔也可以通过乳汁分泌。

(三)决奈达隆

1. 药代动力学 决奈达隆的设计理念是"没有不良反应的胺碘酮"。它是不含碘的胺碘酮同类物,由于其缺乏碘分子,人们希望决奈达隆不具有胺碘酮的甲状腺毒性作用。决奈达隆与胺碘酮一样属于Ⅲ类抗心律失常药物,同时具有Ⅱ类药物(β受体阻滞药)和Ⅳ类药物(钙通道阻滞药)的作用。这些作用特点导致发生尖端扭转室速的风险下降。相比而言决奈达隆的半衰期明显缩短,仅有24h,而胺碘酮的半衰期是50d。然而,决奈达隆的抗心律失常效果远不如胺碘酮。实际上,它甚至远远不如索他洛尔和ⅠC类药物,它的治疗效果主要体现在对心室率的控制和Ⅱ类药物特点。决奈达隆会导致血浆肌酐水平升高幅度达5%~15%,这不是由于肾小球滤过率或肾功能降低造成,而是由于肾小管排泌肌酐减少造成。停药后肌酐水平会恢复。

2. 临床应用 决奈达隆在临床上主要用于阵发房颤或持续性房颤转复后窦性心律的维持(见图9.7)。决奈达隆的抗心律失常作用不及胺碘酮,从DIONYSOS试验中得出的结论表明,其抗心律失常作用甚至可能低于索他洛尔和ⅠC类药物[66]。虽然决奈达隆可以有效地控制心室率,但 PALLAS 研究显示,使用决奈达隆严格控制慢性房颤心室率有增加死亡率的风险[67]。决奈达隆也应避免用于射血分数<35%～40%的心衰患者,因为 ANDROMEDA 研究证实了决奈达隆会增加这类人群的死亡率[68]。此外决奈达隆在治疗室性心律失常方面没有指征。

3. 剂量 使用决奈达隆时目前仅推荐一种剂量,即 400mg,每日 2 次口服。

4. 不良反应 决奈达隆不会像胺碘酮那样造成甲状腺功能不良。虽然肺毒性的风险低于胺碘酮,但仍有报道,其造成危险的临界值尚不清楚。肝毒性也有报道,常见于开始用药后的 6 个月之内,发生风险低于胺碘酮。未见药物引起尖端扭转室速发生的报道。用药期间可能会发生Ⅱ类药物的不良反应,如心动过缓和心脏阻滞。

5. 药物相互作用和合并用药 决奈达隆可以明显增加血浆地高辛浓度,所以与地高辛合用需慎重[67,68]。合用时地高辛剂量要减半。决奈达隆是 CYP3A4 和 CYP2D6 抑制药,应避免与这类酶的抑制药联用(如红霉素类抗生素和维拉帕米)。决奈达隆也通过 p-糖蛋白系统清除,所以与同样经 p-糖蛋白作用的药物合用会产生明显的相互作用,如与秋水仙碱、达比加群和依度沙班等药物合用会导致上述药物血药浓度水平明显升高而不得不停药。

九、纯的Ⅲ类抗心律失常药物:伊布利特、多非利特和维纳卡兰

Ⅲ类抗心律失常药物(如胺碘酮和索他洛尔)的有效性促进了更纯的Ⅲ类药物的研发。其中的两个代表药物伊布利特和多非利特目前已经应用于临床。伊布利特和多非利特在房扑的急性转复的有效性显著,而在这两个药物用于临床之前,其他抗心律失常药物在急性期转复房扑或房颤方面未显示出效果。伊布利特主要用于急性期静脉使用转复房颤或房扑,而多非利特主要用于慢性期口服治疗(见表 9.2 和表 9.6)。要注意的是伊布利特和多非利特均会因为 QTc 间期延长和尖端扭转室速使得其临床应用受到了限制(见表 9.4 和图

9.5）。虽然多非利特在转复房颤中适用于各类患者，甚至包括心衰和射血分数降低的患者，但其使用初期需要留院观察，给患者带来的不便限制了其临床的广泛应用。

（一）伊布利特

1. 药代动力学　伊布利特是二磺法胺衍生物，主要通过抑制延迟整流钾通道（I_{Kr}）来延长极化时间。伊布利特没有负性肌力作用。因为口服伊布利特会造成广泛的首过效应，所以只能给予静脉给药。伊布利特的药代动力学特点呈线性，与剂量、年龄、性别和左心室功能无关。它在细胞外分布广泛，系统清除率高。清除半衰期变化大，波动在 2～12h（平均 6h），这些特点反映在个体用药后的差异性[69]（见表 9.3）。

2. 临床应用　见表 9.6。伊布利特在房扑转复过程中效果显著，其次是用于房颤的转复[70]。在转复房颤中的效果至少与静脉给予胺碘酮一样有效[70,71]。对于持续性房颤或房扑，伊布利特的单剂转复成功率是 44%，两剂转复成功率是 49%[71]。静脉注射后平均的终止时间是 27min。伊布利特转复房扑的有效性与心动过速周长有关[72]。像索他洛尔一样，伊布利特也显示出"反向应用依赖性"，即心搏加快时不应期的延长作用变得不明显。在心脏手术后，伊布利特转复房性心律失常的特性呈剂量依赖性，在 10mg 时转复成功率是 57%[73]。使用伊布利特治疗后房颤的直流电（DC）转复更易成功，但转复后必须心电监护 3～4h，以及时发现可能发生的尖端扭转室速[74]。

3. 剂量　应用伊布利特的推荐剂量是 1mg 静脉推注，推入时间在 10min 以上。用药后如果 10min 内心律失常未终止，则可按此剂量重复一次。对于体重小于 60kg 的患者，剂量是 0.01mg/kg。在伊布利特用药前给予镁剂（2g）可以在用药过程中缩短 QT 间期，增加复律成功性（见表 9.2 和表 9.6）。

4. 不良反应　见表 9.4。使用伊布利特后 QT 及 QTc 间期会同时延长（见图 9.3）。QT 间期延长是剂量依赖性的，在静脉注射后即刻达到最大值，停止静注后 2～4h 可以恢复正常[75]。应用伊布利特过程中尖端扭转室速（QT 间期延长的多形性室速）发生率在约

4.3%[75]，一旦发生可能需要电转复(约 2%的患者)。尖端扭转室速可以发生在静脉滴注中或静脉滴注刚结束后(在 1h 之内)[75]，所以患者在开始静脉滴注伊布利特后至少应监护 4h。为避免发生药物导致的心律失常发生，禁止大剂量使用伊布利特，禁止快速输注伊布利特；对于已经存在 QT 间期延长的患者(＞440ms)应禁止使用伊布利特；在心脏病有进展或不稳定时也禁止使用伊布利特；同时要求血清钾在 4mmol/L 时才可使用伊布利特。

5. 药物的相互作用和联合使用　理论上讲，能够延长 QT 间期的心脏药物和非心脏药物都可能导致尖端扭转室速的发生，所以在这类患者中应避免使用伊布利特(见表 9.4 和图 9.5)。有趣的是，在一项研究中显示，既往在已经应用索他洛尔或胺碘酮的患者中应用伊布利特并不会导致尖端扭转室速的发生[75]。

(二)多非利特

1. 药代动力学　与伊布利特一样，多非利特(Tikosyn)是一种二磺法胺类药物，可以延长 APD 和 QTc，药物作用呈剂量依赖性(见表 9.3)。多非利特的药理机制是通过单纯抑制快速延迟整流钾 I_{Kr} 发挥抗心律失常作用的。就像伊布利特和索他洛尔一样，多非利特呈现"反向应用依赖性"的特点。这种"反向应用依赖性"的特点在预防心动过速方面的作用益处要大于药物转复窦性心律的作用。这意味着在较慢心室率的患者中，应用Ⅲ类抗心律失常药物会导致更多的致心律失常情况的发生。多非利特有轻度的负性变时作用，但没有负性肌力作用，相反它有轻度的正性肌力作用。与伊布利特只能静脉给药不同，多非利特只能口服给药。多非利特在口服后几乎完全吸收(92%～96%)，口服后约 2.5h 达到最大血浆浓度。多非利特每日 2 次口服可在 48h 内达到血浆稳态。50%的药物以原形通过肾排出无活性代谢产物。

2. 临床应用　多非利特对转复房颤效果很好[76]，对转复房扑效果更佳(表 9.6，图 9.7)。其适应证包括：①对于不适合电转复的持续性房颤或房扑患者可以口服多非利特来转复；当心律失常持续时间小于 6 个月时可以用多非利特转复；②持续性房颤或房扑转复后窦性心律的维持(见图 9.7)。因为多非利特可以导致室性心律失常,只在有明显症状且用其他抗心律失常药物无效时才可以使用多非利特。此外,多非利特也有抗室性心律失常的作用,但在治疗室性心律失常的临床应用尚未被同意。试验证明在 ICD 植入前的测试中多非利特可以降低除颤阈值,抑制室速的诱发。在抑制室速发生的方面多非利特与索他洛尔一样有效,而不良反应比索他洛尔更少[77]。在左心室功能下降的患者中,不管患者既往有没有心肌梗死病史[78],多非利特对死亡率的影响都是一个中性的结果。因此与胺碘酮一样,多非利特可以用于有心衰、射血分数降低的心肌病和冠心病患者中。

3. 剂量 见表 9.2 和表 9.6。多非利特的服药剂量必须根据患者的肌酐清除率和 QTc 间期而个体化制定。而且在药物开始治疗后 3d,患者必须住院进行连续心电图监测来观察和处理可能出现的严重室性心律失常。尖端扭转室速最常在用药的最初 3d 出现。对于肌酐清除率>60ml/min 者,多非利特的用药剂量是 500μg,每日 2 次。肌酐清除率在 40~60ml/min,用药剂量是 250μg,每日 2 次;肌酐清除率在 20~39ml/min,用药剂量在 125μg,每日 2 次;如果肌酐清除率在 20ml/min 以下,禁止使用多非利特。如果 QTc 延长超过 15%,或者 QTc 间期长于 500ms,多非利特的用药剂量应该减少。在起始治疗服用一次后 2~3h 就应该监测患者心电图的 QTc 间期。

4. 不良反应 多非利特主要的严重不良反应是尖端扭转室速,发生率在 3%[78]。如果血钾和血镁正常则尖端扭转室速的发生率会减少。在肾功能异常者、心动过缓或基础 QT 间期延长者(QTc 间期应该小于 440ms)中应避免使用多非利特(或根据说明书减少剂量)[78]。约 80% 的尖端扭转室速发生在开始治疗的最初 3d 内。头痛是多非利特另一种主要的不良反应,在约 10% 的患者中出现。

5. 药物的相互作用和并发症 见表 9.4。多非利特不能与增加其血药浓度的药物合用。这些药物包括酮康唑和其他抑制细胞色素 CYP3A4 的药物,包括大环内酯类抗生素、喹诺酮类抗生素、蛋白酶抑制药如抗病毒药物利托那韦、维拉帕米和西咪替丁。此外应避免与延长 QTc 的药物合用(见图 9.5)。检查是否可导致低钾血症的药物,如利尿药或慢性腹泻。在与 β 受体阻滞药合用时应该小心,以避免发生心动过缓,这些均会增加发生尖端扭转室速的风险。地尔硫䓬也可以增加多非利特的血药浓度,合用时应谨慎。维拉帕米与多非利特有明显的相互作用,应完全避免联合使用。

(三)维纳卡兰

1. 药代动力学　维纳卡兰阻滞 I_{Kr} 电流,这一点与其他Ⅲ类抗心律失常药物一致,但它更多地选择作用于超快速延迟整流钾电流 I_{Kur},该电流更多地选择性作用于心房而不是心室组织(见图 9.1,图 9.11)。维纳卡兰也可以阻滞另一类钾通道,I_{KAch} 电流,该电流也是选择性作用于心房(图 9.11)。该药物也作用于瞬间外向钾电流(I_{to}电流),其阻滞作用在心率增快时明显。因此,与多非利特、伊布利特和索他洛尔不同的是,维纳卡兰不具有"反向使用依赖"的特点,也就是说,维纳卡兰在心率快时抗心律失常的治疗效果较心率慢时明显。维纳卡兰也是一个弱的 I_{Na} 通道阻滞药,在与ⅠC 类药物合用时,在心率快时发挥更大效用(显示出剂量依赖性)。然而,对 I_{Na} 通道在阻滞作用比钾通道要弱。与Ⅲ类抗心律失常药物相比,维纳卡兰没有引起 QT 间期延长的特征。维纳卡兰半衰期短(3.1h),主要通过 CYP2D6 代谢,它不与蛋白质结合。由于半衰期短,维纳卡兰要终止房性心律失常的发作只能静脉给药。

2. 临床应用　维纳卡兰主要用于房颤或房扑的急性期药物转复。

3. 剂量　维纳卡兰首剂 3mg/kg 静脉推注 10min 以上。如果 15min 后仍没有恢复窦性心律,则可以再给第二剂,2mg/kg 静脉推注 10min 以上。24h 总量不要超过 5mg/kg。

4. 不良反应　维纳卡兰在静脉注射过程中可能发生低血压,如果发作突然并且患者出现相关症状,则应停止静脉注射。低血压的发生率为 4%～13%。味觉异常发生率为 10%～20%。有 10%～15% 的患者会出现打喷嚏的症状。在 QT 间期延长、显著的心动过缓或失代偿性心衰患者应禁用维纳卡兰。

5. 药物相互作用和合并用药　维纳卡兰应避免与延长 QT 间期

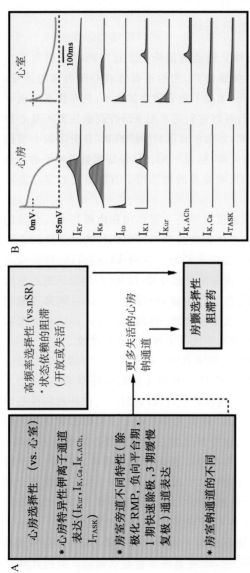

图 9.11 人类心房选择性电流

目前治疗房性心律失常的药物均是非选择性的,可作用于心房和心室的心肌细胞。其结果是当药物可以有效地控制房性心律失常时,也会带来致室性心律失常的危险(如多非利特、氟卡尼)。以心房组织选择性心律失常的药物提供了选择性治疗房性心律失常的可能,而不会发生致室性心律失常的危险。心房和心室中对心房复极的影响也不同。用作用靶点是 I_{Kur} 和 I_{KACh},这两个电流只作用于心房组织(如房颤时),在激动状态下(如房颤时)易于阻滞该通道(心房选择性)。Kr,复极钾通道的快速成分;Ks,复极钾通道的慢速成分;K1,内向整流钾电流;TASK,与 TWIK 有关的酸敏感性钾通道(心房选择性),正常性室性心律,to,瞬时外向。为例,作用靶点是 I_{Kur} 和 I_{KACh},这两个电流只作用于心房组织,在激动状态下(如房颤时)易于阻滞该通道。心房和心室组织中对心房复极的影响也不同。常的药物 I,电流;Ca,钙;KACh,乙酰胆碱激活的内向整流钾电流;Ks,复极钾通道的慢速成分;Kur,超速复极钾通道(心房选择性);Kr,复极钾通道的快速成分;TASK,与 TWIK 有关的酸敏感性钾通道(心房选择性),正常性室性心律,to,瞬时外向。

的药物联合应用(见图9.5)。

十、Ⅳ类抗心律失常药物

Ⅳ类抗心律失常药物是钙通道阻滞药。这类药物应用范围广泛,包括针对高血压、心绞痛治疗,当然还有针对心律失常的治疗。二氢吡啶类钙通道阻滞药,如硝苯地平和氨氯地平,具有更多的血管选择性,对心脏的作用弱,所以它们通常用来治疗高血压而不是心律失常。非二氢吡啶类药物,如地尔硫䓬和维拉帕米,有更多的心脏选择性,主要用来治疗心律失常(见表9.5)。已经证实氨氯地平对心衰的作用是中性的,而非二氢吡啶类药物禁用于有明显左心室功能不全的患者。

1. 药代动力学　钙通道阻滞药主要作用在由慢钙电流介导的心肌,这个部位与其他抗心律失常药物作用的快钠通道介导的心肌不同。通常窦房结和房室结中含钙电流多,所以Ⅳ类抗心律失常药物主要作用于这些区域。在急性心肌梗死/缺血时,病变区的心室肌和浦肯野纤维会出现缓慢性动作电位,使得这些组织对钙通道阻滞药更敏感。和Ⅰ类抗心律失常药物作用特点类似,Ⅳ类抗心律失常药物也是应用依赖性的,即心率快时表现出更强的疗效。

2. 临床应用　由于维拉帕米和地尔硫䓬减慢窦房结和房室结的激动,所以这类药物主要用于:①治疗室上速阻断房室结折返(房室结折返性心动过速、房室折返性心动过速);②房颤、房扑和房性心律失常的室律控制(见表9.5)。该药尤其适用于慢阻肺患者中发生的紊乱性房速。它可以有效地控制这类心律失常的心室率而不会像β受体阻滞药那样造成支气管痉挛。钙通道阻滞药可以口服(用于慢性期治疗),也可以在急性期静脉给药。这类药物不能用于预激合并房颤的患者,因为其选择性阻断房室结,使得激动优先通过旁道下传造成更快的心室率(见图9.4),严重时可能造成室颤。

Ⅳ类抗心律失常药物不能用于室性心律失常,因为它会导致心肌收缩抑制和外周血管扩张,这对室速患者是致命的。虽然Ⅳ类抗心律失常药物不能用于室速患者,但在下述四种情况下例外:①对冠脉痉挛导致的室性心律失常有效;②治疗儿茶酚胺敏感性室速,这是一种由于兰尼碱受体 RyR2 突变导致的心律失常;③可以用于心脏结构正常患者的频繁室早和非持续室速(如右室流出道室早);④对于分支室速或 Belhassen 室速有效,后者心电图呈右束支阻滞不伴有电轴左偏,有时也称其为"维拉帕米敏感性室速"。

3. **剂量**　见表 9.5。长期给予维拉帕米起始剂量是 120mg/d,每次增加剂量 120mg 直到 360mg/d。静脉维拉帕米临床不常规使用,一旦使用时以 0.075~0.115mg/kg 静脉注射超过 2min,然后以 5mg/h 的剂量持续静脉滴注。短效的地尔硫䓬起始剂量是 30mg,每日 4 次,剂量逐渐增加直到 90mg,每日 3 次。长效地尔硫䓬起始剂量 120~180mg,每日 1 次,增加剂量直到每日 360~480mg。静脉地尔硫䓬临床应用广泛,以 0.25mg/kg 静脉推注 2min 以上(通常是 20mg),在 15min 后可以重复使用,然后以 5~15mg/h 持续静脉滴注。

4. **不良反应**　钙通道阻滞药的主要不良反应是低血压,发生率约 5%。也可以引起心脏阻滞或窦缓,所以在既往有心动过缓病史的患者中者应避免使用此类药物。便秘的发生率是 5%,外周水肿发生率为 5%~15%,在应用二氢吡啶类钙拮抗药时更为常见。维拉帕米可导致约 15% 的患者发生齿龈增生、消化道症状,和其他钙拮抗药相比更容易发生。

5. **药物相互作用和合并用药**　见表 9.4。地尔硫䓬应避免与 CYP3A4 抑制药合用;它可以增加多非利特的血药浓度,但仍可以谨慎的与多非利特联合使用。维拉帕米与多种药物有相互作用,所以使用维拉帕米需要事先了解与其他药物的配伍禁忌。维拉帕米会抑制 CYP3A4,增加许多药物的血药浓度。它也可以抑制 P-糖蛋白途径,因此增加通过此途径代谢的药物浓度。尤其是增加抗癫痫药物、秋水仙碱、多非利特、达比加群酯、依度沙班的血药浓度,故维拉帕米应避免与这类药物合用。

十一、Ⅴ类抗心律失常药物:腺苷

1. **药代动力学**　腺苷与腺苷受体结合(尤其是 A1 受体),抑制腺苷环化酶,减少细胞内 cAMP 的生成,通过激活腺苷敏感度内向整流钾电流而增加钾内流,抑制钙电流,这种作用选择性发生在窦房结和房室结(图 9.12)。腺苷是一个经典的房室结阻滞药。其半衰期极短,不超过 10s。它也扩张血管,尤其是冠状动脉,导致冠状动脉窃血并会引起胸痛。这也是腺苷有时被用来做心肌负荷试验的原因。

腺苷对房室结的阻滞作用

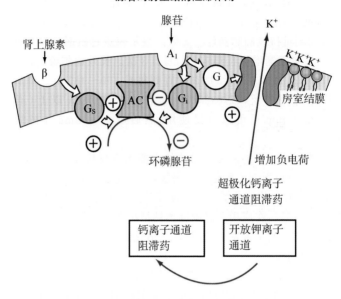

图 9.12 腺苷作用于离子通道而抑制房室结

腺苷作用于腺苷 1 表面受体开放腺苷敏感度钾通道至超极化状态,抑制房室结,也间接抑制钙通道的开放(Figure © L. H. Opie,2012.)

2. 临床应用 腺苷是终止窄 QRS 波心动过速的一线药物[79]。通过抑制房室结,腺苷可以终止依赖房室结的室上速,如房室结折返性心动过速和房室折返性心动过速(见图 9.9)。腺苷会造成一过性心脏传导阻滞,应用于心室率过快的房扑可以使不明显的扑动波显示出来。它也用于诊断起源不明的宽 QRS 波心动过速。如果是房室结依赖性的,伴差异性传导的室上性心动过速可能终止,或者通过阻滞可能有助于产生潜在的扑动波,而室速却不受腺苷的影响。由于半衰期很短,腺苷不会像Ⅳ类抗心律失常药物一样发生影响患者血流动力学的不良反应。在心脏电生理室,使用腺苷可以通过阻断房室结使不明显或潜在的预激前传旁道显现出来[80]。腺苷也可以用于房颤消融术后,判断看似电位已经完全"隔离"的肺静脉是否有某些部位存在肺静脉和心房之间隐匿性传导的恢复。

3. 剂量　腺苷的给药方式是 6mg 快速静脉推注,继以盐水注入以便迅速在心脏内获得较高的血药浓度。如果在 1~2min 无效,可以再静脉注射 12mg。在给予有效的治疗剂量后,药物作用于房室结时即可达到抗心律失常作用,通常发生在给药后 15~30s。如果患者同时服用维拉帕米、地尔硫䓬、β 受体阻滞药或二氢吡啶类药物,或者可能有病态窦房结综合征的老年人,腺苷的剂量应该减量,减少到 3mg 或更少。一次快速注入 18~24mg 可能会造成心脏阻滞,过小的剂量可能会达不到理想的治疗效果。

4. 不良反应　腺苷的不良反应的发生归因于其对钾通道的作用,持续时间短,症状包括头痛(扩血管作用)、胸闷、面色潮红、恶心、过度抑制窦房结或房室结。腺苷导致哮喘患者发生支气管收缩的机制不明,可以持续 30min。腺苷在转复心律失常时可能会出现短暂的新的心律失常。由于缩短了心房和心室的不应期,腺苷还可能导致房性和室性早搏、房扑或室上速退变为房颤。腺苷使用的禁忌证为哮喘或既往有哮喘史、二度或三度 AVB 和病态窦房结综合征患者。

5. 药物相互作用和合并用药　双嘧达莫抑制腺苷的降解,因此服用双嘧达莫时腺苷的剂量要大幅度减量。甲基黄嘌呤(咖啡因、茶碱)与腺苷竞争性与受体相结合,使得腺苷的作用减弱(见表 9.4)。

十二、其他抗心律失常药物

(一)伊伐布雷定

1. 药代动力学　伊伐布雷定是 I_f 电流选择性抑制药,I_f 电流是调节窦房结动作电位缓慢除极的电流(图 9.13)。

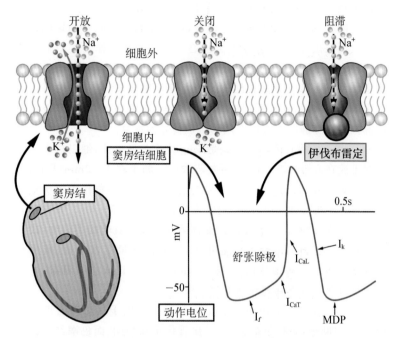

图 9.13 起搏电流和伊伐布雷定对起搏电流的阻滞作用

起搏电流(I_f)是钠-钾混合电流在窦房结细胞动作电位Ⅳ期被激活(上图)。在窦房结动作电位末期,细胞膜复极激活 I_f,后者提供内向电流,细胞进入了舒张期除极阶段,这时有钙电流介导(I_{CaT} 和 I_{CaL})。随后钾电流(I_k)导致复极。伊伐布雷定阻滞了 I_f 电流,延迟了窦房结细胞的Ⅳ相除极,因此选择性降低了窦性心律(下图)。

2. 临床应用 药物最初用来控制心衰和射血分数降低者升高的心室率。SHIFT 研究发现在 EF<35％和窦性心律>70bpm 患者中,伊伐布雷定可以明显降低患者的心血管死亡率和因心衰再住院率[81],总死亡率也明显下降。由于该药主要作用于窦房结,其主要适应证是不适当窦速。结果证实伊伐布雷定在控制窦速方面药效卓越。

3. 剂量　伊伐布雷定的剂量是 5～7.5mg,每日 2 次,口服。

4. 不良反应　伊伐布雷定主要的不良反应是心动过缓,发生在 5%～10% 的患者中。用药期间有轻微增加房颤的风险(5%～8%)。视物模糊(如光幻视)的发生率约为 3%,推测是由于阻滞了视网膜光感受器的超极化电流导致。以上的这些药物引起的不良反应是可逆的,停药后可以消失。

5. 药物相互作用和合并用药　Ⅱ类和Ⅳ类抗心律失常药物可以导致心动过缓。伊伐布雷定与Ⅱ类和Ⅳ类药物合用时要小心,仅用于顽固性不适当窦速的患者。SHIFT 研究提示在临床中心衰患者常同时服用伊伐布雷定和 β 受体阻滞药。

(二)静脉镁剂

静脉应用镁剂可以轻度阻滞钙通道,同时也抑制钠通道和钾通道。以上这些机制中哪个起的作用更大目前还不清楚。镁剂可以用来减慢房颤的心室率,但对于终止室上速的治疗效果差。针对尖端扭转性室速的治疗中镁剂常用来缩短 QT 间期。镁剂也可作为紧急状态下顽固性室颤处理的一种辅助治疗用药。剂量通常是静脉内给药 1～2g,静滴时间超过 15min。连续滴注的剂量是 0.5～1.0g/h。静脉镁剂主要的不良反应是肌肉松弛,尤其易发生在重症肌无力和低血压的患者中。

(三)吸入剂型

由于经鼻吸入或经口腔吸入能够使某些抗心律失常药物迅速吸收达到血浆治疗浓度,通过吸入方式终止心律失常的给药方式引起了广泛的兴趣。经鼻吸入 etripamil(一种钙通道阻滞药),可以作用于房室结而很高效地终止室上速。在Ⅱ期临床研究阶段[82],该药终止室上速的成功率在 65%～94%,呈剂量依赖性。etripamil 剂量在 70～140mg 时室上速的转复率最高,但最高剂量时发生低血压和心脏阻滞的风险也轻度增加。在Ⅲ期临床研究中,吸入剂型的有效性和安全性正在更多地被评估。

有关急性期经口腔吸入氟卡尼转复房颤的Ⅱ期临床试验也正在进行中。在一项随机研究中,评估了与安慰剂比较,吸入氟卡尼

240min 后急性房颤转为窦性心律的效果。采用的方式是 60mg 分两次给药,每次 30mg 似乎可以成功转复房颤。QRS 波时限改变不明显,药物消失的半衰期是 10h[83]。还需进一步检测吸入方式在房颤转复中的有效性。

十三、抗心律失常药物新的发展

新的抗心律失常研发面临很多挑战。最近的研究结论显示,以决奈达隆为例,药物导致心衰患者和慢性房颤患者的死亡率增加,极大地限制了其临床应用[67,68]。很多抗心律失常药物其 I 期临床试验结果满意,但却在 II 期临床试验中失败(如阿奇利特、塞利伐隆、Eleclazine 和替地沙米)。两个新的 I_{Kur} 通道阻滞药也因为其不可预见的毒性(如肺毒性)而停止研发。

因此临床希望出现更加有效和安全的抗心律失常药物,但部分药厂却不愿在这个领域做更大的投资。此外在心律失常的非药物治疗领域,尤其是对房性和室性心律失常的消融方面的突飞猛进,降低了人们对长期使用抗心律失常药物的需求。

虽然现状如此,但抗心律失常药物治疗领域仍有很多潜在的开发领域,Lei 等构建出了心律失常的新的分类系统[8]。作用于超速延迟整流电流(I_{Kur})和乙酰胆碱激活的内向整流电流(I_{KAch})的药物就是两种具有心房选择性机制药物,可以用于治疗房颤,理论上不作用于心室(见图 9.11)。维纳卡兰是唯一获批可以静脉使用的药物。一些口服药物进行了 I 期和 II 期评估,其中很多因缺少疗效或不可预期的毒性而被废弃。另一种药物作用于双控 K 电流(I_{K2P}),包含钾电流,受张力、温度和其他因素的影响。阻滞该电流可起到类似 III 类抗心律失常的作用,并导致 QT 间期延长。然而,TASK-1 就是这么一个通道并具有心房选择性,它能够用于房性心律失常的治疗,有轻度的致室性心律失常的作用(见图 9.11)。TREK-1 在心房和心室组织中都有表达,这些通道在心衰时表达都下调。因此针对这些作用靶点的药物在心衰时作用减弱。晚钠电流(I_{NaL})可以延长复极时间,触发早后除极而致心律失常。阻滞这些电流可起到抗心律失常作用

(图9.11)。雷诺嗪阻滞这些电流但不具有抗心律失常作用(见药物描述)。Eclazine是更多选择性的 I_{NaL} 阻滞药,因缺少疗效而停止研发。兰尼碱受体存在于有活性的心房和心室组织中。在儿茶酚胺敏感性室速时存在。丹曲林可以抑制兰尼碱受体,已证实有抗心律失常的作用。小的钙激活钾电流(ISK)主要在心房表达,可以延长心房有效不应期。瞬时受体电位通道(TRP)在心脏表达,并且改变钙流入。对其的抑制作用可以直接产生电生理效应并抑制纤维化(纤维化可以促进折返的发生)。通过罗替加肽促进缝隙连接,抑制钠钙交换体(NCX),阻滞ATP敏感的钾通道,也可以减少心律失常产生的风险[84]。迄今为止,还没有什么新的治疗药物能够短期内应用于临床,但未来仍有希望。

十四、心律失常中抗心律失常药物的选择

(一)室上性心动过速(房室结折返性、房室折返性、房性心动过速)

1.急性期治疗

·静脉腺苷。

·静脉钙通道阻滞药(地尔硫䓬、维拉帕米)。

·静脉β受体阻滞药(美托洛尔)。

2.慢性期治疗

·口服钙通道阻滞药(地尔硫䓬、维拉帕米)(一线治疗)。

·口服β受体阻滞药(比索洛尔、美托洛尔、阿替洛尔)(一线治疗)。

·口服ⅠC类药物+β受体阻滞药或钙通道阻滞药(二线治疗)。

·Ⅲ类抗心律失常药物(最后选择)。

3.射频消融(现今称为多数室上速的一线治疗)

(二)房颤

1.紧急转复

·静脉伊布利特。

·静脉维纳卡兰。

·静脉普鲁卡因胺。

·静脉胺碘酮(用药时间要长于上述药物)。

·口服"口袋药物"ⅠC类药物(氟卡尼、普罗帕酮)(用药时间长于上述药物)。

电转复作为替代疗法,尤其适用于血流动力学不稳定的患者。

2. 急性期心室率控制

·静脉钙通道阻滞药(左心室功能应正常)。

·静脉β受体阻滞药。

·静脉胺碘酮。

·静脉洋地黄类药物(尤其适用于失代偿性心衰)。

3. 慢性期维持窦律

(1)对于正常心功能、无冠脉疾病患者

·氟卡尼＋β受体阻滞药或钙通道阻滞药。

·普罗帕酮＋β受体阻滞药或钙通道阻滞药。

·索他洛尔。

·决奈达隆。

·多非利特、胺碘酮(作为其他药物治疗失败后的二线药物)。

(2)功能正常,有冠心病

·索他洛尔。

·决奈达隆。

·多非利特、胺碘酮(当其他药物治疗失败时作为二线药物)。

(3)肥厚型心肌病

·多非利特。

·胺碘酮。

·索他洛尔(必须谨慎使用,尤其是植入 ICD 的患者)。

(4)有心力衰竭、左室功能不全(可以选择在装有 ICD 的心衰/左心室功能不良患者中使用)

·多非利特。

·胺碘酮。

越来越多的患者选择射频消融治疗以避免使用二线抗心律失常

药物,如胺碘酮,即使在有心衰加重的患者也是如此。

4. 慢性心室率的控制

• 口服钙通道阻滞药(应用于左心室功能正常者)。

• 口服 β 受体阻滞药。

• 钙通道阻滞药＋β 受体阻滞药。

• 口服地高辛(单药治疗无效时加用,对心衰患者治疗理想)。

• 口服胺碘酮(非常有效,但因不良反应使其应用受限)。

越来越多的持续性房颤患者考虑采用射频消融方法治疗房颤维持窦性心律,而不是仅仅控制心室率;是否行射频治疗还要考虑患者的年龄、症状和左心房大小等因素。

5. 预激房颤

(1)急性期治疗

• 静脉普鲁卡因胺。

• 静脉胺碘酮。

常会选择电转复——避免使用房室结阻滞药。

(2)慢性期治疗

• 可以选择射频消融治疗来消除旁道造成的预激。

• 不能射频时可以口服胺碘酮。

(三)房扑

与房颤的急性期和慢性期治疗是同样的方法。然而,房扑通常更难于控制心室率,可以选择伊布利特作为急性期的药物转复。

对于典型房扑的长期治疗通常选择射频治疗,甚至可以作为一线治疗。

(四)室性心律失常(室速、室颤)

1. 紧急治疗

• 当血流动力学不稳定时选择电转复。

• 静脉胺碘酮。

静脉胺碘酮与静脉利多卡因可以合用来治疗顽固性室速("电风暴")。

• 静脉利多卡因。

• 静脉普鲁卡因胺。

2. 慢性期治疗

（1）有结构性心脏病者

• 口服 β 受体阻滞药（心脏选择性 β 受体阻滞药）。

对于顽固性室性心律失常，β 受体阻滞药、胺碘酮和美西律可以合用。

• 胺碘酮。

• 美西律。

• 索他洛尔（应用时应小心，尤其是 ICD 患者）。

• 氟卡尼（装有 ICD 的患者使用时要极度小心，作为二线用药）。

• 多非利特（未获批使用）。

导管消融正越来越多地用来治疗反复发作的室性心动过速。

（2）无结构性心脏病患者

• 口服 β 受体阻滞药（心脏选择性）。

• 口服钙通道阻滞药（地尔硫䓬、维拉帕米）。

• β 受体阻滞药＋钙通道阻滞药。

• 氟卡尼＋β 受体阻滞药。

• 普罗帕酮＋β 受体阻滞药。

• 索他洛尔。

• 胺碘酮（二线治疗）。

很多正常结构心脏发生室性心律失常都推荐导管消融治疗，尤其是那些高负荷、有症状或导致左心室功能下降者。

3. 尖端扭转型室速

（1）紧急治疗

• 停用诱发药物（如果有的话）。

• 如果有低钾血症可以静脉/口服补钾。

• 静脉补充镁剂。

• 静脉异丙肾上腺素（提高心率，缩短 QT 间期）。

• 安装临时起搏器（提高心率，缩短 QT 间期）。

（2）慢性期治疗

• 如果患者有长 QT 综合征,需要长期服用 β 受体阻滞药(普萘洛尔、纳多洛尔、比索洛尔)(美托洛尔不是最优选)。

• 对于选择性 LQTS,美西律和氟卡尼是有用的。

十五、总结

1. **抗心律失常药物的分类** 至少分为 5 类:Ⅰ 类为钠通道阻滞药;Ⅱ 类为 β 受体阻滞药;Ⅲ 类为复极阻滞药;Ⅳ 类为作用于房室结的钙通道阻滞药;Ⅴ 类为腺苷。其他的分类方法还在建立中[8],更加精细的分类能够允许有更多的新开发药加入进来。其他药物如伊伐布雷定,不适合加入到传统的 Vaughan Williams 分类中。

2. **抗心律失常药物的使用** Ⅰ 类抗心律失常药物由于其远期不良反应临床上不再常用。但是静脉利多卡因或普鲁卡因胺在治疗室速方面仍然有效;口服氟卡尼和普罗帕酮可用于无结构性心脏病患者发作房颤时的治疗。Ⅱ 类抗心律失常药物 β 受体阻滞药尤其适用于高肾上腺素状态时,如慢性心衰、一些反复发作的心动过速、缺血性心律失常的患者。在 Ⅲ 类抗心律失常药物中,胺碘酮有强大的抗心律失常作用,可以用于治疗室上性或室性心律失常,但具有潜在的毒性,推荐低剂量长期使用。多非利特对房颤的治疗也非常有用,无论是否有结构性心脏病都可使用,但要注意其致尖端扭转室速的危险,负荷量时需要留院观察。索他洛尔疗效较胺碘酮或多非利特弱,但毒性较低,发生尖端扭转室速的风险低。Ⅳ 类抗心律失常药物在终止急性室上速发作时药效卓越(以腺苷最佳),在室上速的慢性期治疗和降低慢性房颤心室率方面(维拉帕米和地尔硫䓬)效果好。一些老药(像奎尼丁、美西律和氟卡尼)在治疗特殊的遗传性疾病导致的心律失常方面有良好的疗效,如 Brugada 综合征、长 QT 综合征和儿茶酚胺敏感性室速等。

3. **抗心律失常治疗目前和未来的发展趋势** 大量药物的出现,以及不良反应和致心律失常不良反应的增加使得越来越多的患者选择射频消融或植入设备来治疗心律失常。吸入治疗为终止心律失常药物的给药方式提供了新的途径,理论上将可能具有更少的不良反应。新的抗心律失常药物由于其有限的药效和已有药物相似的毒性或不可预期的不良反应而限制了其开发应用。是否有更多新靶点的药物能够被成功开发出来从而产生抗心律失常作用,前景仍拭目以待。

参考文献

完整的参考文献可在 www.expertconsult.com 上查阅。

治疗血管疾病的药物

MARC P. BONACA

一、治疗外周动脉疾病的药物

外周动脉疾病(PAD)广义上定义为冠状动脉循环以外的动脉闭塞性疾病,泛指动脉粥样硬化性闭塞性疾病[1,2]。虽然存在非动脉粥样硬化性闭塞性疾病(包括与纤维肌肉结构不良和血管炎相关的疾病),但相对于动脉粥样硬化性疾病相对少见,本章的重点将放在动脉粥样硬化性闭塞性疾病。PAD 最常见的表现是在下肢,在某些情况下,PAD 特指下肢动脉粥样硬化性闭塞性疾病。据估计,美国有 1000 多万人、全球有 2 亿多人患有下肢 PAD(下文均指 PAD)[3,4]。

PAD 患者发生动脉粥样硬化血栓形成的风险较高,包括全身性事件,也称为主要心血管不良事件(MACE),如心肌梗死(MI)、卒中和心血管死亡(CV 死亡)[1,2]。此外,由于肢体的动脉粥样硬化发展,PAD 与肢体缺血发生率显著相关。这种肢体缺血从肢体灌注减少导致的功能限制到威胁到肢体的事件,如慢性主要肢体缺血(CLI)、急性肢体缺血(ALI)和相关缺血组织损失,后两者通常被称为主要不良肢体事件(MALE)(图 10.1)[1,2,5]。

因此,PAD 患者的药物治疗有三个关键目标:①降低 MACE 风险;②降低 MALE 风险;③改善肢体功能(图 10.2)[6,7]。因为 MACE 和 MALE 的风险是由动脉粥样硬化血栓形成引起的,所以其预防性

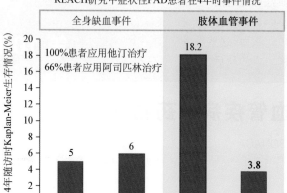

REACH研究中症状性PAD患者在4年时事件情况

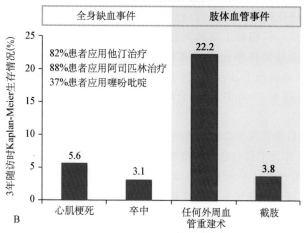

TRA2P-TIMI 50研究中的症状性PAD患者随机至安慰剂组的3年时事件情况

图 10.1 症状性周围动脉疾病患者预后情况

（A）REACH 研究 4 年时事件情况；（B）TRA2P-TIMI 50 研究 3 年时事件情况（From Bonaca MP，Creager MA. Medical Treatment of Peripheral Artery Disease. In：Vascular Medicine：A Companion to Braunwald's Heart Disease. Philadelphia：Elsevier；2020：Fig. 19.1.）

治疗与缺血性心脏病的预防性治疗(第 1 章)相似,特别是抗高血压治疗(第 2 章)、糖尿病药物(第 4 章)、调脂药物(第 6 章)和抗血栓药物(第 8 章)。然而,这些治疗在 PAD 患者中的有效性和安全性,特别是在肢体缺血的预后方面是独一无二的(图 10.3)。此外,吸烟和糖尿病是发生 PAD 的两个重要危险因素和不良预后风险的标志物,因此与之相关的药物治疗对于预防 PAD 也尤为重要。还必须注意的是,患有 PAD 并伴有冠状动脉疾病(称为多血管疾病)患者的风险尤

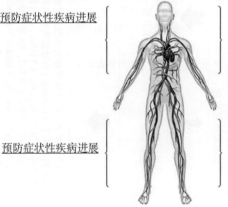

无症状性低ABI并不伴有系统性血管疾病	症状性PAD或无症状性低ABI并伴有系统性血管疾病

预防症状性疾病进展

减少MACE风险
- 在症状性PAD患者风险较高
- 在多血管疾病特别是合并有冠心病患者的风险最高

减少MALE风险
- 既往外周血管重建术的患者风险最高

预防症状性疾病进展

功能改善
- 在存在典型跛行的患者中症状最明显
- 大多数低ABI的患者存在一定程度的功能受损

图 10.2　依据踝肱指数(ABI)和症状诊断的 PAD 患者的风险标准和预防目标

　　MACE,主要心血管不良事件;MALE,主要肢体不良事件(From Bonaca MP,Creager MA. Medical Treatment of Peripheral Artery Disease. In:Vascular Medicine:A Companion to Braunwald's Heart Disease. Philadelphia:Elsevier;2020:Fig. 19.4.)

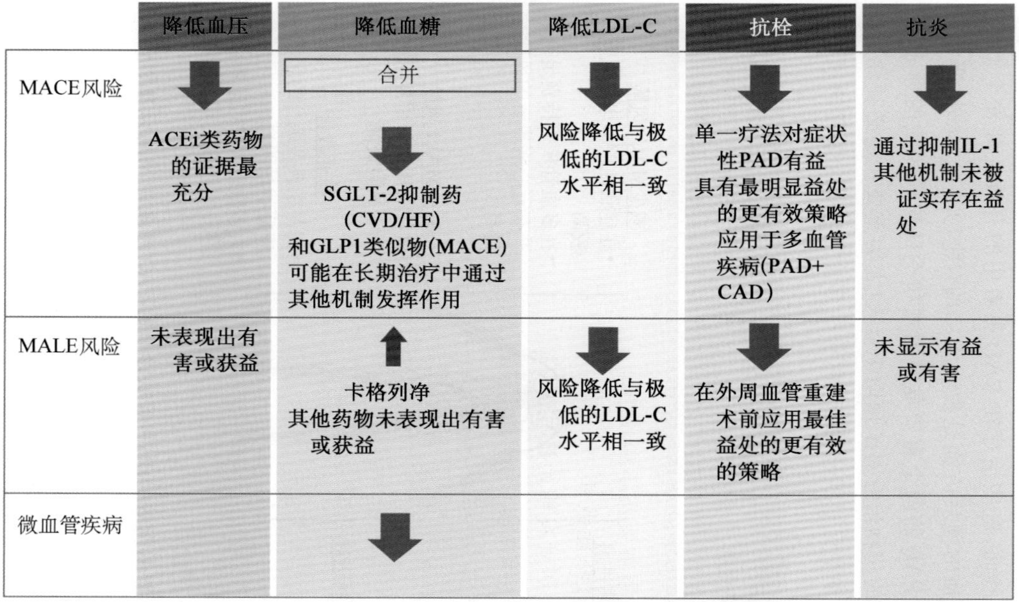

	降低血压	降低血糖	降低LDL-C	抗栓	抗炎
MACE风险	ACEi类药物的证据最充分	合并 SGLT-2抑制药(CVD/HF)和GLP1类似物(MACE)可能在长期治疗中通过其他机制发挥作用	风险降低与极低的LDL-C水平相一致	单一疗法对症状性PAD有益 具有最明显益处的更有效血管应用于多血管疾病(PAD+CAD)	通过抑制IL-1 其他机制制未被证实存在益处
MALE风险	未表现出有害或获益	卡格列净 其他药物未表现出有害或获益	风险降低与极低的LDL-C水平相一致	在外周血管重建术前应用最佳益处的更有效的策略	未显示有益或有害
微血管疾病					

图10.3 各种治疗(纵列)对于合并或不合并糖尿病的外周血管疾病(PAD)患者的主要不良心血管事件(MACE)、主要不良肢体事件(MALE)和微血管疾病的效果

ACEi, 血管紧张素转换酶抑制药；CAD, 冠心病；CVD/HF, 心血管死亡/心力衰竭；GLP1, 胰高血糖素样肽-1；IL-1, 白介素-1；LDL-C, 低密度脂蛋白胆固醇；SGLT-2, 钠-葡萄糖协同转运蛋白2 (From Bonaca MP, Creager MA. Medical Treatment of Peripheral Artery Disease. In: Vascular Medicine: A Companion to Braunwald's Heart Disease. Philadelphia: Elsevier; 2020: Fig. 19.13.)

其高,因此对这些人群的预防性治疗的绝对获益更大[8,9]。最后,大量数据支持运动对于改善 PAD 患者功能的功效,因此运动在临床实践指南中被列为 I 类适应证[1,2]。因为运动不属于药物治疗,所以本章不进行讨论;然而运动应该是 PAD 患者合理治疗与护理的核心。

虽然有许多药物疗法证明能有效降低 PAD 患者的 MACE 和(或)MALE 的发生率,但这些疗法的使用率仍然较低,尤其是与冠心病(CAD)患者相比[10]。因此,我们需要努力提高指南的传播和预防性治疗的实施[10]。

二、用于戒烟的药物

吸烟与 PAD 事件的发展密切相关[11]。此外,PAD 患者中持续吸烟与疾病的进展加快和不良预后相关[1,2,6]。PAD 患者戒烟与通过步行时间测量的功能改善、较低的外周血运重建术需要率、CLI 和 MACE 相关。尽管有明确证据表明吸烟有害[12],医师建议的戒烟策略成功率很低,估计在 5%～7%[1,2]。随机咨询干预可将其成功率提高到 20%。然而,戒烟者的持久性很差,近 80% 的戒烟者在 6 个月再次吸烟[13]。药物治疗与咨询相结合有望提高戒烟率。

1. 药品类别概述和指南　目前的指南对于协助制定一个包括药物治疗的戒烟计划作为 I 级推荐[1,2]。有三种药物可供选择,包括伐尼克兰、安非他酮和(或)尼古丁替代治疗。

2. 作用机制　伐尼克兰是尼古丁乙酰胆碱受体(nAChR)α4β 的部分激动药[14]。安非他酮通过抑制选择性神经递质(包括多巴胺、5-羟色胺和去甲肾上腺素)的再摄取发挥作用,并降低戒断症状的严重性。尼古丁替代品是非香烟配方中的尼古丁,可以有多种形式,包括口香糖和贴片[7]。

3. 可使用的数据　安非他酮单独或与尼古丁贴片联合使用进行了研究,两种策略相对于安慰剂均显示出优势[15]。与安慰剂相比,安非他酮在 12 个月时戒烟的可能性增加了 60%,但仅有 20% 在 1 年时保持戒断[16,17]。与安慰剂相比,伐尼克兰可使心血管疾病患者 1 年后戒烟率增加 3 倍[14]。总的来说,伐尼克兰似乎比单独使用安非他酮或安非他酮与尼古丁替代品联合使用更有效。无论何种形式（口香糖、透皮贴片、鼻喷雾剂、吸入器、口服）的尼古丁替代品似乎是更有效的，与安慰剂相比其戒烟率都有 50%～70% 的提高[18]。

4. 不良反应　伐尼克兰有许多相关的不良反应，包括睡眠障碍、恶心、皮肤反应和胃肠胀气[14]。伐尼克兰和安非他酮都与神经精神不良反应有关，两种药物的说明书都包括可观察到的情绪、行为变化和（或）发生自杀意念的黑框警告[1,2]。安非他酮不应应用于癫痫、某些饮食障碍或癫痫高风险患者（如停用苯二氮䓬或抗癫痫药的患者）。尼古丁不良反应部分取决于使用的药物类型，常见不良反应包括局部刺激、眩晕、头痛、恶心，心悸和睡眠障碍[1,2]。

5. 药物相互作用　安非他酮不应在停用 MAO 抑制药 14d 内使用，并且与许多其他治疗抑郁症或双相情感障碍的药物存在相互作用。伐尼克兰可能与雷诺嗪存在相互作用。尼古丁是一种兴奋剂，因此可能与咖啡因等其他兴奋剂存在相互作用。

三、抗高血压治疗

第 2 章详细介绍了抗高血压治疗。对于 PAD 患者高血压的诊断和治疗遵照高血压一般指南的建议，包括高血压阈值和治疗方法的选择[19]。目前指南推荐对于已确定的心血管疾病患者（包括 PAD 患者）进行治疗，血压目标为低于 130/80mmHg[19]。ESC 指南指出，PAD 国际缓释维拉帕米/群多普利（INVEST）研究中观察到收缩压与心血管事件之间呈 J 形曲线关系，收缩压低于 110～120mmHg 可能风险增加[1,20]。尽管理论上使血压下降至更低的目标可能会降低末梢肢体灌注，但其他研究证明如达到这样的降压目标仍可获益，且安全性可接受[21]。在糖尿病患者中的适当血压控制研究（ABCD）中将 950 例糖尿病患者随机分为依那普利组和尼索地平组，观察到接受强化治疗的 PAD 患者的 MACE 降低（平均血压 128/75 mmHg），其中表现为低踝肱指数（ABI）的较严重的血管闭塞性疾病患者获益更大[22]。在 INVEST 研究中观察到了相似的结果，即目标血压＜130/80mmHg 的 PAD 患者亚组中观察到

MACE 降低。

具体药物选择，血管紧张素转换酶抑制药（ACEi）和血管紧张素受体阻滞药（ARBs）是 PAD 患者的首选药物（指南中Ⅱ类推荐），因为这些药物在很多研究的 PAD 亚组中观察到了一致的获益[1,2]。这些药物的治疗对于减少 MACE 已得到充分证明。相反，一些关于这些药物是否能对肢体功能和预后改善的小型研究尚未得到证实。心脏终点事件预防评估研究（HOPE）将患者随机分为雷米普利组（每日 10 mg）和安慰剂组，并随访 5 年，观察到应用雷米普利组患者 MACE 显著降低[23]。该研究的 PAD 亚组中（4000 例患者）也得到了一致的结果。EUROPA 研究同样观察到培哚普利与安慰剂相比，在 PAD 亚组中也具有相似的优势[24]。正在进行的单独替米沙坦和联合雷米普利全球终点研究（ONTARGET），将患者随机分为替米沙坦组、雷米普利组及两药联用组，在 PAD 患者的亚组（3000 例患者）中观察到相似的结果[25]。

关于 β 受体阻滞药治疗可能增加 PAD 患者肢体预后风险的理论也被提出。虽然 β 受体阻滞药不是 PAD 患者降压治疗的首选，但其可能应用于伴有 CAD 或心律失常（如房颤）的患者。理论上，其产生损害是由于其可减少心输出量和（或）药物导致对于 α 受体激动作用的非特异性反应，从而导致肢体灌注减少。尽管存在这些问题，但在随机研究或荟萃分析中未发现该药物对于 PAD 患者存在任何危害。目前的指南仍不建议反对这类药物的使用[26,27]。

第 2 章详细描述了降压药物的作用机制、不良反应和药物相互作用。对于 PAD 患者的降压效果的研究，探讨了血管扩张药治疗是否可以改善肢体症状和预后。目前没有数据支持在 PAD 患者中应用血管扩张药治疗可改善肢体预后，正在进行的该类研究在"血管扩张药"一节中进行讨论。

四、抗栓治疗

第 8 章详细介绍了抗血栓药物。本节将讨论支持 PAD 患者应用特定抗血栓策略的数据。目前的指南仅将单抗血小板治疗

（SAPT）作为症状性 PAD 的 I 类适应证[1,2]。如果仅通过 ABI 筛查确定的无症状性 PAD 患者不推荐应用。自当前指南发布以来，有新的研究数据支持在特定的患者中应用更强效的治疗策略可能有益，但可能与出血增加相关。这些数据将被纳入指南的后续更新中。

1. 抗血小板单药治疗　阿司匹林是一种抗血小板药物，通过丝氨酸残基羟基的乙酰化作用，不可逆地抑制环氧合酶（COX）-1[6,7]。评估阿司匹林在 PAD 患者中的疗效和安全性的最可靠的数据是联合抗栓试验（ATT）荟萃分析，包括应用抗血小板药物作为一级预防和二级预防的患者，其中一个亚组包括约 9000 例 PAD 患者[28,29]。总体上与二级预防的获益相一致，PAD 患者用阿司匹林可减少 23% MACE 发生率，但代价是增加 60% 颅外出血。ATT 研究中入选的 PAD 患者为有症状的患者，包括既往曾行干预治疗。随后的研究将阿司匹林的使用范围扩大到无血管疾病证据的患者和 ABI 稍低（称为无症状 PAD）的人群。预防糖尿病动脉疾病进展（POPADAD）研究将 ABI<0.99 的糖尿病患者随机分为阿司匹林 100 mg 和安慰剂组[30]。在随访 7 年时发现阿司匹林对该人群的 MACE 或肢体预后没有任何益处。在筛选一般人群中低踝肱指数应用阿司匹林预防心血管事件研究（AAA）中纳入 3350 例 ABI≤0.95 的患者，并随机分为阿司匹林组和安慰剂组[31]。在约 8 年随访时，总体事件发生率较低，同时阿司匹林组在 MACE 或 MALE 方面与安慰剂组的患者之间没有显著差异，但约增加 70% 出血事件。

血小板 P2Y12 受体拮抗药作为单药和其他药物联合用药（主要是阿司匹林）已经在 PAD 患者中进行了研究。在 PAD 中评估这类药物疗效的最早研究之一是瑞典噻氯匹定多中心研究（STIMS），该研究入选 687 例跛行患者，分为噻氯匹定组与安慰剂组，并在约 5 年随访事件内评估 MACE[32]。总体而言，需要下肢血管重建术患者减少了 51%，并且减少了 30% 的全因死亡率。氯吡格雷是第二代 P2Y12 抑制药。在氯吡格雷与阿司匹林治疗存在缺血性事件风险研究（CAPRIE）中，与阿司匹林进行了头对头研究，该研究纳入了超过 19 000 例稳定动脉粥样硬化患者，MACE 作为主要预后指标[33]。总的来说氯吡格雷优于阿司匹林,其可将相对危险度降低 8.7%;然而,这种存在统计学差异的获益主要基于患者疾病的状态,其中 6452 例有症状的 PAD 患者(ABI≤0.85 伴有跛行史或曾进行过缺血干预)获益更大(23.8%)。随后氯吡格雷直接与第三代药物替格瑞洛进行了对比研究,在一项比较替格瑞洛和氯吡格雷对外周动脉疾病患者心血管疗效的研究(EUCILD)中,入选了超过 12 000 例症状性 PAD 患者(ABI≤0.85 伴有跛行史或曾进行过缺血干预)[34]。结果显示替格瑞洛并不优于氯吡格雷,两组之间在疗效和安全性方面的总体结果相似。

2. 更强效的抗血小板治疗　最近的几项临床试验对 PAD 患者应用更强效的抗血小板治疗进行了研究。氯吡格雷对高动脉粥样硬化血栓形成风险及缺血的稳定、管理和预防研究(CHARISMA)将 15 603 例患有稳定动脉粥样硬化或存在危险因素的患者随机分为阿司匹林单药组和阿司匹林联合氯吡格雷组(双联抗血小板治疗或 DAPT),并评估长期治疗中的 MACE 情况[35]。总的来说,DAPT 组统计学上没有显著的优势;然而,与 CAPRIE 研究相似的是,在对动脉粥样硬化患者的因果分析中发现 DAPT 患者的 MACE 发生率降低了 17%[36]。在其中的 2383 例症状性 PAD 患者中,MACE 没有显著降低;然而,DAPT 与较低的住院率和心肌梗死相关,因此得出 DAPT 在该亚组存在潜在获益的假设[37]。CASPAR 研究对 851 例接受下肢旁路移植术的 PAD 患者进行了相同的比较,但 DAPT 没有显示出任何获益[38]。随后启动了一项对于血管内介入治疗后患者的名为 CAMPER 的类似研究,但因未能招募足够的参与者而终止[6,7]。一种通过拮抗凝血酶蛋白酶激活受体(PAR)抑制血小板的新机制,在评估沃拉帕沙在预防动脉粥样硬化患者心脏病发作和卒中方面作用的试验(TRA2°P-TIMI 50)中进行了测试。该研究在应用阿司匹林和(或)氯吡格雷的症状性动脉粥样硬化患者中验证 PAR-1 拮抗药沃拉帕沙与安慰剂是否能减少 MACE。研究共纳入 26 449 例患者,其中包括症状性 PAD 患者,沃拉帕沙降低了 13% 的 MACE,但增加了 GUSTO 出血分级中的中度或重度出血事件[39]。该药对于出血和颅内出血事件的危险方面似乎存在异质性,其中既往卒中患者的风险更大。因此,该药被批准用于既往心肌梗死史或症状性PAD 患者。本试验的一个创新之处是将 ALI 作为终点,并对其进行了前瞻性的定义、调查和判定[40,41]。在 PAD 患者中(ABI≤0.90或既往因缺血行血运重建),该药可使 MACE 减少 15%,MALE 减少 30%,ALI 降低 42%;对于合并冠心病的患者减少 MACE 的绝对获益最大,对于有下肢血运重建史的患者,减少 MALE 的绝对获益最大[42]。

DAPT(阿司匹林和 P2Y12 抑制药)在 PAD 合并 CAD(也称为多血管疾病)患者中的应用也进行了研究。已证明该人群发生 MACE的风险高于单独的 PAD 或 CAD 患者[9]。PEGASUS-TIMI 54 研究将21 000 多例既往心肌梗死患者在服用阿司匹林的前提下随机分为替格瑞洛 90 mg 每日 2 次,替格瑞洛 60 mg 每日 2 次和安慰剂组。该研究证明使用替格瑞洛的 DAPT 降低了 MACE,且该治疗方案与较低的心血管死亡率和全因死亡率相关[43]。此外,与无 PAD 的患者相比,使用替格瑞洛的 DAPT 使 MACE 减少 35%,同时对于 MALE 和MACE 具有更大的绝对获益。总的来说,替格瑞洛增加了 2 倍以上的大出血风险,而且无论患者是否存在 PAD,这种风险都是相似的。PRODIGY 研究将冠状动脉介入治疗后的患者随机分为短期和长期服用氯吡格雷的 DAPT,该研究也得出了前文研究类似的结果[44]。对于合并 PAD 的患者,更长时间应用 DAPT 可降低 MACE、降低全因死亡率,但无论 PAD 疾病状态如何其出血风险相似。PRODIGY 研究中没有对 MALE 进行报道。比较替格瑞洛与安慰剂对 2 型糖尿病患者心血管疗效的研究(THEMIS),比较了无心肌梗死病史的冠心病合并 2 型糖尿病患者应用替格瑞洛的 DAPT 与阿司匹林单药的疗效[45]。总体而言,替格瑞洛减少了 MACE,但增加了大出血事件,其中获益最大的亚组是既往冠状动脉血运重建的患者。ALI 或因血管原因导致的主要肢体截肢被定义为 MALE,与安慰剂相比替格瑞洛使 MALE 降低 54%。

3. 全剂量抗凝 在 PAD 患者中应用抗凝药作为抗血小板治疗

的辅助治疗也有研究。华法林抗血小板血管评估研究（WAVE）随机将 2161 例应用阿司匹林基础上的 PAD 患者分为华法林组和安慰剂组，其中应用华法林组患者的国际标准化比率（INR）目标值为 2～3[46]。总体而言，华法林对患者 MACE 或 MALE 预防上均无获益，但危及生命的出血增加了 3 倍以上。荷兰冠脉旁路移植术后口服抗凝药或阿司匹林研究（BOA）随机纳入 2690 例进行下肢至同一手臂的旁路移植手术 PAD 患者，同样观察到抗凝治疗在 MACE 或 MALE 上无任何获益，但出血性卒中的危险性增加 3.48 倍，大出血增加 2 倍[47]。

4. 低剂量抗凝　利伐沙班预防冠状动脉或外周动脉疾病主要心血管事件研究（COMPASS）评估了 2.5 mg 利伐沙班每日 2 次与阿司匹林联合用药和 5 mg 利伐沙班每日 2 次单独用药的方案，并将其与高危患者（多血管病变，至少两种危险因素或高龄患者）的阿司匹林单药疗法进行比较[48]。总的来说，研究在平均随访约 23 个月时因疗效提前终止。利伐沙班 2.5mg 每日 2 次联合阿司匹林治疗在改善 MACE 时优于阿司匹林单独治疗，但利伐沙班 5mg 每日 2 次单独治疗未显示出这种优势。总的来说，这一治疗策略显著降低了 MACE 及 MALE 和主要肢体截肢的次要终点事件[49]。每天 2 次服用 2.5mg 利伐沙班组的心血管死亡率和全因死亡率也较低。该治疗方案的出血事件增加，包括 ISTH 定义的大出血增加了 70%。4129 例症状性下肢 PAD 患者的获益是一致的；然而由于患者疾病存在聚集现象，这些患者中约 70% 伴有冠心病[50]。随后的分析表明，每天 2 次服用 2.5mg 利伐沙班可使 PAD 患者（定义为 ALI，紧急血运重建或截肢）的 MALE 减少 46%，对既往下肢血运重建的患者绝对获益最大[49]。利伐沙班在症状性外周动脉疾病患者接受下肢外周血运重建术中降低主要血栓性血管事件风险的有效性和安全性研究（VOYAGER PAD），是在由主治医师自行决定阿司匹林每日 100mg 和氯吡格雷基础上，比较利伐沙班 2.5mg 每日 2 次与安慰剂的疗效和安全性[51]。该研究的结果将阐明在后介入时期，在 P2Y12 抑制药基础上，该策略专门应用于 PAD 人群中的获益和风险。

5. 小结　阿司匹林或氯吡格雷的抗血小板单药治疗仍然是目前指南中唯一一种Ⅰ类推荐的 PAD 患者抗栓治疗。最近的研究数据表明,包括阿司匹林和 P2Y12 抑制药联用、阿司匹林和(或)氯吡格雷与沃拉帕沙、阿司匹林和利伐沙班 2.5 mg 每日 2 次联用在内的更强效的治疗方案,可有效减少患有 PAD 和 CAD(多血管疾病)患者的 MACE,以及既往接受血管重建术的患者的 MACE 和 MALE。足剂量的维生素 K 拮抗药的抗凝治疗在该人群中基本上是有害的,并且没有研究数据支持其他剂量的 Ⅹ a 因子抑制药。正在进行的研究将更好地确定外周血管干预治疗后的最佳抗栓策略。建议采用个性化的抗栓治疗方法(表 10.1)。

五、调脂治疗

第 6 章对调脂治疗进行了全面概述。这一节将重点介绍调脂治疗在周围动脉疾病患者的证据和适应证。支持血脂异常与 MACE 关系的流行病学数据已得到充分证明。虽然已经有报道描述了几种血脂指标与预后之间的关系,但其中治疗干预最有力的文献证据主要是针对降低低密度脂蛋白胆固醇(LDL-C)。许多大型研究已经证实降低 LDL-C 可通过多种机制降低动脉粥样硬化使患者获益,其中一些研究表明 PAD 患者在 LDL-C 降低过程中获得了一致性的获益。最近,关于 LDL-C 与患者需外周血运重建术和 MALE 的关系的数据已经发表,更清楚地阐明了 LDL-C 降低在 PAD 中的作用。最后,二十碳五烯酸乙酯已证实可降低动脉粥样硬化和高三酰甘油患者的 MACE。然而,其中确切的机制仍存在争议,同时目前尚不清楚其对 MALE 的影响。

1. 降低 LDL-C　心脏保护研究(HPS)是最早有力评估他汀类药物降低动脉粥样硬化患者(包括 PAD 患者)LDL-C 效果的研究之一,该研究将 20 536 例患者随机分为辛伐他汀组或安慰剂组,随访约 5 年的时间内使 MACE 降低 24％[52]。HPS 研究纳入了 6748 例 PAD 患者,在该亚组中辛伐他汀的获益是一致的(降低 MACE 22％)[53]。此外,辛伐他汀与非冠状动脉血运重建需求减少20％相关;然而,关

表 10.1 PAD 患者危险分层和抗栓治疗的因素

PAD 中抗栓治疗方案的研究	PAD 患者的风险情况			
	MACE 和 MALE 低风险	高 MALE 风险和低 MACE 风险	高 MACE 风险和低 MALE 风险	MACE 和 MALE 高风险
阿司匹林或 P2Y12 抑制药单药（注：氯吡格雷单药被 FDA 批准应用于 PAD 患者）	标准治疗	高出血风险	高出血风险	如高出血风险
阿司匹林和 P2Y12 抑制药的双联抗血小板（注：包含替格瑞洛的 DAPT 被 FDA 批准应用于既往心肌梗死或 CAD 合并糖尿病包括合并 PAD 的患者）			高 MACE 风险的 PAD（如既往心肌梗死者）	高 MACE 风险的 PAD（如既往心肌梗死者）可在减少 MALE 方面获益
阿司匹林或氯吡格雷＋沃拉帕沙（注：沃拉帕沙联合阿司匹林或氯吡格雷被 FDA 批准应用于 PAD 的患者）		低出血风险	低出血风险	低出血风险
阿司匹林＋利伐沙班 2.5mg 每日 2 次	如被批准可用于低出血风险的 PAD 患者	如被批准可用于低出血风险的 PAD 患者	如被批准可用于低出血风险的 PAD 患者	如被批准可用于低出血风险的 PAD 患者

DAPT，双联抗血小板治疗；FDA，美国食药监局；MACE，主要心血管不良事件；MALE，主要肢体不良事件；PAD，外周血管疾病。

From Bonaca MP, Creager MA. Medical Treatment of Peripheral Artery Disease. In: Vascular Medicine: A Companion to Braunwald's Heart Disease. Philadelphia: Elsevier; 2020: Table 19.2.

于对 MALE 影响的详细数据没有被报道。尽管一些非随机研究观察到服用他汀类药物与未服用比较或服用高强度他汀类药物与低强度相比较，MACE 和 MALE 发生率较低，但很少有其他强有力的随机研究报道 PAD 的预后情况。

尽管以前一些指南关注他汀类药物治疗降低风险的作用，但检测急性冠脉综合征患者预后的葆至能（依折麦布/辛伐他汀）对比辛伐他汀研究（IMPROVE-IT）表明，添加非他汀类药物依折麦布至他汀类药物治疗可进一步降低 LDL-C 和降低急性冠脉综合征（ACS）患者 MACE 风险。随后观察到合并 PAD 和多血管疾病的亚组具有更高的风险，尤其是合并糖尿病时，但也具有更大的绝对益处，同时合并上述两种情况的患者 7 年时需要治疗的数量（NNT）为 11[54]。IMPROVE-IT 研究证明 LDL-C 降低，即使用非他汀类药物治疗，动脉粥样硬化患者的风险也会降低，而 PAD 患者的相对风险也会一致性的降低。

另一种降低 LDL-C 的机制是通过抑制前蛋白转化酶枯草菌素 9 型（PCSK9），它作为一种伴侣，将 LDL 受体从肝细胞表面携带到肝细胞内部位，从而降低肝摄取 LDL-C 的能力，导致 LDL-C 水平升高。两种抗体（依洛尤单抗和阿利西尤单抗）已证明可持续降低稳定型动脉粥样硬化（依洛尤单抗）和 ACS（阿利西尤单抗）患者 LDL-C，从而降低 MACE[55,56]。

使用依洛尤单抗的高风险受试者应用 PCSK9 抑制药进一步心血管预后（FOURIER）研究和使用阿利西尤单抗治疗急性冠脉综合征后的心血管预后（ODYSSEY 预后）研究均报道了 PAD 和多血管患者的数据。FOURIER 研究纳入了 3642 例 PAD 患者，观察到 LDL-C 一致性的降低 60%（从 92 mg/dl 降至 30 mg/dl），且无论基线时 PAD 疾病状态如何，MACE 的相对危险度也一致性地降低。然而，由于该群体风险较高，观察到 PAD 患者的绝对风险降低更为明显（2.5 年时下降为 3.5%，NNT 为 29）[57]。同样，在 ODYSSEY 预后研究中，多血管疾病患者的风险更高，随着症状性血管床的增加，绝对风险度降低更多（3 年时 ARR：一个血管床为 1.4%，两个血管床为

1.9%,三个血管床为 13.0%,ARR 相互作用 0.0006)[58]。

　　在 FOURIER 研究中,依洛尤单抗对仅有症状性 PAD 人群中
(既往无心肌梗死或卒中)减少 MACE 的获益是一致的;然而,即使
不伴有多血管疾病,在 2.5 年随访时也有显著的风险降低(ARR 为
4.5%,NNT 为 21)[57]。本研究的一个创新是对 MALE 的正式评估,
MALE 定义包括为 ALI、紧急血运重建或主要血管截肢术。使用依
洛尤单抗治疗后,MALE 总体风险降低了 42%,对于无既往心肌梗
死或卒中的 PAD 患者 MACE 或和 MALE 的联合终点,2.5 年随访
时绝对风险降低了 6.3%,NNT 为 16[57]。治疗后达到的 LDL-C 水平
与 MALE 风险的关系为线性关系,这种线性关系在 LDL-C 低于
10 mg/dl 时仍存在(图 10.4)。

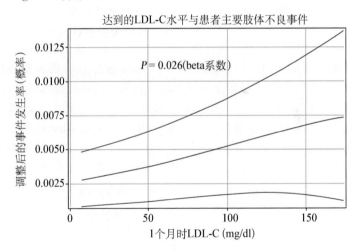

图 10.4　FOURIER 研究中 1 个月时达到的低密度脂蛋白胆固醇(LDL-C)水
　　　　平与患者主要肢体不良事件发生率的关系

　　在随机化后 1 个月,根据 LDL-C 存在显著性的预测因子($P<0.05$)进行
调整,包括年龄、体重指数、基线 LDL-C、男性、种族、在北美进行的随机化、当
前吸烟和高强度他汀类药物(From Bonaca MP, Creager MA. Medical treatment
of peripheral artery disease. In: Vascular Medicine: A Companion to Braunwald's
Heart Disease. Philadelphia: Elsevier; 2020: Fig. 19.6.)

2. 其他调脂药物　应用非诺贝特干预并降低糖尿病患者事件发生的研究（FIELD）将糖尿病患者随机分为非诺贝特组和安慰剂组。尽管非诺贝特组 MACE 没有显著降低，但包括需要外周血运重建术在内的次要终点的发生率更低。这项研究的后续分析也证实非诺贝特组截肢率降低了 36%。正在进行的贝特类药物治疗研究正在对其在减少 MACE 和肢体预后方面的获益进行探讨[59]。

一些研究评估了多不饱和脂肪酸与周围动脉疾病预后的关系；然而，这些研究并没有观察到肢体功能或症状的一致性获益。日本 EPA 脂质干预研究（JELIS）是在 18 645 例冠心病患者中进行二十碳五烯酸（EPA）的开放标签随机对照研究。其中一个小亚组（$n=223$）在基线时合并 PAD，观察到发生 MACE 的风险较高，并从服用 EPA 中获益（HR$=0.44$，95% CI $0.19\sim0.97$，$P=0.041$）[60]。在一个多中心、随机、双盲、安慰剂对照研究中评估了每天 4g 高纯度 EPA（AMR101）降低服用他汀类药物的高三酰甘油血症患者的心血管事件的能力（REDUCE-IT）。REDUCE-IT 研究纳入 8179 例患有心血管疾病或糖尿病且有其他危险因素且正在服用他汀药物的患者，其空腹三酰甘油为 $135\sim499$ mg/dl，随机分为 EPA 组（每天 4 g）和安慰剂组。总体而言，在基线三酰甘油范围内 EPA 使 MACE 和心血管死亡显著减少，同时首次事件和总事件中均有获益[61-63]。使用小干扰 RNA（siRNA）降低 LDL-C 的新疗法及针对其他脂蛋白的疗法（如脂蛋白 a）正在研究中。遗传学研究表明，后者可能与 PAD 发生率和 PAD 预后都具有特异性相关性[64]。

3. 小结　血脂异常，尤其是 LDL-C 和 Lp(a) 与 PAD 发生率，以及 PAD 患者 MACE 和 MALE 的高风险性相关。降低 LDL-C 的治疗已证明，对于即使是多血管疾病的 PAD 患者的 MACE 和 MALE 方面都具有显著的获益。指南中专门将 PAD 确定为需强化降脂的高危因素，各种治疗干预的风险和获益都在当前的指南中有所反映。此外，新疗法如二十碳五烯酸乙酯、siRNA 和针对 Lp(a) 的靶向疗法有望进一步降低 PAD 的风险。

六、降糖治疗

第 4 章详细讨论了治疗糖尿病的药物。本节将重点关注这些治疗在 PAD 患者包括肢体预后方面的证据。

糖尿病是 PAD 发展的潜在危险因素。此外,PAD 患者合并糖尿病与包括 MACE 和 MALE 在内的预后不良相关。因为大血管和微血管疾病都是截肢等不良预后的独立危险因素,所以糖尿病和 PAD 在这些预后风险方面具有协同作用。

1. PAD 患者血糖目标　支持强化降糖对减少 PAD 患者大血管事件的获益的数据主要来自于更广泛的糖尿病和心血管疾病治疗的研究,结果喜忧参半。控制糖尿病患者心血管风险研究(ACCORD)中,研究对比了心血管疾病患者(其中约 1/3 PAD 患者)或存在危险因素者接受更多或更少的强效降糖治疗以降低糖化血红蛋白,研究表明更多强效降糖方案者存在更高的心血管风险[65]。同样,英国前瞻性糖尿病研究(UKPDS)将 2 型糖尿病患者随机分为饮食控制组或强化药物治疗组,研究表明虽然强化药物治疗可减少微血管并发症,但对大血管并发症的预后并无获益。然而,在 10 年的随访中,强化药物治疗与较低的 MACE 相关,这表明可能强化药物治疗只有在长期治疗后才可能表现出获益[66]。指南中对于血管疾病患者(特别是 PAD 患者)的降糖治疗建议一般遵循其他心血管疾病患者的建议。然而,临床医师应该更加注意 PAD 合并 2 型糖尿病患者足部卫生,因为与 2 型糖尿病无 PAD 患者相比,不仅截肢风险更高,肢体感染的风险也更高。

2. 靶向降糖治疗　目前有两类药物被研制用于血管疾病患者降低血糖并具有靶向作用。第一类是钠-葡萄糖协同转运蛋白 2 (SGLT-2)抑制药;第二类是胰高血糖素样肽-1(GLP-1)激动药。

3. SGLT-2 抑制药　目前市面上有研究结果支持在动脉粥样硬化性血管疾病患者中使用的 SGLT-2 抑制药有三种。第一种药物具有预后改善作用的药物是 EMPA-REG 研究中发现恩格列净能将缺血性事件(心肌梗死、卒中和心血管死亡或 MACE)减少约 14%[67]。

除了 MACE 的获益外,因心力衰竭再住院及全因死亡率也有显著降低。参与 EMPA-REG 研究的人群特征是动脉粥样硬化性血管疾病,包括周围动脉疾病[68]。在约 1400 例 PAD 患者的亚组中,恩格列净的获益与总体相一致,包括显著降低心血管和全因死亡率。该研究在肢体方面的预后信息未进行前瞻性判定,但随后的探索性分析显示在预防截肢方面没有获益或危害。

第二种药物是卡格列净,CANVAS 研究在更广泛的人群中研究了卡格列净,包括患有动脉粥样硬化性血管疾病者和具有动脉硬化疾病危险因素者[69]。研究表明卡格列净可降低 MACE 发生率,同时与仅具有风险因素的人群相比,卡格列净在患有心血管疾病者中的作用最为明显。该研究一个意外的发现,是使用卡格列净者的截肢的发生率约增加了 2 倍,其中主要截肢和次要截肢的相对危险度相似,合并 PAD 和不合并 PAD 的患者的相对危险度也相似;然而,PAD 患者的绝对危险是最大的,尤其是那些既往接受过截肢的患者[70]。随后在糖尿病合并慢性肾病患者中评估卡格列净疗效的 CREDENCE 研究中,并没有发现截肢风险过大;然而,这是因为高截肢风险的患者被该研究排除在外,同时如果在研究过程中出现了患者处于截肢风险的情况,药物治疗将被中断。此外,该研究方案中要求良好的足部卫生[71]。无论卡格列净的截肢风险是否真实,CREDENCE 研究中对截肢高危患者的亚组保持良好的足部卫生和进行谨慎的管理的建议将降低任何此类风险。

第三种药物是达格列净,在 DECLARE-TIMI 58 研究中进行了评估。在上述三项有关预后的研究中,这项研究包括最多仅具有危险因素的患者,其共同主要终点事件为 MACE 和因心力衰竭住院治疗[72]。该研究表明其对于心力衰竭的获益具有统计学显著性,且无论患者是否患有动脉粥样硬化性血管疾病,获益具有一致性,因此可有效地将这种获益外推到更广泛的人群。对于肢体方面的预后,特别是截肢的信息由一位血管病专家采用盲法前瞻性地收集和回顾,结果显示在截肢方面是否应用达格列净没有差异。

4. GLP1 激动药 胰高血糖素样肽-1(GLP1)激动药是第二类具

有心血管获益的降糖药物。与在降低心衰和死亡率方面似乎具有最大的获益的 SGLT-2i 相比,GLP1 激动药在降低缺血风险方面似乎具有最大的获益[73,74]。尽管早期该类药物通过肠外注射途径给药,但目前已可通过口服给药。第 4 章详细描述了此类药物的风险和获益。特别有意思的是,通过对 PAD 患者的护理观察到此类药物可降低截肢风险[75]。尽管这些研究数据需要进一步验证,但在至少一种 GLP1 激动药的研究中观察到截肢率较低,同时没有研究数据表明其在肢体事件方面有任何危害。

5. 小结　糖尿病是一种经常与周围动脉疾病并存的疾病,因此糖尿病患者的管理可能是血管疾病医师特别感兴趣的。血糖控制可降低可能会导致下肢创伤甚至最终截肢的微血管并发症(如神经病变)的风险。SGLT-2 抑制药和 GLP1 激动药在 PAD 亚组中显示出一致的获益,应考虑用于 PAD 合并糖尿病患者。决定这些治疗的优先次序的因素可能是糖尿病的共患病,对于合并心力衰竭或心力衰竭高风险患者优先选择 SGLT-2i,而高缺血风险和截肢高风险患者优先选择 GLP1 激动药。对于 PAD 合并糖尿病患者来说,良好的足部卫生对于降低下肢感染和截肢的风险至关重要。

七、症状治疗

对于 PAD 患者的跛行症状目前有两种经批准的药物。西洛他唑和己酮可可碱均已获得批准并可用,但总体使用量不大。

西洛他唑是磷酸二酯酶-3(PD-3)的抑制药,对血小板聚集、平滑肌细胞增殖和血管活性有影响[76-78]。尽管所有这些作用可能单独或部分对 PAD 有益,但西洛他唑改善 PAD 患者功能的确切机制尚不清楚。有几项研究评估了西洛他唑的疗效。包括 1258 例跛行患者的荟萃分析发现,西洛他唑与安慰剂相比显著增加了患者的最大步行距离(50.7% vs.24.3%),步行距离绝对增加约 42m[79]。随后对 3718 例跛行患者进行的荟萃分析,显示了该药对跛行的一致性获益[76],即使在接受血管内介入治疗后仍然可持续获益[80]。这些数据表明,西洛他唑在改善 PAD 患者步行距离和延迟疼痛发作方面优于安慰剂。

然而,观察到该药的不良反应包括胃肠道反应和头痛、头晕,这可能会限制或减少该药的使用[77,78,81,82]。尽管西洛他唑在这一适应证中的使用率高于己酮可可碱,但大多数 PAD 研究表明患者使用率为 10% 或更少。此外,由于其他磷酸二酯酶抑制药的安全性问题,西洛他唑被禁止用于心力衰竭患者。这并不是由于观察到了西洛他唑所造成的任何危害,而是由于这个警告存在于所有这类药物。由于 PAD 患者具有抗血小板治疗的Ⅰ级适应证,并且在干预治疗后经常使用 DAPT,因此西洛他唑的出血风险问题可能会引起血管疾病医师的关注。虽然西洛他唑确实具有抗血小板和抗血栓作用,但缺乏有关该药对缺血性和出血事件的大型预后研究。因此,治疗之间的相互作用尚未得到结论[77,78,81,82]。然而,新型抗栓药物的大型试验并未禁止应用西洛他唑,也未报道服用西洛他唑与否的患者安全性方面是否存在异质性。因此,尽管西洛他唑在接受更有效抗血栓治疗的患者中通常不被禁止,但应采取个体化的治疗方案。

通常每日 2 次每次 100mg 应用西洛他唑。患者可以在开始服用时应用每次 50mg 每天 2 次的方案,持续 2~4 周以评估耐受性,而后将剂量滴定至每次 100mg 每天 2 次。此外,服用 CYP3A4 或 CYP2C19 抑制药的患者可将剂量减少至 50mg 每天 2 次。对于肝或肾损害患者,没有推荐的剂量调整方案。

己酮可可碱是一种黄嘌呤衍生物,是一种竞争性非选择性磷酸二酯酶抑制药[83,84]。它具有多种下游效应,包括抑制腺苷 2 受体、增加环磷腺苷、抑制肿瘤坏死因子和减少白三烯合成,从而减轻炎症。还有研究表明己酮可可碱可改善血细胞变形性和降低黏滞度,并具有一定的抗血小板作用。对于血管性疾病患者,己酮可可碱按照适应证可用于治疗跛行症状,但有时超出适应证用于治疗慢性静脉性下肢溃疡。

支持己酮可可碱治疗 PAD 治疗效果的研究数据不多。荟萃分析发现,个体研究质量低,变异性大,因此对于该药物在跛行治疗中的作用的结论仍不确定[85]。一项研究中分为西洛他唑、己酮可可碱和安慰剂三组,研究证明西洛他唑可改善功能,但己酮可可碱的作用与安慰剂相似[86]。对己酮可可碱的总体研究表明,其耐受性良好。禁忌证包括对黄嘌呤衍生物过敏或最近的视网膜或脑出血,并且对出血风险高的患者要慎用。剂量通常为每 8 小时 400mg,但如果出现胃肠道或其他不良反应,剂量可减少至每日 2 次。对于肌酐清除率 < 30ml/min 的患者,也建议将剂量改为每日 2 次。

综上所述,跛行和相关的功能限制是 PAD 发病的主要表现。西洛他唑和己酮可可碱可用于并应提供给适当的限制性跛行的患者。在这两种药物中,支持西洛他唑疗效的数据更强,且指南首选西洛他唑。

八、周围动脉疾病的实验性治疗方法

1. 血管扩张药物　虽然扩张腿部传导动脉可改善血流灌注和改善 PAD 症状的观点很有吸引力,但很少有研究数据支持这种治疗的疗效。这种治疗的疗效缺乏与其在冠心病患者心绞痛方面的疗效形成对比。有几项研究评估了前列腺素治疗在跛行或 CLI 的患者的疗效和安全性。评估的治疗药物包括前列腺素 E1(PGE1)、前列环素(PGI2)、贝前列素和伊洛前列素。这些药物已经在动脉内和肌肉内进行了研究。尽管还有研究正在进行,但完成的完整研究中尚未观察到这些药物对 CLI 或肢体功能方面的获益。一项回顾了 33 项研究和 4000 多例随机接受治疗或安慰剂的患者的荟萃分析结果显示,在截肢方面这种治疗没有获益,同时不良事件的风险更高[87]。有趋势表明该治疗对静息痛和溃疡愈合可能具有较小的疗效,但仍需在未来的研究中验证。

2. 代谢药物　PAD 患者的功能异常是由于血流灌注受限,但也由于受影响肌肉床的适应不良和代谢功能障碍。因此,对可提高代谢率和功能的治疗方法进行了研究。针对这两种作用的药物是左卡尼汀及其衍生物丙酰左卡尼汀。据推测,这些药物通过增加肉碱水平改善枸橼酸循环,从而增强葡萄糖和氧化代谢。然而,对跛行患者的研究并未显示出令人信服的获益,因此这些药物很大程度上仍处于研究阶段[88]。哌嗪衍生物雷诺嗪具有诱导代谢的效应,从而提高氧的使用效率。雷诺嗪可有效减轻冠心病患者的心绞痛症状。一项单中心试点研究通过衡量无痛步行时间,观察到该药物在功能方面优于安慰剂[89]。但这些发现仍需要验证,同时雷诺嗪目前未被批准用于治疗跛行症状。

3. 血管生成生长因子 由于假设刺激或促进血管生成的药物可以改善侧支血管的发育,从而改善整体灌注,这类药物也被研究用于 PAD 的治疗。这种灌注的改善可能有利于改善 PAD 症状和 CLI。这一类药物包括血管内皮生长因子(VEGF)、成纤维细胞生长因子(FGF)、肝细胞生长因子(HGF)和缺氧诱导因子 1α(HIF-1α)。这些药物的研究并没有显示出令人信服的获益,尽管一些小型的非随机研究中已经出现了治疗可能有效的信号,但这些研究仍需要进一步验证。一项系统回顾和荟萃分析发现,基因治疗对截肢、伤口愈合或伴有跛行或功能性 PAD 患者的血管生成总体上没有获益[90]。目前,这些治疗不推荐用于 PAD 患者。

九、静脉血栓栓塞药物

第 8 章详细介绍了抗凝药物。本节将重点总结它们在静脉血栓栓塞中的应用。

静脉血栓栓塞的主要治疗方法是抗凝。抗凝可以通过非肠道或口服方式。初始治疗、治疗转换和长期治疗的策略取决于患者、并发症及急性或慢性危险因素情况[91]。

1. 肠外抗凝药 肝素是常用的抗凝药,可分为从猪黏膜获得的硫酸氨基葡糖多聚糖,也就是普通肝素(UFH)和低分子量肝素(LMWH)。后者更特异性地抑制 Ⅹa 因子,具有更高的生物利用度、更可预知的剂量反应和更长的半衰期,所有这些都使其在治疗剂量下更适合于皮下给药,而 UFH 需要静脉给药并频繁监测。对于肾功能受损的患者需要调整 LMWH 的剂量,而对于病态肥胖患者的剂量调整可能比较复杂。LMWH 抗 Ⅹa 因子水平的滴定剂量目前仍不确定。另一种衍生物是五糖磺达肝癸钠。该注射剂是一种有效的抗凝药,已用于有肝素诱导血小板减少症(HIT)风险的患者,尽管此类使用为超适应证应用。肠外直接凝血酶抑制药有两种,比伐芦定和阿加曲班。但是,它们在静脉血栓抗凝中通常只适用于 HIT 患者或有 HIT 风险的患者[92]。

2. 口服抗凝药 如前所述,第 8 章详细介绍了这些药物。可用的治疗方法包括维生素 K 拮抗药(VKA)和直接口服抗凝药达比加群、利伐沙班、阿哌沙班和艾多沙班(框图 10.1)。急性 VTE 患者特别关注的是用药起始时间和给药方案。达比加群是一种直接凝血酶抑制药,已在急性期 5d 内进行了肠外抗凝药物治疗后应用的研究,但尚未作为初始治疗进行研究[93]。在适当的肠外治疗后,该适应证的剂量为 150 mg 每天 2 次,但它不应用于肌酐清除率低于 30ml/min 的患者。

框图 10.1 直接口服抗凝药治疗急性静脉血栓栓塞

- 达比加群 150mg 每天 2 次(早餐或晚餐时服用)——在 5d 肠外抗凝后
- 利伐沙班 15mg 每天 2 次持续 3 周,后改为 20mg 每日 1 次(晚餐时服用)
- 阿哌沙班 10mg 每天 2 次持续 1 周,后改为 5mg 每日 2 次
- 依度沙班 60mg 每天 1 次(低体重或严重慢性肾病患者减量为 30mg 每天 1 次)——在 5d 肠外抗凝后

From Goldhaber SZ, Piazza G. Management of venous thromboembolism. In:Vascular Medicine:A Companion to Braunwald's Heart Disease. Philadelphia:Elsevier;2020:Box 52.3.

抗 Ⅹa 因子药物依度沙班也进行了类似的在肠外抗凝治疗 5d 后应用的研究[94],依度沙班应用于这种适应证中的剂量为每次 60mg 每天 1 次。对于肌酐清除率在 30~50ml/min,体重≤60kg 或接受强效 P-糖蛋白抑制药的患者,剂量应调整为 30mg 每天 1 次。对于肌酐清除率<30ml/min 的患者,不应使用依度沙班。

利伐沙班是另一种抗 Ⅹa 因子 DOAC。应用于 VTE 的剂量为 15mg 每天 2 次持续 3 周,然后维持剂量为 20mg 每天 1 次[95]。无须根据肾功能调整剂量,但不应用于肌酐清除率<30mg/dl 的患者。

阿哌沙班是第三种抗 Ⅹa 因子药物,在 VTE 的关键试验中,它是不需要事先进行肠外抗凝治疗即可用于适当患者的起始治疗的药物[96]。该药适应证的剂量为 10mg 每天 2 次持续 7d,然后改为 5mg 每天 2 次。无须对肾功能不全患者进行剂量调整,但肌酐清除率＜25ml/min 的患者不应使用。

3. 长期的二级预防　试验研究和观察性研究表明,VTE 患者,即使是一些存在诱发因素的 VTE 患者复发 VTE 的风险仍然很高。因此需仔细选择患者最佳治疗持续时间。长期预防的用药可选择阿司匹林,该药物在共有 1224 例患者参与的两项随机试验中结果显示阿司匹林与安慰剂相比,VTE 风险降低了 32%[97]。

除阿司匹林外,目前也有较低剂量的口服抗凝药进行预防可供使用的研究。在 AMPLIFY-EXTEND 研究中发现阿哌沙班 2.5mg 每天 2 次对长期预防的效果与较高剂量的效果相同,并具有良好的安全性[98]。EINSTEIN-CHOICE 研究评估了利伐沙班 10mg 或 20mg 的延长治疗与阿司匹林的预防效果,结果显示与阿司匹林相比,两种剂量的利伐沙班均可显著减少复发性 VTE[99]。

4. 小结　抗凝药的选择取决于患者、应用环境和 VTE 风险。肠外药物通常是起始治疗的药物,尤其是在医院和考虑进行干预治疗时。在需要口服药物作为起始药物的情况下,利伐沙班和阿哌沙班有研究数据支持该策略。VTE 治疗时需要仔细关注用药剂量和用药时间,适用于其他疾病(如心房颤动)的剂量调整可能不适用于 VTE。越来越多的研究数据支持低剂量的阿哌沙班和利伐沙班在 VTE 患者(即使是存在诱发因素的 VTE 患者)的二级预防中证明了其有效性和安全性。

十、治疗主动脉瘤和夹层的药物

治疗主动脉夹层和动脉瘤的药物主要是针对血压和心率的控制,第 2 章对此进行了详细讨论。此外,吸烟是腹主动脉瘤(AAA)的潜在危险因素,因此也应参考"戒烟药物"一节中讨论的疗法。最后,AAA 与动脉粥样硬化相关,因此对于患有这种疾病的患者,通常应考虑抗血小板治疗和降脂治疗,其目的并不是控制 AAA 的进展,而是降低其他主要心血管不良事件的风险。

1. 主动脉夹层的早期治疗管理　除合并有休克或心包积液等禁忌证的急性主动脉综合征(AAS)患者,均需要快速血流动力学控制。主动脉壁应变是左心室(LV)收缩速度的函数(或压力随时间的变化,也称为 dP/dT);降低心率和收缩力的药物是 AAS 的第一线治疗。β 受体阻滞药是首选药物,对 β 受体阻滞药存在真正禁忌证的患者可选用非二氢吡啶钙通道阻滞药。重要的是,用于降低血压的血管扩张药不应在 β 受体阻滞药前启用,因为它们可能导致反射性心动过速并最终增加 dP/dT[100]。

β 受体阻滞药的起始应用方法通常为肠外注射(表 10.2)。可供选择的药物包括酒石酸美托洛尔,它是 β_1 受体特异性阻滞药,半衰期约为 4h。用法为每 4 小时给予 5mg,该剂量的静脉注射通常相当于 25mg 口服剂量。通常每 4 小时给予 5～10mg 的剂量以静脉途径

表 10.2　静脉 β 肾上腺素受体拮抗药在急性主动脉夹层患者的管理中的应用

治疗	剂量	受体的选择性和半衰期
美托洛尔	5mg 负荷剂量,后每 5 分钟给予 5mg,共 3 次。如需要每 4～6 小时再给予 5～10mg 追加剂量	$\beta_1 > \beta_2$ 3～6h
拉贝洛尔	10～20mg 负荷剂量,如需要每 10～15 分钟再给予 20～40mg。维持剂量 1～2mg/min 输注,最大总剂量 300mg	α_1-、β_1-和 β_2 约 5.5h
艾司洛尔	0.5mg/kg 负荷剂量,然后以 50μg/(kg・min) 输注	β_1 9min
普萘洛尔	按需要每 4～6 小时给予 0.05～0.15mg/kg	$\beta_1 \approx \beta_2$ 5～7h

From Carroll BJ, Maron BA, O'Gara PT. Pathophysiology, clinical evaluation, and medical management of aortic dissection. In: Vascular Medicine: A Companion to Braunwald's Heart Disease. Elsevier; 2020: Table 32.1.

给予。对于需要更强烈降压的显著收缩期高血压患者,可采用 α 和 β 受体阻滞药拉贝洛尔[101]。该药的半衰期约为 6h,以 10～20mg 的剂量间隔给药或 1～2mg/min 的静脉输注给药,最大日剂量为 300mg。相反,对于担心血流动力学稳定性或 β 受体阻滞药耐受性的患者,可采用静脉注射以短效为特性的艾司洛尔。该药通常以 0.5mg/kg 的负荷剂量给药,然后以 50μg/(kg·min) 的剂量给药,其半衰期约为 10min,可在血流动力学不稳定的患者中快速停止效应。血压允许的情况下,治疗目标应滴定至心率每分钟 60 次。

需要额外降压的患者一般可从加用血管扩张药治疗中获益。目标收缩压为 <120mmHg,理想情况下为 110mmHg。硝普钠是这种情况下的首选药物,其起始剂量为以 25μg/min 持续输注。维持剂量可以通过滴定进行,但速率大于 2μg/(kg·min) 时,氰化物浓度可能会产生毒性,应考虑测量硫氰酸盐水平以防止这种毒性。值得注意的是,肾功能不全患者的这种中毒风险可能增加,可以使用其他血管扩张药如尼卡地平(钙通道阻滞药)、依那普利(ACE 抑制药)或肼屈嗪等。

2. **主动脉夹层和动脉瘤的长期治疗**　幸存至出院的主动脉夹层患者应使用长效 β 受体阻滞药治疗。对于住院期间接受酒石酸美托洛尔治疗的患者,建议改为琥珀酸美托洛尔。对于应用拉贝洛尔的患者,可以考虑使用长效 α 和 β 受体阻滞药卡维地洛。

从短效药物到长效药物的转换提高了患者依从性,也避免了与超过药物半衰期的延长给药间隔相关的心率和血压变化波动(如每天 2 次应用拉贝洛尔)。ACEi 通常用于额外的血压控制药物,特别是在合并有其他适应证的患者中(如动脉粥样硬化性血管疾病、糖尿病)[100]。长效二氢吡啶类钙通道阻滞药也可用于血压控制。

门诊血压监测对主动脉夹层患者至关重要。患者最初表现的特点通常是交感神经活性增强,需要高剂量的降压治疗。这可能导致患者不能很好地长期耐受,因此可能降压药物需要逐渐减少。同时推荐进行家庭血压监测,以优化血流动力学控制。

实验和早期的临床研究数据提示,AAA 患者应用抗生素多西环素和罗红霉素可能降低动脉瘤的生长速率。但这一结果仍需在大型研究中进行验证,目前还不是标准治疗。

3. 马方综合征患者　马方综合征患者动脉瘤和夹层的风险较高。通常使用 β 受体阻滞药或非二氢吡啶类钙通道阻滞药进行治疗。动物模型表明应用 ARB(如氯沙坦)可获益于其抑制转化生长因子 β(TGF-β)的作用;然而,在患有马方综合征的儿童和年轻成人的临床研究中,ARB 除了降压作用外,其对于预后的作用类似阿替洛尔,没有显示出其他的获益。

4. 小结　对于治疗主动脉瘤和主动脉夹层的药物主要围绕改善血流动力学以降低主动脉壁应力。β 受体阻滞药和血管扩张药经常联合使用以控制心率和血压至目标值。根据动脉粥样硬化性血管疾病患者治疗指南,对于伴有动脉粥样硬化的患者中,应使用抗血小板单药和调脂治疗。

十一、治疗血管炎的药物

治疗血管炎的药物通常属于免疫抑制药类药物,应由熟悉其使用的医师处方使用并监测用药情况。血管炎的治疗药物十分广泛(框图 10.2 和框图 10.3)。

框图 10.2　炎症性血管炎的治疗

一般治疗/药物

　阿司匹林

　糖皮质激素

　环磷酰胺

　甲氨蝶呤

　硫唑嘌呤

　吗替麦考酚酯

　环孢素和他克莫司(FK506)

　抗病毒药物

（续　框）

血浆置换

静脉注射免疫球蛋白

新的或试验治疗药物

利妥昔单抗（抗 CD20）

肿瘤坏死因子 α 抑制药

托珠单抗（抗 IL-6）

美泊利单抗（抗 IL-5）

阿巴西普（CTLA4-Ig）

其他试验性生物制剂

手术/侵入型治疗

球囊血管成形术

血管内支架（药物洗脱涂层支架）

血管旁路移植或替代移植术

血管重建手术

From Markel PA. Overview of vasculitis. In：Vascular Medicine：A Companion to Braunwald's Heart Disease. Philadelphia：Elsevier；2020：Box 39.2.

框图 10.3　雷诺现象

保守措施

保暖衣物

避免暴露于寒冷环境

避免接触尼古丁

避免引起症状药物（如存在）

行为治疗

药物治疗

钙离子通道拮抗药

硝苯地平

地尔硫䓬

非洛地平

伊拉地平

氨氯地平

（续 框）

抗交感神经药物

哌唑嗪

多沙唑嗪

特拉唑嗪

有机硝酸盐类药

外用硝酸盐类药

磷酸二酯酶-5 抑制药

西地那非

他达拉非

疗效不确定的药物

选择性 5-羟色胺再摄取抑制药

血管扩张药前列腺素

血栓素抑制药

血管紧张素转换酶抑制药

血管紧张素受体 II 拮抗药

内皮素受体拮抗药

交感神经切除术

星状细胞切除术

腰交感神经切除术

手指交感神经切除术

肉毒毒素注射

From Henkin S, Creager MA. Raynaud Phenomenon. In: Vascular Medicine: A Companion to Braunwald's Heart Disease. Philadelphia: Elsevier; 2020: Box46.3.

1. **糖皮质激素** 糖皮质激素通常用于急性活动性血管炎以稳定疾病。它们可以口服或非口服方式给药,也可以高的"脉冲剂量"给药,目的是迅速控制疾病。然而这些药物长期应用具有明显的不良反应,如可能导致免疫抑制、体重增加、骨质疏松和其他代谢异常。因此,为了疾病的长期控制,通常可以使用其他药物与糖皮质激素合用或单独应用以代替糖皮质激素(类固醇保留药)。

2. **类固醇保留药** 许多免疫抑制药物可用于血管炎长期治

疗[102,103]。环磷酰胺被认为是有效的药物，但其具有一些毒性，如可能引起血细胞减少和恶性肿瘤[104]。替代药物包括甲氨蝶呤、硫唑嘌呤和环孢素。因为很少有这类药物的随机或对照研究，因此药物选择应基于患者个体、并发症和拟治疗的疾病。利妥昔单抗的试验研究已证明对 ANCA 相关性血管炎有效，并已成为该病标准治疗的一部分[105,106]。

十二、雷诺现象

阵发性血管痉挛性的手指缺血被称为雷诺现象。通常分为两类：①原发性，或称为特发性；②继发性，继发于潜在的相关疾病状态（如结缔组织病、神经系统疾病、药物或毒素引起）。治疗包括保守措施（如避免寒冷刺激、去除相关药物或毒素因素），以及药物治疗（见框图 10.3）[107]。

血管扩张药可用于雷诺现象的治疗[108]。最常用的药物包括二氢吡啶类的钙通道阻滞药类（见高血压药物治疗章节）[109,110]。这些药物因可导致低血压而限制其用药剂量。其他血管舒张药包括 ACEi、血管紧张素 II 受体拮抗药、内皮素拮抗药、硝酸酯类药物、磷酸二酯酶-5 抑制药和血管舒张药前列腺素都被认为可用于雷诺现象的治疗。还可使用抗交感神经药物，包括 α 受体阻滞药，如哌唑嗪、多沙唑嗪和特拉唑嗪[111]。

选择性血清素再摄取抑制药可与血管扩张药联合应用或作为其替代药物治疗；然而，只有小规模的试验研究其疗效，尚需要更多的研究进一步对疗效进行验证[112]。肉毒毒素注射及交感神经切除术可作为该病的外科治疗方法。一般来说，当血管扩张药治疗效果不佳时，建议咨询专科医师。

参考文献

完整的参考文献可在 www.expertconsult.com 上查阅。

第 11 章

治疗肺动脉高压的药物

STEPHEN Y. CHAN · MICHAEL V. GENUARDI

"我现在将描述单纯右心室衰竭的临床特征。通常人们看到的是继发于左心衰竭的右心衰竭,或者是二尖瓣疾病出现的肺循环障碍……在我的行医生涯里,很少看到如此单纯并快速进展的右心室衰竭"。

——Dr. Terence East,伦敦,1940,描述了三个年轻
女性出现快速致死性 PAH.[16]

一、药物分类及指南

动脉型肺动脉高压(PAH)是一类罕见的异质性疾病,其特征为肺血管出现病理性重构,导致肺动脉压升高,最终出现右心室衰竭、缺氧或死亡[1]。在美国,大部分肺动脉高压继发于慢性肺部疾病或慢性左心室功能不全[2,3],而 PAH 与之不同,其为肺血管本身的原发疾病,可由多种致病因素触发,包括结缔组织病、药物或毒素、感染及遗传因素等;也可以是特发性的,约占 PAH 的 40%[4,5]。

(一)肺动脉高压病理生理学

由于肺动脉高压发病相对罕见,所以历史上是被忽视的,但是近20 年,随着对 PAH 病理生理机制的深入研究,其治疗也取得了稳步的发展。这些药物能够特异性扩张肺血管,其作用基础源于 PAH 病理生理机制的经典理论,即 PAH 的肺小动脉出现血管扩张和收缩因

· 617 ·

子的不匹配。一氧化氮（NO），作为重要的血管扩张因子，很久之前就认为是 PAH 的关键性调节因子[6]。PAH 患者肺动脉内皮细胞（PAECs）的 NO 分泌减少，进而导致由环鸟苷酸（cGMP）介导的肺血管舒张不足及平滑肌细胞增殖[7,8]。内皮素-1（ET-1），一种介导血管收缩的小分子多肽，是与 PAH 病理生理机制相关的第二个分子。研究表明，PAH 患者的 PAECs 存在 ET-1 过表达[9,10]。前列环素是具有强效的血管舒张效应，也是第三个重要的血管活性小分子。前列环素通过 cAMP 途径，使平滑肌细胞舒张，但是在 PAH 患者，前列环素是减少的[11]。

当代 PAH 治疗药物的作用机制源于上述三个通路。最近，随着基础研究的不断进步，针对病变肺小动脉紊乱、增殖的药物研发引起了人们的兴趣。相关新药的研发正处于不同的研究阶段。

（二）PAH 临床分类更新

世界卫生组织（WHO）在 1973 年召开了第一届肺动脉高压世界大会（WSPH）[12]。自此，肺动脉高压定义为平均肺动脉压（mPAP）≥25mmHg，PAH 或 WHO 第 1 类肺动脉高压不仅要求 mPAP≥25mmHg，还要满足毛细血管前肺动脉高压，肺血管阻力＞3 Wood 单位，并除外其他引起毛细血管前肺动脉高压的疾病，如慢性血栓栓塞性疾病、肺部疾病，或其他不属于第 1 大类病因的少见疾病[1]。2018 年第 6 届 WSPH 更新了肺动脉高压及 PAH 的定义。目前推荐采用更低的 mPAP 界值即 20mmHg 来定义肺动脉高压及 PAH[13]。这个定义的更新是为了更好地反映现代研究发现，即 mPAP 正常上限界值低于传统的 25mmHg 的老定义标准[14]，而且 mPAP≥20mmHg 与更差的临床结局相关。在本书撰写时，美国心脏协会及美国心脏病学会 PAH 指南还没有按照 WHO 批准的新定义进行修订[15]。目前还不清楚这个 WHO 新定义是否会促使对于老定义中的"临界"肺动脉高压人群应用肺动脉扩张药。

除了 PAH 定义的更新，2013 年后出现了 3 个新的 PAH 的口服药物。利奥西呱是第一代可溶性鸟苷酸环化酶（sGC）激动药，于2013 年批准应用。利奥西呱是通过 NO-cGMP 通路发挥肺血管舒张作用。同年稍晚,FDA 批准了口服剂型的前列环素类似物曲前列尼尔(曲前列尼尔二乙醇胺),用于治疗 PAH。最后,2015 年,司莱帕格,一种非前列环素的前列环素(PGI2)受体(IP 受体)激动药,获批用于延缓 PAH 疾病进展并降低住院风险。

(三)目前可及/获批的药物

1. PAH 治疗历史及现代治疗　传统观念认为 PAH 是进展性且常常是致死性疾病。尽管 PAH 仍旧是不能治愈的(除了肺移植),但在最近几年,PAH 已经成为可以控制的慢性疾病状态,患者可以长时间地处于临床稳定期。这主要归因于 PAH 患者获得了治疗药物,另一方面也得益于拥有多学科专家团队的 PAH 诊治中心不断发展。

PAH 的现代治疗时代开启于 20 世纪 90 年代中期,当时应用静脉前列环素取得了巨大成功。在 1996 年开展的一项划时代研究中,入选 81 例 PAH 患者,仅仅随访 12 周,静脉应用依前列醇组肺血管阻力减低、6min 步行距离(6MWT)及死亡率得到改善。试验终止时,依前列醇组 100% 的患者存活,而对照组仅 80% 的患者存活[17]。在没有应用依前列醇的时代,特发性 PAH 的注册登记研究数据显示,1 年及 5 年的生存率分别为 68% 和 34%[18,19]。此后几年内这些数据在慢慢地改善。10 年后,评估早期和长期肺动脉高压疾病治疗的注册登记研究(REVEAL 注册研究)数据显示,特发性 PAH 的 1 年和 5 年生存率已经分别提高到 91% 和 65%[20]。

2. 前列环素类似物　作为第一个具有的真正有效治疗 PAH 的药物种类,前列环素类似物已经发展为包含有 4 种给药途径的药物大类:静脉、皮下、吸入及口服。

基于如前所描述的随机试验,依前列醇于 1996 年被批准应用,是扩血管药物应用于 PAH 治疗的典型例子。依前列醇仅有静脉剂型,目前有 Flolan 和 Veletri 两种,后者的开发是为了提高室温下稳定性。

曲前列尼尔是一种合成的前列环素类似物,目前的使用剂型包括静脉或皮下(瑞莫杜林)、吸入(Tyvaso)、口服(Orenitram)。和依前列醇一样,曲前列尼尔也是强效肺血管扩张药。与依前列醇显著不同的是曲前列尼尔半衰期更长(曲前列尼尔半衰期为 4h,而依前列醇为 2.7min),而且曲前列尼尔给药途径也更灵活。

2004 年批准应用的伊洛前列素,仅有吸入剂型,是第三个治疗 PAH 的前列环素类似物。目前市场推广使用的商品名称是 Ventavis (万他维)。

司来帕格(优拓比)在分子结构上并不是一个真正意义上的前列环素类似物,而是 IP 受体激动药,其为口服剂型,于 2015 年批准应用。

3. **内皮素受体拮抗药(ERA)** ERA 有拮抗 ET-1 受体的作用,目前可以应用的 ERA 有波生坦(全可利)、安立生坦(凡瑞克)和马昔腾坦(傲朴舒)三种。所有 ERA 都是口服剂型,并已证实可以改善 PAH 的血流动力学及症状。

4. **5 型磷酸二酯酶抑制药(PDE-5i)** 口服制剂,PDE-5i 通过增强 cGMP 信号通路扩张肺循环。在美国有西地那非(万艾可)和他达拉非(希爱力)两种药物。伐地那非在 PAH 人群中也有相关研究,但是 FDA 没有批准其在 PAH 中应用。

与 PDE-5i 密切相关的是鸟苷酸环化酶(sGC)激动药,最近批准的口服剂型利奥西呱(安吉奥)是唯一被批准应用的 sGC 激动药。

5. **钙通道阻滞药(CCB)** CCB 的超适应证应用,尤其是地尔硫䓬和硝苯地平,以及偶尔应用的氨氯地平,一直在 PAH 治疗中起一定作用,尤其对右心导管中肺血管扩张试验阳性的患者[21]。做这项检查时,需要有 PAH 治疗经验的术者,先将肺动脉导管放到位,然后给患者应用扩血管药物,常常给予吸入 NO,静脉依前列醇、腺苷或硝普钠。平均肺动脉压(mPAP)下降 10mmHg 以上、mPAP 在 40mmHg 以下,心排量稳定不减低,定义为肺血管扩张试验阳性。5%～10% 的初始治疗患者肺血管扩张试验阳性(阳性率可能在特发性 PAH 患者中比例更高)[22-24]。对一项 2010 年的注册研究进行分析表明,约 2400 例注册患者中,8.7% 的 PAH 应用 CCB,这个数字与肺血管扩张试验预期的阳性率是一致的[25]。

(四)指南

1. **基本原理及总体原则** 一般来说,包含胃肠外用药的更加积极的治疗,提倡用于更晚期及高危的患者。要想给予 PAH 正确的相匹配的治疗,需要对 PAH 患者生理及病史进行细致、完整的评估。包括危险分层指数及纵向地细致评估是必要的。最重要的评估参数是患者的功能水平。通常指的是 WHO 功能分级(FC),它基于广泛应用的美国纽约心脏病协会的心功能分级[26]。简单地说,FC Ⅰ 级患者没有功能受限,FC Ⅱ 级患者体力活动轻度受限,正常体力活动可引起症状,如呼吸困难、胸痛、乏力或近似晕厥。FC Ⅲ 级患者在低于日常活动量就会引起症状。FC Ⅳ 级患者在休息时就有症状,而且常常有明显的右心衰竭症状。

PAH 通常诊断延误,这意味着 PAH 患者首诊时常常病情危重,处于疾病晚期。一项研究对 PAH 患者进行系列回顾性访谈,结果显示,在转诊至 PAH 诊治中心前,患者需要经历平均 5.3 次全科医师及 3 次专科医师就诊,这个总体诊治过程平均要耗费约 47 个月的时间[27]。REVEAL 研究显示,在诊断性右心导管检查时,约 61% 的患者为 FC Ⅲ 级,12% 的患者处于 FC Ⅳ 级[25]。

PAH 初始的诊治流程包括详细问询病史和体格检查来判断WHO 功能分级,并评估右心室衰竭的征象,包括晕厥、腹水和水肿。所有患者的初始评估要包括心电图和超声心动图[28]。有时,心脏MRI 对于右心室功能不全的定量评估很有帮助[29-31]。对于初次评估疑诊 PAH 的患者,或者已确诊的 PAH 患者出现病情变化时,都需要进行右心导管检查[1,15]。

2. 危险分层 PAH 的评估需要进行危险分层。患者如果有更严重的功能受限则属于高危。此外,当患者出现所谓"前哨事件",如因 PAH 入院,需要 PAH 强化治疗,6min 步行距离减少 15%,WHOFC 功能分级恶化等,都应该给予高度关注,因为目前研究认为这些事件的发生可以预测死亡事件[32]。

2015 欧洲心脏病/呼吸学会(ESC/ERS)的指南基于对病史、实验室检查及血流动力学评估,提出了简便的低/中/高危险分层(表11.1)。危险分层处于高危的患者应积极考虑给予升级治疗。

表 11.1 肺动脉高压低/中/高危险分层

危险分层评估 1 年死亡率	低危 <5%	中危 5%~10%	高危 >10%
右心衰竭的临床征象[a]	没有	没有	有
症状进展	症状稳定	缓慢	快速
晕厥	没有	偶尔；体位性或在重体力活动	经常；尤其是在轻体力活动
功能分级[b]	I、II	III	IV
6min 步行距离	>440 m	165~440 m	<165 m
CPET			
峰值氧耗量	>15ml/(min·kg)	11~15ml/(min·kg)	<11ml/(kg·min)
%预计值	>65% 预计值	35%~65% 预计值	<35% 预计值
VE/CO$_2$ 斜率	<36	36~45	≥45
BNP 水平	<50 ng/L	50~300 ng/L	>300 ng/L
NT-pro BNP 水平	<300 ng/L	300~1400 ng/L	>1400 ng/L
影像学	右房面积<18 cm^2 无心包积液	右房面积 18~26 cm^2 微量心包积液	右房面积>26 cm^2 心包积液

（续　表）

危险分层评估 1 年死亡率	低危＜5%	中危 5%～10%	高危＞10%
血流动力学			
右房压	＜8 mmHg	8～14 mmHg	＞14 mmHg
心指数	≥2.5 L/(min·m²)	2.0～2.4 L/(min·m²)	＜2.0 L/(min·m²)
SvO_2	＞65%	60%～65%	＜60%

CPET：心肺运动试验；BNP：脑钠肽；SvO_2：混合静脉氧饱和度。

[a] 右心衰征象包括周围水肿，肝瘀血，尿量减少和腹水。

[b] 功能分级Ⅰ，体力活动不受限；Ⅱ，日常活动有症状；Ⅲ，低于日常活动出现症状；Ⅳ，任何活动或休息时有症状。

Adapted from Galiè N, Humbert M, Vachiery JL, et al. 2015 ESC/ERS Guidelines for the diagnosis and treatment of pulmonary hypertension: The Joint Task Force for the Diagnosis and Treatment of Pulmonary Hypertension of the European Society of Cardiology(ESC) and the European Respiratory Society(ERS): Endorsed by: Association for European Paediatric and Congenital Cardiology(AEPC), International Society for Heart and Lung Transplantation(ISHLT). Eur Heart J 2016;37(1):67-119.

3. 肺血管反应试验阳性的患者　指南支持首次诊断 PAH 在进行右心导管检查时,有选择地进行肺血管扩张试验[1,15,33]。肺血管扩张试验禁忌证包括低血压、心排量减少、肺血管阻塞性疾病(PVOD)或肺毛细血管血管瘤病(PCH),因为这些患者不能耐受急性血管扩张。FC Ⅳ级患者即使肺血管扩张试验阳性也不应给予 CCB 治疗。因此,对于这些患者行肺血管扩张试验是否有用,尚存在疑问。

对于肺血管扩张试验确实阳性(阳性率 5%～10%),而且功能分级处于 FC Ⅱ或Ⅲ级的患者,目前指南建议 CCB 可以作为初始治疗,应用 CCB 3 个月时,要早期重复进行右心导管检查来评估治疗反应。CCB 的使用剂量通常很高:硝苯地平 240mg,氨氯地平 20mg,地尔硫 革 720mg。通常不推荐应用维拉帕米,大多是担心(也许更多的是基于经验而非研究数据[34])维拉帕米比其他 CCB(包括地尔硫䓬)的负性肌力作用更强。

已经有许多学者对于长期应用 CCB 治疗 PAH 表示担心。最重要的原因,是在现代靶向药物扩张血管的治疗时代,CCB 缺乏治疗获益的直接证据,并且大剂量 CCB 理论上有使心肌收缩力恶化的危险。

4. 无症状的患者　确诊时没有症状(WHO FC Ⅰ级)的患者是一种很少见的临床情况。目前指南建议尽管不给予积极的治疗,但是对于患者症状的进展及变化要进行密切的监测[33]。这样的病例,需要仔细的查体、问询病史及评估功能分级,以判断患者是否为真正的无症状。有时,可以考虑进行有创或无创心肺运动试验,对患者功能受限的程度进行客观地评估,这对于处于临界状态的患者是有用的[35]。

5. 初始联合治疗　从 20 世纪 90 年代早期到 2004 年,所有 PAH 临床药物研究都是与安慰剂或替代治疗作对照的单药治疗研究[36]。直到 BREATHE-2 研究打破了这个局面,该研究比较了依前列醇联合波生坦与依前列醇联合安慰剂治疗 WHO FC Ⅲ或Ⅳ级的患者,自此以后,人们才开始更积极地研究初始联合治疗[37]。尽管 BREATHE-2 研究在血流动力学或临床情况方面没有取得明显差异,但是 BREATHE-2 研究在联合治疗用于确诊的初治患者方面迈出了重要的一步,也为后续 2015 年发表的 AMBITION 研究指明了方向[38]。AMBITION 研究入选的患者为 FC Ⅱ 和Ⅲ级,并且没有应用现代 PAH 靶向药物治疗,随机分成安立生坦加他达拉非联合治疗组、安立生坦加安慰剂组和他达拉非加安慰剂组三组。与 BREATHE-2 研究不同,AMBITION 研究全因死亡率、PAH 住院率及疾病进展的联合临床终点得到明显改善。

2015 ESC/ERS 指南对新确诊初治的 FC Ⅱ 或Ⅲ级患者,选择初始联合治疗还是单药治疗并没有给予有价值的推荐[1],该指南引用了 AMBITION 研究中初始联合治疗可能带来获益,但是同时也指出初始联合治疗可能会引起药物间相互作用及不良反应增加。与之不同,2019 年美国胸科医师学会(ACCP)指南做出更新,推荐在 FC Ⅱ 或Ⅲ级患者,初始联合安立生坦及他达拉非治疗[33],反映出指南对于初始联合治疗益处的接受度越来越高。这体现了从 2014 年到现今指南的变迁[39],2019 年美国胸科医师学会(ACCP)指南推荐级别较弱,证据级别中等。表 11.2[1,40] 和表 11.3 概括了现代指南和专家共识支持推荐的初始联合治疗方案。

表 11.2　ESC/ERS 和 ACCP 指南推荐强度以及证据级别

欧洲心脏病学会/欧洲呼吸学会(ESC/ERS)			
推荐强度		证据级别	
Ⅰ	推荐。已有证据或公认有益	A	证据来源于多中心随机对照试验
Ⅱa	应考虑。证据/观点倾向于有用	B	证据来源于单中心随机对照试验或高质量观察研究
Ⅱb	可考虑。有用/效力证据不充足	C	证据来源于专家共识和(或)小型研究、注册研究和其他非随机研究

Ⅲ	不推荐。有证据或公认无效或有害

美国胸科医师学会(ACCP)

1A	强烈推荐,高级别证据:获益显著高于风险,证据来源于多中心随机试验或大量的非随机试验
1B	强烈推荐,中等级别证据:获益显著好于风险,证据来源于有限的随机试验或高质量的非随机试验
1C	强烈推荐,低级别证据:获益显著好于风险,证据来源于观察性研究或仅仅是病例系列
2A	弱推荐,高级别证据:获益与风险平衡,证据来源于多中心随机试验或大量的非随机试验
2B	弱推荐,中等级别证据:获益与风险平衡,证据来源于有限的随机试验或高质量的非随机试验
2C	弱推荐,低级别证据:获益与风险平衡,证据来源于观察性研究或仅仅是病例系列
UC	无推荐级别,基于专家共识声明的推荐

Adapted from Galiè N, Humbert M, Vachiery JL, et al. 2015 ESC/ERS Guidelines for the diagnosis and treatment of pulmonary hypertension: The Joint Task Force for the Diagnosis and Treatment of Pulmonary Hypertension of the European Society of Cardiology(ESC)and the European Respiratory Society(ERS): Endorsed by: Association for European Paediatric and Congenital Cardiology (AEPC), International Society for Heart and Lung Transplantation(ISHLT). Eur Heart J. 2016;37(1):67-119;Guyatt G,Gutterman D, Baumann MH, et al. Grading strength of recommendations and quality of evidence in clinical guidelines:Report From an American College of Chest physicians task force. CHEST 2006;129(1):174-181.

表 11.3 肺动脉高压起始联合治疗方案选择,专业学会指南汇总

治疗	WHO FC	ESC/ERS, 2015[1] 推荐级别/证据等级	ACCP,2019 更新[33] 推荐级别
安立生坦＋他达拉非	Ⅱ	Ⅰ/B	2B
	Ⅲ	Ⅰ/B	2B
	Ⅳ	Ⅱb/C	—
其他 ERA＋其他 PDE-5i	Ⅱ	Ⅱa/C	
	Ⅲ	Ⅱa/C	
	Ⅳ	Ⅱb/C	
波生坦＋西地那非＋静脉依前列醇	Ⅲ	Ⅱa/C	
	Ⅳ	Ⅱa/C	
波生坦＋静脉依前列醇	Ⅲ	Ⅱa/C	
	Ⅳ	Ⅱa/C	
吸入前列环素类似物＋PDE-5i＋ERA	Ⅳ	—	UC[a]

[a] 对于病情不稳定或不愿应用胃肠外前列环素类似物。

ACCP,美国胸科医师学会;ERA,内皮素受体拮抗药;ESC/ERS,欧洲心脏病学会/欧洲呼吸学会;PDE-5i,5 型磷酸二酯酶抑制药;UC,无推荐级别,基于专家共识声明的推荐;WHO FC,世界卫生组织功能分级。

6. 初始单药治疗 对于刚确诊的初治 PAH 患者,先进行单药治疗,依据患者的治疗反应及耐受情况序贯地加用第二个药物治疗是较为传统的治疗方法,尽管基于 AMBITION 研究数据,这种治疗策略逐渐地减少。一般来说,WHO FC Ⅱ 或 Ⅲ 级患者建议起始口服治疗;胃肠外治疗用于 WHO Ⅳ 级及高风险患者(表 11.4)。2019 年ACCP 指南,对于同一特定的 WHO FC 分级,同样的治疗可能有不同的推荐级别,因为指南的作者对于多种不同的临床结局做出了不同的推荐级别。比如,对于同一种药物,可能有两种推荐级别,一种

推荐用于改善 6min 步行距离,另一种推荐用于改善心功能分级。表 11.4 汇总记录了每个药物的推荐级别。

表 11.4　肺动脉高压起始单药治疗方案选择,专业学会指南汇总

治疗	WHO FC	ESC/ERS,2015[1] 推荐级别/ 证据等级	ACCP,2019 更新[33] 推荐级别
钙通道阻滞药[a]	II	I /C	UC
	III	I /C	UC
安立生坦	II	I /A	1C
	III	I /A	1C
	IV	II b/C	—
波生坦	II	I /A	UC
	III	I /A	1B
	IV	II b/C	—
马昔腾坦	II	I /B	UC
	III	I /B	UC
	IV	II b/C	—
西地那非	II	I /A	1C
	III	I /A	1C
	IV	II b/C	—
他达拉非	II	I /B	UC
	III	I /B	UC
	IV	II b/C	—
利奥西呱	II	I /B	UC
	III	I /B	UC
	IV	II b/C	—
依前列醇,IV	III	I A	UC[b]
	IV	I A	UC

（续　表）

治疗	WHO FC	ESC/ERS,2015[1] 推荐级别/ 证据等级	ACCP,2019 更新[33] 推荐级别
曲前列尼尔,IV	III	II a/C	UC[b]
	IV	II b/C	UC
曲前列尼尔,SC	III	I /B	UC[b]
	IV	II b/C	UC
曲前列尼尔,PO	III	II b/B	—
司莱帕格	II	I /B	—
	III	I /B	—

[a] 仅用于肺血管反应试验阳性的患者。

[b] WHO FC III 级患者,症状进展迅速或有其他预后不良的指标。

ACCP,美国胸科医师学会;ESC/ERS,欧洲心脏病学会/欧洲呼吸学会;
IV,静脉;PO,口服;SC,皮下;UC,无推荐级别,基于专家共识声明的推荐;
WHO FC,世界卫生组织功能分级。

在目前众多的专家指南中还存在一些明显的差别。ACCP 指南目前推荐 FC IV 的患者起始应用静脉或皮下前列环素类药物(依前列醇或曲前列尼尔),并且不推荐这类患者口服药物治疗。而 ESC/ERS 指南在 FC IV 级患者推荐了口服药物作为单药治疗,但同时也发表声明,推荐这类患者应优先考虑选择包含静脉或皮下前列环素类药物的初始联合治疗。

7. 序贯治疗　对于已经起始单药治疗的 PAH 患者,通常治疗策略是给予短暂治疗间歇。在治疗间歇期对患者症状和危险分层进行重新评估(见表 11.1),以考虑是否再加用药物即进行序贯治疗。这种治疗方法也是许多临床研究中所采用的策略,即在已有公认的治疗药物基础上加用新的治疗药物。

在应用稳定剂量的 ERA 或 PDE-5i 仍有症状的患者,指南推荐加用吸入伊洛前列素或曲前列尼尔。建议在波生坦、安立生坦或吸入前列环素类似物基础上加用利奥西呱。在稳定剂量的 PDE-5i 或吸入前列环素类似物基础上仍有症状的患者推荐加用马昔腾坦；在安立生坦基础上推荐加用他达拉非。

在临床实践中，同类的药物之间常可以相互替代，药物选择主要依据药物不良反应、药物或处方的可及度，以及花费。这样选药的理论基础，是因为有类效应，所以在一定程度上同类药物之间可以相互替换，但是目前也有证据显示，某些药物具有其独特的药理作用，而与其所属药物大类作用无关。

二、药物作用机制

PAH 药物重要的作用通路机制见图 11.1。

1. 前列环素类似物　前列环素在 20 世纪 60 年代第一次被间接地描述，当时发现给予阿司匹林后一种血管活性物质出现下调[41]。后来前列环素定义为 20 碳的类花生酸类（来源于希腊语 είκοσι—"二十"），由花生四烯酸被环氧化酶（COX）氧化而产生。前列环素类似物家族包括 PGI_2、血栓素 A_2，以及前列腺素等众多分子。大多数前列环素都有一个 5 碳环的基团，它连接于脂肪酸来源的链上[42]。在肺动脉高压相关文献中，"前列环素"几乎特指 PGI_2，或依前列醇，或许多合成的稳定的 PGI_2 类似物，包括曲前列尼尔和伊洛前列素。PGI_2 在 1976 年被发现，在之后的 5 年，就有 PGI_2 用于一例特发性 PAH 患者的报道[42]。人们很早就发现 PGI_2 具有强效扩张血管作用[43]，但是目前已有许多证据表明，前列环素类似物除了通过扩张血管来改善肺血管阻力，还有许多改善其他疾病的作用[44]。

PGI_2 及其类似物与细胞膜上 IP 受体结合。一旦结合，IP 受体与 G 蛋白 Gs 偶联，激活腺嘌呤环化酶，产生环磷腺苷（cAMP），导致平滑肌细胞扩张，作用于血小板发挥抗血栓作用[44]。与 PGI_2 一样，曲前列尼尔也与 IP 受体结合，但同时与细胞表面 EP_2 和 DP_1 受体也有很强的亲和力。体外研究表明，EP_2 和 DP_1 受体除了介导肺动脉扩张，也增强肺静脉扩张，但其相关临床意义尚不明确[45]。伊洛前列素对于 EP_4 受体也有作用，EP_4 受体是介导血管扩张的另一条

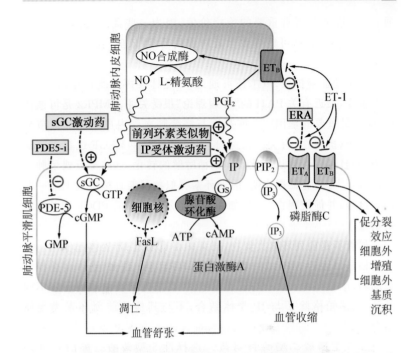

图 11.1　现代已经批准用于治疗肺动脉高压的药物在肺动脉平滑肌细胞
（PASMC）和肺动脉内皮细胞（PAEC）的作用机制

　　前列环素类药物和前列环素受体激动药都与前列环素受体（IP）结合，前列环素受体与 G-蛋白 Gs 联合一起激动腺苷酸环化酶（AC），使三磷腺苷（ATP）转换为环磷腺苷（cAMP），通过激活蛋白激酶 A 引起血管舒张。另外，前列环素类药物通过上调基因 FasL 转录起致凋亡作用。5 型磷酸二酯酶抑制药（PDE-5i）和可溶性鸟苷酸环化酶（sGC）激动药通过一氧化氮-环磷鸟苷（NO-cGMP）通路起血管舒张作用。可溶性鸟苷酸环化酶（sGC）促进三磷鸟苷（GTP）生成环磷鸟苷（cGMP），5 型磷酸二酯酶抑制药（PDE-5i）的抑制作用阻止 cGMP 水解为鸟苷酸（GMP）。内皮素受体拮抗药（ERA）阻止内皮素-1（ET-1）与其受体 ET_A 和 ET_B 的作用。两种受体都对肺动脉平滑肌细胞（PASMC）有促分裂及促细胞增殖作用。此外，通过水解磷脂 PIP_2 生成三磷酸肌醇来（IP_3）促进血管收缩。在肺动脉内皮细胞（PAEC），ET_B 通过 NO 和前列环素（PGI_2）通路起血管舒张作用；但是，ET_B 在肺血管的净效应是血管收缩。

通路[46]。这个发现有重要的治疗价值,因为一些证据表明 PAH 患者 IP 受体下调,这可能导致患者对前列环素/依前列醇的治疗敏感性降低[47]。

除了使血管扩张,PGI_2 还可通过 IP 受体发挥促凋亡作用[48]。这非常重要,最近有关 PAH 的"肿瘤理论"很受关注,BMPR2 是可遗传 PAH 中最重要的基因[49-51],该基因与病变肺血管内皮细胞的调节异常及增殖(抗凋亡)有关[52,53]。生长因子 PDGF 和 VEGF 也起重要的作用,并且可以看到从氧化代谢到糖酵解的转化,这些都反映了肿瘤源性特征[54,55]。有证据表明,前列环素类似物可能直接干扰上述一些病理过程,并促使凋亡[48]。比如曲前列尼尔可以降低 PDGF 相关的增殖信号[56]。

尽管不是前列环素类似物,司莱帕格也通过 IP 受体起作用。司莱帕格是口服的 MRE-269 前体药物,MRE-269 是 IP 受体高选择性激动药,半衰期约 8h[56]。与依前列醇、伊洛前列素及曲前列尼尔不同的是,司莱帕格除了与 IP 受体结合,不与其他的前列环素类受体结合[44,57,58]。

2. 5 型磷酸二酯酶抑制药 选择性 5 型磷酸二酯酶抑制药(PDE-5i)作用于平滑肌细胞及其他组织细胞的外源性 NO。在内皮细胞中,L-精氨酸通过 NO 合成酶产生 NO[59]。作为小分子,NO 弥散进入与内皮细胞毗邻的平滑肌细胞,在平滑肌细胞内 NO 与 sGC 结合,刺激三磷鸟苷产生 cGMP。cGMP 通过降低细胞内钙浓度产生强效扩张血管作用,这样可以降低平滑肌细胞的张力。NO 很快被 PDE-5 水解。目前有两种 PDE-5i 药物批准用于 PAH 治疗,即西地那非及他达拉非,这两种药物都是通过选择性抑制 PDE-5,增加 cGMP 浓度,从而导致血管扩张[60]。

在健康人群,PDE-5i 可以无差别地引起动脉及静脉一定程度的扩张[61]。但是在 PAH 患者,PDE-5i 与肺循环亲和力更明显[62]。比如一项早期的血流动力学研究表明,PAH 患者应用西地那非 3 个月后,肺动脉收缩压下降值是体循环收缩压下降值的 2 倍(14 mmHg/5.9 mmHg)[63]。其原因并不完全清楚。研究发现,PAH 患者心房钠尿肽水平升高,可能与 NO-cGMP 通路发生协同作用,从而选择性扩张肺循环[64,65]。

有证据表明,与前列环素类似物相似,PDE-5i 在血管扩张作用以外也有重要的改善疾病的作用。可能机制是:PDE-5i 可以改善 PAH 患者异常骨成型蛋白(BMP)的信号功能不全。携带 BMPR2 基因功能失活突变的肺动脉平滑肌细胞,通过 BMP 和 SMAD 1/5/8 信号通路下调和(或)改变而变成增殖状态[52,66,67]。在 BMPR2 基因敲除的动物模型中,西地那非可以阻止 PAH 进展,部分地恢复 SMAD 信号通路功能[68]。

利奥西呱作为目前唯一批准的鸟苷酸环化酶(sGC)激动药,作用机制与 PDE-5i 密切相关,主要是通过 NO-cGMP 通路直接起作用。利奥西呱的合成源于 20 世纪 90 年代发现的 YC-1,YC-1 是与合成的抗血小板物质苄基吲唑酮相关的化合物,而 YC-1 对 sGC 有激动作用[69,70]。利奥西呱与 sGC 结合,促进 GTP 合成 cGMP 增多,此作用不依赖于 NO。但是也可以与 NO 协同作用。在体外实验,当存在 NO 时,利奥西呱可使 sGC 活性增加 122 倍,而当 NO 不存在,利奥西呱单独作用时,可使 sGC 活性增加 73 倍[71]。

3. 内皮素受体拮抗药　作为一个强效血管收缩药,ET-1 含有 21 氨基酸的多肽,在 PAH 患者过度表达[9]。ET-1 主要在内皮细胞表达(且表达后不被储存),ET-1 的 mRNA 转录和 ET-1 本身的半衰期都相对较短(10~20min),这就意味着,在多种刺激因素作用下,ET-1 水平是波动的[72]。最主要的刺激因素包括缺氧、缺血、剪切力。ET-1 有两种与 PAH 治疗相关的细胞作用靶点。内皮素受体 A(ET_A)在肺动脉平滑肌细胞表面有表达,而内皮素受体 B(ET_B)在肺动脉平滑肌细胞及内皮细胞表面都有表达[60]。

ET-1 通过 ET_A 和 ET_B 受体发挥促有丝分裂作用;总的作用是促进细胞外基质增殖及使 TGF-β 等生长因子作用增强[73,74]。在平滑肌细胞,ET-1 和 ET_A 受体及 ET_B 受体结合,激活磷脂酶 C,通过合成三磷酸肌醇增加细胞内钙浓度而促进血管收缩。内皮细胞上 ET_B 的血管效应则更加复杂。ET-1 与内皮细胞结合可以增加 NO 合成,导致血管舒张。但是,ET-1 作用于 ET_B 受体的血管扩张作用在 PAH 患者似乎是受损的[60]。总之,ET-1 对于肺循环的净效应是使血管收缩和细胞增殖[75,76]。

三、同类药物间的区别

目前美国批准专门用于治疗 PAH 的药物见表 11.5。每类药物之间的特点及区别随后讨论。

(一)前列环素类似物

因为有三种药物,四种给药途径,而且依前列醇有多种剂型,所以前列环素类似物对于不熟悉 PAH 治疗的患者和医务工作者会引起困惑。前列环素类似物有口服、静脉注射、皮下注射和吸入四种用药途径,是唯一一类有多种给药途径的 PAH 药物。表 11.6[7,77,91] 比较了这类药物的药理学特性。

1. 依前列醇:Flolan 和 Veletri 依前列醇有两个剂型品种,通常应用的美国注册商标:Flolan(佛罗兰)(葛兰素史克公司生产)和 Veletri(爱可泰隆公司生产)[92]。依前列醇作为 PAH 的治疗药物在 1995 年批准上市。Flolan 以氨基己酸-甘露醇作为辅料,在室温下可以稳定 8h。如果使用冰袋包装,稳定期可以延长至 24h。但是超过 24h 就需要冰箱保存,这对居家治疗的患者带来了困难[93]。Veletri 以 pH 值更高的精氨酸-甘露醇作为辅料,和 Flolan 有同等效应的成分,FDA 于 2008 年批准 Veletri 上市。尽管在批准上市前并不需要对这个新的剂型进行严格地测试,但是上市后一些的小型研究显示,Flolan 和 Veletri 在耐受性、效能及生物利用度方面没有差别[94,95]。

2. 依前列醇和胃肠外应用的曲前列尼尔 合成的前列环素类似物曲前列尼尔与依前列醇的作用和不良反应是相似的[96]。曲前列尼尔于 2002 年批准上市,开始的剂型是皮下注射,是为了减少中心置管的相关风险。曲前列尼尔区别于依前列醇的另一点是其半衰期更长。在最初皮下剂型被批准后,静脉剂型也被批准。重新包装的曲前列尼尔在室温下稳定性更好,如果与适宜的稀释剂混合则可以

表 11.5 现已批准的肺动脉高压治疗药物

药物	美国商标	途径	作用机制	同类药物明显的不良反应	高水平证据
前列环素类似物					
依前列醇	佛罗兰 Veleri	静脉	激活 IP 及其他前列环素类受体。血管舒张及抗增殖作用	恶心、头痛、腹泻、脸红、低血压、高心排性心力衰竭、出血	Barst 等[17]
伊洛前列素	万他维	吸入			Olschewki 等[77]
曲前列尼尔	瑞莫杜林	静脉		注射部位疼痛或感染	TRUST[78]
		皮下			Simonneau 等[79]
	Tyvaso	吸入			TRIUMPH-I[80]
	Orenitram	口服			FREEDOM-C[81]
					FREEDOM-C2[82]
IP 受体激动药					
司来帕格	优拓比	口服	直接激活 IP 受体	头痛、腹泻、恶心、脸红、严重肝损伤患者避免应用	GRIPHON[83]
5 型磷酸二酯酶抑制药					
西地那非	万艾可	口服	抑制 PDE-5，导致 NO-cGMP 通路激活、血管舒张	低血压、脸红、腹泻、异常勃起	SUPER[84]
他达拉非	希爱力	口服			PHIRST[85]
					PHIRST2[86]

（续 表）

药物	美国商标	途径	作用机制	同类药物明显的不良反应	高水平证据
鸟苷酸环化酶激动药					
利奥西呱	安吉奥	口服	直接激活 sGC 导致 cGMP 生成	头痛,消化不良,头晕,恶心,腹泻,低血压	PATENT-1[87]
内皮素受体拮抗药					
波生坦	全可利	口服	对 ET_A 和 ET_B 拮抗作用,阻断 ET-1 介导的血管收缩和增殖	肝毒性,贫血,肺水肿,外周水肿,鼻充血,鼻出血,鼻窦炎	Channick 等[88]
安立生坦	凡瑞克	口服			BREAIHE-1[89]
马昔腾坦	傲朴舒	口服			ARIES[90] SERAPHIN[91]

PDE-5,5 型磷酸二酯酶抑制药;NO-cGMP,一氧化氮-环磷鸟苷;sGC,可溶性鸟苷酸环化酶。

表 11.6　前列环素类药物：现有药物及其特性

药物	美国商标	给药途径	药物区间	半衰期	注解	代谢
依前列醇	佛罗兰	IV	2～40ng/(kg·min)	6min	室温稳定 8h 或冰箱 2～8℃稳定 24～48h	自发降解。代谢物主要在尿液中回收
	Veletri	IV			室温稳定 48～72h 或冰箱 2～8℃稳定 8d	
伊洛前列素	万他维	吸入	2.5～5μg；每天 6～9次	20～30min		通过 β 氧化失活，通过尿液排出
曲前列尼尔	瑞莫杜林	IV	1.25～100ng/(kg·min)	4.5h	在正常治疗剂量区间内静脉和皮下给药剂量等效	通过 CYP2C8 在肝中代谢，经尿液排出
	瑞莫杜林	SC				
	Orenitram	口服	0.25～16mg 每天 2次			肝功能不全时清除明显受损
	Tyvaso	吸入	每次 3～9 吸，每天 4 次	4.5h		

IV，静脉注射；SC，皮下注射。

储存 14d[97]。在分子水平,依前列醇和曲前列尼尔的结构与作用靶点相同。

曲前列尼尔的半衰期约 4.5h,但是有效的半衰期更短一些[96,98]。基于一些生物利用度试验,皮下及静脉输入曲前列尼尔在正常的治疗剂量区间[最高达 125 ng/(kg·min)内是等效的[99]。皮下应用曲前列尼尔有一些储存效应,与静脉应用相比,皮下应用曲前列尼尔血清药物浓度下降得更慢,但是这些差异并没有临床意义。

依前列醇可以自身代谢,与之不同,曲前列尼尔主要是经过肝细胞色素 P450 系统代谢。应用曲前列尼尔的患者,要警惕对 CYP2C8 有强效调节作用的药物。轻到中度肝功能受损的患者,静脉或皮下应用曲前列尼尔要注意减量;对严重肝功能受损的患者,曲前列尼尔还没有相应的研究数据[97]。肝功能不全的患者应用曲前列尼尔二乙醇胺(口服曲前列尼尔)更容易出现不良反应,因为其缺乏肝的首过效应。因此,在肝功能不全处于 Child-Pugh A 级的患者,应用曲前列尼尔二乙醇胺应该减少剂量,而在肝功能不全处于 Child-Pugh B 级及 C 级的患者应避免和禁止使用[100,101]。

3. 吸入曲前列尼尔与吸入伊洛前列素 吸入伊洛前列素需要用特殊的给药装置。家庭自行应用伊洛前列素需要一些技巧,把装有药液的小瓶打开,将药液吸出,注入给药装置。依据患者的应用剂量,这样的操作每天可能需要做好几次[102]。吸入曲前列尼尔需要通过超声驱动的给药装置,每吸可以吸出 $6\mu g$ 药物。患者每天早上从药瓶取出曲前列尼尔注入给药装置[103]。曲前列尼尔由于半衰期较长,可以允许每日应用 4 次,而伊洛前列素一天应用达 9 次[100]。

(二)5 型磷酸二酯酶抑制药

表 11.7 汇总了两种批准上市的 PDE-5i 的主要区别。西地那非和他达拉非的主要区别是药代动力学和清除半衰期。西地那非在肝代谢,主要经 CYP3A4 代谢,少量经 CYP2C9 代谢[104]。西地那非半衰期是 4h,显著地短于他达拉非(15h)。两种 PDE-5i 都经肝代谢,主要是 CYP3A4 代谢。在轻度或中度肝功能受损的患者,二者都是安全的,但是在肝功能不全处于 Child-Pugh C 级的患者还没有研究数据[105]。

表 11.7　现有 5 型磷酸二酯酶抑制药特性

药物	美国商标	给药途径	剂量区间	半衰期	注解	代谢
西地那非	万艾可	口服[a]	5～20mg 每日 3 次	4h	肝代谢	经过 CYP3A4，CYP2C9
他达拉非	希爱力	口服	10～40mg/d	15h	肝代谢	经过 CYP3A4

[a] 西地那非静脉注射剂型用于暂时不能口服西地那非的患者。

(三) 内皮素受体拮抗药

表 11.8 汇总了三种目前已批准上市的 ERA 类药物的主要注意事项。波生坦,作为第一个在美国上市的 ERA,每天使用 2 次,半衰期比安立生坦和马昔腾坦都短。三种药物都经肝代谢,只有波生坦既是细胞色素 P450(尤其是 CYP2C9 和 CYP3A4)的底物又是其诱导剂,这使得应用波生坦时,特别要注意药物间相互作用[106]。由于从肝代谢,所以在严重肝功能受损的患者,这三种药物都要谨慎应用。此外,波生坦可能具有真正的肝细胞毒性,而安立生坦和马昔腾坦则尚未明确。最近发表的一项有关 ERA 的几个临床试验的荟萃分析,支持波生坦具有这个独特的风险,与安慰剂相比,应用波生坦发生肝功能异常的风险比是 3.8(95% CI,2.4～5.9)[107]。以前所有应用 ERA 的患者都建议每月复查肝功能[15],但是目前在美国,只有在应用波生坦时才这样建议[1]。

波生坦是 ET_A 和 ET_B 非选择性抑制药,但是因为 ET_B 有部分的血管扩张作用,使人们对于研发选择性 ET_A 抑制药有很大兴趣,这就促使选择性 ET_A 抑制药安立生坦的出现,安立生坦于 2007 年批准上市[106]。马昔腾坦作为最新上市的 ERA,也是双重(ET_A/ET_B)拮抗药,但与 ET_A 的亲和力更高,其研发目的是提高有双重(ET_A/ET_B)拮抗作用的 ERA 的安全性[108]。

表 11.8 内皮素受体拮抗药特性

药物	美国商标	给药途径	剂量范围	半衰期	注解	代谢
波生坦	全可利	口服	62.5～125mg 每天 2 次	5h	非选择性拮抗 ET_A 和 ET_B，$CYP2C9$ 和 $CYP3A4$ 诱导药	肝：$CYP2C9$ 和 $CYP3A4$
安立生坦	凡瑞克	口服	每天 5～10mg	13.6～16.5h	选择性 ET_A 拮抗药	肝：UGT，$CYP3A4$，$CYP2C19$
马昔腾坦	傲朴舒	口服	每天 10mg	17h	非选择性 ERA，但亲和力远远 $ET_A > ET_B$	肝：主要是 $CYP3A4$

ERA，内皮素受体拮抗药；ET_A，内皮素受体 A；ET_B，内皮素受体 B。

四、使用数据

PAH 的现代药物治疗源于 1996 年 Barst 等发表的一项随机试验,该试验发现应用依前列醇治疗可以降低 PAH 的死亡率[17]。从那时起,尽管依前列醇可以改善 PAH 患者预后,降低死亡率[20],但是再没有其他药物证实对于所有 FC 心功能分级和诊断亚型具有确定的降低死亡风险的作用。这是由于非药物治疗手段不断发展,抑或是因为目前序贯加药治疗策略越来越少。尤其是,在现代药物治疗时代,PAH 疾病进展放缓,以死亡作为研究终点的随机试验越来越具有挑战性。由于药品管理机构更愿意批准替代指标,如 6min 步行距离或 WHO FC 心功能恶化作为终点(还是以患者为中心),药品研发及其他相关研究人员对于设计以死亡为研究终点的临床试验的兴趣也越来越小。下面讨论的是一些推动药物批准上市或改变临床治疗策略的几个重要的临床试验。较高证据级别的临床试验汇总见表 11.5。

(一)联合治疗

他达拉非联合安立生坦,2019 年 ACCP 指南目前推荐对于 WHO FC Ⅱ或Ⅲ级的 PAH 初治患者,初始联合治疗为首选治疗[33]。此推荐主要是基于 2015 年发表的 AMBITION 研究[38]。该研究入选 500 例 WHO FC Ⅱ或Ⅲ级的 PAH 患者,按照 2∶1∶1 比例随机分组为安立生坦联合他达拉非组、安立生坦单药组、他达拉非单药组。联合治疗组中 18% 患者达到了主要终点(死亡、因 PAH 恶化而住院或疾病进展的复合终点),而单药治疗组 31% 患者达到主要终点(图 11.2)。

(二)单药治疗和序贯联合治疗

1. 前列环素类似物　Barst 等报道了 81 例 WHO FC Ⅲ或Ⅳ级的 PAH 患者,随机分组,静脉应用依前列醇或安慰剂进行对比。应用依前列醇 12 周,患者 6min 步行距离改善,mPAP 更低,肺血管阻力更低。此外,安慰剂对照组死亡 8 例(占 20%),而依前列醇组没有死亡[17]。

2002 年 Simonneau 等报道皮下持续应用曲前列尼尔有效[79]。他

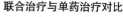

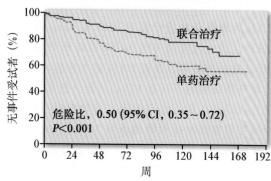

处于危险状态数目

联合治疗	253	229	186	145	106	71	36	4
单药治疗	247	209	155	108	77	49	25	5

图 11.2 初治心功能 Ⅱ 或 Ⅲ 级的肺动脉高压(PAH)中,安立生坦与他达拉非联合治疗与单药治疗的疗效对比

源自 AMBITION 研究。这个研究采用安慰剂对照的随机研究,入选 500 例之前未经治疗的 PAH,按 2∶1∶1比例,分为安立生坦 10mg 与他达拉非 40mg 组(联合治疗组)、安立生坦 10mg 加安慰剂组及他达拉非 40mg 加安慰剂组。图中显示联合治疗与单药治疗的主要联合终点的比较。主要联合终点包括,因任何原因死亡,因 PAH 恶化而住院,疾病进展,临床反应不佳,后两种情况的评估指标为心功能分级和 6min 步行距离[Modified from Galiè N, Barberà JA, Frost AE, et al. Initial use of ambrisentan plus tadalafil in pulmonary arterial hypertension. N Engl J Med 2015;37 3(9):834-844.]

们入选了 470 例 WHO FC Ⅱ、Ⅲ 或 Ⅳ 级的 PAH 患者,在没有现代 ERA 或 PDE-5i 药物背景治疗基础上,与安慰剂相比,皮下注入曲前列尼尔可以改善血流动力学和 6min 步行距离。

联合治疗与单药治疗对比,FREEDOM 系列试验对曲前列尼尔二乙醇胺(口服曲前列尼尔)进行了研究[81,82,109]。FREEDOM-C 和 FREEDOM-C2 试验中,在包括 ERA 和(或)PDE-5i 的背景治疗基础

上加用曲前列尼尔二乙醇胺组与安慰剂相比,没有改善主要终点 6min 步行距离。但是,FREEDOM-M 试验研究了在没有包括 ERA 和(或)PDE-5i 的背景治疗基础上加用曲前列尼尔二乙醇胺组与安慰剂相比,6min 步行距离增加了 23m。FREEDOM-EV 试验研究应用口服曲前列尼尔作为初始单药治疗的死亡率及发病率,有待正式结果发布。

2. IP 受体激动药　新型 IP 受体激动药司来帕格的临床试验是多中心的 GRIPHON 研究,该研究入选人群既包含初始治疗患者(占入选患者的 20%),也包含已有 ERA 或 PDE-5i 单药治疗或联合治疗的患者[83]。该试验一共入选 1156 例患者,联合终点为死亡或因 PAH 恶化,司来帕格组联合终点与安慰剂相比下降 40%。GRIPHON 研究入选患者大多是 WHO FC Ⅱ或Ⅲ级,特发性 PAH 稍多(占 56%)。

3. 5 型磷酸二酯酶抑制药　西地那非治疗 PAH 的安全性及有效性早有报道。在 2005 年发表的 SUPER 研究,入选 278 例没有应用肺血管扩张药的 PAH 患者,随机分为西地那非 20mg、40mg 或 80 mg 每日 3 次及安慰剂组[84]。12 周后,所有西地那非组与安慰剂组相比,6min 步行距离都明显改善(图 11.3)。该研究几乎所有患者在试验入选时的心功能分级都是 FC Ⅱ或Ⅲ级。

关于他达拉非的临床研究是多中心的 PHIRST 试验,该研究入选 405 例 PAH,随机分为他达拉非每日 2.5mg、10mg、20mg 或 40 mg 及安慰剂组[85]。入选患者包括初治患者,或已接受足量波生坦(125mg 一日 1 次)治疗的患者。除他达拉非每日 2.5mg 组外,他达拉非每日 10mg、20mg 及 40 mg 组与安慰剂相比,可以改善 6min 步行距离。高剂量组即每日 40mg 他达拉非,与安慰剂相比,显著缩短临床恶化时间。

4. 可溶性鸟苷酸环化酶激动药　入选 443 例患者的 PATIENT-1 研究显示,可溶性鸟苷酸环化酶激动药是有效的[87]。入选的 PAH 患者包括没有背景治疗(占 50%),或者是服用稳定剂量的 ERA 和(或)前列环类似物(不含静脉应用前列环素类似物)。入选者随机分为安慰剂或利奥西呱组,利奥西呱分别滴定剂量至 2.5 mg 或

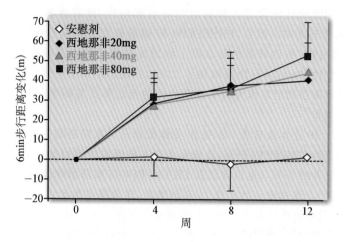

图 11.3　SUPER 研究中,西地那非组与安慰剂组 6min 步行距离
　　　　　较基线水平的变化

这是一项安慰剂对照随机临床研究,入选 278 例肺动脉高压
(PAH),按 1∶1∶1∶1 随机分为西地那非 20mg、40mg、80mg 和安
慰剂(Placebo)组。如图所示,在 12 周时,3 组西地那非治疗组
6min 步行距离较基线均有明显改善,但安慰剂组未见明显变化
[Modified from Galiè N, Ghofrani HA, Torbicki A, et
al. Sildenafil citrate therapy for pulmonary arterial hyperten-
sion. N Engl J Med 2005;353(20):2148-2157.]

1.5 mg 每日 3 次。经过 12 周后,利奥西呱 2.5mg 组比安慰剂组
6min 步行距离平均增加 36m。且伴随着血流动力学改善,利奥西呱
组肺血管阻力、mPAP 下降,心排量增加。

5. 内皮素受体拮抗药　　波生坦是第一个对 PAH 患者有临床获
益的口服血管扩张药。BREATHE-1 显示,在没有接受治疗的 FC Ⅲ
和Ⅳ级患者,与安慰剂相比,波生坦可以改善症状和提高 6min 步行
距离[89]。后续进行的 BREATHE-2 研究,将患者(约 75% FC Ⅲ级和
25% FC Ⅳ级)随机分为依前列醇组和依前列醇加波生坦组,结果显
示两组间没有明显的差别[37]。

同时进行的 ARIES-1 和 ARIES-2 研究评估了安立生坦单药治疗的效果,研究主要入选 FC Ⅲ 级的初治 PAH 患者,以不同剂量的安立生坦与安慰剂进行对比。在研究终点 12 周时,主观的呼吸困难程度及 6min 步行距离都得到改善[90]。SERAPHIN 是一项现代的评估马昔腾坦(最新一代 ERA)治疗 PAH 的研究,既有马昔腾坦单药,也有联合治疗[91]。随机入选的 250 例患者中,有约 2/3 在随机入组时正在服用 PDE-5i,马昔腾坦组(10mg 每日 1 次)组包括死亡或疾病恶化的主要复合终点下降 45%。

五、不良反应

PAH 药物几乎不可避免地合并有与血管扩张相关的不良反应。总的来说,其严重程度与药物效力直接相关。各种不良反应(见表 11.5)如下。

1. 前列环素类似物　依前列醇和曲前列尼尔典型且几乎普遍的不良反应包括下颌痛(牙关紧闭)、脸红、恶心及头痛。发生率从 50%~90%[17,79,93]。也可出现全身疼痛、腹泻以及呕吐。不良反应通常与剂量相关,但随着对症支持治疗及用药时间延长可以改善,并不需要减少药物剂量。对于皮下泵入曲前列尼尔的患者,注射部位疼痛比较常见,可以通过更换注射部位来处理。不到 10% 的患者由于注射部位疼痛被迫终止治疗[79]。对于静脉应用前列环素类似物的患者,中心静脉通路感染是一个严重问题,尤其在 PAH 患者,这种需要胃肠外给药的患者,很可能机体生理代偿储备已经很小。在长期应用依前列醇的一项系列观察性研究中,162 例患者平均随访 3 年,发生 119 次静脉通路感染,70 次败血症[110]。

所有前列环素类似物均抑制血小板功能[41],所以出血是这类药物常见的不良反应。尤其在吸氧的 PAH 患者更是如此,这些患者鼻出血很常见。

几乎所有的 PAH 治疗药物都可以引起预料之外的血流动力学后果,包括低血压及高心排量性心衰,并可导致肺水肿发生。

2. IP 受体激动药　司来帕格的不良反应与前列环素类似物类

似,包括头痛、腹泻、下颌痛、恶心及肌痛。在一项大型临床研究中,甲亢在司来帕格组比安慰剂组更常见。这种甲状腺功能异常的机制和意义目前并不清楚[83]。

3. 5 型磷酸二酯酶抑制药　PDE-5i 大类的不良反应,包括低血压、头痛和恶心。在应用西地那非的一项临床研究中,入选人群都是结缔组织病相关性肺动脉高压,相比其他类型肺动脉高压人群,鼻出血更常见(达 13%)[111]。PAH 患者应用 PDE-5i 时,阴茎异常勃起不是常见的不良反应;但是,在一项安慰剂对照的西地那非治疗镰状细胞贫血相关的肺动脉高压研究中,由于西地那非组不良反应增加而提早终止了该研究,其中包括阴茎异常勃起[112]。

4. 可溶性鸟苷酸环化酶激动药　在临床研究中,利奥西呱通常耐受性较好。主要不良反应包括头痛、消化不良、头晕、恶心及呕吐[87,113,114]。目前也有报道利奥西呱的一些罕见的药物相关不良反应如晕厥、胃炎及肾衰竭。

5. 内皮素受体拮抗药　ERA 常见的不良反应,包括头痛及头晕[115],其独特的药物不良反应是肝毒性,主要由波生坦引起。一项入选 213 例患者的研究中,随机分为波生坦和安慰剂组,肝功能异常定义为>5 倍正常值上限。安慰剂组肝功能异常发生率是 3%,125mg每日 2 次波生坦组肝功能异常的发生率是 4%,250mg 每日 2 次波生坦组肝功能异常的发生率是 14%[89]。如转氨酶>8 倍正常值上限,则药物试验终止,而试验终止发生率在波生坦组是 2%,安慰剂组为 0。在应用安立生坦的 ARIES 研究中,安立生坦组患者未出现转氨酶>正常值上限 3 倍,而安慰剂组出现了 3 例(占 2.3%)。马昔腾坦通常耐受性很好,但是头痛、鼻咽炎和贫血的发生率比对照组更高[91]。

六、药物相互作用

1. 前列环素类似物　前列环素类似物没有因为严重的药物间相互作用而限制应用。所有前列环素类似物都有抗血小板及抗凝作用,当患者因为其他疾病需要进行抗凝治疗时,前列环素类似物会增强抗凝作用。同时应用前列环素类似物和呋塞米时,可能会导致呋塞米的清除率减低,但是此作用较小,只在一个临床研究中有报道,并且可能存在统计学偏差[116]。由于通过细胞色素 CYP2C8 代谢,曲前列尼尔对细胞色素 CYP2C8 有诱导作用的药物(如利福平)或有抑制作用的药物(如吉非贝齐)[100] 更易于出现药物间相互作用。

2. IP 受体激动药　与曲前列尼尔一样,司来帕格也是通过细胞色素 CYP2C8 代谢。如果同时应用细胞色素 CYP2C8 的强效抑制药,如吉非贝齐,会出现司来帕格的毒性作用,因此不建议同时应用。司来帕格部分经过 CYP3A4 代谢,但是还不清楚其与影响 CYP3A4 代谢的药物之间是否存在相互作用[117]。司来帕格不能与前列环素类似物合用,因为都作用于 IP 受体[1]。

3. 5 型磷酸二酯酶抑制药　西地那非与他达拉非都可以引起体循环血压降低,所以与其他高血压药物联合应用时,需要注意。但需要指出的是,这些药物对于体循环的降低作用仅为中等强度;在一项预先批准的对健康志愿者进行的血流动力学研究中,应用高剂量西地那非(50mg 每日 3 次)导致体循环压力仅仅下降了 6mmHg[63]。但是有基础血流动力学异常的 PAH 患者,应用西地那非后体循环压力降低的反应会更加明显。由于都作用于 NO-cGMP 通路,口服硝酸盐禁忌与 PDE-5i 共同应用。

西地那非通过 CYP3A4 通路代谢,少部分也通过 CYP2C9 代谢,因此应避免在抗病毒药物利托那韦及其他的 CYP3A4 抑制药基础上应用西地那非,尤其在 HIV 相关的 PAH 中要重点考量[118]。他达拉非也主要经过 CYP3A4 代谢,可以见到相同的药物间相互作用[119]。

药代动力学研究提示,波生坦是 CYP3A4 和 CYP2C9 诱导药,当波生坦和西地那非联合应用时,可以导致西地那非血药浓度减低[120]。这或许可以解释,为何在西地那非和波生坦双联合治疗 PAH 临床研究中,结果是阴性的[121,122]。

4. 可溶性鸟苷酸环化酶激动药　sGC 激动药利奥西呱通过NO-sGC-cGMP 通路起作用,所以不能与 PDE-5i 一起应用[1]。利奥西呱与 CYP 和 P 糖蛋白/BCRP 强效抑制药(酮康唑、伊曲康唑、利托那韦)合用,可能会使利奥西呱浓度增加并增加其毒性风险[123]。

5. 内皮素受体拮抗药 波生坦是 CYP3A4 和 CYP2C9 的诱导药,如前所述,这是有临床意义的,当波生坦与西地那非联合应用时,会出现药物间相互作用。与波生坦不同,安立生坦没有这样的风险[120]。但是,因为安立生坦经 CYP3A4 和 CYP2C19 代谢,应该避免将安立生坦与 CYP3A4 和 CYP2C19 酶强效诱导药或抑制药合用。马昔腾坦也经 CYP3A4 代谢,但体内药代动力学研究表明,其药物间相互作用较低[106,124]。

七、试验药物

自从第一个 PAH 的治疗药物批准上市以来,对于 PAH 的理解与治疗已经有了很大进展,但尽管如此,PAH 仍然是难治性疾病,即 PAH 仍然是难以治愈的,原因是对 PAH 病理生理分子机制还缺乏全面的理解[125]。尽管最近批准上市了口服曲前列尼尔、司来帕格及利奥西呱,这些药物代表了新的药物制剂配方和(或)新的可选择的口服剂型,但是这些药物都作用于目前已知的发病机制及扩血管通路。事实上,自 2005 年西地那非批准上市后,就再没有全新作用机制的 PAH 治疗药物上市(图 11.4)。目前正在研发一些作用于现有治疗通路的新型药物。Ralinepag 作为新的 IP 受体激动药[126],目前处于Ⅲ期临床试验(ClinicalTrials. gov Identifier:NCT03626688)。一项Ⅲ期随机临床试验(NCT01908699)在吸入曲前列尼尔的基础上,加用口服前列环素类似物贝前列素钠-314d 的Ⅲ期随机试验已经完成,初步报告表明该药未达到主要终点;官方结果待定[127]。

目前作用于全新机制的药物正在研发之中,研究者把对 PAH 的肺血管重构及右心室功能不全的探索转入分子水平,从而寻找相应的治疗靶点。比如,鉴于在发病机制中 PAH 的启动及维持有许多炎症通路参与,目前对许多有抗炎作用的候选治疗药物在进行评估[128,129]。甲基巴多索隆是口服三萜类药物,对抑制转录因子 NF-κB 有抑制作用[130],目前在结缔组织病相关性肺动脉高压患者中进行评估(NCT02657356)。其他一些特异性抗炎治疗包括抗 CD20 抑制药,利妥昔单抗正在计划或在进行早期临床试验。除了炎症通路,

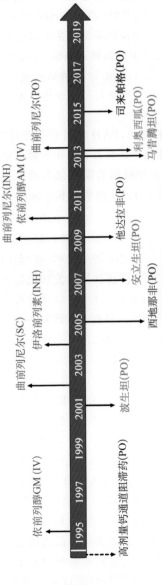

图 11.4　美国食品与药物管理局批准治疗肺动脉高压药物的年代及给药途径

颜色代表药物种类：蓝色，前列环素类药物；橘色，内皮素受体拮抗药；红色，5 型磷酸二酯酶抑制药；绿色，可溶性鸟苷酸环化酶激动药；紫色，IP 受体激动药。在 1995 年依前列醇批准上市之前，高剂量钙通道阻滞药用于治疗肺动脉高压，属于超适应证用药。Epoprostenol GM，以甘氨酸 - 甘露醇为辅料的依前列醇 (Veletri)，PO，口服，IV，静脉，SC，皮下；INH，吸入 (Modified from Perrin S,Chaumais M-C,O'Connell C,et al.New pharmacotherapy options for pulmonary arterial hypertension.Expert Opin Pharmacother.2015;16 (14):2113-2131.)

以精氨酸 - 甘露醇为辅料的依前列醇 (佛罗兰)；Epopros-tenol AM：

BMPR2 相关的信号通路与血管代谢[53]、血管硬化和氧化酶增殖因子活化受体 γ(PPAR-γ)活性[131,132] 的 PAH 特征性改变有关,目前也成为新的药物治疗靶点。这些发现为新型药物的研发带来了希望[133-135]。最后,与 PAH 相关遗传学的快速进展也一定会引领新的分子治疗靶点出现[136-138]。

八、结论

随着强效肺血管扩张药的应用,PAH 患者预后在过去的 20 年有了明显的改善。然而,PAH 仍然是患者和临床医师面临的巨大挑战,显然目前研发新的 PAH 治疗措施的需求仍未满足。深入研究 PAH 新的分子机制,为研发针对 PAH 血管重构的新一代治疗药物带来希望。

参考文献

完整的参考文献可在 www.expertconsult.com 上查阅。